Walter Charleton (1620 - 1707), "Virtuoso":
Leben und Werk

Aspekte der englischen Geistes- und Kulturgeschichte

Herausgegeben von Jürgen Klein
Universität·Gesamthochschule·Siegen

Band 7

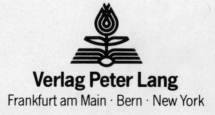

Verlag Peter Lang

Frankfurt am Main · Bern · New York

Sabina Fleitmann

Walter Charleton (1620-1707), »Virtuoso«:

Leben und Werk

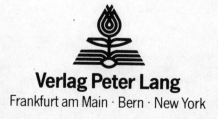

Verlag Peter Lang

Frankfurt am Main · Bern · New York

CIP-Kurztitelaufnahme der Deutschen Bibliothek

Fleitmann, Sabina:

Walter Charleton (1620 - 1707), "Virtuoso" :
Leben u. Werk / Sabina Fleitmann. — Frankfurt
am Main ; Bern ; New York : Lang, 1986.
  (Aspekte der englischen Geistes- und Kultur=
  geschichte ; Bd. 7)
  ISBN 3-8204-9044-2
NE: GT

ISSN 0724-486X
ISBN 3-8204-9044-2

© Verlag Peter Lang GmbH, Frankfurt am Main 1986
Alle Rechte vorbehalten.

Druck und Bindung: Weihert-Druck GmbH, Darmstadt

Vorwort des Herausgebers:

Diese neue Buchreihe stellt ein Forum bereit zur offenen wissenschaftlichen Behandlung der Geistes- und Kulturgeschichte im Gebiet Großbritanniens: dabei können die Gegenstände ebenso mit methodisch neuen Ansätzen wie mit herkömmlichen Verfahrensweisen erforscht werden. Im letztgenannten Fall werden bislang wenig bearbeitete Themen bevorzugt.

Es sollen Arbeiten zur Intersektion der kulturellen Systeme in der britischen Gesellschaft (Kunst, Politik, Wissenschaft, Philosophie) und Arbeiten zur Transformation derselben in verschiedenen Medien in die Reihe aufgenommen werden. Doch gehört zu den Themen der Reihe auch der Komplex der Alltagswelt, wie er sich in sozialen, mentalen, wirtschaftlichen Formen und Verhaltensweisen zeigt. – Arbeiten zur englischen Literatur, die in dieser Reihe erscheinen, können sowohl verschiedenen Gattungen und Epochen als auch einzelnen Werken oder Schriftstellern ebenso wie textuellen und theoretischen Strukturanalysen gewidmet sein.

Die Reihe steht für die Veröffentlichung von Dissertationen, Habilitationsschriften und anderen Monographien offen, aber auch für **Tagungs-** und **Sammelbände.** Publikationssprachen sind Deutsch und Englisch.

Universität-Gesamthochschule-Siegen   Jürgen Klein

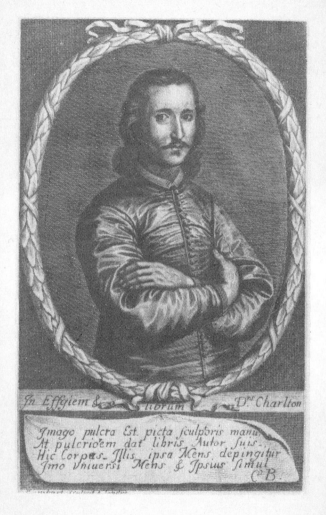

In Effigiem & ...librum ... Dr Charlton

Imago pulcra Est. picta sculptoris manu.
At pulcrioem dat libris Autor suis.
Hic Corpus. Illis, ipsa Mens depingitur
Imo Vniuersi Mens & Ipsius simul
C. B.

Mit freundlicher Genehmigung des Westf. Landes-
museums Münster, Porträtarchiv Diepenbroick

Für Volker,
meine Familie
und meine Freunde

INHALT

KURZTITEL DER WERKE CHARLETONS

CH	- Chorea Gigantum
CHAR	- Character of Charles II.
CHY	- Consilium Hygiasticum
DA	- Darknes of Atheism
DC	- Deliramenta Catarrhi
DE	- Dissertatio Epistolica
EM	- Epicurus's Morals
ENQ	- Enquiries
EPH	- Ephesian Matron
EXD	- Exercitationes de Differentiis
EXP	- Exercitationes Pathologicae
GV	- Guilielmi Vita
HAR	- Harmony
IM	- Immortality
INQ II	- Inquisitiones Duae Anatomico-physicae
INQ M	- Inquisitiones Medico-physicae
INQ PH	- Inquisitio Physica
LM	- Life of Marcellus
NHN	- Natural History of Nutrition
NHP	- Natural History of the Passions
OEC	- Ceconomia Animalis
OH I	- Oratio Harveiana 1680
OH II	- Oratio Harveiana 1704
OH III	- Oratio Harveiana 1705
OZ	- Onomasticon Zoicon
PHYS	- Physiologia
SCO	- De Scorbuto
SP	- Spiritus Gorgonicus
ST	- Socrates Triumphans
TAL	- Three Anatomic Lectures
TD	- Two Discourses
TP	- Ternary of Paradoxes

1.EINLEITUNG

Wissenschaftshistoriker zeigen neuerdings die Neigung, ihr Augenmerk nicht mehr allein auf die alles überragenden, originären Forschergestalten zu richten, sondern auch auf "zweitrangige" Wissenschaftler, von denen sie zuvor angenommen hatten, daß diese zum Fortgang der Wissenschaften nur wenig beigetragen hätten. Bis in die sechziger Jahre hinein rechtfertigte sich für die Wissenschaftsgeschichte die Beschäftigung mit "sekundären" Wissenschaftlern allein aus deren Beziehung zu den Größen ihrer Zeit. Die Geschichte der Wissenschaft war in aller Regel die Geschiche ihrer "Genies".

Neuerdings widmet man sich jedoch in einer bewußten Wiederaufnahme der (englischen) sozialhistorischen Wissenschaftsgeschichte der dreißiger Jahre verstärkt der Analyse jenes vielfältigen Geflechts aus historischen und sozialen, biographischen und disziplinären Komponenten, in das jeder Wissenschaftler bewußt oder unbewußt eingebunden ist. Damit wurde die Voraussetzung dafür geschaffen, daß sich die Aufmerksamkeit auf bisher vernachlässigte Gestalten an der Peripherie der Wissenschaftsgeschichte richtete.

Die Beschäftigung mit diesen "Randfiguren" wurde indes durch eine Schwierigkeit behindert: Einer Materialfülle bei den "Großen" der Wissenschaftsgeschichte stand ein Informationsdefizit bei den "sekundären" Wissenschaftlern gegenüber. Zunächst mußte gesammelt werden, was an verläßlicher Information überhaupt verfügbar war. Am Anfang stand also die Aufarbeitung dieses Materials, die Bestandsaufnahme. Auf die Bestandsaufnahme folgten zahlreiche Neuauflagen, Faksimile-Nachdrucke und kommentierte Ausgaben älterer Naturforscher, die wichtige, aber vergessene Texte der Wissenschaftsgeschichte wieder verfügbar machten. In die Reihe dieser Texte gehört auch der von Robert H. Kargon mit einer Einleitung versehene Faksimile-Nachdruck der Physiologia Epicuro-Gassendo-Charletoniana (1966, [1]1654) des englischen Arztes und Naturforschers Walter Charleton (1620 - 1707). Diese Ausgabe lud zur Neubeschäftigung mit Walter Charleton ein.

Die Aufteilung der vorliegenden Arbeit in einen im weitesten Sinne biographischen und einen werkanalytischen Teil ergab sich aus der Beobachtung, daß über die Neuerschließung eines umfangreichen Textkorpus hinaus die bis dato publizierten Analysen zu "sekundären" Forschern auf Ein-

zelaspekte eines Werkes zielten oder bestimmte Gruppen von Wissenschaftlern betrafen.[1] Der Notwendigkeit einer umfassenderen Auseinandersetzung
mit "sekundären" Naturforschern wurden selten vollständig Genüge getan;
detaillierte Werkanalysen wurden weitgehend außer acht gelassen. Die vorliegende Arbeit versteht sich daher als Weiterführung und Ergänzung vor-
handener Ansätze, indem sie gleichermaßen die Biographie eines als "zweit-
rangig" eingestuften Wissenschaftlers wie sein Werk berücksichtigt und aus
beiden Bereichen Kriterien für die Neueinschätzung weniger bedeutender
Wissenschaftler zu gewinnen sucht. Zu diesem Zweck erschien die Form der
Monographie besonders geeignet.

Der "Fall" Walter Charleton ist ein Paradigma der wechselseitigen Beziehungen zwischen der individuellen Forscherpersönlichkeit und den sie
prägenden gesellschaftlichen Einflüssen. So gesehen, ermöglichen biographische Fakten zumindest eine partikuläre Bewertung der Beziehungen einzelner Naturphilosophen untereinander und der daraus entstehenden wissenschaftlichen Gesellscnaften, insbesondere während der kritischen Phase des
Bürgerkriegs und des Commonwealth.[2]

Als besonders günstig für die Analyse erweist es sich im Falle Charletons, daß dieser schon früh viele der Wissenschaftler, Theologen und Philosophen kennenlernte, aie in den vierziger und fünfziger Jahren und später in der Restaurationszeit den Verlauf der englischen Wissenschaftsentwicklung bestimmten. Schon während seiner Studienzeit hatte Charleton Gelegenheit, von der regen Aktivität der Neuen Wissenschaft zu profitieren,
befand er sich doch von Anfang an in ihrem Zentrum und wurde er doch
gleichsam zum Protokollanten ihrer Entwicklung. Es ist keine Übertreibung,
Charleton als "intellektuelles Barometer seiner Zeit" zu bezeichnen.[3] Von
der Iatrochemie über die epikureische Atomistik und die cartesische Mechanistik bis hin zur Naturtheologie der letzten Jahrzehnte des siebzehnten
Jahrhunderts partizipierte Charleton an vielen wichtigen Richtungen der
zeitgenössischen Naturphilosophie.

Die Darstellung dieser Funktion Charletons wird zeigen, daß sich vom
Standpunkt der "sekundären" Figuren aus generelle Tendenzen der Wissenschaftsgeschichte, die Etablierung neuer Sichtweisen und die Verfestigung
("Klischeeisierung") bestimmter Denkmuster und Argumentationsschemata
manchmal besser verdeutlichen lassen als an ihren großen Vordenkern.

2. BIOGRAPHIE

2.1. WALTER CHARLETON (1620 - 1707) - EINE BIOGRAPHISCHE SKIZZE

Der englische Arzt und Naturwissenschaftler Walter Charleton[1] lebte in einer Zeit, in der sich die Naturwissenschaft ebenso wie andere gesellschaftliche Bereiche in England im Umbruch befand. Vom Stuart-König Karl I. über Bürgerkrieg und Commonwealth, die Restauration und die Glorreiche Revolution bis hin zur Regierung Königin Annas erlebte Charleton die wechselvolle englische Geschichte als unmittelbar betroffener Zeitzeuge mit.

Walter Charleton wurde am 2. Februar 1620 (O.S. 1619) in Shepton Mallett, Somerset, als Sohn des dortigen Pfarrers und früheren Rektors von Ilminster geboren, "about 6^{h}P.M. his mother being then at Supper."[2] Er wurde von seinem Vater unterrichtet, bevor er 1635 als Student nach Magdalen Hall (später Hertford College), Oxford, kam. Während des Studiums (1635 - 1642) wurden zwei "neue Wissenschaftler" bedeutsam für seine weitere Entwicklung: John Wilkins und William Harvey.

Zunächst lernte er John Wilkins, den späteren Warden von Wadham und Initiator der Oxford Group, kennen, der seit 1634 Tutor in Magdalen Hall war.[3] Wilkins sammelte während des Interregnums eine ganze Reihe von Studenten und Lehrenden um sich, die Interesse an der Neuen Wissenschaft zeigten. Mitglieder dieser Oxford Group, zu denen auch Charleton in den fünfziger Jahren Kontakt hatte, waren etwa Seth Ward, William Petty, Thomas Willis, John Locke, Robert Boyle und Robert Hooke.

Wilkins lenkte wohl als erster Charletons Interesse auf Philosophie und Naturwissenschaft. Charleton setzte sich aufgrund von Wilkins' Einfluß schon sehr früh mit den verschiedensten Wissensgebieten auseinander.

Weitere Freunde und Bekannte aus der frühen Oxforder Zeit waren John Prideaux, John Evelyn und William Brouncker, der spätere langjährige Präsident der Royal Society. Prideaux, als Rektor von Exeter College und Vizekanzler der Universität Förderer junger Wissenschaftler, war bis 1642 - ähnlich wie in den fünfziger Jahren Wilkins - eine stimulierende und integrierende Kraft in der Neuen Wissenschaft in Oxford. Die Freundschaft mit Evelyn ist vor allem für die fünfziger Jahre bedeutsam, nachdem Evelyn

aus dem französischen Exil zurückgekehrt war und auch Charleton Kontakt
zu dem Kreis um Pierre Gassendi in Paris gehabt hatte. Beide, Evelyn wie
Charleton, wandten sich zu dieser Zeit dem gleichen Thema zu. Evelyn begann seine Lukrez-Übersetzung, während Charleton die Physiologia Epicuro-
Gassendo-Charletoniana vorbereitete.

Die erste Phase der Oxforder Zeit ging mit dem Ausbruch des Bürgerkriegs 1642 zu Ende. Drei wichtige Freunde Charletons (Wilkins, Prideaux,
Evelyn) verließen die Stadt. Die Atmosphäre in Oxford veränderte sich Ende 1642 wesentlich, als König und Hof wegen der politischen Lage dort Zuflucht suchten und bis 1646 blieben. Charleton, der als "Brotstudium" die
Medizin gewählt hatte, wurde am 16. Januar 1643 (O.S. 1642) mit dreiund-
zwanzig Jahren zum Doktor der Medizin ernannt, obwohl er formal dafür noch
nicht genügend qualifiziert war.[4] Wenig später, im Februar 1643, wurde er,
wahrscheinlich auf Vorschlag und durch Vermittlung Harveys, zum Leibarzt
König Karls I. berufen.[5] Diese frühe Auszeichnung, die für Charleton den
Beginn einer vielversprechenden ärztlichen Karriere bedeutete, wurde nicht
von allen Zeitgenossen als gerechtfertigt empfunden. Wood führt Zeugen an,
die Charletons Auftreten als frühreif und eingebildet bezeichnen.[6]

Charleton war nun Kollege des Ersten Leibarztes William Harvey, um den
sich in Oxford ein Kreis von Naturwissenschaftlern bildete. Zu diesem
Kreis hatte Charleton offensichtlich enge Beziehungen. Dem Harveian
Circle gehörten viele Ärzte unter Charletons Bekannten an: Charles Scar-
burgh, William How, Christopher Merrett, Edward und John Greaves, George
Bathurst und Daniel Whistler sowie Francis Potter. Harvey selbst beein-
flußte Charleton nachhaltig, vor allem natürlich in seinen medizinischen
Interessen.

Die Bekanntschaft mit Wilkins und die Beziehungen zum Harveian Circle
förderten Charletons Interesse an naturphilosophischen Fragestellungen,
ohne daß er zu dieser Zeit schon Anhänger einer bestimmten Richtung geworden wäre. In seinen ersten Veröffentlichungen (1650) rückte er medizinische Fragen in den Vordergrund und behandelte sie aus dem Blickwinkel der
zu dieser Zeit überaus populären iatrochemischen Schule. Deutlich ist dabei der Einfluß des belgischen Alchimisten Johann Baptist van Helmont zu
spüren, dessen Werk Charleton 1650 in Auszügen übersetzte und erläuterte.[7]
Diese Arbeit war eines der Ergebnisse der Oxforder Jahre von etwa 1645/46
bis 1649,[8] in denen Charleton ein intensives und breitgefächertes Lektüre-

studium betrieb.

Ansonsten ist über die Jahre 1646 bis 1649 im Leben Charletons wenig bekannt. Um das Jahr 1650 eröffnete er in London eine ärztliche Praxis (Russell Street, Covent Garden) und bewarb sich beim College of Physicians um die Mitgliedschaft. In London nahm Charleton auch Kontakt zu vielen seiner Freunde aus der Oxforder Zeit wieder auf, so etwa zu dem Kreis um Harvey.[9] Zu dieser Zeit war er bereits zusammen mit Edward Greaves "reisender Leibarzt" Karls II.,[10] verließ aber London trotz der Herrschaft Cromwells und seines offenen Bekenntnisses zur Monarchie zunächst nicht.

Ebenfalls zu dieser Zeit (um 1650) war Charleton bereits verheiratet. Der Mädchenname seiner Frau war wahrscheinlich Susanna Parsons; die Hochzeit fand vor Mai 1649 statt.[11] Ehe und Familie Charletons werden dann erst wieder im Zusammenhang mit dem Ruf erwähnt, den er von der Universität von Padua erhielt (s.u.). Allerdings scheint Charleton einige Jahre später zum zweiten Mal geheiratet zu haben. In Robert Hookes Diary findet sich unter dem 9. Juli 1689 der Eintrag: "Dr Charleton marryd Thursday last."[12]

Nicht nur aus dem Privatleben Charletons in den Jahren vor 1652 ist wenig bekannt. Relativ wenig weiß man auch über seine geistige Entwicklung in dieser Zeit. Dem Mangel an gesicherten Angaben zu dieser Phase steht das Faktum einer plötzlichen Umorientierung Charletons von der iatrochemischen Lehre van Helmonts auf eine epikureisch geprägte, atomistische und mechanistische Philosophie gegenüber. Zur Erklärung dieses Umschwungs ist der Kontakt Charletons mit Schriften der französischen Atomistik und deren Vertretern sowie Mitgliedern des Newcastle Circle anzusetzen. Dieser Zirkel war bestimmt von William Cavendish, Earl of Newcastle, seiner Frau Margaret und seinem Bruder Charles (daher auch Cavendish Circle). Charleton begegnete Margaret Cavendish zum ersten Mal bei ihrem Londonaufenthalt 1652/53. Mitglieder des Kreises um den französischen Atomisten Pierre Gassendi, zu dem auch die Cavendishs gehörten, lernte er wohl bei seiner eigenen Frankreichreise 1650/51 kennen, Gassendi selbst anläßlich eines zweiten Parisaufenthalts 1653/54.

Sicher ist, daß Charleton, dessen helmontische "Philosophie" noch keine Atome im Sinne Epikurs kannte, in seinem 1652 erschienenen Buch Darknes of Atheism bereits atomistische Ansichten vertrat, wie sie von seinen Freunden im Newcastle Circle propagiert wurden.[13] Mit diesem Buch legte er die erste Darstellung seines spezifischen Atomismus vor. Der Newcastle Circle ist damit nach Wilkins und dem Harveian Cirlce als dritte richtungsweisende Kraft für Charletons Werk anzusehen.

Die physikalisch-theologische Ausrichtung seiner Neigungen erhielt dann 1654 in der Physiologia ihre umfassende atomistische Prägung. Nach dieser Schrift, die in der Regel als Charletons Hauptwerk gilt, folgten vor der Restauration noch zwei wichtige Werke, die die epikureische Philosophie Charletons vervollständigten: Epicurus's Morals (1656) und Immortality of the Human Soul (1657), ein Werk, das das Postulat der Unsterblichkeit mit atomistischen Prinzipien verband.

Bis zu dieser Zeit hatte Charleton sich also zu den wichtigsten Aspekten der epikureischen Philosophie geäußert, immer unter der übergreifenden Fragestellung, wie diese mit den Lehren des Christentums zu vereinbaren sei. Die Zeit der "Emigration" und die fünfziger Jahre insgesamt kann man als Charletons fruchtbarste Schaffensphase ansehen. Im Gegensatz zu seiner schriftstellerischen Laufbahn war seine medizinische Karriere unterbrochen; als ehemaliger Leibarzt Karls I. hatte er keinen leichten Stand im London Cromwells.[14]

Nach der Thronbesteigung Karls II. (1660) wurde Charleton auch zu dessen ständigem Leibarzt ernannt. Seine Stellung beschränkte sich nicht auf den bloßen Titel; er begleitete den König etwa auch auf mehreren Reisen.[15] Charletons unveränderte Treue zum Königtum und dessen Träger kam in seiner 1661 veröffentlichten Lobrede zum Ausdruck, An Imperfect Pourtraicture of His Sacred Majesty Charles the II.

Die Zeit nach der Restauration kann als die Phase in Charletons Leben gelten, in der er den größten Einfluß und Reichtum besaß. In seiner Londoner Praxis behandelte er vor allem Patienten der Oberschicht.[16] Die Bekanntschaft mit den Mitgliedern des Newcastle Circle erneuerte und vertiefte sich. Dem allgemein empfundenen Gefühl des Aufschwungs und Neubeginns in den ersten Jahren der Regentschaft Karls II. entsprach auf dem Gebiet der Naturwissenschaften die Gründung der Royal Society (1660/62), zu deren ersten Mitgliedern Charleton zählte. Nachdem er am 23. Januar 1660 als Kandidat vorgeschlagen worden war, wurde er am 15. Mai des Jahres aufgenommen. Als die Gesellschaft 1662 durch die zweite "Royal Charter" institutionalisiert war, wurde Charleton am 20. Mai 1663 in die Reihe der Gründungsmitglieder ("original fellows") einbezogen.[17] Sein Londoner Wohnsitz ermöglichte es Charleton, regelmäßig an den Sitzungen der Royal Society teilzunehmen und andere Funktionen im öffentlichen Leben wahrzunehmen.

Wie sich aus zahlreichen Einträgen in Thomas Birchs Geschichte der Royal Society entnehmen läßt, war Charleton, insbesondere in seiner Eigenschaft als Arzt und Anatom, in den ersten Jahren in der Gesellschaft sehr aktiv. In ihrem Auftrag unternahm er einige Tierversuche und andere Experimente, über deren Ergebnisse er in den Sitzungen berichtete.[18] Der Ausbruch der Pest zwang 1665 die Royal Society, ihre Sitzungen für einige Zeit auszusetzen. Viele ihrer Mitglieder verließen London; auch Charleton war offensichtlich trotz seines Berufes während der Pest nicht in London - vielleicht weil er zusammen mit dem Hof die Stadt verlassen mußte.[19]

Die Pest und das Feuer von London im darauffolgenden Jahr stellen einen Wendepunkt im Verhältnis Charletons zur Royal Society dar. Nach seiner engagierten Mitarbeit in den ersten Jahren nahm sein aktives Interesse offenbar rapide ab. Er scheint sich auch nach 1666 nicht mehr ständig in London aufgehalten zu haben, obwohl er seinen Hauptwohnsitz dort beibehielt und seine Familie weiterhin dort lebte. Er selbst zog sich zeitweise nach Nantwich in Cheshire zurück, um dort in Ruhe und Zurückgezogenheit studieren zu können. Dies war zum Beispiel in den Jahren 1671 bis 1674 der Fall.[20]

Neben der Royal Society gehörte Charleton auch einer anderen, traditionellen Institution an, dem Royal College of Physicians. Als Arzt hatte er sich dort schon 1650 registrieren lassen. Im Jahre 1664 wurde er zum Ehrenmitglied gewählt und 1676 nach langer Verzögerung durch Vermittlung seiner Freunde Prujean und Ent als ordentliches Mitglied aufgenommen.[21] Schließlich war er von 1689 bis 1691 sogar Präsident des College. Bereits am 8. März 1678 war ihm die Aufgabe zugefallen, als Gulstonian Lecturer die erste Rede im neuen Cutlerian Theatre des College zu halten; aufmerksamer Zuhörer war dabei unter anderem Robert Hooke.[22] Charletons Freund John Evelyn wiederum besuchte fünf Jahre später eine der drei Vorlesungen Charletons über das Herz, die im selben Jahr als Three Anatomic Lectures veröffentlicht wurden.[23] In den Jahren 1680, 1702 (O.S. 1701) und 1705 hielt Charleton die Oratio Harveiana, die von William Harvey begründete und geförderte jährliche Vorlesung zum Lobe der Medizin und des College.[24]

Als Mitglied wie als Präsident des College erfuhr Charleton allgemeine
Anerkennung. Diese äußerte sich auch in seinen Beziehungen zu vielen
Ärzten und Naturwissenschaftlern auf dem Kontinent. Mit einigen von
ihnen korrespondierte er; andere äußerten sich in Briefen an dritte
zu seinem medizinischen Werk.[25] 1678 erhielt Charleton sogar einen Ruf
auf den Lehrstuhl für praktische Medizin an der Universität von Padua,
der neben Leyden seit 1620 berühmtesten und unter Medizinern am meisten
geschätzten Universität.[26] Er nahm den Ruf zunächst an, schrieb sogar
schon eine Antrittsrede, lehnte ihn dann aber mit Rücksicht auf seine
Familie ab.[27] Ab 1678 ungefähr war Charleton auch wieder häufiger und
länger in London.[28]

Viele der bis Anfang der achtziger Jahre veröffentlichten Schriften
beschäftigten sich mit medizinischen und anatomischen Fragen. Nach dieser
Zeit publizierte Charleton, wohl aufgrund seines fortgeschrittenen Alters,
nurmehr wenige Bücher,[29] blieb aber den sein ganzes Leben über verfolgten
naturphilosophischen Interessen und damit auch seiner epikureisch-atomistischen Grundeinstellung treu.

Anfang der neunziger Jahre, das heißt kurz nachdem er zum letzten
Mal Präsident des College of Physicians gewesen war, gab Charleton seine
Praxis in London vor allem aus finanziellen Gründen auf, denn er hatte
die meisten seiner Patienten bereits überlebt und war auch wohl in seiner
Behandlungsmethode nicht modern genug.[30] Nachdem er eine Zeitlang zurück-
gezogen auf Jersey gelebt hatte, kehrte er um 1698 nach London zurück.[31]
Dort bestritt er seinen Lebensunterhalt aus dem geringen Einkommen,
das er aus einigen Posten im College of Physicians erhielt. So war er
von 1698 bis 1706 "Senior Censor" des College. Diese Funktion hatte
keineswegs nur nominellen Charakter, sondern war auch mit Pflichten
verbunden.[32] 1702 und 1705 hielt er in hohem Alter noch einmal die Oratio Harveiana. 1706, also wenige Monate vor seinem Tod, wurde er zum
Harveian Librarian gewählt und erhielt in dieser Stellung ein Jahresein-
kommen von L20.[33]

Seine letzten Lebensjahre verbrachte Charleton in Bescheidenheit
und sogar Armut.[34] Seine einstige gute Stellung und sein einträglicher
Beruf lagen weit zurück. Er starb am 24. April 1707 nach längerer Krankheit in seinem Londoner Haus und hinterließ einige wenige Bücher und
Manuskripte und so gut wie kein Vermögen.[35] Thomas Hearne schreibt vier

Tage später über seinen Tod:[36]

On <u>Friday</u> last died Dr. <u>Charleton</u>, about 90 years of Age, in very poor
Circumstances. Dr. <u>Hudson mov'd Mr</u>. Vice-Chancell, on his Behalf for a
Contribution to be <u>made</u> for him from the University [of Oxford], but the
Vice-Chancellor was too slow in that matter.

Am 27. April 1707 wurde Charleton in St. Paul's, Covent Garden, begraben.[37]

Thomas Smith, Charletons `Testamentsvollstrecker, versuchte nach Charletons Tod die Universität von Oxford zu einer finanziellen Unterstützung
für den Neudruck von Charletons Buch <u>Onomasticon Zoicon</u> zu bewegen, aber
ohne Erfolg. Hearnes Urteil über die Vorgänge um diesen Neudruck bezeugt
das Schicksal Charletons, schon vor seinem Tod in Vergessenheit geraten zu
sein:[38]

[The book] will be worth printing if the university shall think it fit to
reprint a Book written by one who deserves so well of us in particular, as
he does of all Loyal & Learned Men for his signal service done in his
younger years.

Charleton hatte dem Reverend Thomas Smith schon vierzehn Tage vor seinem Tod eine Reihe von Manuskripten anvertraut, die dieser wiederum Thomas
Hearne vermachte, durch den sie dann in den Besitz der <u>Bodleian</u> <u>Library</u>
gelangten. Charletons Bibliothek war zum großen Teil schon vor seinem Tod
veräußert worden; Restbestände gelangten zum Teil in Privatbesitz, zum
Teil - durch Sir Hans Sloane - in den Besitz der <u>British</u> <u>Library</u> und der
Bibliothek des <u>College</u> <u>of</u> <u>Physicians</u>.[39]

Das <u>College</u> und die <u>Bodleian</u> <u>Library</u> besitzen außerdem ein Porträt
Charletons, das 1679 von David Loggan gemalt und 1680 Charletons Buch <u>Enquiries</u> <u>into</u> <u>Human</u> <u>Nature</u> vorangestellt wurde. Daneben existiert ein Porträt (von vor 1652), das den jungen Charleton zeigt und den Büchern <u>Darknes</u> <u>of</u> <u>Atheism</u> und <u>Immortality</u> als Frontispiz dient. Beide Bilder zeigen
einen gutaussehenden Mann mit klaren Gesichtszügen; auf dem zweiten Porträt ist Charleton in eher offizieller Pose im Talar eines Doktors der Medizin abgebildet.[40]

In zeitgenössischen und frühen Zeugnissen ist von Charletons Intelligenz, seiner Bildung, seiner geistigen Beweglichkeit und seinem Blick für
das Wesentliche die Rede. Urteile über ihn lauten etwa: "learned and
grave"; "parts brisk and lively"; "versatile, prolific"; "diligence, capacity"; "great mental application, prodigious energy".[41] Zeugnis seiner
umfassenden Gelehrsamkeit legen die dreißig Bücher ab, die er über eine

lange Spanne seines Lebens hinweg verfaßte - die Manuskripte nicht mitge-
rechnet. Sein Gespür für aktuelle Entwicklungen in der Geistes-und Wissenschaftsgeschichte kam ihm besonders in den fünfziger Jahren sowohl bei der
Beschäftigung mit der Iatrochemie als auch der Abfassung seiner atomistischen Werke zugute.

Charletons Begabung und Flexibilität wurde schon früh erkannt. Die Berufung zum Leibarzt des Königs trug dieser Erkenntnis Rechnung. Schon über
diese frühe Zeit spricht der Autor von Biographia Britannica von Charleton
als "einem sehr außergewöhnlichen Geist", unterstellt aber gleichzeitig,
daß Charleton auch seine Talente geschickt einzusetzen wußte und sie zu
nutzen verstand.[42] Gerade diese Begabung brachte Charleton anläßlich der
Bevorzugung durch den König die Verstimmung einiger Zeitgenossen und den
Ruf der Arroganz ein, von dem er sich im Laufe der folgenden Jahre nur
schwer befreien konnte. Bei seinen ersten Veröffentlichungen mußte er sich
zudem gegen den Vorwurf des Plagiats wehren.[43]

Diese ihm aufgezwungene Verteidigungshaltung war seinem Wesen eigentlich fremd. Charleton neigte eher dazu, seinen eigenen Wert zu gering zu
veranschlagen und zeichnete sich durch große persönliche Bescheidenheit
aus. Er betont immer wieder: "I am sufficiently conscious to my self of
more defects, and greater unevennesse of my Pen, then the acutest of my
Calumniators can discover."[44]

Charleton bezeichnet seine eigene Arbeit als "the gross and corporeal
disquisition of a young Physician"[45] und stellt im Vergleich mit anderen
naturphilosophischen Autoren fest: "the great disparity betwixt those
Giant Wits, and our Pygmie Acquisitions."[46]

Solche und ähnliche Äußerungen durchziehen das ganze Werk und lassen
den Vorwurf der Arroganz ungerechtfertigt erscheinen. Zahlreiche Textpas-
sagen belegen auch, daß es Charleton keineswegs darum ging, schnellen und
leichten Ruhm unter den Naturphilosophen zu erlangen, sondern daß er den
Erfolg auf diesem Gebiet auf jeden Fall dem Maßstab der Wahrheit und Ange-
messenheit in seinen Darlegungen unterzuordnen bereit war: "The insatiate
Appetite of posthume Glory[...] I cannot but smile at the Delusion of this
Ambition, of having our Memories survive our Ashes, and listing our Names
in the Legend of Fame."[47] Selbst wenn diese Verachtung "weltlichen" Ruhms
zum Teil aus der Kränkung durch als ungerecht empfundene Kritik entstanden
sein mag, so schwingt doch ein gut Teil Ehrlichkeit darin mit.

Dem Leser stellt sich Charleton nicht als überlegener, belehrender Wissenschaftler dar; vielmehr äußert er sich gerade im Frühwerk zu schwierigen Problemen äußerst vorsichtig und zurückhaltend, gesteht auch seine eigenen Schwierigkeiten ein.[48] Diese "Nähe zum Leser", die Anstrengung, Kontakt zum Leser zu suchen, verleiht Charletons Schriften einen sympathischen Zug.

Es muß wohl als Charletons persönliches Unglück angesehen werden, daß man ihm von Beginn seiner Karriere an mit Neid und Mißgunst begegnete. Seine Erfahrungen in Bürgerkrieg und Commonwealth trugen dann noch dazu bei, daß er mit seinem Schicksal zu hadern begann:

The multiplied stormes of Adversity, raised by the impetuous winds of our Civil Wars, had beaten me from all [...] probability of Shelter.[49]

For almost these two last years [1654 - 1656/57], I have been continually toss's up and down by a Tempest of Calamity, which is yet so violent, that the dangers, which threaten me, seem to despise the prevention of that small skill I have in the use of my Compass: My Anchors are lost, my Vessel leaks, the Winds hurry it from land, and I hourly exspect [sic] to sink downright.[50]

Charletons Reaktion auf diese widrigen Umstände war die Flucht in eine (scheinbare) Schicksalsergebenheit, die auch Unglück und Schwierigkeiten als gottgegeben ansah, und der Versuch, sich trotz der eigenen Verletzlichkeit eine epikureische Grundhaltung zu erwerben und zu bewahren. Wie Epikur versuchte auch Charleton alle Schicksalsschläge nur als "äußere Übel" zu sehen, die sein eigentliches privates Glück und Wohlbefinden nicht trüben sollten.[51] Aus dieser Einstellung ergab sich das Ideal des Rückzugs ins Private, ein Ideal, dessen Verwirklichung Charleton anstrebte, aber nicht immer erreichte. Als echter Epikureer verwies Charleton zumindest immer wieder darauf, daß der Weise sich am besten vom geschäftigen Alltagsleben zurückziehe und sich von den Turbulenzen der Welt nicht berühren lasse.[52]

Auch Wissenschaft solle letztlich nur der privaten Glücksfindung dienen: "I have now at length learned, that Sapere domi, to endeavour the acquisition of Science in private, ought to be the prinicipall scope of a Wise man."[53] Hinter dieser Forderung stand die epikureische Auffassung, alles menschliche Streben sollte sich auf das höchste Ziel der Glückseligkeit richten.[54] Auch die Philosophie, insbesondere natürlich die Ethik, solle diesem Ziel dienen und wurde von Charleton als "Physick of the Mind" definiert.[55] Charleton hielt die epikureische Philosophie für besonders

gut geeignet, um diesen Zweck zu erfüllen: "The Ethicks of Epicurus are
(after Holy writ) the best Dispensatory I have hitherto read of Natural
Medicines for all distempers incident to the mind of Man."[56]

Charletons persönliche Resignation ging mit einem durch Erfahrung geprägten Skeptizismus einher:[57]

Men indeed fancy themselves to be Eagles, but really are grovelling Moles,
uncessantly labouring for light. [...] This meditation, we confess, hath
frequently stopped our ambitious thoughts, dejected us even to a contempt
of our own nature, and put us to a stand in the midst of our most eager
pursuit of Science [...].Nor do we look ever to have our Studies wholly
free from this Damp: but expect to be surprised with many a cold fit.

Gefördert wurde Charletons resignative Haltung durch einige schwere
Krankheiten[58] und durch einen ihm eigenen Charakterzug, der im Vokabular
der Zeit abwechselnd als "unhappy", "too much given to romances" oder "melancholy" beschrieben wird, also wohl eine Neigung zu depressiver Verstimmung.[59] In Immortality äußert sich Evelyn zu den Symptomen dieser "Mo-
dekrankheit" bei Charleton: "I know you to be of a Melancholy disposition."[60] Diese Veranlagung äußerte sich mit zunehmendem Alter deutlicher.
Wood nennt Charleton 1691 "aged and grave".[61] Schon 1652 hatte Charleton
skeptisch zu dem Klischee vom weisen und glücklichen Alter Stellung genommen:[62]

Our Grandfathers tell us, that old Age is but the magazine of sorrows, the
soure Dreggs of life, the Portal to the Nosocomie or Hospital of Diseases,
and indeed a kind of living-Death, wherein men only Breath and Doate;
[...]so that those Saturnine minds, which were most ambitious to wear the
silver Crown of old Age; when they had obtained it,[...]did they appear
weatherbeaten and mouldring statues of their former selves, or Ghosts walking in Skeletons.

Es muß wohl als Ironie des Schicksals betrachtet werden, daß Charleton,
der schon mit dreiunddreißig Jahren das Alter so fürchtete, dann fast alle
seine Zeitgenossen überlebte und erst im Alter von siebenundachtzig Jahren
starb. Es waren sein Glaube und seine christliche Überzeugung, die ihm
über die schon so früh vorhergesehenen Schwierigkeiten des Alters hinweg-
halfen. In seinem letzten größeren Werk, Harmony of Natural and Positive
Divine Laws (1682) drückte sich noch einmal seine große Frömmigkeit und
Bescheidenheit aus: "[I wrote it] to the end [...] I may in the little
remnant of my days do my best devoir to live more inoffensively both toward God, and toward Men."[63] Für ihn war der Glaube an ein Leben nach dem
Tode keine bloße Theorie, die er in seinem Buch Immortality abgehandelt
hatte, sondern persönliches Bekenntnis. So konnte er aus ehrlicher Über-

zeugung festhalten: "For this life is no <u>Mansion</u>, but a narrow and incom-
modious <u>Inne</u>, standing in the way to a better, whose <u>Term</u> is <u>Eternity</u>."[64]

2.2. CHARLETON IM UMFELD DER ENGLISCHEN NEUEN WISSENSCHAFT (1635 - 1660)

2.2.1. MITGLIEDSCHAFT IN WISSENSCHAFTLICHEN GRUPPEN UND INSTITUTIONEN
(HARVEIAN CIRCLE, OXFORD GROUP, ROYAL COLLEGE OF PHYSICIANS,
ROYAL SOCIETY)

Die Wissenschaftlergruppen in Oxford und London, deren Mitglied Charleton war oder denen er nahe stand - der Harveian Circle (Oxford 1642-46),
die Londoner 1645 Group und die ab 1648/49 sich konstituierende Oxford
Group - entstanden aus zuerst inoffiziellen Kontakten zwischen einzelnen
Wissenschaftlern, entwickelten sich zu halboffiziellen Wissenschaftlergruppen und mündeten schließlich in die Royal Society.[1] Die meisten Wissenschaftler gehörten mehr als einer Gruppe an; viele lassen sich - aufgrund mangelnder Belege zum Beispiel - gar nicht auf eine bestimmte Gruppe
festlegen. Charleton kann hier als Beispiel gelten.[2]

Oxford darf in den vierziger, fünfziger und sechziger Jahren des siebzehnten Jahrhunderts als "Wiege der Neuen Wissenschaft" betrachtet werden,
als ein Ort, an dem die Entwicklung neuer (natur-)wissenschaftlicher Modelle wesentlich vorangetrieben wurde.[3] Charletons Oxforder Zeit (1635 -
ca. 1649) fällt genau in die "wissenschaftliche Blütezeit" Oxfords. Auch
danach lebte er jedoch, bedingt durch seine Londoner Tätigkeit, in einem
Zentrum der Wissenschaften. Die Oxforder Erfahrungen waren für ihn insofern von Bedeutung, als er hier die meisten der Wissenschaftler, Philosophen und Theologen kennenlernte, zu denen er auch später Kontakt hatte.

Die beiden wichtigsten Begegnungen in der Oxforder Studienzeit waren
die Bekanntschaft mit dem Theologen John Wilkins (1614 -1672) und dem
Leibarzt Karls I., William Harvey (1575 - 1657). John Wilkins spielte eine
entscheidende Rolle in der englischen Wissenschaftsgeschichte. John Aubrey
urteilt über ihn:[4]

He was the principall reviver of experimentall philosophy (secundum men-
tem domini Baconi) at Oxford, where he had weekely an experimentall philosophicall clubbe, which began 1649, and was the incunabula of the Royall
Society.

Zu der Zeit, als Charleton Wilkins kennenlernte, stand dieser selbst
erst am Anfang seiner wissenschaftlichen Laufbahn. Wilkins hatte seit 1627
in Oxford studiert und im Juli 1634 den Grad eines Master of Arts von

Magdalen Hall erhalten. Kurz darauf wurde er Tutor in diesem College.[5] Als
Charleton im Juli 1635 in Magdalen Hall immatrikuliert wurde, wurde er
Schüler von Wilkins.[6] Studienfächer waren Logik und Philosophie.[7]

Es gibt keine sicheren Informationen darüber, ob Wilkins bereits zu
dieser Zeit im Begriff war, die Funktion einer integrierenden Kraft unter
denjenigen Studenten und Lehrenden Oxfords wahrzunehmen, die an den neuen
Entwicklungen in der Naturwissenschaft interessiert waren. Die Voraussetzungen für Kontakte waren relativ günstig. Die Atmosphäre an der Universität war in Ansätzen schon von der Neuen Wissenschaft beeinflußt. In
den seit 1619 bestehenden Savilian Lectures zur Astronomie und Geometrie
wurden häufig fortgeschrittene wissenschaftliche Ansichten vertreten, und
das aristotelisch-ptolemäische Weltbild wurde in der naturwissenschaftlichen Literatur, die Wilkins wie Charleton unabhängig vom eigentlichen
Lehrplan wohl studierten, schon seit einiger Zeit als unhaltbar abge-
lehnt.[8]

Von Wilkins ist nachgewiesen, daß er schon früh in seiner Universitäts-
laufbahn für naturphilosophische Themen aufgeschlossen war, insbesondere
für Astronomie und Mechanik.[9] Es gibt keinen Grund, warum Wilkins sein
Wissen nicht an seinen Schüler Charleton weitergeben sollte. Wilkins' Einfluß auf Charleton dürfte gerade in den ersten zwei bis drei Jahren von
dessen Studium von besonderer Bedeutung gewesen sein. Denn eben in dieser
Zeit begannen sich Charletons intellektuelle Interessen herauszubilden.[10]

Förderlich für Charletons wissenschaftliche Entwicklung war wohl auch,
daß sein College außer Wilkins weitere für die englische Wissenschaftsgeschichte wichtige Mitglieder hatte. Zu diesen zählten William Quarter-
maine, Thomas Sydenham, Jonathan Goddard und Francis Barksdale, mit denen
Charleton nähere Bekanntschaft schloß. Aber auch über sein eigenes College
hinaus gewann sich Charleton in seiner frühen Oxforder Periode (1635-42)
Freunde. Die wichtigsten Mitglieder dieser "Oxforder Gruppe" werden im
folgenden vorgestellt.[11]

Jonathan Goddard (1616 -1675) war von 1632 bis 1637 in Magdalen Hall
immatrikuliert. Später wurde er wie Charleton Mitglied des College of
Physicians, aber auch der Londoner 1645 Group und der Oxford Group,
schließlich eines der ersten Mitglieder der Royal Society. Charleton bewunderte vor allem Goddards anatomische Untersuchungen.[12]

Auch Edward Greaves (1608 - 1680) war seit der Studienzeit mit Charle-

ton befreundet. Er hatte seit 1631 in Merton College studiert und wurde
1634 Fellow von All Souls. Wie Charleton wurde er auf Veranlassung des Königs zum Doktor der Medizin ernannt (1642). Er war neben Charleton Leibarzt Karls I. und Karls II. 1643 wurde er Linacre Reader der Medizin. In
der Oxforder Zeit nahm Charleton gemeinsam mit Edward Greaves und dessen
Bruder John am Harveian Circle teil (s.u.).[13]

Ein besonders guter Freund Charletons in der frühen Oxforder Zeit war
John Evelyn (1620 -1706). Er studierte von 1637 bis 1640 in Balliol
College. In der gemeinsamen Oxforder Studienzeit entstand eine lebenslange
Freundschaft,[14] über die Charleton 1657 sagte: "If there be any such thing
as a perfect Friend left in the World, certainly you are that thing."[15]
Die Freundschaft setzte sich also in den fünfziger Jahren in London fort.
In dieser Zeit gehörten Evelyn und Charleton beide dem Newcastle Circle
an.[16]

Nach John Wilkins wurde in der frühen Oxforder Zeit ein weiterer Mentor
für Charleton wichtig, John Prideaux (1578 - 1650). Als Rektor von Exeter
College und Vizekanzler der Universität übte er einen vermittelnden Einfluß aus und förderte junge Wissenschaftler verschiedenster Herkunft.
Einer von diesen war Charleton, der Prideaux ausdrücklich als seinen wohl-
wollenden Mäzen bezeichnet:[17]

As that not long since Vitall Library, Bishop Prideaux (whose memory,
next that of our Royall Master, is and shall ever be the most precious of
all others, in our esteem: not onely in respect of his insatiable native
Capacity, stupendious Acquisitions, and inestimable Benefits to the Re-
publick of Learning; but also of his singular Favours to us in particular.

Auch an anderer Stelle zeigte sich Charleton von Prideaux' Bildung und
Verstand beeindruckt.[18] 1641 verließ Prideaux Oxford nach seiner Ernennung
zum Bischof von Worcester.[19]

Den gleichaltigen William Brouncker (1620 -1684), später Viscount of
Castle Lyons, lernte Charleton wohl ebenfalls schon in den dreißiger Jahren kennen. Brouncker kam ungefähr 1636 nach Oxford und wandte sich bald
dem Medizinstudium zu. 1647 wurde er zum Doktor der Medizin ernannt. Aus-
serdem interessierte er sich für Mathematik und Naturphilosophie im allgemeinen. In den vierziger Jahren wurde die Beziehung Brounckers zu Charleton offensichtlich so eng, daß Charleton dem Freund sein zweites Buch
Ternary of Paradoxes widmete. In der Widmungsepistel ging er ausführlich
auf Brounckers Verdienste ein.[20] Auch die 1654 publizierte Physiologia

dokumentiert das gute Verhältnis zwischen Charleton und Brouncker, "that
no less Erudite, than Noble Author [...]whose constant Friendship, and
learned Conversation, I must profess to have been one of the cheifest
Consolations of my life."[21] Brouncker merkte in seinem eigenen Exemplar
der Physiologia an:[22]

The Notes, which I haue anexed as a helpe to my memory, although often
differing from his Opinions, are not to be taken as a lessening of them
[...].Such philosophical Liberties are not in my Apprehension, nor really
I hope any breach of Friendship.

1662 wurde Brouncker der erste Präsident der Royal Society. In dieser
Eigenschaft gab er Charleton 1665 die Druckerlaubnis für Inquisitiones
Duae Anatomico-physicae, die ebenfalls ihm (Brouncker) gewidmet waren.
Nach 1665 jedoch verschlechterte sich das Verhältnis zusehends; 1671/72
zerbrach die Freundschaft durch einen Verbrauensbruch Brounckers.[23]

Christopher Merrett (1615 - 1695) war 1631 nach Gloucester Hall, Oxford, gekommen und graduierte 1635 in Oriel College. Gemeinsam mit Charleton wurde er 1643 zum Doktor der Medizin ernannt. Später war er Mitglied
des Harveian Circle. Sein besonderes Studiengebiet war die Botanik. Pinax
Rerum Naturalium Britannicarum, sein berühmtes Buch (1666), wird später
von Charleton zitiert.[24] Im zweiten Teil seiner Two Discourses, "Of the
Mysterie of Vintners", beruft sich Charleton auf eine Schrift Merretts mit
dem Titel "Some Observations Concerning the Ordering of Wines".[25] Offensichtlich tauschten beide ihre Ansichten zu diesem und anderen Themen aus.
Die Freundschaft blieb über Jahrzehnte hinweg bestehen. Noch 1677 sagte
Charleton über Merrett: "Vir omnigena eruditione clarus."[26]

Zu den frühen Freunden Charletons könnte auch ein anderer Arztkollege,
George Joyliffe (1621 -1658) gezählt haben. Dieser kam 1637 als Student
nach Wadham College und erhielt 1643 den Grad des Master of Arts von Pem-
broke College. Er war mindestens zehn Jahre mit Charleton in Oxford zusammen. Charleton hat Joyliffe vielleicht schon vor 1642, mit Sicherheit aber
im Harveian Circle kennengelernt. Charleton schätzte besonders die anatomischen Fähigkeiten dieses Freundes.[27] Joyliffe verließ Oxford 1650, also
ungefähr zur gleichen Zeit wie Charleton, und war ebenso wie dieser für
kurze Zeit Mitglied der Oxford Group.[28]

Frühe Freundschaften bestanden wohl auch zwischen Charleton und Clement
und Francis Barksdale. Francis Barksdale (geb. 1618) studierte von 1633
bis ungefähr 1643 wie Charleton in Magdalen Hall. Durch ihn lernte Charle-

ton offensichtlich Clement Barksdale (1609 - 1687, wahrscheinlich ein Bruder oder Cousin von Francis) kennen. Clement Barksdale hatte in Merton
studiert und war seit 1637 Kaplan von Lincoln College. Die Freundschaft
gerade mit Clement war sehr eng; dieser bezeichnet Charleton 1651 als
"Bruder".[29] Clement Barksdale versuchte sich neben seinem geistlichen Beruf mit mäßigem Erfolg als Dichter. Durch diesen Umstand besitzen wir
einige kurze Gedichte über Charleton. Überdies schrieb Barksdale für Charletons Darknes of Atheism zwei Widmungsgedichte.[30]

Charleton selbst hat das geistige Klima seiner Studienjahre unter der
Ägide von Wilkins offensichtlich als äußerst fruchtbar und anregend empfunden. Einige Jahre später erinnert er Evelyn an die Oxforder Zeit:[31]

Let me borrow you, for an hour or two, from your meditations or other serious imployments, that we may not onely solace our selves, with recalling
to mind our ancient Caresses, in the dayes of youth, innocence and peace,
[...] but also revive that quondam custome of ours, when we were Fellow-
Collegiates in Oxford, of discoursing freely and calmely of some Argument
or other in Philosophy.

Selbst wenn man verklärende Nostalgie in Charletons Darstellung in
Rechnung stellt, bleibt doch festzuhalten, daß der wissenschaftliche Dis-
kurs unter den Oxforder Freunden sich offenbar in friedvoller, sogar "un-
schuldiger" Atmosphäre (angesichts der späteren Unruhen der Bürgerkriege)
und mit Gelassenheit und Offenheit gegenüber den Argumenten des anderen
vollzog.[32]

In der frühen "Oxforder Gruppe" der Freunde Charletons sind also Wissenschaftler vertreten, die den Kurs der Neuen Wissenschaft in England
mitbestimmen sollten. Der Kreis der Freunde Charletons aus dieser Zeit
weist durchaus Merkmale auf, die ihn als Gruppe, wie locker auch immer ge-
fügt, herausheben. Zu diesen Merkmalen zählt die Unterscheidung in zwei
deutlich erkennbare Kategorien: die naturwissenschaftlich interessierten
Virtuosi, meist Geistliche oder "Gentlemen" (Wilkins, Evelyn, Prideaux,
Brouncker, Clement Barksdale) und die ihr Interesse auf die allgemeine
Naturphilosophie ausweitenden Ärzte (Charleton, Goddard, Merrett, Joyliffe, Greaves, Potter, Francis Barksdale).

Wilkins verließ Oxford zwischen Anfang und Mitte 1637 und wurde Privat-
kaplan verschiedener Adliger. Für den in Oxford zurückgebliebenen Charleton war der direkte Kontakt zu Wilkins damit zunächst unterbrochen. Charleton wandte sich irgendwann nach 1637 dem Medizinstudium zu, ebenso wie
etwa Jonathan Goddard. Mit dieser Entscheidung schuf er die Voraussetzungen

für die Bekanntschaft mit der zweiten wichtigen Figur seiner Oxforder
Zeit, William Harvey. Harvey kam 1642 als Leibarzt des Monarchen mit König
und Hof nach Oxford, nachdem Karl I. im Dezember 1642 die Schlacht bei
Edgehill verloren hatte.[33]

Offenbar gab es zu diesem Zeitpunkt in Oxford bereits ein "Netz" von
Ärzten und Medizinstudenten, die untereinander Verbindung hielten und von
denen einige mit Harvey bekannt waren. Zu diesen zählte zum Beispiel John
Greaves (1602 - 1652), der Harvey im Sommer 1636 gemeinsam mit George Ent
und Francis Glisson in Italien kennengelernt hatte. Seit 1640 war Greaves
wieder in Oxford (Merton College). 1643 wurde Greaves Savilian Professor
der Astronomie. Als stellvertretender Rektor von Merton nahm er Einfluß
auf die Wahl seines Freundes Harvey zum Rektor (1645).[34] 1642 war Charleton schon einige Jahre mit Edward Greaves, Johns Bruder, befreundet, und
es ist nicht auszuschließen, daß Charleton über John Greaves die Bekanntschaft Harveys machte.

Diese Bekanntschaft war bald so weit fortgeschritten, daß Harvey Charleton bei Hofe für den Posten eines jüngeren Leibarztes ("junior physician") vorschlug. Die so schnell zustandegekommene Freundschaft dauerte
bis zu Harveys Tod im Jahre 1657. Charleton brachte dem um einiges älteren
Harvey offene Bewunderung entgegen und hielt ihn für einen der größten
Wissenschaftler seiner Zeit.[35]

Nor can every Age boast the production of a Copernicus, Gilbert, Galilaeo,
Mersennus, Cartesius, or a Harvy: Providence introducing such, as Time
doth New Stars, single and seldom.

Der Einfluß Harveys auf Charleton ging weit über den Tod hinaus. Charleton wurde ein entschiedener Vertreter der Harveyschen Blutkreislauflehre
und benutzte auch Harveys Thesen zur generatio.[36] Charleton zitiert Harvey
in seinen Büchern so häufig wie kaum einen anderen Autor, insbesondere De
Generatione Animalium.[37] Zu erwähnen ist in diesem Zusammenhang auch, daß
Charleton drei mal die Oratio Harveiana gehalten hat (1680, 1701, 1705).[38]

Es gelang Harvey in Oxford schnell, einen Kreis von Ärzten und Medizinstudenten aufzubauen und mit diesen die Arbeit der unter Wilkins vereinzelt oder in kleinen formlosen Gruppen forschenden Wissenschaftler fortzusetzen.[39] Diese integrierende Tätigkeit Harveys wurde sicherlich begün-
stigt durch die Situation im Oxford des Bürgerkriegs. In der Stadt dräng-
ten sich Royalisten, Angehörige des Hofes, Adlige, Militär und Universi-
tätsangehörige auf engstem Raum, und aufgrund des Ausnahmezustands kamen

soziale Kontakte auch unter Personen unterschiedlicher Herkunft und Couleur sehr viel eher zustande, als dies in Friedenszeiten am hierarchisch gegliederten Londoner Hof der Fall gewesen wäre. Von dieser Situation konnte auch Charleton nur profitieren.[40]

Viele Mitglieder des Harveian Circle waren mit Merton oder Trinity College assoziiert. Harvey selbst war von April 1645 bis Juni 1646 Rektor von Merton. Zu den Teilnehmern des Kreises aus Merton gehörten Edward und John Greaves, Daniel Whistler und Charles Scarburgh. Aus Trinity College kamen George und Ralph Bathurst, Nathaniel Highmore und John Aubrey. Andere Mitglieder waren unter anderen Christopher Merrett, George Joyliffe, William How, Thomas Johnson, Francis Potter und Timothy Clarke. Mit vier Mitgliedern der Gruppe war Charleton schon vor Harveys Ankunft in Oxford bekannt(Edward Greaves, Merrett, Joyliffe, Potter).[41]

Mit John Aubrey (1626 - 1697) verband Charleton eine lebenslange Freundschaft. Aubrey war seit 1642 in Trinity College immatrikuliert, kehrte ungefähr ein Jahr später aufgrund einer Krankheit nach Hause zurück, war dann jedoch von 1646 bis 1648 erneut in Oxford. Charletons Bekanntschaft machte er wohl über Harvey. Aubrey war Zeuge der täglichen Besuche Harveys bei George Bathurst: "[He, Bathurst] had a hen to hatch egges in his chamber, which they dayly opened to discerne the progress and way of generation."[42] Nach der Gründung der Royal Society war es Charleton, der am 24. Dezember 1662 Aubrey für eine Mitgliedschaft vorschlug.[43] Im darauffolgenden Jahr wurde Aubrey tatsächlich aufgenommen. Zu dieser Zeit muß die Freundschaft sehr eng gewesen sein, denn Charleton bezeichnet Aubrey als "alten und treuen Freund."[44] Freundschaftlich ist auch der Ton Charletons in einem Brief an Aubrey vom 4. Februar 1672. Dieser Brief bezeugt, daß die Neue Wissenschaft auch lange nach der Oxforder Periode für die Freunde noch ein diskussionswürdiges Thema war:[45]

Omitting [...] all language that may look like formal & specious complement; I plainly & briefly thank you for both parts of your most obliging letter: that w.ch testifies your amity, & that w.ch informed me of the late Philosophical transactions."

Aubrey besaß mehrere Bücher Charletons, so unter anderen ein Widmungsexemplar von Consilium Hygiasticum.[46]

George Bathurst (1610 - 1645) lebte von 1626 bis 1645 in Trinity College.Seit Beginn der dreißiger Jahre hatte er sich für Naturwissenschaft interessiert; graduierte aber 1640 als Bachelor of Divinity. Er war ein enger Vertrauter Harveys.[47]

Georges jüngerer Bruder Ralph Bathurst (1620 - 1704) hatte sich 1634 in Oxford eingeschrieben, also fast zur gleichen Zeit wie Charleton. Zu Beginn der vierziger Jahre hatte er, ebenfalls wie Charleton, das Medizinstudium begonnen. Anders als Charleton blieb er jedoch sein Leben lang in Oxford; später als eifriges Mitglied der Oxford Group. Die Brüder Bathurst gehören zu den wenigen Mitgliedern des Harveian Circle, zu denen Charleton offensichtlich nach 1646 keinen intensiveren Kontakt mehr hatte.[48]

Da Charleton mit Harvey und Bathurst bekannt war, die ihrerseits mit dem Arzt Nathaniel Highmore (1613 - 1685, D.M. seit 1642) eng zusammenarbeiteten, ist auch hier eine Verbindung nicht ausgeschlossen. Sie ist allerdings nicht in Charletons Schriften dokumentiert.[49]

Daniel Whistler (1619 - 1684) war wie Charleton seit 1635 in Oxford und hatte zunächst in Trinity, dann in Merton College (ab 1640) studiert. Einen gemeinsamen Freund hatten Whistler und Charleton in Ralph Bathurst. Wie Charleton ließ sich auch Whistler in London als Arzt nieder, allerdings ungefähr ein Jahr früher. Von 1648 bis 1657 war er Gresham Professor der Geometrie. Wie Charleton trat auch er 1661 der Royal Society bei. Später fungierte er im College of Physicians als einer der Zensoren; so unterzeichnete er zum Beispiel im Juni 1668 das Imprimatur für Charletons Onomasticon Zoicon.[50]

Der Royalist Charles Scarburgh (1616 - 1694) hatte zwar in Cambridge studiert und wurde dort auch Fellow von Caius College (Harveys College), kam aber 1642 wegen seiner politischen Bindungen nach Oxford und wurde dort ein enger Vertrauter Harveys. Dies brachte ihn mit anderen Wissenschaftlern des Kreises um Harvey, so auch mit Charleton, in Berührung. Scarburgh, 1646 zum M.D. ernannt, verließ Oxford ungefähr zu gleichen Zeit wie Charleton, um nach London zu gehen. In den fünfziger Jahren organisierte er Treffen von Naturwissenschaftlern in seinem Londoner Haus, an denen Charleton teilgenommen haben kann.[51]

Eine weitere Verbindung bestand zu dieser Zeit zu Timothy Clarke (1620 - 1672), der von ungefähr 1642 an in Balliol College Medizin studierte. Da Clarke eines der Gründungsmitglieder der Royal Society war (1659/60), ist die Verbindung spätestens zu dieser Zeit belegt. Außerdem hatte Clarke mit Charleton ein ausgeprägtes Interesse an der Anatomie gemeinsam.[52]

Am selben College wie Charleton studierte seit 1642 Thomas Sydenham

(1624 - 1689) Medizin. Zwar war er zeitweise in London und arbeitete wahrscheinlich als Arzt in der Armee Cromwells; vermutlich hatte er aber Verbindung zum Harveian Circle. Nach seinem B.M. (1648) und der Ernennung zum Fellow von All Souls blieb Sydenham bis ungefähr zu Restauration in Oxford.[53]

Thomas Willis, Theodore Turquet de Mayerne und Thomas Clayton gehörten zwar nicht unmittelbar zum Harveian Circle, bewegten sich aber doch an seiner Peripherie und zählten zum Kreis der engeren Bekannten Charletons.

Thomas Willis (1621 - 1675), von 1637 bis 1667 mit Christ Church assoziiert, praktizierte schon in den vierziger Jahren in Oxford als Arzt. Er war ebenfalls eines der frühen Mitglieder der Royal Society (1660). Charleton hat ihn spätestens zu diesem Zeitpunkt kennengelernt. In seinem Werk beruft Charleton sich häufig auf Erkenntnisse von Willis, insbesondere auf dessen De Anima Brutorum (1672).[54]

Sir Theodore Turquet de Mayerne (1573 - 1655) war zur Zeit des Bürgerkriegs einer der Leibärzte ("senior physician") Karls I. Die Begegnung mit Charleton als neu ernanntem "junior physician" Anfang der vierziger Jahre führte dazu, daß Mayerne und Charleton in den kommenden Jahren offenbar gemeinsam praktizierten.[55] Charleton hat Mayerne als Kollegen, Lehrer und Freund sehr geschätzt. Nach Mayernes Tod betrieb er die Veröffentlichung von dessen Werk und schrieb auch das Vorwort zu dem 1690 in London herausgebrachten Praxeos Mayernianae Syntagma.[56] Dort heißt es über Mayerne: "magnus ille multorum Principum Medici, & Medicorum saeculi sui omnium facilè Princeps."[57]

Im Sommer 1646 wurde Oxford von den Cromwell-Anhängern besetzt. Dieses Ereignis bedeutete das Ende des Harveian Circle. Trotz seines kurzen Bestehens hatte Charleton so viele bedeutende Ärzte, Naturwissenschaftler und andere Virtuosi kennengelernt, daß man die Oxforder Zeit als eine der folgenreichsten Phasen seines Lebens bezeichnen muß.

Natürlich gab es in Oxford von 1642 bis ungefähr 1648/49 eine Reihe von naturwissenschaftlich interessierten Laien, für die eine Beziehung zum Harveian Circle nicht nachweisbar ist. Auch unter diesen fand Charleton Freunde.[58]

Neben John Aubrey, dessen Kontakt zum Kreis um Harvey wegen längerer Abwesenheit von Oxford nicht allzu intensiv war, fand Charleton einen Freund und Gönner in Henry Pierrepont, Marquis of Dorchester (1606 -

- 1680). Dieser lebte von 1642 bis 1647 in Oxford (M.A. 1642). Charleton
selbst schreibt:[59]

I know him both by sight and fame. He was with us in Oxford, in time of
the late Warres, and in great favour and trust with the King his Master.

Nach dem Ende des Bürgerkriegs zog Pierrepoint sich zunächst aufs Land
zurück und widmete sich dort einem intensiven Bücherstudium. Durch diese
Beschäftigung wurde seine Gesundheit indes so geschwächt, daß er nach 1649
nach London ging, um sich von Harvey, Prujean und Scarburgh behandeln zu
lassen. Offenbar hat er dort den Kontakt zu Charleton wieder aufgenommen.
Charleton berichtet 1657 von gemeinsamen naturwissenschaftlichen Diskussionen, an denen auch Evelyn teilnahm.[60] Auf die Anregung Pierrepoints
veröffentlichte Charleton 1659 die Oeconomia Animalis.[61] Neben medizinischem Fachwissen - er wurde 1658 ehrenhalber in das College of Physicians
aufgenommen - verfügte Pierrepoint auch über Kenntnisse in zahlreichen anderen Wissensgebieten. Für Charleton war er die ideale Verkörperung des
Virtuoso.[62] Auch als Förderer des College of Physicians machte sich
Pierrepoint einen Namen; Charleton würdigte in der Oratio Harveiana von
1680 Pierrepoints Verdienste.[63]

Es läßt sich weiterhin vermuten, daß Charleton irgendwann zwischen 1642
und 1649 die Bekanntschaft des Dichters Abraham Cowley (1618 - 1667)
machte. Cowley war ab ungefähr 1643 in Oxford und hatte Beziehungen zu
Harvey.[64]

Eine engere Freundschaft bestand zu dieser Zeit freilich schon zwischen
Charleton und Sir Kenelm Digby (1603 - 1665). Digby hatte seit den dreißiger Jahren in Gresham College in einem eigenen Labor unter anderem in Botanik, Embryologie und Optik experimentiert. Er war mit William Harvey befreundet und hatte 1644 in Two Treatises Harveys Blutkreislauflehre verteidigt.[65] Charleton lernte Digby entweder Anfang der vierziger Jahre kennen, oder in der Zeit zwischen August 1649 und März 1650, als Digby, der
im Exil in Frankreich lebte, für kurze Zeit in London war. In den "Prolegomena" zu Charletons Ternary of Paradoxes heißt es nämlich: "Sir K: Digby
(a noble Person who hath built up his reason to so transcendant a height
of Knowledge as may seem not much beneath the state of man in innocence)
immediately before his late exile was pleased to tell me [...]".[66] Charleton war 1649/50 besonders an Alchimie und Iatrochemie interessiert; damit bot sich für ihn und Digby ein gemeinsames Thema.[67] In seinem Ternary

of Paradoxes übernahm Charleton Informationen, die Digby ihm zur sympathetischen Wundenheilung gegeben hatte. Auch in seinen übrigen Werken beruft sich Charleton immer wieder auf Digby, insbesondere auf dessen Two Treatises. Für Charleton ist Digby "unser edler Freund", "die auserlesene Blume in unserem Garten."[68]

Freundschaften Charletons, über die sehr wenig bekannt ist, stellen die Beziehungen zu Pierre de Cardonnel, Alexander Ross und Thomas Philipot dar. Charleton muß diese Freunde auf jeden Fall vor dem September 1649 kennengelernt haben; ihre in Ternary of Paradoxes abgedruckten Widmungsgedichte auf Charleton sind auf diese Zeit datiert. Aus dem Gedicht Cardonnels geht nur hervor, daß er nach dem 5. September 1649 nach Belgien gegangen ist und daß er seine Zeilen als Abschiedsgeschenk an Charleton verstanden wissen wollte.[69]

Thomas Philipot (gest. 1682) kam von Cambridge (M.A. Clare-Hall, 1636) 1640 nach Oxford. Er war ein von Zeitgenossen durchaus geschätzter Dichter und stellte dieses Talent dann auch Charleton zur Verfügung.[70]

Alexander Ross (1590 - 1654) ist eine in der Wissenschaftsgeschichte bekanntere Figur. Als überzeugter Aristoteles-Anhänger verfaßte er eine Fülle von Invektiven gegen beinahe alle Hauptvertreter der Neuen Wissenschaft, so gegen Kopernikus, Galileo, Bacon, Sir Thomas Browne, Wilkins, Hobbes, Digby, Harvey. Zur Zeit des Bürgerkriegs war er Kaplan Karls I.; Charleton muß ihn also zwischen 1642 unf 1646 kennengelernt haben. Ihre gegenteiligen Ansichten - Charleton verurteilte die Aristoteles-Schüler schon in seinen ersten Veröffentlichungen[71] - hinderten die beiden offensichtlich nicht, miteinander auszukommen. Immerhin verfaßte Ross ein Widmungsgedicht auf den "hochberühmten Herrn" Charleton.[72] Umgekehrt bezeichnete Charleton Ross ein Jahr nach dessen Tod wohlwollend als Aristoteles-Schüler: " Aristotle's Zealous Disciple, honest Mr. A. Rosse."[73] Obwohl Charleton sich hauptsächlich unter Vertretern der Neuen Philosophie bewegte, war er tolerant genug, persönliche Freundschaften nicht von Überzeugungen abhängig zu machen.

Ungefähr zu gleichen Zeit wie der Oxforder Kreis um Harvey bildete sich in London die 1645 Group. Die Kontinuität mit der Oxforder Tradition war in dieser Gruppe vor allem durch John Wilkins und Jonathan Goddard hergestellt.[74] Andere Mitglieder waren John Wallis, George Ent, Francis Glisson, Christopher Merrett, Scarburgh, Samuel Foster und Theodore Haak. Auf-

fallend viele Mitglieder der Gruppe waren Ärzte. Von den genannten Teilnehmern kannte Charleton vier (Wilkins, Goddard, Merrett, Scarburgh), zwei
davon schon seit Beginn seiner Studienzeit.

In ihrer ursprünglichen Form hatte die 1645 Group freilich nicht lange
Bestand; um 1648 begann sie sich zu teilen. Während einige Mitglieder in
London blieben, zog der größte Teil mit John Wilkins nach Oxford. Obwohl
politisch eher gemäßigt, neigte Wilkins mehr Cromwell als dem König zu.
Deshalb wurde er nach einigen puritanischen Visitationen, die das Ziel
hatten, die Universität von allzu starrköpfigen Royalisten zu befreien, im
April 1648 Rektor von Wadham College. Goddard wurde im gleichen Jahr als
Rektor von Merton College berufen. Wallis zog ebenfalls 1649 nach Oxford.
Hier entwickelte sich unter Führung von Wilkins die berühmt gewordene Ox-
ford Group, die bis ungefähr 1658/59 bestand.[75]

Die Gruppe ist in zweierlei Hinsicht bemerkenswert: zum einen durch die
große Zahl ihrer Mitglieder und zum anderen durch ihre verstärkten Aktivitäten auf allen Gebieten der Naturwissenschaft.[76] Obwohl die Mitgliedschaft während der zehn Jahre des Bestehens variierte, gab es einen Kern
von ungefähr zehn Männern, die vor allen anderen Diskussionen und Experimente vorantrieben: Wilkins, Wallis, Seth Ward, Christopher Wren, Lawrence
Rook, William Petty, Ralph Bathurst, Matthew Wren, Thomas Willis und Goddard (später auch Robert Boyle).

Charleton hat offensichtlich nicht gezögert, den Kontakt zu seinem früheren Tutor Wilkins wieder aufzunehmen. Zwar war er selbst aller Wahrscheinlichkeit nach nur noch bis 1649 in Oxford, doch war er während dieser Zeit wohl in die Gruppe integriert.[77] Von den circa fünfzig Mitgliedern kannte er nachweislich mindestens zehn.[78] Weitere neunzehn Mitglieder
der Gruppe lernte Charleton mit großer Wahrscheinlichkeit noch in den
fünfziger Jahren kennen.[79]

Charleton berichtet in dem 1657 veröffentlichten Buch Immortality detailliert über die Aktivitäten der Oxford Group und wertet sie als großen
Fortschritt in der englischen Wissenschaftsgeschichte: "And now Sir, if
you please to goe along with me to Oxford, you shall there also find as
great Benefactors to Learning, as those were, who founded and endowed
their Colleges."[80] An dieses allgemeine Lob schließt sich eine ausführliche Darstellung einzelner Mitglieder der Oxford Group und ihrer Forschungen an. So beschreibt Charleton Seth Wards geometrische Astronomie; auf-

grund seiner Leistungen gilt Ward Charleton als "zweiter Tycho Brahe".[81]
Ward und Wilkins arbeiteten laut Charleton am Projekt einer Universalspra-
che.[82] Wilkins wird außerdem wegen seines großen Interesses an Optik und
an mechanischen Vorrichtungen erwähnt, eines Interesses, das er mit Christopher Wren und Lawrence Rooke teilte.[83] Charleton schildert überdies enthusiastisch die mathematischen Studien von John Wallis.[84]

Dieses Wissen kann nur aus enger Vertrautheit mit der Oxforder Szene und
intimer Kenntnis der dortigen Wissenschaftler stammen. Wenn auch nicht
feststeht, daß Charleton selbst noch einmal Mitte der fünfziger Jahre in
Oxford gewesen ist,[85] so wurde er doch mit Sicherheit durch Briefe und Besuche von Oxforder Freunden in London auf dem Laufenden gehalten.[86] Diese
Schlußfolgerung stimmt mit der Tatsache überein, daß überhaupt durch eine
rege Korrespondenz ein enger Kontakt zwischen den Londoner und Oxforder
Gruppen bestand.[87] Wilkins war ferner während des Commonwealth und des Pro-
tektorats von Zeit zu Zeit in London. So konnte er die Kontakte zu den verbliebenen Mitgliedern der 1645 Group lebendig erhalten, und es ist durchaus
denkbar, daß er auch in dieser Zeit mit Charleton zusammentraf.

Charleton verließ Oxford im Herbst 1649 endgültig. Sein Kontakt mit der
Neuen Wissenschaft brach durch den Weggang aus Oxford aber keineswegs ab.
Er fand, als er sich 1649 in London niederließ, eine relativ etablierte
Wissenschaftlergruppe vor. Die in London sich aufhaltenden Wissenschaftler
der 1645 Group (Merrett, Scarburgh, Ent, Glisson) waren ihm entweder von
Wilkins empfohlen worden oder ihm persönlich bekannt. Außerdem war ein
großer Teil der Oxforder Freunde bei Charletons Ankunft bereits in London
oder kam um 1650 dorthin. Es ist bezeugt, daß Charleton weiterhin diese
Freunde traf.[88]

Daniel Whistler praktizierte seit 1647 in London. Im selben Jahr kam
John Greaves aus Oxford. Mayerne befand sich seit 1648/49 ebenfalls dort,
Pierrepoint ab 1649. Zur gleichen Zeit ging Joyliffe von Cambridge nach
London zurück.[89]

Zu den im Laufe der fünfziger Jahre nach London zurückgekehrten Virtuosi
und Wissenschaftlern gehört John Evelyn. 1652 war er aus dem Exil zurückgekehrt, danach besuchte er London regelmäßig.[90] Evelyn, Charleton und
Pierrepoint machten es sich Mitte der fünfziger Jahre zur Gewohnheit, zu
Gesprächen über Naturphilosophie zusammenzukommen.[91]

Charletons Oxforder Freund William Brouncker war ab 1656/57 wieder in

London. Kenelm Digby kehrte 1657 aus dem Exil heim. Auch Thomas Hobbes und
der Newcastle Circle kamen nach England zurück. Edward Greaves war 1654
wieder in London. Drei bedeutende Wissenschaftler der Oxford Group erhielten in den fünfziger Jahren Lehrstühle am Gresham College: Rooke (1652),
Christopher Wren (1657) und Goddard (1657). Auch Charletons Bekanntschaft
mit John Dryden und dessen Schwager Robert Howard datiert wahrscheinlich
aus dieser Zeit.[92]

Charleton hatte mittlerweile in London adlige Mäzene kennengelernt, von
denen er sich Unterstützung versprach. Zu diesen gehörten die Parlamentarier Elizabeth und Robert Villiers (eigentlich Danvers, 1621? - 1674).[93]
Charleton stand mit den beiden Villiers offenbar bald auf so vertrautem
Fuß, daß er während der Genese von Physiologia in ihrem Haus wohnte und
auch über den Inhalt des Buches mit ihnen diskutierte.[94] Der Widmungsbrief
der Physiologia ist an Elizabeth Villiers gerichtet.

Mitte der fünfziger Jahre begann auch die Freundschaft mit einem weiteren Virtuoso und Parlamentarier, Thomas Belassis, seit 1652 Viscount Fauconberg (1627 - 1700). Mit Charleton verband ihn bald eine lebenslange
Freundschaft. Ihm sind Charletons 1656 erschienene Epicurus's Morals gewidmet.[95] Offenbar nahm Charleton dem jüngeren Fauconberg gegenüber die
Rolle eines Lehrers ein. In dem erwähnten Widmungsbrief legt er Fauconberg
die Lektüre Epikurs als sinnvolle Fortsetzung seiner Studien nahe. Charleton widmete Fauconberg noch zwei weitere Werke, Oeconomia Animalis und Natural History of Nutrition.[96]

Ein weiteres Zentrum der Neuen Wissenschaft im London der fünfziger
Jahre war das College of Physicians. Hier waren viele Ärzte aus der 1645
Group und dem Harveian Circle engagiert.[97] Charleton selbst hatte sich im
Juni 1649 als praktizierender Arzt dort registrieren lassen.[98] Dies war
allerdings nur der erste Schritt zu einer vollen Mitgliedschaft im College. Für volle Mitgliedschaft war es zusätzlich erforderlich, als "Kandidat" vorgeschlagen und ordentlich gewählt zu werden. Dem Vorschlag wiederum hatte eine Prüfung vorauszugehen, die das medizinische Wissen des Kandidaten unter Beweis stellen sollte. Die Prüfung war offensichtlich kein
Hindernis für Charleton. Er wurde im folgenden Jahr vom Präsidenten des
College, Francis Prujean (1593 - 1666), vorgeschlagen und am 8. April 1650
als "Kandidat" aufgenommen.[99] Als Zeichen der Ergebenheit richtete Charleton die Widmungsepistel der 1652 veröffentlichten Darknes of Atheism an

Prujean.[100] Der Versuch Charletons als volles Mitglied ("Fellow") in das College aufgenommen zu werden, scheiterte jedoch am 14. Juli 1655 am Votum der Mehrzahl der Mitglieder.[101]

Dieser Fehlschlag hinderte Charleton keineswegs, zu vielen Mitgliedern des College Kontakt zu halten und sich für die dort geleistete Forschungsarbeit zu interessieren:[102]

He [...] lived in much esteem with the ablest and most learned men of the profession; such as the celebrated Sir Francis Prujean; the learned and penetrating Sir George Ent; the glory of that college, and the honour of this nation, Dr. William Harvey, and others, by whom he was much assisted, and towards whom he behaved with the utmost gratitude and respect.[103]

Es gab außerdem mehrere kleine Gruppen um das College, an denen Charleton ohne weiteres teilnehmen konnte; so zum Beispiel einen von Ärzten gegründeten privaten Klub (Goddard, Glisson und andere).[104] Diese Gruppen wie auch das College of Physicians selbst waren von Harvey-Schülern bestimmt und wurden zum Teil von Harvey beraten, entsprachen also Charletons eigener Einstellung.

In Immortality beschreibt Charleton detailliert die Forschungen, die zu dieser Zeit im College betrieben wurden.[105] Damit wird Immortality zu einer wichtigen Quelle der Wissenschaftsgeschichte. Charletons Aussagen über das College tragen dazu bei, diesem den Platz unter den Vorgruppen der Royal Society einzuräumen, der ihm zusteht.[106] Charletons Bericht gibt ein wirklichkeitsgetreues Bild der im College gepflegten Studiengebiete und widerlegt die These vom intellektuellen Konservativismus seiner Mitglieder.Charleton geht sogar so weit, das College als die wahre Verkörperung von Bacons "Solomon's House", jener idealen wissenschaftlichen Gemeinschaft aus New Atlantis, zu charakterisieren.[107] Die Bedeutung des College wird auch durch den Umstand hervorgehoben, daß Charletons Beschreibung bewußt der Aufforderung nachkommt, dem im französischen Exil befindlichen Isodicastes den gegenwärtigen Stand der Wissenschaft in England zu beschreiben. Für diesen Stand erachtet Charleton also zwei Gruppen als wichtig, von denen eine das College ist; dieses wird noch vor der Oxford Group beschrieben.[108] Das College wies in den fünfziger Jahren das gleiche breite Spektrum von Fachgebieten auf wie die Oxford Group; es war beileibe nicht nur an medizinischen und verwandten Fragen interessiert.[109]

Die durch das College angebotene Unterweisung in den (Natur-)Wissenschaften, so Charleton später, sei der einzige Grund gewesen, der ihn zu seinem Eintritt bewegt habe.[110]

Gegen Ende der fünfziger Jahre wurden die Treffen in Gresham College wiederaufgenommen. Im Mittelpunkt dieser Begegnungen standen die Gresham-Professoren Rooke, Wren und Goddard. Charleton und seine Freunde Brouncker und Evelyn gehörten einer Gruppe der mit den gegenwärtigen politischen Zuständen unzufriedenen Royalisten an, die Bindungen an Gresham College hatten.[111] Es ist nicht auszuschließen, daß Charleton an den Versammlungen beteiligt war, die die Gründung der Royal Society vorbereiteten. Am 28. November 1660 fand in Gresham College ein Treffen statt, bei dem die Gründung einer wissenschaftlichen Gesellschaft beschlossen wurde. John Wilkins wurde zum Vorsitzenden des Organisationskomitees bestimmt. Charleton war nicht unter den dreizehn Teilnehmern dieser Sitzung.[112] Die dreizehn stellten eine Liste mit den Namen vierzig weiterer Wissenschaftler zusammen, von denen sie glaubten, sie hätten Interesse an einer Mitgliedschaft. Auch auf dieser Liste war Charleton nicht vertreten.[113] Er wurde aber am 23. Januar 1661 als "Kandidat" vorgeschlagen und am 15. Mai aufgenommen.[114] Charletons Name erschien dann auf der Liste der Gründungsmitglieder ("original fellows"), die am 20. Mai 1663, also kurz nach der Königlichen Charta vom 22. April aufgestellt wurde.[115] Insgesamt standen 115 Gründungsmitglieder auf dieser Liste.

Unter den Gründungsmitgliedern der Sitzung vom November 1660 waren vier Ärzte (Brouncker, Croune, Goddard, Petty). In den folgenden Jahren vervielfachte sich ihre Zahl. Ärzte spielten gerade in den ersten Jahren der Gesellschaft eine große Rolle.[116] Auch Charleton war in den ersten Jahren der Royal Society eines der rührigsten Mitglieder. Diese Tatsache ist umso bedeutender, als die Mitgliedschaft vieler Fellows nur nomineller Art war und keine Aktivität zur Folge haben mußte. Von 1660 bis 1663 waren von den 115 genannten Mitgliedern nur dreißig bei den Sitzungen anwesend und aktiv.[117] Von den dreißig aktiven Wissenschaftlern war wiederum nur eine kleine Gruppe wirklich an den Forschungsarbeiten der Gesellschaft beteiligt.[118] Charleton gehört eindeutig zu diesem Kern. Die übrigen Mitglieder waren Boyle, Brouncker, Croune, Evelyn, Goddard, Moray, Oldenburg, Petty, Rooke, Wilkins und Wren, also insgesamt zwölf Männer.[119] Die Kerngruppe zeichnete sich dadurch aus, daß sie die Aktivitäten der Royal Society bestimmte und vorantrieb, Vorschläge und Hypothesen unterbreitete und neue Ideen anhand von Experimenten und mit neuen Methoden erprobte. Charleton war bei diesen Aktivitäten in den ersten Jahren der Gesellschaft eine treibende Kraft. Seine aktive Mitarbeit begann unmittelbar nach seiner Aufnahme am 15. Mai 1661; schon in der Sitzung vom 5. Juni findet sich ein erster Eintrag.[120]

Die Royal Society war sehr viel stärker formalisiert als ihre Vorgänger.[121] Abgesehen von ihrer institutionellen Verankerung durch eine königliche Charta läßt sich die Formalisierung daran ablesen, daß innerhalb der Gesellschaft relativ häufig Komitees gebildet wurden, die mit speziellen Aufgaben betraut waren. In den Jahren 1662 bis 1666 war Charleton in verschiedenen Komitees vertreten. So war er Mitglied im Komitee für die Anatomie, das sich insbesondere mit der Sektion menschlicher Leichen beschäftigte und aus allen Ärzten der Gesellschaft bestand (ernannt am 27. Januar 1664, bestätigt am 16. März); im Komitee zur Sammlung aller bisher beobachteten Naturerscheinungen und aller bisher durchgeführten Experimente (ernannt am 16. März 1664); im Komitee zur Planung von Experimenten und Auswahl interessanter Fragestellungen, das aus einigen Ärzten mit Charleton als Vorsitzendem bestand (ernannt am 15. Februar 1665); im Komitee zur Organisation des Magazins oder Museums der Royal Society (ernannt am 21. März 1665); im Komitee zur Registrierung aller erreichbaren Beobachtungen nach dem Ende der Pest (ernannt am 28. März 1666); im Komitee zur Prüfung der Berichte des Schatzmeisters (ernannt am 4. April 1666); und im Komitee zur Übersetzung der Abhandlung Theodore de Vaux' über Farben aus dem Französischen ins Englische (ernannt am 23. Mai 1666).[122]

Darüberhinaus nahm Charleton weitere offizielle Funktionen im Auftrag der Royal Society wahr.[123] So wurde er am 20. April 1664 zum Verantwortlichen für die Sektionen bestimmt; am 15. August 1666 erhielt er den Auftrag, sich um Experimente zur Herstellung neuer Farben zu kümmern. Am 23. Mai 1666 übernahm er zusammen mit Lord Berkely die Aufgabe, den Besuch der Duchess of Newcastle bei der Gesellschaft zu organisieren. Charleton war also fest in das offizielle Leben der Gesellschaft eingebunden.[124] Als vollwertiges Mitglied nahm er von Zeit zu Zeit das Recht wahr, neue Mitglieder als Kandidaten vorzuschlagen. So empfahl er John Dryden, John Aubrey, Isaac Vossius und William Godolphin zur Aufnahme.[125] Alle seine Vorschläge wurden akzeptiert.

Eine besonders enge Zusammenarbeit bestand zwischen Charleton und den Ärzten der Royal Society.[126] Charleton hatte mit mindestens neunundzwanzig Wissenschaftlern in der Royal Society in den Jahren 1660 bis 1668 zu tun.[127] Mit immerhin zehn Fellows hat er an mehr als einem Projekt gearbeitet. Seine engsten Mitarbeiter scheinen Robert Hooke und Christopher Merrett gewesen zu sein, gefolgt von Goddard und Clarke. Aber auch die Zusammenarbeit mit Wilkins war sehr eng.[128] Auf Vorschlag von Wilkins befaßte sich die Gesellschaft 1663 beispielsweise mit der Möglichkeit von Hauttransplantationen bei Hunden. Obwohl solche Versuche umstritten waren, gelang es Charleton mehrmals, sie durchzuführen. Als Wilkins vorschlug, Nierensteine bei Hunden zu operieren, war es wiederum Charleton, der das Experiment übernahm.[129]

Charletons Engagement für die Royal Society blieb nicht unbemerkt. Sogar im Ausland wußte man von ihm. Bereits zur Gründungszeit war er unter französischen Wissenschaftlern bekannt. Dies geht aus einer Aussage von Samuel Tuke (Mitglied der Royal Society seit dem 6. März 1661 und Vetter von John Evelyn) hervor. Am 5. Juni 1661 berichtete Tuke vor der Gesellschaft über die Académie Montmor und deren "Präsidenten" de Montmor, der als besonders berühmte englische Wissenschaftler Gilbert, Bacon, Harvey, Hobbes, Digby, Glisson, Charleton und einige andere genannt habe.[130]

Samuel de Sorbière (1615 - 1670), französischer Übersetzer von Hobbes und Gassendi und Korrespondent von Descartes, Huygens, More und Hobbes, kam im Frühjahr 1663 nach England und wurde am 22. Juni in die Royal Society aufgenommen. In seinem kurz darauf verfaßten Reisebericht, Relation d'un Voyage en Angleterre (1664), heißt es:[131]

Ce qui en [de cette Académie royale] desia a merité une approbation universelle; ce que produisent quelques uns de ces doctes Academiciens nous remplit de grandes esperances; & vous seriez surpris si ie vous rapportois une partie des belles choses que contiennent les immortels ouurages de M. Boyle, & des Docteurs Willis, Glissonius, & Charleton.

Ungefähr zur gleichen Zeit wie Sorbière bereiste der Däne Ole Borrich England. In der Royal Society machte er die Bekanntschaft Charletons, den er bald darauf in einem Brief als einen ihrer prominentesten Vertreter beschrieb:[132]

To me indeed there seems to be much sagacity in those Fellows of this Collegе with whom I have been familiar, Digby, the Chancellor, Mr. Boyle, Dr. Wilkins, Dr. Charleton, etc., so that unless the curious of the Continent resist their advance with the utmost zeal, the Britons will henceforth dispute the palm with all.

Kurz zuvor hatte sich auch Thomas Bartholinus in diesem Sinne über

Charleton geäußert:[133]

Perplacet studium Naturae Curiosorum, quod ex transmissa Epigraphe mihi
innotuit, & bene coeptis perpetuitatem voveo, Magni Verulamii hoc olim
fuit institutum, & nuper in Anglia Clarissimorum Virorum Digbaei, Boylei,
Villisii [sic], Glissonii, Charletoni aurae & qvorum ductu instruitur,
publicis sumptibus perficiendum.

Charletons Engagement in der Royal Society zeigt, daß er die Gesellschaft als geeignetes Forum für seine naturwissenschaftlichen Forschungen
betrachtete. Er stand der Royal Society stets wohlwollend gegenüber und begleitete ihre Entwicklung mit Interesse und Sympathie. In einem Brief an
Margaret Cavendish vom 7. Mai 1667 bezeichnete er die Society als "Tribu-
nal philosophischer Lehren".[134] An dieser Einstellung änderte sich nichts,
als seine aktive Mitarbeit in der Gesellschaft nach 1666 auffällig abnahm.

Äußerer Anlaß hierfür waren die Pest und das Große Feuer in London
(1665/66), die eine vorübergehende Abwesenheit Charletons von London und
eine Unterbrechung der Sitzungen der Gesellschaft zur Folge hatten.[135] Der
eigentliche Grund für Charletons zunehmende Inaktivität lag aber wohl darin, daß er sich mehr und mehr anderweitig engagierte. Der Schwerpunkt seiner Aktivitäten verlagerte sich allmählich auf das College of Physicians,
in das er 1664 ehrenhalber ("honorary fellow") und 1676 endgültig ("ordinary fellow") aufgenommen wurde.

Zu der Zeit, als Charletons Tätigkeit in der Royal Society nachließ,
war diese bereits dabei, sich im wissenschaftlichen und geistigen Leben
einen festen Platz zu sichern. Charleton war an diesem Prozeß der Institutionalisierung von Anfang an beteiligt.

2.2.2. "SOLOMON'S HOUSE IN REALITY": ENTWÜRFE ZUR ORGANISATION NATUR-WISSENSCHAFTLICHEN FORSCHENS UND IHRE VERWIRKLICHUNG

Die Geschichte der wissenschaftlichen Gruppen, denen Charleton angehörte, ist nicht allein die Summe der individuellen "Geschichten" ihrer Mitglieder. Aus den Beiträgen vieler Einzelner entstand ein neues Ganzes. Die neugewonnene Identität der verschiedenen Gruppen drückte sich in spezifischen Forschungsinhalten aus. Charleton leistete einen wesentlichen Beitrag zur Beschreibung dieser Inhalte, insbesondere für die Oxford Group und das College of Physicians.

Bevor jedoch von den Arbeiten der Forscher im einzelnen die Rede sein kann, muß deutlich werden, auf welchem Hintergrund diese Arbeiten sich entwickelten. Abzuheben ist hier auf die Universitäts-Curricula zu der Zeit, als Charleton in Oxford studierte. Die Themenwahl aller Wissenschaftlergruppen ist auch als Reaktion auf existierende Lehrpläne zu verstehen.

Als Charleton sich 1635 in Magdalen Hall einschrieb, galt für die Universität Oxford das dreihundert Jahre alte Curriculum der Scholastik.[1] Erste Anzeichen einer Liberalisierung wurden durch den im folgenden Jahr erlassenen Laudian Code rückgängig gemacht. Dieser schrieb, ebenso wie die Elizabethan Statutes von 1570 in Cambridge, die Fortsetzung des mittelalterlichen Lehrplans fest.[2] Für den Grad eines Bachelor of Arts, den Charleton wohl zunächst anstrebte, waren vier Jahre Studium erforderlich, die im wesentlichen das klassische Trivium (Grammatik, Rhetorik, Logik) umfaßten.[3] Dabei wurde im ersten Jahr der Schwerpunkt auf Grammatik und Rhetorik gelegt, danach standen Logik, Moralphilosophie, Geometrie und Griechisch auf dem Plan. Anthony Woods Bemerkung, Charleton habe bei John Wilkins Logik und Philosophie studiert, bestätigt dieses Bild.[4] Als Texte wurden im Bereich der Rhetorik Aristoteles, Cicero, Quintilian und Hermogenes zugrundegelegt, für die Logik Porphyrius und Aristoteles, und für die Moralphilosophie wiederum Aristoteles (unter anderem die Nikomachische Ethik). Es herrschte eindeutig ein Übergewicht zugunsten der aristotelischen Lehre, die sich seit der Mitte des dreizehnten Jahrhunderts in Oxford etabliert und in der Folge immer mehr an Einfluß gewonnen hatte.[5]

Mit naturwissenschaftlichen Themen kam der normale Student in seinem

"Grundstudium" überhaupt nicht in Berührung. Dennoch gab es innerhalb der Universität Möglichkeiten, sich über die neue experimentelle Naturphilosophie zu informieren.[6] Im Falle Charletons war schon die Wahl des College eine gute Voraussetzung. Magdalen Hall zeichnete sich durch eine liberale Haltung zu den vorgeschriebenen Curricula aus und wies einen hohen Grad an intellektueller Aktivität sowie Freiheit von religiösen und scholastischen Einschränkungen auf.[7] Sodann hatte Charleton das Glück, in John Wilkins auf einen jungen Tutor zu treffen, der selbst für die Neue Wissenschaft aufgeschlossen war. Allgemein war der Einfluß des Tutors auf die Arbeit des Studenten größer als der des offiziellen Lehrplans am jeweiligen College.[8] Eine weitere Kontaktmöglichkeit mit der Neuen Wissenschaft ergab sich schließlich für Charleton in dem dreijährigen Studium für den Grad des Master of Arts.[9] In dem für diesen Grad vorgeschriebenen Curriculum tauchen Astronomie und Naturphilosophie als Fächer auf. Zwar bildete auch hier ein Kanon klassischer Texte die Grundlage (vor allem Aristoteles; daneben Ptolemäus, Euklid, der ältere Plinius, Theophrast und andere), doch gab es auch einige "modernere" Texte oder zumindest moderne Ausgaben alter Texte.[10] Hinzu kommt die nicht zu unterschätzende Bedeutung verschiedener neu eingerichteter naturwissenschaftlicher Lehrstühle (Savilian, Sedleian, Tomlins Lectureships), die von den Lehrstuhlinhabern durchaus zur Verbreitung neuer naturphilosophischer Thesen genutzt wurden.[11]

Charletons Medizinstudium bot einen weiteren Anlaß, sich mit der Neuen Wissenschaft zu befassen.[12] Zwar waren die Studiengebiete des Medizinstudiums auch von einem traditionellen Lehrplan bestimmt (Galen, Hippokrates, Humoralpathologie, Temperamentenlehre); doch lagen sie naturgemäß der Orientierung der "neuen Wissenschaftler" sehr viel näher. Formen der organisierten naturwissenschaftlichen Forschung gab es jedoch auch in diesem Bereich nicht.[13]

Charleton griff die an den Universitäten gelehrte aristotelische Doktrin heftig an. In seinem Essay "How and when the Philosophy of Aristotle came to be publickly taught and defended in the Uropean Universities" kritisierte er das Werk von Aristoteles, das durch die Scholastik zur "Summe aller menschlichen Weisheit" erklärt worden sei, aber damit nicht genug:[14]

These [scholastic] Chair-men [...] thought it not enough thus to have created Aristotle perpetual Dictator in Physiologie: but proceeding to the last degree of extravagancy, began to constitute him also Arbiter in matters appertaining to Religion, & with sacred Theologie to commix the Philosophy of Ethnics.

Charletons Kritik richtete sich also nicht so sehr gegen Aristoteles selbst. Es gibt genügend Passagen in seinen Schriften, die Elemente der ursprünglichen aristotelischen Lehre bejahen. Auch behält Charleton wie andere zeitgenössische Naturwissenschaftler häufig die aristotelische Terminologie bei (s.u.).[15] Charletons Kritik galt in der Hauptsache der aristotelischen Doktrin, wie sie von den mittelalterlichen Schulen dargeboten wurde. Sein Angriff zielte vor allem auf leere Begrifflichkeit und tautologischen Stil und auf den absoluten Gültigkeitsanspruch der Aristoteles-Anhänger.[16] Die komplexen und ausgeklügelten Begriffsbestimmungen der "Schulen" verstellen nach Charleton oft den Weg zu klaren, einfachen Definitionen:[17]

Some Texts are in the Book of Nature, that are best interpreted by the sense of the Vulgar, and become so much the more aenigmatical, by how much the more they're commented upon by the subtile discourses of the Schools: their overcurious Descants frequently rendring that Notion ambiguous, complex and difficult, which accepted in its own genuine simplicity, stands fair and open to the discernment of the unpraejudicate.

Die unklare Begrifflichkeit der Aristoteliker erschwert demnach die Erkenntnis. Ambiguität ist für Charleton eines der größten Hindernisse für wahre Wissenschaft.[18] Es gelte daher, so Charleton, der leeren Begrifflichkeit und der "bloßen Vermutung" der Aristoteliker das Kriterium der "Vernunft und Erfahrung" gegenüberzustellen, das allen wissenschaftlichen Begriffsbestimmungen zugrunde liegen müsse.[19]

Um allerdings wirklich der eigenen Aristoteles-Kritik gerecht zu werden, müßten Charleton und die Wissenschaftler seiner Zeit sozusagen eine begriffliche tabula rasa[20] und sich selbst einen ganz neuen Begriffsapparat schaffen, der ihren eigenen Kriterien von ratio und Empirie angemessen wäre. Hier zeigt sich jedoch das Dilemma der zeitgenössischen Philosophie: Der völlige Neubeginn scheint nicht realisierbar. Charleton zum Beispiel sieht sich gezwungen, die üblichen Termini der "Schulen" weiter zu verwenden, um allgemein verständlich zu bleiben.[21] Eine vollständig neue Terminologie entsteht nicht aus dem Nichts; schon aus rein praktischen Gründen müssen gewisse Elemente zunächst einfach übernommen werden: "I ask leave to use that word untill I can find another more adaequate to my notions."[22] Deshalb sieht Charleton seine Aufgabe zunächst einmal darin, die alten Begriffe so weit wie möglich mit neuem Inhalt zu füllen und den

Scholastikern zu zeigen, welches Wahrheitspotential tatsächlich in den aristotelischen Vorstellungen steckt.[23] Darüber hinaus versucht er, die aristotelische Begrifflichkeit teilweise durch die epikureische zu ersetzen. Formulierungen wie "in the dialect of Epicurus" oder "in the dialect of Democritus"[24] kommen immer wieder vor. Charleton möchte also in dem überaus wichtigen Bereich der naturwissenschaftlichen Begrifflichkeit Aristoteles mit Epikur reformieren. Charleton weiß seine Argumentation häufig so geschickt zu präsentieren, daß es den Anschein hat, Aristoteles habe eigentlich nur das gesagt, was Demokrit und Epikur schon immer behaupteten. So habe Demokrit etwa die Begriffe "Wärmeatom" und "Feueratom" unterschiedslos gebraucht, da es tatsächlich nur einen graduellen Unterschied zwischen Wärme und Feuer gebe. Die Ansicht Demokrits belegt Charleton umgehend mit einer Stelle aus einem Aristoteles-Text.[25]

Neben der überholten Begrifflichkeit greift Charleton auch den absoluten Autoritätsanspruch der Aristoteles-Schüler an. Aristoteles wird als "Despot", "Tyrann" und "Diktator" gezeichnet; seine Schüler als "Götzendiener".[26] Die Zeit der Alleinherrschaft des Aristoteles müsse nun endgültig vorüber sein.[27] Für die Verfechter seiner naturwissenschaftlichen Lehre an den Universitäten hat Charleton nur Verachtung: "The deplorable inflexibility of the leading part of learning, more than a moity of Schollers being swallowed up in a deluge of Presumption and Prejudice."[28]

Charletons vehemente Kritik der scholastischen Aristotelik ist zu seiner Zeit schon nicht mehr neu. Vor ihm hatten, um nur zwei naheliegende Beispiele zu nennen, etwa Bacon und Gassendi dieselben Argumente verwandt.[29] Dennoch ist Charletons Kritik, gerade weil sie typisch ist, ein aufschlußreicher Indikator einer allgemeinen "Stimmungsmache" gegen die aristotelisch geprägten Universitäten. Diese Opposition war keineswegs nur außerhalb der Universitäten zu spüren: "The Virtuosi of our English Universities have, of late years, proclamed open War against the tyranny of Dogmatizing in Any Art or Science."[30]

Die unmittelbare Folge der Absage an die Autoritätsgläubigkeit und der Befreiung vom Absolutheitsanspruch der Aristoteliker ist der Gewinn neuer Erkenntnisspielräume für die Naturwissenschaft - eine wesentliche Voraussetzung dafür, daß überhaupt wichtige Erkenntnisse und Fortschritte gemacht werden konnten.[31]
Our Modern Wits are become so sensible of the many advantages & emoluments

redounding to the Rep. of Learning, from the right use of that liberty of
researches & judgement, w.ch Nature hath conferred upon us, as our birthright; that they disdain to be confined within the cages of other mens
doctrines, where they can only hopp up & down from one opinion to another,
as from perch to perch: but, inspired with generous emulation, & desire of
truth, fly abroad at random through the ample & delightfull region of usefull Disquisitions & Experiments, never setting up their rest, but where
they meet with certitude.

Wenn man die noch bis ins siebzehnte Jahrhundert hinein gültige traditionelle Ansicht zu diesem Thema bedenkt, ist eine solche Aussage geradezu
revolutionär. Sie bedeutet eine Umkehrung der bisher geltenden Werte:
Während vorher das Alter und die dadurch zustandegekommene Autorität einer
Meinung schon allein für ihre Richtigkeit garantierten, ist es nun das
Neue, Originelle, das anzustreben ist, solange es den Kriterien der Vernunft und der Wahrheit oder Wahrscheinlichkeit standhält. Die "Jagd" nach
neuen Hypothesen und Erkenntnissen ist nicht nur erlaubt, sondern auch erwünscht.

Die theoretische Fundierung, die Charletons wissenschaftliches Forschen
legitimiert, findet er im Konzept der wissenschaftlichen Neugier. Die
schon durch Bacon legitimierte theoretische Neugierde kam durch die anti-
aristotelische und anti-scholastische Kampagne im siebzehnten Jahrhundert
zu ihrem Recht.[32] Charleton bezeichnet seine Zeit als "dies unser wissens-
durstiges Zeitalter".[33] Neugier ist für ihn Fundament jeder Wissenschaft,
ein Grundsatz, den er schon zu Anfang der Physiologia hervorhebt. Dort
nennt er sie "insatiable Appetite of Knowledge" oder "Desire of Science".[34]
Er selbst habe, so betont er im Nachwort, die Physiologia nur verfaßt,
weil ihn dauernde Wißbegierde angetrieben habe.[35] Von diesem Wissenstrieb
will er auch den Leser profitieren lassen.

Neugier ist wesensmäßig im Menschen: "This I am sure of, that this uncessant desire of knowledge must be Natural, and Coessential to the Soul
of Man."[36] Die Berechtigung der Neugierde ergibt sich aus einer Überlegung, die Charleton immer wieder anführt: Die Natur tut nichts Überflüssiges, also kann sie auch den Wissenshunger des Menschen nur geschaffen haben, um ihn auch zu befriedigen.[37] Die Feststellung einer göttlichen Ordnung in der Natur[38] wird zur Motivation für Charleton und andere Virtuosi,
die verborgenen Gesetze aufzudecken: "From the passion of Admiration comes
Curiosity or desire for Knowledge [and] all natural philosophy."[39] Naturerkenntnis ist in dieser Interpretation gottgewollt, und mehr als das, von

der Kirche ausdrücklich gefordert.[40]

Charletons Äußerungen zur Rolle von Autorität in der Wissenschaft stellen ihn im Streit zwischen antiqui und moderni zumindest in dieser Frage eindeutig auf die Seite der Modernen.[41] Dies lassen vor allem Zitate erkennen, die der eigenen Epoche generell den unbestrittenen Vorrang gegenüber allen früheren einräumen.[42] Charleton verwendet überdies die für die Querelle typische Metapher von der Moderne als dem Zwerg, der auf den Schultern des Riesen steht und deshalb weiter blicken kann, also über mehr Wissen verfügt.[43] Charletons Position ist allerdings eher die eines gemäßigten Modernen. Er gesteht durchaus zu, daß man die Antike verehren müsse. Freilich betont er auch unter Berufung auf Bacon, daß diese Verehrung immer von kritischer Prüfung begleitet sein müsse. Die Alten hätten zwar die Fundamente der Wissenschaft gelegt, es sei aber den Modernen vorbehalten, sie zur Vollendung zu bringen und alle Zweifel an den Ansichten der Alten zu beseitigen. Der beste Weg sei es, diejenigen Elemente aus den Lehren der Antike auszuwählen, die brauchbar seien, und dann darauf aufzubauen.[44] Indes könne nicht in jedem Falle so verfahren werden, da die Moderne sich zum Teil ganz neuen Aufgaben gegenüber sehe, die die Antike unter ihren Voraussetzungen nicht lösen konnte oder die sich ihr gar nicht erst als Problem gestellt hätten.[45]

Der Glaube an die Errungenschaften der Moderne verband sich für Charleton und seine Zeitgenossen mit der Überzeugung, daß sich das angestrebte Ziel einer auf Vernunft und Erfahrung basierenden "neuen" Naturwissenschaft auch tatsächlich verwirklichen ließ. Das Streben nach neuen naturwissenschaftlichen Erkenntnissen im Verein mit der Überzeugung von der Möglichkeit des linearen Fortschritts förderte die Bereitschaft zur Aufnahme naturwissenschaftlicher Aktivitäten in neuen Wissenschaftlergruppen und bot die denkbar günstigste Voraussetzung für das Entstehen und die Rezeption von Vorschlägen, die sich mit der Organisation entsprechender Institutionen befaßten.

Verschiedene Wissenschaftler entwarfen Modelle für wissenschaftliche Gesellschaften als komplementäre oder alternative Institutionen zu den existierenden Lehrstätten der Universitäten. Schon Francis Bacon hatte 1626 in New Atlantis den Plan einer modellhaften Akademie der Naturwissenschaften ("Haus des Salomo") skizziert.[46] Einige Zeitgenossen und Freunde Charletons entwickelten eigene Vorstellungen. Gerade die Zeit vor der

Gründung der Royal Society zeigt eine auffällige Zunahme solcher Projekte. Diese Pläne entstanden aus der Überzeugung, daß eine Institutionalisierung größere Produktivität in der wissenschaftlichen Arbeit und damit eine Beschleunigung des Fortschritts in der Wissenschaft zur Folge haben würde.[47] Gleichwohl gab es einen wesentlichen Unterschied zwischen Bacons "Salomos Haus" und den Modellen der darauffolgenden Wissenschaftlergeneration. Während Bacons Idee ganz im Bereich der Utopie blieb, standen die zur Zeit Charletons konzipierten Pläne in einer Wechselwirkung mit einer tatsächlich zunehmenden Instituionalisierung im Bereich der Naturwissenschaften. Pläne wurden zumindest im Ansatz verwirklicht, und vorhandene Gruppen stimulierten die Diskussion neuer Modelle. Charakteristisch für diese Wechselbeziehung ist der Umgang Charletons und seiner Freunde mit Bacons "Salomos Haus", das sich als Orientierungspunkt und Identifikationsformel anbot. Abgesehen davon, daß man mit der Berufung auf Bacon Modelle legitimieren konnte, wurden bereits existierende Gruppen bewußt in Beziehung zu Bacons Modell gesetzt. Das "Haus des Salomo" wurde zur Metapher für die Ziele der gesamten Wissenschaftsbewegung in England in den fünfziger und sechziger Jahren des siebzehnten Jahrhunderts.[48] Charleton verwendet den Begriff "Salomos Haus", um das College of Physicians als Forschungsstätte im Sinne Bacons zu kennzeichnen:[49]

In the Colledge of Physicians in London, (which without offence to anything, but their own Modesty, I may pronounce to be the most eminent society of men, for Learning, Judgement and Industry, that is now, or at any time hath been, in the whole World) you may behold Solomons House in reality.

Charletons Werke vor 1660 sind sehr stark von Baconschen Vorstellungen beeinflußt. Auch in Details greift Charleton auf Bacon zurück, um seine Vorstellung von idealer wissenschaftlicher Arbeit deutlich zu machen oder die praktische Arbeit (etwa im College of Physicians) an diesem Maßstab zu messen.

Nach Bacon stellen sich folgende Aufgaben einer wissenschaftlichen Gesellschaft: erstens die Faktensammlung, zweitens die Diskussion der Fakten und der Informationsaustausch, drittens die experimentelle Vorgehensweise und viertens die Systematisierung der Egebnisse und die Induktion.[50] Die Mittel, mit denen diese Ziele erreicht werden sollen, sind: erstens die Kooperation, zweitens die Spezialisierung, drittens die Verbesserung der Technologie und viertens die Entwicklung einer eigenen Wissenschaftssprache.

Schon Bacon hob die Wichtigkeit der gemeinsamen Arbeit an gemeinsamen Projekten hervor.[51] "Gruppenarbeit" schien auch Charleton der richtige Weg, um das vorhandene Wissen zu erweitern. Charakteristisch für diese Sicht ist Charletons Bild der Wissenschaftlergemeinschaft als "Commonwealth of Learning".[52] Wie in Bacons "Bensalem" bilden die Wissenschaftler eine eigene Gemeinschaft.

Charleton erkannte deutlich, daß die besondere Situation der zeitgenössischen Neuen Wissenschaft auch eine besondere Vorgehensweise erforderte. Der Stand der Wissenscnaft erlaube es dem einzelnen Forscher oft nicht, auf Anhieb die wahren Zusammenhänge eines Phänomens zu erkennen. Kaum jemand könne allein alle Fakten zusammenstellen, die eine schlüssige Theorie ermöglichten. Deshalb fordert Charleton ausdrücklich dazu auf, sich mit den von ihm behandelten Themen auseinanderzusetzen, sie weiterzuentwickeln und zu korrigieren.[53]

Die enge Zusammenarbeit der Wissenschaftler wird durch ein zweites entschieden modernes Konzept ergänzt: die Spezialisierung. Zum ersten Mal werden straff organisierte Wissenschaftlergruppen mit Aufgabenverteilung konzipiert. Jedem Wissenschaftler in der Gruppe sind bestimmte Detailprobleme übertragen, deren Lösung er dem Plenum vortragen soll:[54]

'Tis therefore seriously to be wish'd, that the work were so divided among those curious Wits, that are by secret instinct disposed to digg in this mine of knowledge, as that every one might take to his share some one single part of those that are not yet fully explain'd, and do his best devoir to explore and demonstrate the whole Mechanic frame of it. If this were done, doubtless we should in few years find a very considerable Accession made.

Wie eine solche Spezialisierung, verbunden mit "Gruppenarbeit", aussehen konnte, fand Charleton in den fünfziger Jahren im College of Physicians vor. Hier hatte die Realität das Baconsche Ideal schon fast eingeholt:[55]

Though the Fellows of this Colledge apply themselves severally to this or that particular Province, each one according to the inclination & delight of his own private Genius; Yet, when they meet together in Consultations, they are so candid and liberal in the communication of their single observations and discoveries, that no one of them can long be ignorant of the notions of all the rest: And the noble Emulation that hath equally enflamed their ingenious breasts, makes them unanimous in cooperating towards the Common design, the erecting an intire and durable Fabrick of solid Science.

Charleton bezeichnete nicht nur das College als "Salomos Haus", sondern suchte auch nachzuweisen, daß sich sogar die Spezialisierung im Sinne Bacons in dieser Institution vollzogen habe. Bacon hatte in New Atlantis zwischen neun verschiedenen Wissenschaftlergruppen unterschieden.[56] Einige der wichtigsten findet Charleton in zeitgenössischen Wissenschaftlergruppen wieder.[57] Den Begriff "Merchants of Light", der bei Bacon eine Art "Reisende in Sachen Wissenschaft" bezeichnet, wendet Charleton auf alle Mitglieder des College of Physicians an. Der Begriff "Miners of Nature", von Bacon für diejenigen Wissenschaftler verwandt, die neue Experimente durchführen, bezieht sich bei Charleton vor allem auf neue medizinische und anatomische Experimente. "Benefactors to Learning", bei Bacon vor allem für die Überprüfung des Nutzens neuer Entdeckungen für das Wohl der Menschheit verantwortlich, sind für Charleton sämtliche Mitglieder der Oxford Group.[58]

Das Vorhandensein einer genügend großen Zahl von Wissenschaftlern mit den verschiedensten Forschungsgebieten reicht allein nicht aus, um einen reibungslosen Ablauf der Forschung und richtige Ergebnisse zu garantieren. Die Bedeutung einer modernen naturwissenschaftlichen Technologie, die exakte Untersuchungsergebnisse erst ermöglicht, wird von den Zeitgenossen immer mehr erkannt. "Salomos Haus" ist bei Bacon verschwenderisch mit Laboratorien, künstlichen Landschaften, Gärten, Tiergehegen und den verschiedensten Instrumenten ausgestattet. Obwohl Charleton nicht direkt auf diesen Aspekt eingeht, läßt sich aus seinem Bericht in Immortality indirekt auf die Möglichkeiten schließen, die dem College of Physicians und der Oxford Group zur Verfügung gestanden haben müssen: Anatomiesäle, Pflanzen- und Kräutergärten, Fossilien- und Mineraliensammlungen, Labors zur Untersuchung von Metallen, Weingärten und Räumlichkeiten zur Weinherstellung, Brauereien, Küchen, chemische Laboratorien, geometrisches Instrumentarium, optische Instrumente, besonders Teleskope und Mikroskope.

Bacon hatte sich ausführlich mit einer ganz neuen, gegenstandsadäquaten Wissenschaftssprache befaßt.[59] Für Charleton wie für seine Zeitgenossen galt, daß die Sprache der Wissenschaft klar, einfach und angemessen zu sein habe: "a plain familiar style, such with which I am always best pleas'd, especially in Discourses Philosophical."[60] Eine eigene Fachsprache und exakte Begrifflichkeit ist nach Charleton notwendig, um die Transmission von sachlichen Irrtümern zu vermeiden und um überhaupt den neuen Erkenntnissen und Entdeckungen gerecht zu werden, für die die vorhandene Wissenschaftssprache keine Ausdrucksmöglichkeiten bietet.[61] In diesem Zusammenhang ist auch die zunehmende Aufwertung des Englischen und der Muttersprache überhaupt als Wissenschaftssprache zu sehen, die Charleton eifrig betreibt.[62]

Außerdem verfolgten zeitgenössische Wissenschaftler das Projekt einer "allgemeinen Wissenschaftssprache" ("universal language"), die, nurmehr aus einer Reihe von Symbolen zusammengesetzt, auf den verschiedensten Wissensgebieten anwendbar und international verständlich sein sollte.[63] Charleton blieb von diesen Überlegungen nicht unberührt. In Immortality beschreibt er die Bemühungen der Oxforder Gruppe:[64]

Here are some, who perceiving the great advantage arising to Students from the use of Symbols (whereby the understanding is exempted from the encombrance of words, and brought, as it were, with one glance to behold the long continued series of complex and intricate ratiocination) [...]in the Mathematicks and considering that the same way was capable of being accommodated to [...] discourses in Philosophy, Physick, and other parts of Learning; have made a very considerable progress toward the invention of Symbols, or Signes, for every thing and notion: insomuch that one of these Wits hath found the variety of many millions of Signes, in a square of a quarter of an inch, as himself professeth. [...] I need not tell you how little he wants of finishing that so long talked-of and desired design of an Universal Character and Language.

Nicht zu allen von Bacon vorgegebenen Aufgaben einer Neuen Wissenschaft hat Charleton sich unmittelbar geäußert. Einiges läßt sich nur indirekt erschließen.[65] Zur zweiten von Bacon formulierten Aufgabe, der Diskussion der Fakten unter den Wissenschaftlern, gibt es einige Stellungnahmen Charletons. Freimütige Kommunikation und Informationsaustausch waren ihm wichtig.[66] Die Verbreitung von Wissen konnte nur dann erfolgreich betrieben werden, wenn Kontaktmöglichkeiten nicht nur zwischen den einzelnen Mitgliedern einer Gruppe, sondern auch zwischen verschiedenen Gruppen und Institutionen bestanden. Charletons Bericht über die Aktivitäten der Oxford Group und des College of Physicians sollte sicherlich einer verbesserten Information und Kommunikation dienen.

Das wichtigste Medium wissenschaftlicher Kommunikation war zu dieser Zeit die Korrespondenz, sowohl zwischen einzelnen Forschern als auch zwischen ganzen Gruppen. Das Ideal, das viele Gelehrte der Zeit vor Augen hatten, war eine Art "europäischer Wissenschaftlergemeinschaft" als größte soziale Organisation von Wissenschaft, die durch ein vielfach geknüpftes Netz von Korrespondenzbeziehungen getragen würde.[67]

Charleton korrespondierte insbesondere mit den Medizinern seiner Zeit, auch keineswegs nur mit englischen Kollegen. Seine Briefpartner waren zum Beispiel Thomas Bartholin und Ole Borrich.[68] Gerade die Korrespondenz zwi-

schen Wissenschaftlern kann häufig neue Thesen in statu nascendi verdeutlichen und die Prozeßhaftigkeit von Wissenschaft zeigen. So diskutieren etwa
Giovanni Alfonso Borelli und Marcello Malpighi 1662 Charletons Vermutungen
über die Muskelbewegung ausführlich in ihren Briefen.[69] Als Beispiel für
die Korrespondenz zwischen wissenschaftlichen Körperschaften bietet sich im
Falle Charletons der Briefwechsel (in Charletons Eigenschaft als Präsident
des College of Physicians) mit dem Präsidenten des College of Physicians
in Edinburgh an.[70]

Neben dem Briefwechsel wurde für die Royal Society ein weiteres Kommuni-
kationsmittel wichtig, die Philosophical Transactions, die 1665 von Oldenburg ins Leben gerufen wurden und der Information und Verbreitung aktueller
Forschungen dienen sollten.[71] Sie stellten eine hervorragende Möglichkeit
für abwesende Mitglieder der Society dar, sich über die Sitzungen zu informieren. Auf diese Weise konnte auch Charleton bei seinen längeren Aufent-
halten auf dem Lande den Kontakt mit der naturwissenschaftlichen Entwicklung aufrechterhalten. So bedankt er sich etwa in einem Brief an Aubrey aus
dem Jahre 1672 für die Zusendung der Philosophical Transactions.[72]

Zu Bacons dritter Forderung, der Forderung nach der experimentellen Methode, finden sich immer wieder Überlegungen bei Charleton. Auffällig ist,
daß er von den Wissenschaftlern, denen in Bacons "Haus des Salomo" das Experimentieren obliegt, namentlich die "miners" und die "benefactors" nennt,
also diejenigen, die neue Experimente versuchen und die "technische" Anwendbarkeit von Experimenten überdenken. An anderer Stelle erwähnt Charleton in einem Aufgabenkatalog für den "neuen Wissenschaftler" als zentrale
Aufgabe "zahlreiche Experimente und Beobachtungen".[73] Die experimentelle
Vorgehensweise, das Kennzeichen der Neuen Wissenschaft überhaupt, prägt
Charletons gesamtes Werk sowohl als Anspruch wie als Realität.[74]

Charleton ergänzt eine weitere Bedingung für wissenschaftliche Erkenntnis, die in "Salomos Haus" nicht im Vordergrund steht. Für den Wissenschaftler sei es erforderlich, folgendes zu besitzen: "admirable Sagacity
of Spirit [...] and perhaps also [...] the secret Manuduction of Fate."[75]
Charleton hat also klar erkannt, daß wissenschaftliche Erkenntnis und Fortschritt sich nicht vollständig nach genauen Regeln planen läßt, sondern daß
auch stets nicht meßbare Komponenten wie privates Interesse oder der Zufall
mit in Rechnung gestellt werden müssen.

Nach den Organisationsformen wissenschaftlichen Arbeitens bleibt nun die

inhaltliche Seite der Forschungen zu klären. Schwerpunkte innerhalb der
Disziplinen der "neuen" englischen Wissenschaft waren Mathematik, Physik,
Astronomie, "Biologie", Chemie und Medizin - zum Teil Fächer, die schon in
Bacons "Salomos Haus" vertreten waren. Die neuen Wissenschaftlergruppen,
vor allem die Oxford Group, schufen aber auch neue Disziplinen, die im
Lehrplan der Universitäten noch nicht vertreten waren. Dazu gehörten die
Mechanik, die Physik als eigenständige , von der Mathematik unabhängige
Wissenschaft, die Chemie und die Botanik.[76] Ein Vergleich der Themenschwer-
punkte der Oxford Group und des College of Physicians, wie sie Charleton
beschreibt, mit dem Baconschen Plan und mit Berichten von Charletons Zeitgenossen ergibt eine relativ große Übereinstimmung.[77] Auch in Details ist
diese Übereinstimmung sehr groß. Zur besseren Illustration sei eine Passage
aus Immortality über die im College betriebene Optik einem Abschnitt aus
New Atlantis gegenübergestellt. Hier wird wiederum Charletons Ziel deutlich, die zeitgenössischen Wissenschaftlergruppen als legitime Nachfolger
Bacons darzustellen:[78]

Bacon

We represent also all **multiplications of light**, which we carry to
a great **distance** [...],all **delusions and deceits of the sight**,
in **figures, magnitudes, motions,
colours**: all demonstration of
shadows. [...]
**We procure means of seeing ob-
jects afar off; [...] We have
also glasses and means to see
small and minute bodies** [...].
**We make artificial rainbows,
haloes, and circles about light.**
We represent also all manner of
reflexions, **refractions**, and
multiplications of visual **beams**
of objects.

Charleton

It is their usual recreation, to
practise **all Delusions of the
sight, in the Figures, Magnitudes,
Motions, Colours, Distances, and
Multiplication** of Objects: And,
were you there, you might be enter-
tained with such admirable Curio-
sities, both **Dioptrical and Catop-
trical**, as former ages would have
been startled at [...].They will
imitate Nature to the height of
perfect resemblance, in **counter-
feiting Rainbows, Halo's, and Circles of various Colours of Lights,
by artificial Refractions of their
beams.**

Charleton erwähnt in Immortality auch im Vergleich mit anderen zeitgenössischen Darstellungen alle zu seiner Zeit wichtigen Naturwissenschaften.
Seine Darstellung hat also hohen Stellenwert als zeitgenössisches Zeugnis.
Charletons Beitrag zum Bild der Oxford Group[79] ist umso bedeutender, als es
keine offiziellen Protokolle der Sitzungen gibt.[80] Zudem ist Charletons
Darstellung m.W. ausführlicher als alle anderen erhaltenen Zeugnisse. Ähnliches gilt für die Beschreibung der Aktivitäten im College of Physici-

cians.[81] Wenn man schließlich eine Übersicht über die Aktivitäten in der Neuen Wissenschaft nach 1660 ergänzt - begrenzt auf das Beispiel von Charletons Arbeit in der Royal Society - stellt man fest, daß die Pläne und Forschungen der fünfziger Jahre in der Tätigkeit der späteren "offiziellen" Organisation ihren Niederschlag fanden. Schwerpunkte in Charletons Tätigkeit in der Royal Society sind die Anatomie, die Physik (Optik und Akustik) und die Chemie.

2.2.3. WALTER CHARLETON - EIN ROYALISTISCHER NATURWISSENSCHAFTLER IN COMMONWEALTH UND RESTAURATION

Der in der Regierungszeit Karls I. und Karls II. zu beobachtende Aufschwung der Naturwissenschaften ging mit großen Veränderungen in anderen gesellschaftlichen Bereichen einher: mit politischer Revolution und Religionskämpfen und mit wirtschaftlichen Umwälzungen. Eine wechselseitige Beziehung liegt daher nahe.

Als die wichtigste "soziale Dimension"[1] der englischen Neuen Wissenschaft wurde ihre zunehmende Institutionalisierung und Einbindung in das gesellschaftliche Leben beschrieben. Die "politische Dimension" im Schaffen Charletons manifestiert sich unter zwei Aspekten, in Charletons royalistischem Bekenntnis auf der einen sowie seinen politischen und religiösen Überzeugungen auf der anderen Seite. Beide erwachsen aus seinen Erlebnissen in Bürgerkrieg und Commonwealth und weisen gemeinsame Orientierungspunkte auf. Die politisch-sozialen Gegebenheiten der Jahre 1640 bis 1660 prägen zudem wissenschaftstheoretische Positionen Charletons mit; diese wiederum steuern die Theoriebildung für bestimmte naturwissenschaftliche Phänomene und begrenzen damit von vornherein Charletons Erkenntnismöglichkeiten. Die Lebensgeschichte Charletons "beweist" den Zusammenhang zwischen naturwissenschaftlicher und gesellschaftlicher Entwicklung.[2]

Nach dem Ausbruch des ersten Bürgerkriegs im August 1641 führte der endgültige Bruch des Königs mit dem mehr Macht begehrenden Parlament im Januar 1642 dazu, daß Karl I. sich nach Windsor zurückziehen mußte. Als sein Versuch, London einzunehmen, in der Schlacht von Edgehill mißlang, ging Karl ins Winterquartier nach Oxford.[3]

Für Charleton stand spätestens seit seiner Begegnung mit dem König und der folgenden Ernennung zum Leibarzt fest, daß er die königliche Sache unterstützte.[4] Während der ersten Phase des Bürgerkriegs und der Belagerung von Oxford diente er als Arzt in der königlichen Armee.[5] Noch nachdem Karl I. im Januar 1649 enthauptet worden war und Cromwell gesiegt hatte, bekannte Charleton sich öffentlich zu seinem früheren Herrn. Auf den Titelseiten von Darknes of Atheism (1652), Physiologia (1654) und Oeconomia Animalis (1659) bezeichnete er sich stolz als "Leibarzt des verstorbenen Königs".[6] Die Loyalität zu Karl I. und die Empörung über dessen Hinrichtung kommt

noch Jahrzehnte später in der ersten Oratio Harveiana (1680) zum Ausdruck.[7]
Charleton übertrug seine Treue zu Karl I. nach dessen Tod ohne Zögern
auf dessen Sohn. Noch vor der Restauration ernannte auch Karl II. Charleton
zu seinem Leibarzt. Nach 1660 versuchte Charleton seine Dankbarkeit und
Loyalität zum Ausdruck zu bringen. 1661 verfaßte er Character of Charles
II., das eine Chronologie der unmittelbar voraufgegangenen Ereignisse um
Karl II. enthielt.[8] Die in dieser Zeit publizierten Werke Exercitationes
Pathologicae und Chorea Gigantum (1661 und 1663) sind dem jungen König gewidmet und mit respektvollen Widmungsbriefen versehen.[9] Charletons persönliches Verhältnis zu Karl II. war zumindest in den ersten Jahren recht
gut.[10]

Charletons Treue zu Karl I. und seine Überzeugung, daß die Monarchie die
beste Staatsform sei, blieben Freunden wie Zeitgenossen nicht verborgen; er
selbst bemühte sich auch keineswegs, sie zu verheimlichen. So äußert sich
etwa Charles Goodall über Charleton:[11]

Omnibus in confessa est, hunc virum constantissimè Regias partes calamito-
sissimis, etiam temporibus tutatum fuisse: saepius dicentem, Religioni nisi
salva Rep. consuli non posse; salvam autem Remp. servari no posse, nisi Legitima successione servata.

Weil Charletons Royalismus kein Geheimnis war, erfuhr er während des Interregnums einige Schwierigkeiten, die seine Karriere zumindest behinder-
ten. Ab 1648 wurden in Oxford puritanische Visitationen durchgeführt. Zunächst waren zwar nur die Rektoren der Colleges und Personen in offizieller
Funktion betroffen, danach aber auch Lehrende und Studenten.[12] Von den
Royalisten in der Universität verlangte man, sich in einer offiziellen Erklärung dem Parlament zu unterwerfen. Charleton zog es deshalb vor, der
Stadt den Rücken zu kehren. Nach den Visitationen und der Enthauptung Karls
I. gab Charleton die königliche Sache wohl endgültig verloren. Da er
durch die politischen Veränderungen seine Anstellung verloren hatte, sah er
sich gezwungen, sich in London nach einer unverdächtigen Alternative umzu-
sehen. Diese Lösung war noch nicht einmal die radikalste; viele von Charletons royalistischen Bekannten, so etwa Evelyn und Digby, gingen ins Exil
nach Frankreich.

Auch in London erwies sich Charletons Vergangenheit als hinderlich für
seine Laufbahn. Als erstes versuchte er, sich mit den neuen Machthabern zumindest äußerlich zu arrangieren. Schwierigkeiten mit dem Committee for
the Advance of Money konnte er nach einigem Hin und Her bereinigen.[13] 1649

unterwarf er sich dem "Engagement" und brauchte im März 1650 nur L3-6-8d
für seinen auf L20 geschätzten Besitz zu zahlen.[14] Wie sehr er sich durch
diese Umstände eingeschränkt fühlte, zeigt eine Äußerung in der zwei Jahre
später publizierten Darknes of Atheism.[15]

Zu den "Verzögerungen" in seiner Karriere zählt wahrscheinlich auch die
immer wieder hinausgeschobene endgültige Aufnahme in das College of Physicians. Die Protektion Prujeans hatte zwar ausgereicht, um für Charleton
1650 das Licentiat und den Kandidatenstatus zu erlangen, doch scheiterte
die Wahl Charletons zum vollwertigen Mitglied im Juli 1655 an seiner politischen Position. Zwischen 1650 und 1655 hatte sich die (politische) Einstellung im College geändert. 1650 wirkte sich noch die 1647 eingeführte
Lockerung der Aufnahmebestimmungen aus,[16] und überdies war Charleton auch
deshalb als Mitglied erwünscht, weil er in seinen ersten drei 1650 publizierten Büchern eine helmontisch-iatrochemische Medizin propagierte. Das
College erhoffte sich anscheinend, mit der Aufnahme eines solchen Autors
die Kritik an seiner mangelnden Offenheit für die neue iatrochemische Lehre
zu beschwichtigen.[17] William Johnson, der "chemische Assistent" im neu ein-
gerichteten Labor des College,[18] zitierte Charleton ("a favourer of Van
Helmont") als Beispiel für den großzügigen Umgang des College mit den Paracelsisten.[19]

Fünf Jahre später sah die "Politik" des College anders aus. Die Gründe
für die Ablehnung Charletons sind nicht nur in seiner Person zu suchen,
sondern ebenso sehr im Verhältnis des College zur Regierung Cromwells und
in internen politischen Machtkämpfen.[20] Seit der Mitte der vierziger Jahre
waren nämlich zunehmend jüngere Fellows aufgenommen worden, die starke parlamentarische Bindungen hatten, so Goddard, Daniel Whistler und George Bathurst, die nun im "Fall Charleton" (trotz ihrer persönlichen Bekanntschaft mit ihm) eine Gelegenheit sahen, die älteren, etablierten (und anti-
parlamentarischen) Mitglieder in ihrem Einfluß zurückzudrängen. Ihnen kam
zugute, daß die Ablehnung Charletons aus Gründen politischer Opportunität
empfehlenswert schien. Außerdem fiel der "Nutzeffekt" weg, in Charleton
einen Vertreter der iatrochemischen Schule reklamieren zu können, da dieser
inzwischen eine Kehrtwendung vollzogen hatte und Helmont zugunsten eines
"verdächtigen" epikureischen Atomismus ablehnte.

Die Ablehnung Charletons war im College selbst umstritten. Die Entscheidung nahm einige Monate und mehrere Sitzungen in Anspruch, und das endgül-

tige Abstimmungsergebnis von zwölf zu fünf Stimmen zeigt keine Einigkeit.[21] Charleton fiel einer der wenigen Konzessionen zum Opfer, die das
College an die neuen "Machthaber" machte. Obwohl dieser Fehlschlag Charleton nicht von der Verfolgung seiner wissenschaftlichen Neigungen abbrachte,
traf er ihn doch empfindlich. Zwei Jahre später in Immortality findet sich
eine Klage über die ungerechte Behandlung, die ihm von einigen Mitgliedern
des College widerfahren sei:[22]

I have reaped no other fruit of all my labours [...] but most severe, inhumane, uncharitable, unjust Censures, [...] scandaling me with negligence
in the duties of my Profession, and invading the Certainty of all its Rules
and Maxims, while I wholly addicted my selfe to the Innovation of its Fundamentals.

Die Folgen der Ablehnung bekam Charleton noch bis in die Restauration
hinein zu spüren. Erst 1664 wurde er Ehrenmitglied;[23] die Wahl zum ordent-
lichen Mitglied erfolgte sogar erst im Jahre 1676. Charletons Stellungnahme
zur endgültigen Aufnahme zeigt seine Befriedigung darüber, als Arzt und
Wissenschaftler vollends anerkannt zu sein. In einer Notiz vom 23. Januar
1676 hebt er eigens hervor, daß er nicht nur mit der Stimme des Präsidenten, sondern mit den Stimmen aller Mitglieder gewählt worden sei. Das Unrecht, das ihm unter dem "Tyrannen" Cromwell zugefügt worden sei, betrachte
er nun als wieder gutgemacht.[24]

Einstweilen mußte Charleton sich jedoch mit der Ablehnung durch das Col-
lege abfinden. So suchte er seine Lage auf andere Weise zu verbessern, in-
dem er sich der Unterstützung hochgestellter und politisch einflußreicher
Persönlichkeiten versicherte: Neben Francis Prujean waren dies William
Brouncker, Robert und Elizabeth Villiers, Thomas Viscount Fauconberg, Henry
Pierrepoint Marquis of Dorchester und Arthur Annesley Earl of Anglesey.[25]
Diesen Mäzenen ist mit Ausnahme von Prujean ihre politische Laufbahn gemeinsam: Sie alle waren zunächst Royalisten und wurden dann entweder aktive
Anhänger Cromwells (Villiers, Fauconberg) oder tolerierten ihn (Brouncker,
Pierrepoint, Anglesey).[26] Aus seinen Erfahrungen mit dem College of Physicians hatte Charleton gelernt, wie wichtig eine Rückversicherung sein konnte und daß es klug war, sich vorsorglich gegen Kritik aus den Reihen des
politischen Gegners zu schützen. So bedankt er sich in einem Widmungsbrief
an seinen Gönner Pierrepoint für dessen Protektion.[27]

Abgesehen davon, daß (parlamentarische) Mäzene Charleton politische Rük-
kendeckung gaben, waren sie wegen seiner finanziellen Notlage wichtig für

ihn.[28] Finanzielle Zuwendungen durch private Gönner kamen aber nicht nur
individuellen Wissenschaftlern, sondern auch der Forschung insgesamt zugute. Charleton selbst erkannte die Bedeutung der Mäzene für die Entwicklung
der Wissenschaft in Bürgerkrieg und Commonwealth. Charleton ging sogar so
weit, die Unterstützung durch Mäzene als einen der Gründe ins Feld zu führen, warum die Wissenschaft im England der fünfziger Jahre einen solchen
Aufschwung genommen habe.[29] Auch nach der Restauration waren Mäzene weiterhin als Geldgeber willkommen. So finanzierte Sir John Cutler den neuen Ana-
tomiesaal des College of Physicians, der 1679 mit sechs anatomischen Vorlesungen Charletons "eingeweiht" wurde.[30]

Die meisten Mäzene waren nicht nur Geldgeber, sondern zeigten auch wirk-
liches Interesse an der Naturwissenschaft. Viele besaßen selbst eine wissenschaftliche Ausbildung (Brouncker hatte den Grad des M.D. erhalten;
Pierrepoint war Ehrenmitglied des College). Fauconberg, dem Charleton die
Epicurus's Morals widmete, war Freund und Schüler, der sich von Charleton
in die epikureische Philosophie einweisen ließ.[31] Der Earl of Anglesey, der
offensichtlich die Protektion einer ganzen Gruppe von Wissenschaftlern
übernommen hatte, forderte Charleton ausdrücklich zur Diskussion naturphilosophischer Themen auf. Eine Tischrunde bei Anglesey regte Charleton zur
Niederschrift von Socrates Triumphans an.[32]

Obwohl Charleton, wie seine Bemühungen um Protektion zeigen, sich mit
den politischen Gegebenheiten zu arrangieren suchte, gab er keineswegs seine politische Position auf. Vielmehr förderten die Ereignisse des Bürgerkriegs und die Erfahrungen mit dem Commonwealth Charletons Interesse an Politik und Staatslehre und veranlaßten ihn, den Bürgerkrieg aus seiner royalistischen Warte zu analysieren und Überlegungen zu einem idealen Staatswe-
sen anzustellen.

Charleton betrachtete den Ausbruch des Bürgerkriegs als die Wurzel allen
Übels, das heißt aller Veränderungen auf politischem, religiösen, moralischen und (natur-)wissenschaftlichen Gebiet.

Das Verhalten des Parlaments, das zum Bürgerkrieg führte, wurde von
Charleton als ungesetzliche Erhebung beschrieben. Den Parlamentariern warf
Charleton Verletzung der Treuepflicht gegenüber dem königlichen Souverän
vor;[33] diese werde von parlamentarischer Seite mit ihrer im Namen der indi-
viduellen Erleuchtung geführten angeblich gerechten Sache begründet:[34]
They pretend the inspiration of His Holy Spirit, to justifie their cruel

and execrable actions of taking up Armes against their Soveraign, murthe-
ting their fellow Subjects, and attempting to subvert Government.

Die Puritaner beriefen sich tatsächlich auf die Weisungen des "inneren

Lichts", also ihres Glaubens. Die politische Erhebung begriffen Parlamen-

tarier und Puritaner als Kampf im Namen der Religion; politische und reli-

giöse Motivationen waren im Bürgerkrieg eng miteinander verbunden.[35] Puri-

taner und Parlamentarier erschienen Charleton als Usurpatoren,[36] die Auf-

lehnung des Parlaments als Hochverrat, das schwerste aller politischen Ver-

brechen:[37]

In the Roman Laws and in those of other nations, the crime of Majesty,
which we call High Treason, is put before all other crimes, as most perni-
cious to the peace and safety of the Commonwealth.

Die Zustandsbeschreibung der politischen Faktoren reicht nach Charleton

nicht aus, um das Wesen der Auseinandersetzungen zu verstehen. Der Bürger-

krieg sei vielmehr Ausdruck religiöser Spannungen, die in der Nation tiefe

Einschnitte hinterlassen hätten.[38] Eine erhebliche Zunahme des Atheismus

sei als Folge zu verzeichnen:[39]

It is a Truth, not more deplorable then manifest, that this our Island
[...] hath of late produced, and doth at this unhappy day foster more
swarms of Atheisticall monsters (such at least, whose licentious Practises,
and insolent Discourses in Publick, do equally declare their wild Ambition
to be so accounted[...])then any Age, then any Nation hath been infested
withall. [...]Religion [...] and the sacred Authority of the Church [...]
are both so shatter'd and undermined by our Fatall Civill Warre; that there
yet remain many and wide Breaches, at which whole Hosts of the most execrable Heresies, blasphemous Enthusiasms, nay profes't Atheism have enter'd
upon us.

Die Autorität der Kirche - gemeint ist die anglikanische Hochkirche -

sei also, so impliziert Charleton, von den Puritanern untergraben worden.

Damit sei kein Schutz vor extremem Sektierertum mehr vorhanden. Bischöfe

und andere Vertreter kirchlicher Autorität, die bislang die Einheit der

wahren Religion garantierten, hätten diese Entwicklung offensichtlich nicht

aufhalten können.[40] Darknes of Atheism war deshalb mit dem Ziel geschrie-

ben, vor allem den radikalen atheistischen Strömungen Widerstand zu lei-

sten. In der Tat bedrohten Sektierer, Freidenker und Non-Konformisten glei-

chermaßen die anglikanische wie die puritanische Orthodoxie.[41] Für Charle-

ton waren diese Sektierer "Fanatiker":[42]

[They are] a most refractory Sect of People, who so make themselves Arbi-
ters of Religion and Governours, that they measure their Duties to Both
[...] only by their own Delusive Dreams, which, like Furies, drive them
head-long upon all the absurdities and extravagancies of a distracted Su-

perstition.

Auch Hobbes bezeichnete es als subversive (puritanische) Doktrin, daß die Pflichten der Untertanen sich nicht vom Souverän, sondern vom "privaten" Gewissen (Charletons "delusive dreams") herleiten sollten.[43]

Am Beispiel der Sekten läßt sich zeigen, wie empfindlich Charleton auf die politisch-religiösen Veränderungen reagierte. Gegen Ende der vierziger Jahre hatte er noch mit Begeisterung eine Position vertreten, die in Fragen der Religion dem Glauben, n i c h t der Vernunft die oberste Entscheidungsinstanz zuwies:[44]

We must quit the dark Lanthorn of Reason, and wholly throw our selves upon the implicit conduct of Faith. For a deplorable truth it is, that the unconstant, variable, and seductive imposture of Reason, hath been the only unhappy cause, to which Religion doth ow all those wide, irreconcileable and numerous rents and schisms, in the seamless and indivisible Coat of Faith.

Damit liegt Charleton recht nahe an puritanischen Anschauungen, denen zufolge die Kraft und das Gebot des "inneren Lichts" Vorrang vor allen anderen Überlegungen hatten. Charletons eigene Abwertung der Vernunft läßt sich mit Sicherheit aus seiner Unsicherheit und Verzweiflung über die religiöse Zersplitterung erklären, die ihn nach einem einigenden Gedanken suchen ließ. Aus diesem Motiv wandte er sich Ende der vierziger Jahre dem mystischen Hermetizismus van Helmonts zu.[45] Nach 1650 aber gerieten Hermetizismus und Paracelsismus und damit auch die Helmontische Lehre zunehmend in den Verdacht des Radikalismus, da auch die radikalen Sekten ähnliche Vorstellungen vertraten. Charleton beeilte sich also, seine früheren Überzeugungen zu widerrufen. Seine Darknes of Atheism von 1652 trägt ausdrücklich den Zusatz: "Darknes [...] dispelled by the light of nature."[46]

Die größte und einflußreichste Sekte der Zeit waren die Levellers, eine "demokratische" Gruppe, die allgemeines Stimmrecht, freie Verteilung des Besitzes und völlige religiöse Freiheit forderte und die in ihrer radikalsten Form sogar eine sozialistische Republik anstrebte. Auf dem religiösen Sektor war die Lehre von der Materialität der Seele eine ihrer Hauptthesen, vertreten vor allem von Richard Overton in Mans Mortallitie (1643).[47] Charletons Reaktion auf solche von ihm als atheistisch gebrandmarkten Bestrebungen zeigt, in welchem Maße die Levellers und andere Sektierer in den vierziger und fünfziger Jahren eine politische und religiöse Kraft darstellten, mit der man rechnen mußte. Charleton kritisierte in Darknes of

Atheism die "Häresie" von der Sterblichkeit der Seele:[48]

And thus we have heard, in Summary, the plea of those three eminent Levellers, who endevoured to supplant man of his birthright, to take away the
prerogative of his nature [i.e. immortality], and reduce him to no greater
a share in the favour of his Maker, then the meanest of his fellow Animals.

Noch 1650, in seinem zweiten helmontischen Werk Ternary of Paradoxes,
hatte Charleton weit weniger überzeugt geklungen:[49]

My last unwilling task, is the delivery of my suffrage, upon that inscru-
table Paradox, asserted by Helmont [...] that Reason is no radical, primitive, essential part of the Human Soul, but a caduce, spurious Faculty,
[...] and by consequence, separable from the soul, at the instant of her
emancipation from her prison of clay.

Nur ungern also befaßte sich Charleton zu dieser Zeit mit dem Problem
der Unsterblichkeit, weil er offensichtlich seiner eigenen Position nicht
sicher war. Wie er zugab, besaß Helmonts Auffassung für ihn eine gewisse
Anziehungskraft.[50] Allerdings war Charleton sich auch der Gefahr bewußt,
als Parteigänger der Radikalen mißverstanden zu werden. Deshalb fehlt eine
eindeutige Stellungnahme.[51] Im Jahre 1657 erfolgte dann in Immortality
eine detaillierte Auseinandersetzung mit dieser atheistischen Doktrin.

Eine andere radikale Gruppe, die Ranters, machte sich nach Charleton des
Zweifels an der Erschaffung der Welt durch Gott schuldig:[52]

[This impiety] hath lately budded forth again amongst those Human-devils,
the Ranters; the report of whose prodigious blasphemies hath sometimes
transported me to a hatred, at least a comtempt of my self, for being in
the same rank of Creatures; and made me wish for a second deluge.

Die deutliche Sprache Charletons zeugt von Entsetzen vor den religiösen
Schismen seiner Zeit. All das, was bisher in der Religion als wahr und
richtig gegolten habe, sei nun umgekehrt:[53]

If any such there be (and I have reason for more than my fears, that such
there are, in these accursed days, when all the Errors of the elder world
are revived, desperate Haeresies belched out even by those, who profess to
be the Patriots of truth, and horrid Blasphemies applauded as commendable
strains of high devotion) who tremble not to deny the Creation of all
things by God, these I shall pity, [...].

Nicht genug damit, daß der Bürgerkrieg die Religion in ihren Grundlagen
erschütterte - seine destruktive Kraft wirkte sich auch auf die Naturwissenschaft und das akademische Leben in England aus. Es ist bekannt, daß in
der Zeit von 1642 bis 1646 die Lehrveranstaltungen in Oxford dem Status der
Stadt als Hauptquartier des Königs zum Opfer fielen.[54] Charleton verzeichnete bald darauf eine allgemeine Unterbrechung des Fortgangs in den Wissenschaften.[55] Unmittelbar nach dem Ende des zweiten Bürgerkriegs (1649) stand

er noch so unter dem Eindruck der Schäden, die der Wissenschaft zugefügt
worden seien, daß er eine lange Zeit der "Rekonvaleszenz" prophezeite, bis
die Wissenschaft sich wieder von dieser "Sintflut der Barbarei" erholt habe.[56]

In nuce erschien dem Royalisten und Anglikaner Charleton der Ausbruch
des Bürgerkriegs als Infragestellung gültiger gesellschaftlicher Strukturen. Der destruktive Charakter des Kriegs bewirkte ihm den Niedergang über-
kommener Werte. Der Kriegsausbruch markiert das Ende einer Epoche, an die
Charleton sich in den vierziger und besonders im Chaos der fünfziger Jahre
mit Wehmut zurückerinnerte.[57] Obwohl der Zustand vor 1641 keineswegs ideal
gewesen war, wurde er im politischen Denken der Royalisten schnell zum Maßstab der Normalität, gegenüber der die Zeit des Interregnums stets als
"Ausnahmezustand" erschien. Das Gefühl des Verlustes beherrschte bei Royalisten wie Charleton nicht nur die politische Einstellung, sondern wurde
auch in ihren persönlichen Schicksalen empfunden. Charleton flüchtete sich
in die epikureische "Indifferenz" gegenüber allen Schicksalsschlägen, verbunden mit dem christlichen "Fiat Voluntas Dei".[58] Charletons Übernahme
dieses epikureischen Gedankens ist aus der Konfrontation mit den Unruhen
seiner Zeit erwachsen.

Charleton begnügte sich nicht mit einer bloßen Bestandsaufnahme der
schädlichen Auswirkungen des Bürgerkriegs. Er versuchte vielmehr auch eine
Antwort auf die Frage, welche Lehren England aus dem Krieg zu ziehen habe
und zeigte mögliche Perspektiven für den Fortgang in Politik und Naturwissenschaft auf.[59] Wesentlich ist, daß die Lösungsvorschläge Charletons stets
für zwei Bereiche gelten, den politischen und den naturwissenschaftlichen.
Diese Eigenart in Charletons Denken läßt sich an vier Beispielen erläutern,
an der Idee der Ordnung, der These vom "Freiraum Wissenschaft" (oder der
Definition des Verhältnisses von Wissenschaft und Politik), dem Fort-
schrittsbegriff, und schließlich dem utilitaristischen Konzept der Naturwissenschaft.

Da der Bürgerkrieg sich an einem Konflikt zwischen den staatstragenden
Institutionen (Krone und Parlament) über ihre jeweiligen Machtbefugnisse
entzündet hatte, verwundert es nicht, daß Charleton mit seiner Analyse des
Kriegs staatsphilosophische Überlegungen verband.[60] Erinnert man sich an
die erschrockene und abwehrende Reaktion Charletons auf die chaotische Bür-
gerkriegssituation, so wird verständlich, daß in seiner Vorstellung vom

idealen Staat vor allem das Prinzip "Ordnung" eine Rolle spielt. "Ordnung"
bedeutet ihm mehr als politische Hierarchie: Sie bedeutet vor allem Regelmäßigkeit und psychologische und soziale Sicherheit.[61] Weil "Ordnung" einen
so hohen Stellenwert hat, kann derjenige, der sie garantiert, nicht hoch
genug geschätzt werden. Charleton gibt dem Politiker, der Unruhen und Gefahren für den Staat vorhersehen und verhüten kann, den Vorrang gegenüber
dem Naturwissenschaftler, der etwa Sonnenfinsternisse vorausberechnet.[62]
Ordnung ist unter allen Umständen einzuhalten, um Gesetzlosigkeit, Regel-
losigkeit und Willkür, wie man sie in den Jahren seit 1641 erlitten hatte,
zu vermeiden. Ein ungeordneter "Naturzustand"[63] sei, so Charleton, eine
Welt der "wilden Tiere", in der allein das Recht des Stärkeren gelte.[64]
Charleton berief sich auf Epikur und Hobbes und definierte die Überwindung
des Naturzustands als "Gesellschaftsvertrag".[65] Die konkrete, historisch
erforderliche Ausprägung des Gesellschaftsvertrages sei die Staatsform der
Monarchie.

Die Bürger autorisieren einen Souverän, den Monarchen, der in ihrem Namen handelt. Allein dadurch ist, so Charleton, ein friedliches und geregeltes Zusammenleben der Menschen in den verschiedensten Bereichen möglich. Im
Gegensatz zu Hobbes wird der Gesellschaftsvertrag bei Charleton jedoch
durch einen göttlichen Auftrag begründet: "[God fore-saw] how much more
securely and happily Men might live in Societies, than single and dispersed
as wild Beasts."[66] Die anthropologische Ausstattung der "Gattung Mensch"
ist durch göttliches Dekret auf ein soziales Zusammenleben ausgerichtet.[67]
Das heißt: Gott hat die Menschen mit verschiedenartigen Vermögen ausgestattet, d a m i t sie ein bürgerliches Leben führen und sich gegenseitig
beistehen können.[68]

Der zentrale Gedanke dieses Modells ist die Einwirkung der göttlichen
Allmacht auf das gesellschaftliche (und politische) Geschehen. Durch diesen
Gedanken wird der politische Bereich vergleichbar mit dem Bereich der "Na-
tur", in dem ebenfalls das Prinzip Ordnung gilt. In der Naturphilosophie
Charletons erscheint das Universum als geschaffenes, geordnetes und zusam-
menhängendes Ganzes, in dem jeder Teil seinen Platz hat und nichts überflüs-
sig ist.[69] Diese Sichtweise gilt auch für den politisch-gesellschaftlichen
Bereich. Die in der naturphilosophischen Lehre geltende Gleichung Ordnung =
Harmonie = Symmetrie = Regelmäßigkeit = Zweckhaftigkeit, angewandt auf das
Staatsgebilde, ergibt ein politisch konservatives, auf Stabilität erpichtes

hierarchisches System, in dem das Zusammenleben durch Gesetze geregelt ist. Auf den Begriff des Gesetzes legte Charleton besonderen Wert. Der "Staatsvertrag" ist zwar Voraussetzung für das Zustandekommen einer Gemeinschaft, jedoch wird deren Fortbestand durch Gerechtigkeit, durch gerechte Gesetze, garantiert.[70] Charleton nannte die "Herrschaft des Gesetzes" direkt und unparteiisch.[71] "Recht" (lat. "jus") definierte er als "the Rule, Measure, and Index of what is Lawful, and what Unlawful".[72] In diesem Zusammenhang griff Charleton auf die epikureische Moral zurück. Mit Epikur betonte er, die in einer Gesellschaft geltenden Gesetze müsse der Einzelne ohne Ausnahme einhalten[73] - mit dem Hintergedanken, durch diese Bedingung Ereignisse wie den Aufstand des Parlamentes zu verhindern. "Gerecht" sind nämlich nach Charleton nur diejenigen, die sich mit ihren eigenen Rechten zufriedengeben und nicht die Rechte anderer berühren.[74] Wer gegen das Gesetz verstößt, schadet damit dem "öffentlichen Nutzen".[75]

Wie aber läßt sich ein gerechtes und durch Gesetze geregeltes staatliches Leben am besten verwirklichen? Für die Umsetzung der theoretischen Vorgaben in praktische Politik spielen drei Faktoren eine Rolle: erstens die Orientierung an den Naturgesetzen, zweitens die Orientierung an der "göttlichen Verfassung", und drittens die Staatsform der Monarchie.

Politische Maßnahmen haben sich an den Verhältnissen in der Natur zu orientieren; tun sie dies, so können sie niemals fehlgehen. Erkenntnisse aus der Naturwissenschaft lassen sich somit für praktische Politik fruchtbar machen:[76]

A piece of Science [the Oeconomy of Nature], certainly, so far from being Unnecessary to a Statesman, that I dare affirme, None can ever attain to any competent proficiency in the Mysteries of State principles, or the Art of Governing Men, who is not in some measure conversant in the Mysteries of Human Nature [...].The Maximes of sound Policy ought to be derived from the Lawes of Nature, at least by way of Analogie and Imitation: & the best way to understand, how to preserve Men in Societies, is to observe, How Nature at first produceth, and afterward conserveth them in their single Persons.

Wenn Politik sich an den natürlichen Verhältnissen orientiert, so orientiert sie sich immer an der Natur als Schöpfung Gottes. Die "göttliche Ordnung" wird zum Maßstab eines irdischen Ordnungsversuchs:[77]

Certainly [...] the highest pitch, to which Human Wisdome can aspire, is, to imitate the works of God in his Creatures: and the most perfect Model or Form of Government, is that, which comes nearest to the Idea of the Divine Constitution.

Da die "göttliche Sache" durch Religion und Kirche auf Erden vertreten

wird, müssen Staat und Kirche stets eng verbunden sein. Religion und Kirche sind die Säulen des Staates.[78] Wie auf der politischen Ebene eine Vereinheitlichung angestrebt wird (die Rechte der Individuen werden einem Einzelnen, dem Monarchen, zur Bewahrung überantwortet), so steht auf der religiösen Ebene die Einheit des Glaubens über allen anderen Erwägungen. Nur dadurch kann sich die Gemeinschaft, so Charleton, vor "Irrlehren" und Sekten schützen, wie sie im Bürgerkrieg so zahlreich zum Schaden von Religion und Staat entstanden waren.[79]

Die Monarchie war für Charleton die Staatsform, die sich am besten zur Einhaltung von Recht und Ordnung eignet. Sie garantiere die Gesetze: "Kings and Princes [...] are Presidents of human Peace, and Conservators of every private Mans Right and Propriety."[80] Das Recht des Einzelnen sei in die "Existenzberechtigung" des Monarchen eingeschlossen: indem er Souverän sei, garantiere er seinen Untertanen ihre "Untertanen-Souveränität". Demzufolge liegt die Loyalität der Untertanen zum Monarchen in ihrem eigenen Interesse.[81] Die "Führungsqualität" des Königs wiederum ist legitimiert durch göttlichen Auftrag und christliche Religion.[82]

Dieser Gottesauftrag legitimierte in Charletons Augen allerdings nicht eine absolute Monarchie. Das abschreckende Beispiel der absoluten Herrschaft des "Tyrannen" Cromwell stand noch zu deutlich vor aller Augen und mahnte zur Vorsicht. Zwar ist eine unmittelbare Äußerung Charletons hierzu nicht bezeugt;[83] es läßt sich jedoch vermuten, daß er im Gegensatz zu Hobbes eher der Meinung der gemäßigten Royalisten zuneigte, die hofften, daß die "neue" Monarchie unter Karl II. in ihren Befugnissen begrenzt sein werde und eine Zusammenarbeit mit dem Parlament akzeptieren würde. Diesen Royalisten schwebte eine erweiterte parlamentarische Monarchie vor.[84] Da Dänemark traditionell und vor allem um die Mitte des siebzehnten Jahrhunderts als hervorragendes Beispiel für eine parlamentarische Monarchie galt, ist es bezeichnend, daß Charleton in Chorea Gigantum Stonehenge ausgerechnet als Krönungsort dänischer Könige herauszustellen suchte. Offensichtlich wollte er damit auf den Vorbildcharakter der dänischen Monarchie hinweisen.[85]

Wie für die Staatslehre hatte der Bürgerkrieg auch Folgen für das Verhältnis von Politik und Naturwissenschaft. Der Bürgerkrieg hatte, so Charleton, zwar der Wissenschaftsentwicklung schweren Schaden zugefügt, doch hatte er auf lange Sicht auch positive Ergebnisse gezeitigt: Viele Royali-

sten (Politiker, Verwaltungsbeamte, Geistliche) konnten nach 1642 nicht
mehr ihrer gewohnten Beschäftigung nachgehen und wandten sich daher der Naturwissenschaft zu.[86] Hinzu kam, daß allgemein, nicht nur unter Royalisten,
seit dieser Zeit das Studium der Theologie und der Rechte nun mit dem Makel
des Zwists und der politischen Parteinahme behaftet war. Hier lag ein weiterer Grund für das zunehmende Interesse an den Naturwissenschaften. Charleton beobachtete diese Entwicklung 1657:[87]

Our late Warrs and Schisms, having almost wholly discouraged men from the
study of Theologie; and brought the Civil Law into contempt; The major part
of young Schollers in our Universities addict themselves to Physick; and
how much that conduceth to real and solid Knowledge, and what singular advantages it hath above other studies, [...] I need not intimate to you.

Ganz ähnlich argumentierte im übrigen Margaret Cavendish: Sie nannte die
Theologie ein "ruhmreiches Studium", das allerdings nicht "die Menschheit
in Liebe vereine", sondern zu Spaltung und Blutvergießen führe. Daher sei
der Theologie die Naturphilosophie vorzuziehen.[88] Vergleichbar ist auch
John Wallis' Äußerung über die 1645 Group: "Our business was (precluding
matters of theology and state affairs), to discourse and consider of Philosophical Enquiries."[89]

Die Kommentare von Charleton, Cavendish und Wallis verweisen darauf, daß
die Wissenschaftler sich einen von politischen und religiösen Differenzen
unberührten Freiraum zu schaffen suchten. Die Wirklichkeit sah zum Teil
anders aus: Charleton wurde wegen seines Royalismus aus dem College of
Physicians ausgeschlossen; das "Invisible College" etwa hatte eindeutige
puritanische Bindungen;[90] Wissenschaftler wie Wilkins und Boyle engagierten
sich im politischen Leben. Dennoch hielten die Wissenschaftler in den vierziger und fünfziger Jahren an ihrer Vorstellung vom "Freiraum Wissenschaft"
fest. Es war auch aus praktischen Gründen empfehlenswert, die politische
Zugehörigkeit der Mitglieder wissenschaftlicher Gruppen als weniger wichtig zu betrachten. Die einigende Kraft der gemeinsamen naturwissenschaftlichen Aufgabe war zu dieser Zeit bereits so groß, daß sie politische Loyali-
täten überschritt.[91] Andernfalls wäre eine kontinuierliche wissenschaftliche Arbeit unmöglich gewesen. Fähige Wissenschaftler hätte man aus doktri-
nären Gründen ausschließen müssen. Für diese Deutung spricht etwa, daß
Charleton sich durch "ideologische" Differenzen und sein Scheitern im College keineswegs in der Zusammenarbeit mit dessen Mitgliedern behindert
fühlte.

Auf diesem Hintergrund ist auch die These, der Aufschwung der Naturwissenschaften in den fünfziger Jahren verdanke sich allein dem aufstrebenden
Puritanismus, nicht länger haltbar. Nicht die puritanische Ideologie bewirkte das neue Interesse an der Naturwissenschaft, sondern die Ideologie
hatte Anteil an diesem Vorgang insofern, als sie mitverantwortlich war für
die "englische Revolution" insgesamt und für Veränderungen und Gärungsprozesse in ihrem Gefolge.[92] Diese Revolution wirkte in alle gesellschaftlichen Bereiche hinein. Infolge einer "revolutionären Stimmung" lagen gewisse
Ideen "in der Luft"; sie wurden von Wissenschaftlern der verschiedensten
politischen Richtungen aufgenommen, also nicht nur von Puritanern, sondern
etwa auch von Royalisten, unter ihnen Charleton.[93] Außerdem brachen Tendenzen der fünfziger Jahre mit dem Ende der puritanischen Herrschaft keineswegs ab, sondern setzten sich nach 1660 fort oder verstärkten sich sogar.
Beispiele sind die von einigen Kritikern für die Puritaner reklamierten
Konzepte vom Fortschritt und vom gesellschaftlichen Nutzen der Naturwissenschaften, für die sich bei dem Anglikaner und Royalisten Charleton zahlreiche Belege finden.

Unter Einbeziehung der politischen Dimension gilt für die Anfänge der
Neuen Wissenschaft in England, die sich in der Entstehung zahlreicher neuer
Wissenschaftlergruppen in den fünfziger Jahren manifestierten: Die Etablierung der Neuen Wissenschaft ging der Restauration der politischen Verhältnisse voraus.[94] Zwar hatte der Bürgekrieg die naturwissenschaftliche Entwicklung gestört, doch hatte er auch einen "Freiraum Wissenschaft" geschaffen, in dem die Neue Wissenschaft einen erstaunlichen Aufschwung nahm.
Schon 1657 wundert sich Isodicastes in Immortality, daß die englische Wissenschaft sich von den Tiefschlägen des Bürgerkriegs so rasch habe erholen
können.[95] Fortschritt, darüber ist sich Charleton etwa mit Seth Ward einig,
ist eindeutig vorhanden: "Learning hath of late found [...] admirable Advancement."[96]

Nach 1660 nahm das Gefühl des Aufschwungs zu, das sich in der Bewertung
der Naturwissenschaft schon ausgedrückt hatte, und wirkte für Charleton
in den politischen Bereich hinein. Gleichzeitig wirkte die politische Fortschrittsbegeisterung auf die Naturwissenschaft zurück und verstärkte die
dort vorhandenen Tendenzen. Von dieser Zeit an läßt sich von einer Wechselwirkung zwischen beiden Bereichen sprechen.[97]

Zunächst sind einige Bemerkungen zur politischen Situation nach 1660 aus

Charletons Sicht geboten. Charleton hatte bekanntlich das Interregnum als
zerstörerischen Ausnahmezustand begriffen. Es ist deshalb nur folgerichtig,
daß die Restauration ihm wie ein "Geschenk des Himmels" erschien. Die Royalisten empfanden die Rückkehr Karls II. im Mai 1660 und die Wiederherstel-
lung der monarchistischen Ordnung als ungeheure Erleichterung und Rückkehr
zur lang entbehrten Normalität. Karl wurde von Charleton als Friedensbrin-
ger und "Verteidiger des Glaubens"[98] begrüßt:[99]

His MAJESTY is a KING, who [...] as it were in a moment recomposed His
Country, almost torn to pieces by Civil Discords and Factions. Nine months
are not yet fully past, when we beheld before our eyes the Image of a Commonwealth most sad and deplorable, when all things appear'd dolefull,
troubled and confused; and when we complained, that to compleat our Calami-
ties nothing remained, but the total Extirpation of Three famous Nations.

Mit Karl II. war der rechtmäßige Herrscher zurückgekehrt. Wie sein
Freund Dryden erinnerte Charleton daran, daß Karl nach dem Desaster von
Worcester in Stonehenge Zuflucht gesucht habe, also an einem ihm gemäßen
königlichen Platz.[100]

Sicherlich sind die Kommentare Charletons und seiner Freunde tendenziös,
aus der Sicht des triumphierenden Royalisten geschrieben. Dennoch zeigt das
von Charleton für die Restauration verwendete Adjektiv "miraculous" die
allgemeine Stimmung an. Die Stabilisierung der politischen Verhältnisse
nach 1660 löste ein sich weit verbreitendes Gefühl des Aufschwungs und des
Neubeginns aus. Dryden sah nach dem Chaos des Interregnums sogar eine Wie-
derkehr des goldenen Zeitalters voraus:[101]

The fevrish aire fann'd by a cooling breez,
The fruitful Vales set round with shady Trees;
And guiltless Men, who danc'd away their time,
Fresh as their Groves, and Happy as their Clime.

Der restaurierten Monarchie wurde zunächst großer Kredit eingeräumt. Nur
aus dieser Atmosphäre heraus läßt sich Charletons enthusiastisches Lob auf
Karl II. in Character of Charles II. verstehen. Charletons Chorea Gigantum,
das Stonehenge als monarchistisches Dokument feierte, entsprach völlig dem
Zeitgeist. Das läßt sich auch an der zustimmenden zeitgenössischen Rezeption von Chorea Gigantum ablesen.[102]

In den Augen der Zeitgenossen erhielt der naturwissenschaftliche Fortschritt durch die Restauration einen weiteren Impuls. Der Zusammenhang zwischen politischem Aufschwung und Blüte der Wissenschaften wurde nun explizit hergestellt.[103] Charleton pries Karl II. schon 1661 als den vornehmsten
Förderer der Wissenschaften: "Under HIS MAJESTIE'S Administration [...]

the Studies of Learning thrive and the Honours of those Studies."[104]

Nahrung erhielten die Erwartungen und Hoffnungen Charletons sicherlich durch die Verleihung der königlichen Charter an die Royal Society kurze Zeit später. Die Bedeutung der Institutionalisierung der englischen Wissenschaft durch den König sollte nicht zu gering veranschlagt werden.

Auf dem Gebiet der Naturwissenschaft erntete die Restauration also die Früchte der Bewegungen der vierziger und fünfziger Jahre. Allein aufgrund der Erkenntnisse der letzten zehn oder fünfzehn Jahre berechtige der Stand der Naturwissenschaft zu einiger Hoffnung, meinte Charleton. Aufschwungsbegeisterung und Pioniergeist färben Charletons Äußerungen immer wieder. Dies gilt schon für die fünfziger Jahre.[105] Angesichts einer unendlich scheinenden Materialfülle war der Naturwissenschaftler von Staunen und Bewunderung erfüllt. Beflügelt schritt er von Erkenntnis zu Erkenntnis voran: "I discover such an infinite variety of fresh beauties and excellencies in nature every day."[106] Es nimmt nicht wunder, daß solche Erfahrungen die Zeitgenossen an die unbegrenzten Erkenntnismöglichkeiten des menschlichen Verstandes glauben ließen.[107]

Charletons Sicht der Neuen Wissenschaft ist mithin geprägt von außerordentlicher Fortschrittsgläubigkeit, die bei aller Skepsis immer wieder durchbricht und sein ganzes Werk durchzieht. Der Bacon entlehnte Begriff des Fortschreitens ("advancement") taucht immer wieder auf.[108]

Those Heroicall Wits among our Country-men [...] have addicted themselves to the Reformation and Augmentation of Arts and Sciences and made a greater Progresse in that glorious design, that many ages before them could aspire to.

Fortschritt ist für Charleton wie für Bacon linear, stetige Akkumulation von Wissen.[109]

In den sechziger Jahren erklärte sich die Fortschrittsbegeisterung zunehmend aus der wachsenden Einsicht in die Verwendbarkeit der in den fünfziger Jahren formulierten mechanistischen Lehre, so zum Beispiel bei der Beschreibung von Herz- und Kreislauffunktion. Hier wird das Vertrauen in die Brauchbarkeit des Erkannten deutlich: "No man has reason longer to believe, that the manner of the motion of the heart is a thing to human wit wholly impervestigable."[110] Die Entdeckung des Blutkreislauf durch Harvey und die folgende Weiterentwicklung durch seine Schüler ist "die edelste und nützlichste aller modernen Erfindungen".[111]

Eine besondere Note erhielt die Aufschwungsstimmung in England dadurch,

daß sie sich mit einem betonten Nationalstolz verband. Der Emigrant Athanasius-Charleton hebt im französischen Exil stets aufs neue den "bewundernswerten Fortschritt in unserer Nation", den "jetzigen Stand der Wissenschaft
in England" hervor, "entwickelt durch den Scharfsinn und die Bemühungen
von Männern im heutigen England". Gleichzeitig behauptet sein Freund Iso-
dicastes-Pierrepoint: "The Wits of our Nation have of late been so highly
beneficial to the Commonweal of Philosophy."[112]

Das Verdienst der neuen englischen Wissenschaft war es, so Charleton,
die alten, als unhaltbar erwiesenen Lehren etwa in der Astronomie "refor-
miert" zu haben.[113] Charleton führte die Fortschritte seines Heimatlandes
zum Teil auf die besondere "Empfänglichkeit des englischen Geistes für das
Neue" zurück.[114] Gleichzeitig versuchte man das Prestige der englischen
Wissenschaft dadurch anzuheben, daß man an den Eigenheiten des "Gegners",
das heißt der französischen Wissenschaftler Kritik übte. Das Klischee, die
Franzosen zeichneten sich durch a priori-Theorien, wortreiche Diskussionen
und rationalistisches Argumentieren aus - gegenüber den auf Empirie, Klarheit und Knappheit bedachten Engländern - war in der Mitte des siebzehnten Jahrhunderts weit verbreitet. Charleton charakterisierte in Immortality die Franzosen als "eher geneigt zu heißen und launischen Disputen als
ruhigen und friedlichen Gesprächen"; er beobachtete eine solch lästige Re-
dundanz der Worte", einen "Wortreichtum", gegen den sich die englische Art
des Umgangs mit Wissenschaft wohltuend abhebe.[115]

Charleton argumentierte auch aus dem Empfinden, die englische Wissenschaft habe einen eventuell bestehenden Rückstand gegenüber dem Kontinent
aufgeholt. Zum Vergleich zwei ähnliche Aussagen von Charletons Freunden
Clement Barksdale und John Dryden:[116]

For England hath in this last Age produced men as worthy as any other,
though not so much known abroad.

Among th'Assertors of free Reason's claim,
Th'English are not the least in Worth, or Fame.

Zwischen den beiden Zitaten liegen nur zehn Jahre. Barksdales Klage von
1654, die englischen Wissenschaftler seien im Ausland nicht genügend gewürdigt, gilt für die sechziger Jahre schon nicht mehr. Durch die Restauration
hatte der in den Naturwissenschaften vorhandene Nationalstolz neue Nahrung
erhalten. Die ab 1662/63 in der Royal Society institutionalisierte englische Wissenschaft hatte erstmals die Möglichkeit eines offiziellen, gleich-
berechtigten Austauschs mit ähnlichen Organisationen anderer Länder.[117]

Die Forschungsbeiträge englischer Wissenschaftler wurden anerkannt:[118]

Montmor, the president of the Academy at Paris being convinced, by many modern pieces, that had been written by our countrymen, that the genius of our nation was very well fitted for the advancement of all sorts of learning.

Die Bedeutung neuer englischer Forscher wie Boyle, Glisson, Willis und Charleton wurde von Montmor bestätigt.[119] Im Jahre 1680 schließlich, zur Zeit des Erscheinens der Enquiries, war es fast eine Selbstverständlichkeit, daß England eine bedeutende Rolle in der Entwicklung der modernen Naturwissenschaft spielte. Das galt zum Beispiel auf medizinischem Gebiet,[120] aber auch in vielen anderen Bereichen.

Ein dem Fortschrittsgedanken komplementäres Konzept ist das der Nutzbarkeit naturwissenschaftlicher Erkenntnisse für die Gesellschaft. Dieses Konzept, ein allgemein protestantisches Ideal des sechzehnten Jahrhunderts, wurde von Bacon in Advancement of Learning und Instauratio Magna übernommen und popularisiert. Seit der Mitte des siebzehnten Jahrhunderts trat es im Denken der englischen Forscher besonders hervor.[121]

In Charletons Werk ist der utilitaristische Gedanke durchgängig vertreten. Schon in Ternary of Paradoxes (1650) sprach er von der Verpflichtung seines Forschens nicht nur Gott, sondern auch den Menschen gegenüber.[122]

Such unexpected Felicity, as to be an instrument, or accessory, either in the discovery of some Magnale in Knowledg, or in the Contribution of some Benefit, conductive to the repair of the common breaches of Humanity.

Schon hier wird deutlich, daß Charletons Utilitarismus stets unter zwei Aspekten auftrat. Einerseits ging es ihm darum, zu einer Verbesserung des Wissensstands in Naturwissenschaft und Philosophie beizutragen ("the discovery of some Magnale in Knowledg") - dies wird in sich als nützlich gewertet; andererseits war er darauf bedacht, zum Nutzen der gesamten Menschheit, nicht nur der Wissenschaftlergemeinschaft tätig zu werden.[123] Mit dem ersten, innerwissenschaftlichen Aspekt sind zum Beispiel verbesserte Techniken, neue Instrumente, geeignete Experimente oder neue Erkenntnisse gemeint; der zweite Aspekt richtet sich nach außen auf "menschlichen" oder gesellschaftlichen Fortschritt. Charletons utilitaristische Konzeption ist - zumindest in den Frühschriften - nur zum Teil von der Baconschen Formel "for the relief of man's estate" hergeleitet.[124]

Der "nicht-gesellschaftliche Aspekt" ist eng mit dem Fortschrittsgedanken verbunden, jedoch ohne die moralische Auflage, wie sie die Forderung

nach Nutzen für die Gesellschaft impliziert. Es geht zunächst nur um Erkenntnis "an sich", um den Zuwachs an Wissen, zu dem der Wissenschaftler
Charleton beitragen möchte, also um Wissenschaft um der Wissenschaft willen: "my devout Zeal to the advancement of the knowledg of Natures choicest
Magnalities".[125] Allgemein ist es Ziel jeder Wissenschaft, das "Commonwealth" der Philosophie zu bereichern.[126] Dieses Bestreben darf und soll
sogar persönlich motiviert sein. So kann sich der Naturwissenschaftler beispielsweise durch ständiges Forschen über Ignoranz und Aberglauben der gemeinen Menge aufschwingen[127] und so für sich persönlich Nutzen aus seiner
Wissenschaft ziehen.

An dieser Stelle spielt ein epikureischer Gedanke in das utilitaristische Konzept hinein. Die epikureische Moral betrachtet Wissenschaft und
(Natur-)Philosophie stets als "Mittel zum Zweck", der geistigen und seelischen Ausgeglichenheit des Menschen.[128] Nützlich ist demnach nicht nur an-
gehäuftes Faktenwissen in den Wissenschaften, sondern auch Übung im Gebrauch dieser Fakten mit dem Ziel einer hohen ethischen Standards entsprechenden Selbstbeherrschung und Persönlichkeitsintegration. Charleton nennt
seinen Freund und Gönner Pierrepoint als Vorbild in dieser Hinsicht:[129]

A Person, noble by Birth, [...] but infinitely more noble by the Heroick
endowment of his better part, and the large measure of Knowledge he hath
acquired in all things of most use, to the well government of our selves,
in all the various occurrences of life.

Das "Privatisieren" ist allerdings ohne eine Bindung an die Gemeinschaft
der Wissenschaftler nicht zulässig. Nur die eigene curiositas zu befriedigen oder am eigenen moralischen Fortschritt interessiert zu sein ist, so
Charleton, für den Wissenschaftler nur ein "vorübergehender Vorteil". Vielmehr soll der Forscher auch "beitragen zur geistigen Entwicklung anderer".
Der "Republik der Künste und Wissenschaften" muß jedes ihrer Mitglieder
dienen; seine Talente darf niemand zum Schaden des Fortschritts in den Wissenschaften verkümmern lassen.[130] Schon kurze Zeit nachdem Charleton diese
Forderung formuliert hatte, registrierte er, daß seine englischen Wissen-
schaftlerkollegen ihr gerade in den letzten Jahren entsprochen hatten.[131]

Der zweite Aspekt von Charletons Utilitarismus relativiert in gewisser
Weise den ersten. Auch der Nutzen der Forschung für die Gesellschaft ist
laut Charleton ein Maßstab, an dem jede naturwissenschaftliche Arbeit zu
messen ist. Vielleicht bildete das puritanische (Wunsch-)Denken hier den
Hintergrund. In Immortality mußte Charleton sich und seine Kollegen jeden-

falls gegen den Vorwurf verteidigen, ihnen ginge es nur um das Neue, das
Originelle, um den Fortschritt um seiner selbst willen. Charleton verwahrte sich ausdrücklich gegen eine derartige Unterstellung:[132]

Neither have we introduced any Alterations in Natural Philosophy, Physick,
and other parts of Human Learning, but what carry their utility with them,
and are justifiable by right reason.

Dahinter stand offensichtlich die Annahme, ohne eine "Nutzbindung" sei
die Naturwissenschaft nicht ausreichend legitimiert und daher der Kritik
der (puritanischen) Zeitgenossen ausgesetzt.[133]

Generell darf Naturwissenschaft aber, forderte Charleton, nie Selbstzweck sein, nie nur "graue Theorie". Vielmehr sollte sie auch praktische Anwendbarkeit versprechen. Kein Wissenschaftler sollte so hochmütig sein,
seinen Gegenstand und seinen Status als in sich befriedigend und "allein
seligmachend" zu deklarieren.[134] Sobald der gesellschaftliche Wert von Naturwissenschaft keine Beachtung mehr findet, ist laut Charleton nicht mehr
garantiert, daß die Wissenschaftler richtig mit ihren Ergebnissen umge-
gehen.[135] Ein "guter" Wissenschaftler sein heißt, sich und seine Tätigkeit
dem höheren, gesellschaftlichen Anspruch unterzuordnen:[136]

My Good-will and cordial Devotion to the Commonwealth of Philosophy [...],
indeed, doth so strongly Animate me on to enterprizes of Publique Utility,
though but to those in the Second Form of Scholars.

Der gesellschaftliche Nutzen von Naturwissenschaft ordnet sich so ein in
den größeren Rahmen des Gemeinwohls, das oberste Prinzip der Handlungsweise
jedes Staates und jeder Politik zu sein hat. Auf dieses Ziel lassen sich
nach Charleton viele staatsbürgerliche Pflichten zurückführen: moralisch
richtiges Verhalten etwa dient diesem Ziel; und auch der Weise, der sich
vom öffentlichen Leben zurückzieht, ist verpflichtet, bei Bedarf zum Nutzen
des Gemeinwohls tätig zu werden.[137] Im monarchistischen Staat hat sich sogar der König dem Gemeinwohl zu beugen.

Der Gedanke des sozialen Nutzens der Naturwissenschaft blieb bei Charleton indes so allgemein, daß es schwer ist, einen spezifisch puritanischen
Anteil daran nachzuweisen.[138] Das Wort "nützlich" wurde in Charletons
Schriften zum Schlagwort und zur Standardformel. Wie andere Wissenschaftler der Restauration übernahm Charleton zwar die utilitaristische Idee der
Puritaner, berief sich dabei aber hauptsächlich auf Francis Bacon, so beispielsweise anläßlich der Einweihung des neuen Anatomiesaales des College
of Physicians: "This Place is sacred to the study of God's Works, for the

benefit of Mankind."[139] Bacons Programm wird nach 1660 zu einer gängigen (Legitimations-)Formel entwickelt.[140] Angesichts der ständigen Wiederholung dieser Formel liegt es nahe zu fragen, ob sie nicht in Gefahr war, zu einem Klischee zu verkommen. Die Schwierigkeit der Bewertung des utilitaristischen Programms von "konservativen Reformern"[141] wie Charleton liegt einerseits darin, daß der Realitätsgehalt der Vorstellung vom sozialen Nutzen nur zu oft durch Übertreibungen überdeckt wurde und andererseits darin, daß sich die Zeitgenossen selbst über die inhaltliche Auffüllung der Forderung nach Nutzen uneinig waren. Auch Charleton hat sich im Gegensatz zu den radikalen puritanischen Reformern nicht detailliert zu diesem Problem geäußert. Sein Utilitarismus zielte nicht auf eine Veränderung oder Demokratisierung der sozialen und politischen Wirklichkeit ab, sondern blieb ein allgemeines, im Grunde recht unverbindliches "Programm" für seine naturwissenschaftlichen Forschungen.

2.3. CHARLETON IN FRANKREICH - BEGEGNUNG MIT DER FRANZÖSISCHEN ATOMISTIK

Zur Vorgeschichte der Royal Society gehören die Beziehungen englischer Wissenschaftler zum Kontinent und insbesondere zu Frankreich. Diese Beziehungen ergaben sich zu einem großen Teil während des Exils royalistischer Forscher und Virtuosi in den vierziger und fünfziger Jahren.[1] Auch Walter Charleton hielt sich zwischen 1650 und 1656 wahrscheinlich dreimal, mindestens aber zweimal in Paris auf: zwischen Ende 1650 und August 1651, Mai 1653 und Frühjahr 1654 und zwischen Anfang und Ende 1656.[2] In den Enquiries erinnert er sich an die Pariser Zeit.[3]

Charleton war zwar nicht vor 1650 in Frankreich,[4] doch gibt es vor der ersten Frankreichreise Anzeichen für ein zunehmendes Interesse an der französischen Philosophie, die auf seine späteren Frankreichaufenthalte hinführen. Scon in der Abfolge der von van Helmont beeinflußten ersten drei Bücher - Spiritus Gorgonicus, Ternary of Paradoxes, Deliramenta Catarrhi - läßt sich eine fortschreitende Desillusionierung gegenüber dem belgischen Alchimisten feststellen.[5] Die Helmont-Trilogie weist zwar insgesamt noch geringe Kenntnis der französischen Naturphilosophie der Zeit auf, doch bekundet Charleton immerhin schon sein Interesse an Descartes und dem in Frankreich lebenden Hobbes.[6] Die folgende Hinwendung zur mechanistischen Philosophie von Hobbes und Gassendi in Darknes of Atheism (1652) stellt sich als direkte Konsequenz aus Charletons Frankreichreisen dar.[7] Dies gilt ebenso für die Physiologia von 1654. Es ist von großer Bedeutung, daß Charleton sein Wissen über den französischen Epikureismus nicht nur mittelbar aus Büchern oder Briefen seiner emigrierten Freunde, sondern auch durch direkten Kontakt mit der französischen "Szene" erworben hat. Charleton setzte seine Kenntnisse unmittelbar in eigene Veröffentlichungen um. Da er in Frankreich die Lehre Gassendis aus erster Hand kennenlernen konnte, ist der Grad der Authentizität, den seine Bearbeitung dieser Philosophie aufweist, sehr viel höher, als wenn sie das Ergebnis bloßer "Mundpropaganda" und Lektüre gewesen wäre.[8]

Charleton war Mitte 1650 schon seit einiger Zeit mit den Studien für Darknes of Atheism beschäftigt. Nach der Unterbrechung durch eine schwere Krankheit erfolgte im Dezember 1650 eine vorläufige Niederschrift. Zwischen diesem ersten Entwurf und der endgültigen Fassung vom August 1651 ist wahrscheinlich die erste Frankreichreise anzusetzen.[9]

Während dieser Reise lernte Charleton offensichtlich Thomas Hobbes kennen.[10] Hobbes befand sich seit November 1640 in Paris, wohin er vor dem Bürgerkrieg geflohen war.[11] Charletons Freunde John Evelyn und Kenelm Dibgy, die sich beide 1650/51 in Paris aufhielten, konnten den Besucher bei Hobbes einführen. Wie Hobbes waren sie nämlich Mitglieder einer Pariser Gruppe von englischen Emigranten unter der Ägide von William Cavendish, Marquis of Newcastle, und seines Bruders Charles, mit denen Hobbes schon seit den dreißiger Jahren befreundet war (s.u.).

Besonders eng aber war die Freundschaft von Hobbes und Pierre Gassendi, dem hochgebildeten französischen Geistlichen und Naturphilosophen. Gassendi hatte 1644 bereits Hobbes seine Manuskripte zur epikureischen Philosophie lesen lassen.[12] Hobbes diskutierte mit Charleton sicherlich Gassendis 1647 publizierte Vita Epicuri und die 1649 erschienenen Animadversions in Decimum Librum Diogenis Laertii, die Charleton für die im Anschluß an die erste Reise veröffentlichte Darknes of Atheism benutzte. Gassendi selbst war 1648 aus Gesundheitsgründen nach Südfrankreich gegangen, sodaß Charleton ihn in Paris nicht antreffen konnte.

Hobbes beeinflußte Charletons (Natur-)Philosophie in den verschiedensten Bereichen. In Darknes of Atheism etwa nahm Charleton auf Argumente von Hobbes gegen Descartes in der Frage der Gottesbeweise Bezug.[13] Darknes of Atheism verrät ebenfalls Charletons Kenntnis von De Cive (1642) und Leviathan (1651).[14] Möglich auch, daß Charleton sogar die Leviathan-Manuskripte gelesen hat, die in mehreren Kopien zirkulierten.[15]

Obwohl Charleton sich in seiner Physik im wesentlichen auf die epikureische Atomistik Gassendis stützte,[16] berücksichtigte er auch die Rolle der Bewegung als mechanistisches Prinzip bei Hobbes. Er widmete nämlich der Bewegung (anders als Gassendi) ein eigenes Kapitel am Schluß der Physiologia.[17] Hobbes veröffentlichte den physikalischen Teil seiner Elements of Philosophy, De Corpore, erst 1655; Charleton muß also die Manuskripte gekannt oder mit Hobbes über den Inhalt gesprochen haben.[18] Auch Charletons Freund William Brouncker sah in seinen handschriftlichen Anmerkungen zu seinem eigenen Exemplar der Physiologia eine Verbindung zur Physik von Thomas Hobbes.[19]

Im Bereich der Ethik und der Vermögenslehre galt Charleton das 1650 von Hobbes publizierte Of Human Nature als "unschätzbares Handbuch".[20] Später übernahm Charleton vor allem in Two Discourses und der Natural History of the Passions Gedanken zur Theorie der Leidenschaften und zur Vermögenslehre aus Of Human Nature. Er selbst wies mehrfach auf die Verbindung zu Hobbes hin.[21]

Die erste Begegnung zwischen Hobbes und Charleton legte den Grundstein für eine lebenslange Freundschaft.[22] Aubrey nennt Charleton einen "großen Bewunderer" von Hobbes.[23] In einer zeitgenössischen Hobbes-Biographie wird Charleton als für seine theoretischen wie für seine praktischen Verdienste berühmter Arzt bezeichnet.[24]

Sowohl Hobbes als auch Digby gehörten dem Pariser Kreis um den französischen Mönch und Naturphilosophen Marin Mersenne (1588 - 1648) an. Hobbes stand bis zu Mersennes Tod in enger Verbindung mit ihm,konnte Charleton also über Mersennes Naturphilosophie berichten. Bei Mersenne trafen sich überdies viele andere Naturwissenschaftler, so etwa Descartes, Gassendi, Fermat, Pascal, die Brüder Huygens, Roberval, Torricelli, Petty, Sorbière, Mydorge, Habert de Montmor, Grotius, Petit, Selden und Charles Cavendish.[25] Da diese "Akademie" Mersenne um ungefähr drei Jahre überlebte,[26] konnte Charleton sie, als er Ende 1650 oder Anfang 1651 nach Frankreich kam, noch relativ unverändert vorfinden.

Mersennes Einfluß macht sich jedenfalls in Darknes of Atheism überaus deutlich bemerkbar. Mersenne war für Charleton Vorbild im Kampf gegen den Atheismus: "[He is a] heroical Champion [...] of truth and Providence Divine."[27] In enger Anlehnung benutzte Charleton in Darknes of Atheism[28] Mersennes Argumente gegen Descartes zum Beweis der Existenz Gottes. Im sechsten Kapitel seines Buches ("The Mobility of the Term of Mans Life Asserted") berief Charleton sich auf Mersennes Definition des freien Willens und auf Mersennes Versuch, einen Mittelweg zwischen "völligem Fatalismus" und "absolutem Zufall" zu finden.[29] Mersenne hatte diese Gedanken zum Teil bereits in früheren Veröffentlichungen vertreten.[30]

Die auf Darknes of Atheism folgende Physiologia stellte weniger Mersennes theologisches Anliegen als vielmehr seine naturwissenschaftlichen Fähigkeiten und Erkenntnisse in den Vordergrund: "that miracle of science, the incomparable Mersenne".[31] Charleton zitiert aus zahlreichen Veröffentlichungen Mersennes, so unter anderem aus Ars Hydraulica Pneumatica (1644), Cogitata Physico-Mathematica (1644) und aus der Harmonie Universelle (1636), Mersennes Hauptwerk zur Akustik und Musik.[32]

Charleton berief sich nicht nur auf Bücher Mersennes, sondern verwandte auch Informationen wie: "Er experimentierte zusammen mit Gassendi mit dem Magneten", oder "er beobachtete in Paris die Veränderungen der Magnetnadel,"[33] die eigentlich nur aus dem Freundeskreis Mersennes stammen können. In diesem Zusammenhang fällt besonders ins Gewicht, daß Charleton neben Gassendi auch Mersenne als Quelle epikureisch-atomistischen Gedankenguts benutzte. Charleton verstand sich selbst als "Sekretär" Mersennes.[34]

Kurz nach Charletons Rückkehr nach London und dem Abschluß von Darkness of Atheism kehrte Thomas Hobbes Ende 1651 endgültig nach England zurück. Er lebte zunächst in London und verkehrte in einem Kreis von Ärzten aus dem College of Physicians, zu dem auch William Harvey gehörte und dessen Mittelpunkt Charles Scarburgh war, jenem Kreis also, in dem auch Charleton ein und aus ging.[35] Zu diesem Zeitpunkt tat sich für Charleton eine weitere Informationsquelle für französische Naturphilosophie auf.

Margaret Cavendish, die Frau des Marquis of Newcastle, und dessen Bruder Charles reisten im November 1651 von Antwerpen nach England, um den von Cromwell konfiszierten Familienbesitz zurückzuerlangen. Charles (gest. 1654), William (1592 - 1676) und Margaret Cavendish (1623 - 1673) waren von 1645 bis 1648 in Paris Mittelpunkt einer Gruppe gewesen, zu der auch Gassendi und Mersenne Verbindung hatten.[36] Diesem Newcastle Circle gehörten neben den Cavendishs Thomas Hobbes, William Petty (1623 - 1687), Kenelm Digby, John Evelyn und der meist in Holland lebende John Pell (1611 - 1685) an,[37] der mit Charles Cavendish korrespondierte. Während Charles Cavendish in seinen zahlreichen Korrespondenzen eine wichtige Vermittlerrolle übernahm,[38] lud William Cavendish die Forscher in sein Pariser Haus ein, um mit ihnen über neuste naturwissenschaftliche Entwicklungen zu diskutieren.[39] Nach dem Tod Karls I. begann der Pariser Kreis sich aufzulösen. Während Hobbes, Digby und Evelyn in Paris blieben, gingen die Cavendishs schon im August 1648 nach Rotterdam und im Oktober desselben Jahres nach Antwerpen. Von dort reisten Charles und Margaret 1651 nach England.

In London wohnte Margaret Cavendish in Covent Garden, also im selben Stadtteil wie Charleton. Dieser machte entweder durch ihren Schwager[40] oder durch den gemeinsamen Freund Hobbes ihre Bekanntschaft. Bald entwickelte sich eine enge Freundschaft. Charleton und Margaret Cavendish trafen sich zu naturphilosophischen Gesprächen.[41]

Ein Berührungspunkt ergab sich aus dem beiderseitigen, von Hobbes und

Gassendi inspirierten Interesse am Atomismus.[42] Margaret Cavendish arbeitete im Jahre 1652 an den atomistischen Poems and Fancies, die im März 1653
gedruckt wurden.[43] Zwei Monate später erschienen ebenfalls in London die
Philosophicall Fancies. Vor allem in ihrem zweiten Buch vertrat die Autorin
einen offenen, radikalen Atomismus mit atheistischen Implikationen, der in
England nicht sehr freundlich aufgenommen wurde.[44] Charleton hatte zu eben
dieser Zeit (1652) mit den Vorarbeiten zur Physiologia begonnen. Eine wechselseitige Beeinflussung läßt sich in einigen Fällen nachweisen. So nannte
Charleton in seinem Brief an Cavendish vom Januar 1655 Themen, mit denen
beide beschäftigt waren: "Quantity, Discrete and Continued, the Vniversal
and First Matter, Attoms, Elements, Motion, Dilatation, and Contraction,
Rarefaction, and Condensation, Meteors, & c."[45] Diese Themen werden sowohl
in Margaret Cavendishs Büchern wie in der Physiologia vorrangig behandelt.[46]

Die Beziehung bot beiden Partnern Kritik und Anregung. Obwohl Charleton
aufgrund seiner fundierten naturwissenschaftlichen Ausbildung sicherlich
überlegen war,[47] nahm er Margaret Cavendishs Bemühungen und ihre Thesen
ernst. Er hielt Cavendish für eine überdurchschnittlich intelligente junge
Frau[48] und ihre Art der Darstellung naturphilosophischer Fragen für beispielhaft in Inhalt und Stil.[49] Als Gesprächspartnerin war Margaret Cavendish ihm stets willkommen; er schätzte vor allem ihre Originalität und
Spontaneität:[50]

Whenever my own Reason is at a loss how to investigate the Causes of some
Natural Secret or other, I shall relieve the Company with some one pleasant
and unheard of Conjecture of Yours.

Margaret Cavendish macht es sich zur Gewohnheit, Charleton ihre Bücher
zu schicken, sobald sie erschienen waren. Ihre Thesen wurden von beiden
ausführlich besprochen. So geschah es zum Beispiel im Falle von Philosophicall Fancies und The World's Olio (1655).[51] Im Gegensatz zu vielen anderen Korrespondenten der späteren Herzogin war Charleton so ehrlich, mit
Kritik nicht zurückzuhalten. So bemängelte er etwa Margaret Cavendişhs
nicht immer exakten Gebrauch naturphilosophischer Begriffe: ihre Naturphilosophie sei zwar "excellent", "ingenious" und "free", aber auch zu wenig
"apodiktisch", zu hypothesenhaft und zu wenig beweiskräftig. Insgesamt gehe
sie auch zu unsystematisch vor.[52]

Margaret Cavendish begleitete ihrerseits Charletons Arbeiten mit kritischen Kommentaren. So setzte sie sich mit den in der Physiologia angebotenen Thesen zum Vakuum und zum Verhältnis von Ort, Zeit und Ewigkeit kritisch auseinander.[53] Die Existenz eines Vakuums versuchte sie mit dem "gesunden Menschenverstand" zu widerlegen: Das Vakuum übersteige die menschliche Vorstellungskraft, so argumentierte sie, um gleich darauf Charletons Überlegungen als Hirngespinste abzutun.[54]

Während Charleton mit den Vorarbeiten zur Physiologia beschäftigt war, kehrte im Februar 1652 ein alter Freund, John Evelyn, in seine Heimat zurück. Unter dem Einfluß seiner Pariser Erfahrungen mit Hobbes und dem Newcastle Circle[55] erarbeitete Evelyn wie Charleton einen Beitrag zur Epikur-Rezeption. Er übersetzte Lukrezens De Rerum Natura ins Englische. Der Beginn dieser Arbeit ist auf den Anfang der fünfziger Jahre, spätestens aber 1655, festgelegt worden.[56] Das Vorhaben Evelyns wurde von Gesprächen und Beratungen mit Freunden begleitet. Walter Charleton studierte Lukrez zur gleichen Zeit. In Darknes of Atheism hatte Charleton bereits einige Passagen aus De Rerum Natura ins Englische übertragen. In der Physiologia übersetzte er zwei weitere Stellen in Versform und eine längere Passage in Prosa.[57] John Evelyn kommt das Verdienst zu, die erste (bis auf das zweite Buch) vollständige Lukrez-Übersetzung geliefert zu haben.[58] Charletons Übersetzungsversuche sind aber ein Indiz für das breite Interesse , das Lukrez unter den englischen Naturphilosophen fand. Überdies wagte Evelyn nur die Veröffentlichung des ersten Buches von De Rerum Natura (1656) und schloß das Manuskript des dritten bis sechsten Buches erst im Jahre 1657 ab.[59] Charleton dagegen übersetzte 1652 und 1654 bereits einige Zeilen aus den Büchern II, V und VII,[60] freilich im wesentlichen in der Absicht, eigene Thesen zu illustrieren. Evelyn dagegen ging es um eine vollständige, angemessene und anschauliche Wiedergabe des Originals. Die beiden Übersetzungen sind deshalb im Grunde nicht vergleichbar. Auch eine direkte Beeinflussung ist nicht festzustellen.

Für den Inhalt der atomistischen Lehre läßt sich jedoch ein Einfluß Charletons auf Evelyn nachweisen. Evelyn wählte die Physiologia als Ausgangspunkt für seine eigenen Ausführungen in dem die Übersetzung begleitenden Essay on the First Book of T. Lucretius Carus De Rerum Natura. Im ersten Buch entwickelt Lukrez die Grundgedanken des atomistischen Systems: Materie und Vakuum, die Existenz von Atomen und die Unendlichkeit des Universums.[61] Evelyn bezog sich in seinen Anmerkungen ausdrücklich auf den Freund. Er

ging mit denselben theologischen Vorbehalten wie Charleton an die lukrezisch-epikureische Philosophie heran. Unverzichtbare Positionen waren für
ihn die Unsterblichkeit der Seele, die göttliche Vorsehung und die planvol-
le Entstehung der Welt, also Prinzipien, auf deren Begründung auch Charleton in Darknes of Atheism und Physiologia besonderen Wert legte.[62] Evelyn
glaubte Lukrez durch Charletons Argumente gültig widerlegt: "Our Carus,
with all his eight reasons [was] refuted by the ingenious Dr. Charlton
whose discourse I suppose nothing can easily be added besides trouble to
the Reader."[63]

In zahlreichen physikalischen Fragen stimmte Evelyn ausdrücklich mit
Gassendi und Charleton überein. Dies gilt insbesondere für den experimentellen "Nachweis" des Vakuums durch Gassendi:[64]

Touching which disseminated Vacuum and Inane spaces the most learned Petrus Gassendus maketh a famous illustration by depressing of wheat in a
Bushel [...]. I will not repeat the experiment because the curious have
read it in his books and every man may see it exactly translated by Dr.
Charleton.

Die lukrezisch-epikureische Position Evelyns zu dieser Zeit deutet sich
überdies auch in der Wahl des Pseudonyms "Lucretius" an, mit dem Charleton
den Freund in Immortality belegt.[65]

Dem in kleinen Rahmen in London wiederbelebten Newcastle Circle war keine lange Dauer beschieden. Margaret Cavendish ging im Mai 1653 nach Antwerpen zurück, als sie einsehen mußte, daß sie in der Sache ihres Mannes
nichts erreichen konnte. Walter Charleton begleitete sie vermutlich auf
dieser Reise oder besuchte sie kurze Zeit später. Auf jeden Fall war er vor
Juli 1654 in Holland.[66] Von dort aus lag ein Besuch in Antwerpen nahe, besonders wenn Charleton von Holland aus nach Frankreich gehen wollte. Die
Route über Antwerpen nach Frankreich wurde zu dieser Zeit allgemein benutzt. In Antwerpen hätte Charleton Gelegenheit gehabt, zum ersten Mal mit
William Cavendish und außerdem mit dem holländischen Naturwissenschaftler
Constantijn Huygens zusammenzutreffen, der eine freundschaftliche Beziehung
zu Margaret Cavendish unterhielt und mit ihr korrespondierte.[67]

Charleton nutzte den Aufenthalt auf dem Kontinent aller Wahrscheinlichkeit nach zu einer (weiteren) Reise nach Frankreich. Newcastle konnte ihn
sicherlich mit einer Empfehlung an Gassendi versehen, der im Mai 1653 aus
der Provence nach Paris zurückgekehrt war.

Überdies hielt sich ein gemeinsamer Bekannter Charletons und Gassendis,

Sir Kenelm Digby, noch in Paris auf. Das Verhältnis zu Digby ist zu diesem
Zeitpunkt von besonderer Bedeutung für Charleton, versuchte er doch mit
seiner Physiologia einen naturphilosophischen Ansatz, wie ihn Kenelm Digby
zehn Jahre zuvor ganz ähnlich in Two Treatises (Paris, 1644) vorgestellt
hatte.[68]

Pierre Gassendi[69] lebte nach seiner Rückkehr nach Paris bis zu seinem
Tod im Oktober 1655 im Hause von Henri-Louis Habert de Montmor (ca. 1600 -
1679), einem wohlhabenden französischen Virtuoso und Mitglied der Académie
Française (s.u.). Gassendi, katholischer Priester und Doktor der Theologie,
begann seine philosophische Laufbahn mit Schriften gegen die aristotelische
Doktrin (Exercitationes Paradoxicae adversus Aristoteleos) und setzte sie
Ende der zwanziger Jahre mit epikureischen Studien fort. Früchte dieser Arbeit waren zunächst die acht Bücher über das Leben Epikurs, De Vita et
Moribus Epicuri Libri Octo (Lyon, 1647) und die dreibändigen Animadversiones in Decimum Librum Diogenis Laertii Qui est de Vita, Moribus, Placitisque Epicuri (Lyon, 1649).

Die im Anschluß an die zweite Frankreichreise fertiggestellte Physiologia Charletons steht unverkennbar unter Gassendis Einfluß. Hier gab offensichtlich die persönliche Begegnung den Ausschlag. Schon in Darknes of
Atheism war Gassendi eine unumstrittene Autorität. Schon hier erschien der
französische Philosoph als der "weise Gassendi", der sich mit "goldener
Feder" in die Reihe der "heldenhaften Kämpfer für Wahrheit und göttliche
Vorsehung" hineingeschrieben hatte. In der Physiologia wurde er sogar der
"unsterbliche Gassendus, der größte Kenner des Altertums überhaupt",[70] eine
Formel, die danach in Charletons Werk immer wieder auftaucht. Für Charleton
war Gassendi der erste unter den Philosophen.

Charletons Selbstverständnis als Schüler Gassendis tritt immer wieder
hervor.[71] Der Grund liegt darin, daß Charleton Gassendi für den "klügsten
und umfassendsten Interpreten Epikurs" hielt.[72] In der Physiologia übernahm
Charleton häufig Gassendische Argumente, die sich unmittelbar von Epikur
herleiteten.[73] Auch hieß Charleton es in den meisten Fällen gut, wenn Gassendi eine epikureische These erweiterte, präzisierte oder besser begründete.[74] Die sicherlich nicht zufällige Wahl des Epikur-Porträts, das Gassendi
seinen Animadversiones vorangestellt hatte, für das Vorsatzblatt von Charletons Epicurus's Morals zeugt ebenfalls von Charletons Bestreben, sich unmittelbar auf Gassendis epikureische Lehre zu beziehen.

Als Hauptquelle für Charletons gassendistische Philosophie haben die Animadversiones zu gelten. Die Vita Epicuri benutzte er offenbar kaum. Die Animadversiones, im Jahre 1648 in der Korrespondenz des Newcastle Circle bereits diskutiert[75] und im folgenden Jahr publiziert, waren spätestens ab 1650 in England erhältlich.[76] Spätestens im August 1651 befanden sie sich in Charletons Besitz;[77] vielleicht brachte er sie sogar selbst von seinem ersten Frankreichaufenthalt mit. In Darknes of Atheism nennt Charleton das Werk Gassendis "vollendeten Kommentar" zu epikureischen Philosophie.[78] Mit seinem Inhalt war Charleton zu dieser Zeit wohl vertraut: "many of our Apodictical Reasons [...] were gleaned from those more fertil Fields [...] chiefly of Gassendus (in Animadvers. in phys. Epicuri)."[79] Für die Kapitel I,4 und II bis V von Darknes of Atheism legte Charleton den letzten Teil der Physik aus den Animadversiones zugrunde, der das Problem der Gottesbeweise aufgreift.

Die Animadversiones wurden dann auch die Grundlage für die Physiologia. Vergleicht man Aufbau und Inhalt beider Werke, so zeigen sich eindeutige Übereinstimmungen zwischen der Physiologia und dem zweiten, physikalischen Teil der Animadversiones.[80] Die Kapitelreihenfolge des "Pars Physica" behielt Charleton grundsätzlich bei.[81] Auch in den Einzelheiten stimmen Reihenfolge und Darstellung in weiten Teilen überein. Dies gilt insbesondere für die Kapitel über die Atome und die "Qualitäten". Der Textumfang ist in etwa gleich. Von siebenundfünfzig Artikeln[82] der Animadversiones behandelt Charleton in der Physiologia dreiunddreißig ebenfalls in eigenen Kapiteln oder Sektionen; daneben finden sich Teile aus anderen Artikeln Gassendis bei Charleton unter anderen Überschriften wieder. Die Animadversiones enthalten dagegen einen weiteren Teil über die Seele, über den Ursprung der Welt und die göttliche Providenz. Diese Themen sparte Charleton in seiner Physiologia aus, übernahm sie aber in Immortality und Darknes of Atheism.[83]

Die Kapitelanordnung in dem Syntagma Philosophicum, dem ersten Teil der Opera Gassendis von 1658, ist insgesamt anders als die der Physiologia obwohl sie aufgrund der Themenstellung gewisse Ähnlichkeiten aufweist. Nur an zwei Stellen, die die Themen "Zeit" und "Raum" behandeln, ließe sich eine Anlehnung der Physiologia an das (Manuskript des) Syntagma vermuten.[84] Die Animadversiones behaupten also ihren Platz als wichtigste Quelle für Charletons gassendistische Philosophie, zumal sie schon in Darknes of Atheism und auch später noch von Charleton zum Beleg herangezogen wurden.[85]

Pierre Gassendi hatte schon in den zwanziger Jahren mit seinen epikurei-
schen Studien begonnen.[86] Seit dieser Zeit hatte er einen stetig wachsenden
Kreis von Gleichgesinnten und Schülern um sich versammelt, der sich zum
Teil mit der Gruppe um Mersenne deckte.[87] In den gut zwei Jahren zwischen
Gassendis Rückkehr nach Paris und seinem Tod traf man sich im Hause Habert
de Montmors. 1657 wurde dann die Académie Montmor, eine Vorläuferin der
Académie des Sciences (1666), offiziell aus der Taufe gehoben.[88]

Wenn Charleton bei seinem zweiten Frankreichbesuch Gassendi persönlich
kennengelernt hat, so ist er sicherlich auch mit anderen Mitgliedern der
Académie Montmor in Berührung gekommen. Dies ist umso wahrscheinlicher,
als Charleton und seine Werke um 1660 in der Gruppe bereits wohlbekannt waren. Montmor selbst hielt den Engländer Charleton für einen der großen
zeitgenössischen Wissenschaftler.[89] Etwa zur gleichen Zeit stellte das Aka-
demiemitglied Auzout in einem Brief an Christian Huygens Charleton als
Fachmann auf dem Gebiet der "Splenectomie" dar, nach dessen Beispiel in der
Académie Montmor verfahren werde.[90] Anzeichen eines persönlichen Umgangs
von Charleton mit Akademiemitgliedern könnte es weiterhin sein, daß Charleton über die Arbeit verschiedener Mitglieder unterrichtet war. Schon 1654
erwähnte er die Studien Pierre Petits, eines Astronomen und Mathematikers,
zum Vakuum und zum Torricellischen Beweis.[91] In Immortality stellte er die
anatomischen Beobachtungen von Jean Pecquet vor, den er eigens als "jungen
Arzt aus Dieppe in der Normandie" einführte.[92]

Zum engsten Kreis um Gassendi zählten Samuel Sorbière und François Bernier. Sorbière ist als "Testamentsvollstrecker" Gassendis anzusehen.[93] Auf
Sorbières Drängen hin hatte sich Gassendi 1648 dazu verstanden, die Animadversiones zu veröffentlichen. Nach Gassendis Tod sammelte Sorbière die Manuskripte und veröffentlichte sie drei Jahre später mit einer "Praefatio"
über das Leben Gassendis. Die Herausgabe dieser Opera Omnia kann als die
große Leistung Sorbières gelten, die aus dem Montmor-Kreis hervorging.
Montmor selbst schrieb ein Vorwort an den Leser. 1684 schließlich gab Sorbière das Syntagma Philosophiae Epicuri heraus, in dem er Gassendis "Säube-
rung" Epikurs von atheistischen Ansichten betonte.[94] Charletons persönliche
Bekanntschaft mit Sorbière, der seit 1657 Sekretär der Académie Montmor war,
datiert spätestens vom Frühjahr 1663, als Sorbière die Royal Society besuchte.[95]

François Bernier (1620 - 1688) war zunächst als "Sekretär" bei Gassendi angestellt. Im Mai 1653 kam er zusammen mit Gassendi nach Paris, konnte Charleton also in dieser Zeit kennenlernen.[96] Bernier wurde weniger durch eigene Werke als durch einen Abriß der Philosophie Gassendis in französischer Sprache bekannt, der später vielfach der lateinischen Urfassung vorgezogen wurde.[97]

Gassendi selbst legte offensichtlich wenig Wert darauf, sein epikureisches System um jeden Preis drucken zu lassen. Erst auf die Initiative Sorbières hin entschloß er sich zur Veröffentlichung der Animadversiones. Offenbar bedeutete Gassendi und seinen Anhängern in den dreißiger und vierziger Jahren die Entwicklung atomistisch-epikureischer Ideen im Gespräch und in der persönlichen Auseinandersetzung mehr als eine schriftliche Darlegung.[98] Bis zur Veröffentlichung der Opera Omnia wurden Teile von Gassendis Lehre - abgesehen von De Vita und Animadversiones - nur in verschiedenen Korrespondenzen dokumentiert. Vergleicht man überdies die Publikationsdaten der wichtigsten Werke französischer Gassendi-Anhänger zur Physik, so stellt sich heraus, daß sie alle erst nach Gassendis Tod und die meisten erst in den siebziger und achtziger Jahren erschienen.[99] Die Gassendi-Rezeption in Frankreich und vor allem die Popularisierung seiner Ideen erfolgte also relativ spät. Hierbei spielte Berniers Abrégé eine dominante Rolle.[100] Bernier selbst ging noch 1674 davon aus, daß Gassendis wahre Bedeutung wahrscheinlich erst von der Nachwelt erkannt werden würde.[101]

Durch diesen Sachverhalt kommt Charletons Physiologia große Bedeutung zu. Da sie noch vor den Opera Omnia erschien, ist sie als erste systematische Zusammenfassung der gassendistischen Physik anzusehen, ergänzt durch Charletons wenig später veröffentlichte moralisch-theologische Parallelschriften. Charleton legitimierte sich durch die Physiologia als erster und berufener Popularisator Gassendis. Dies gilt nicht nur für den französischen, sondern ganz besonders auch für den englischen Bereich.[102]

Die erste englische Übersetzung eines Werkes von Gassendi nach Charletons Physiologia war William Rands 1657 publiziertes Life of Peiresk, das allerdings zur Information über die gassendische Physik so gut wie nichts beitrug.[103] Zwar bezogen sich John Evelyn in seinem Essay (1656) und Thomas Stanley in seiner History of Philosophy (ab 1655) schon in den fünfziger Jahren auf Gassendi;[104] doch wurde die Lehre Gassendis erst ab etwa 1670 in England zu einem integralen Bestandteil der philosophischen Tradition. 1668 erschien in London eine Institutio Logica et Philosophiae Epicuri Syntagma.

Boyles Origin of Forms, According to the Corpuscular Philosophy kam 1664 heraus.[105] Als Beispiel für den Einfluß Gassendis wird auch das Werk John Lockes genannt. Sowohl Locke als auch Isaac Newton haben jedoch Gassendi wahrscheinlich zunächst durch die Lektüre der Werke Charletons rezipiert.[106]

Die Bedeutung der Physiologia erhält noch größeres Gewicht, wenn man den großen Zeitabstand bedenkt, der zwischen dem Kontakt der Gassendi-Schüler[107] mit ihrem Meister und der Veröffentlichung ihrer Schriften liegt. Ungenauigkeit in der Darstellung könnte die Folge sein. Charletons Version dagegen verspricht aufgrund der geringen zeitlichen Distanz zwischen Frankreichreise und Abfassung der Physiologia größtmögliche Authentizität. Charleotn strebte Authentizität in der Physiologia auch bewußt an. Zahlreiche Passagen sind entweder Paraphrasen oder sogar Übersetzungen der Originale Gassendis. Sogar Illustrationen werden unverändert übernommen.[108]

Überdies ist in Rechnung zu stellen, daß einige Anhänger Gassendis später von ihm abwichen, so daß die Werke der zweiten Jahrhunderthälfte nicht unbedingt mehr mit der ursprünglichen Lehre übereinstimmen. So baute Saint-Romain entsprechend seinen alchimistischen Neigungen auf Gassendis Atomistik die willkürlichsten Hypothesen über die Wirkungen von Heilmitteln auf, und Berniers Kombination der epikureischen Philosophie mit dem indischen Quietismus fiel radikaler aus, als es Gassendis Lehre je gewesen war.[109] Charletons Physiologia ist daher eine wichtige Quelle der Information über den Stand der gassendistischen Lehre um die Jahrhundertmitte.

Auf der anderen Seite erscheinen auch die Elemente der Physiologia in einem neuen Licht, die Charleton selbst der Lehre Gassendis hinzufügte. Charletons Neigung, stärker als Gassendi auf die Annehmbarkeit seiner physikalischen Thesen für die christliche Religion zu achten, nahm eine in späteren Jahren zunehmende Entwicklung vorweg. So war Bernier beispielsweise der Konzeption von göttlicher Vorsehung bei Charleton viel näher als der Vorstellung Gassendis.[110] Charleton gebührt jedoch das Verdienst, diese Form der Fortführung gassendistischer Ideen schon zwanzig Jahre vor Bernier entwickelt zu haben.

Nach seiner Rückkehr von der zweiten Frankreichreise und der Veröffentlichung der Physiologia arbeitete Charleton am ethischen Teil der epikureischen Lehre, der 1656 als Epicurus's Morals herauskam. Charleton lehnte sich hier wiederum an Gassendis Ausführungen[111] und vermutlich auch an den

Discours de Morale sur Epicure (1645/46) des Gassendi-Schülers Sarasin an.[112] Gassendis Philosophiae Epicuri Syntagma[113] ist eine Zusammenstellung von Epikur-Fragmenten und Texten klassischer Autoren über Epikur (unter anderen Cicero, Sextus Empiricus, Plutarch, Lukrez). Charleton gibt im Titel von Epicurus's Morals neben Epikur selbst Diogenes Laertius, Marcus Antoninus, Plutarch, Cicero und Seneca als Quellen an.[114] Epicurus's Morals sind wie das Syntagma eine lockere Aneinanderfügung verschiedener Aspekte der epikureischen Ethik.

Das Buch war spätestens Anfang 1656 abgeschlossen.[115] Zu dieser Zeit lebte Charleton in London. Mit der endgültigen Niederschrift seines nächsten Buches, Immortality, begann er erst gegen Ende des gleichen Jahres.[116] In der Zwischenzeit besuchte er anscheinend ein weiteres Mal seine französischen Bekannten. Darauf deuten zahlreiche Hinweise in der 1657 veröffentlichten Immortality. In einer Vorbemerkung an den Leser heißt es, der Autor sei vor kurzer Zeit in Frankreich gewesen und habe daher den Schauplatz des Buches dort angesiedelt.[117] Im ersten Dialog von Immortality zeigt sich Charleton aufs beste mit den Pariser Gegebenheiten vertraut. Er beschreibt bis ins Detail den Luxemburgischen Garten; er kritisiert die Gesprächsgewohnheiten französischer Philosophen, die er für allzu wortgewandt hält, und beklagt die eigenen Schwierigkeiten mit der französischen Sprache, die ihm nicht allzu leicht über die Lippen gehe.[118]

Charleton hatte zudem einen guten Grund für einen Frankreichaufenthalt. In Immortality beschwert er sich über die Schicksalsschläge und Ungerechtigkeiten, die ihm seit der Veröffentlichung der Physiologia widerfahren seien. Diese "Böswilligkeiten und Verfolgungen" hätten ihn veranlaßt, England für eine Weile zu verlassen.[119]

Bei diesem dritten Aufenthalt in Paris wird Charleton vor allem mit den Mitgliedern der Académie Montmor zusammengetroffen sein, deren offizielle Gründung nun unmittelbar bevorstand. Hier fand der englische Gassendi-Schüler Charleton einen kongenialen Kreis vor. Die noch in Frankreich verbliebenen englischen Emigranten wie Kenelm Digby oder Christopher Baron Hatton (ein späterer Kollege Charletons in der Royal Society) mögen Charleton ebenfalls angezogen haben. Digby insbesondere bot sich als Gesprächspartner an, da er sich in Two Treatises bereits mit der Unsterblichkeit der Seele befaßt hatte, die Charleton in Immortality zu beweisen gedachte.

In Zusammenhang mit diesem Buch ist ein weiterer Freund Charletons, John

Dryden, zu nennen, den Charleton ungefähr 1656 kennehlernte. Dryden, der zu dieser Zeit bei dem Verleger Henry Herringman wohnte und gelegentlich für ihn arbeitete, schrieb im Auftrage Herringmans das Vorwort zu Immortality. Darin verrät er genaue Kenntnisse biographischer Einzelheiten von Charletons Frankreichaufenthalt, die nur von einer persönlichen Bekanntschaft herrühren können.[120] Dryden zeigte im übrigen zu dieser Zeit lebhaftes Interesse an der Atomistik und der Neuen Wissenschaft. Zeugnis davon legen die etwa 1660 bis 1662 entstandenen Widmungsgedichte an Charleton und Robert Howard ab.[121] Es ist durchaus denkbar, daß der junge Dryden von Charletons Kenntnis der Atomistik profitierte.

Die Frankreichreisen Charletons sowie allgemein das französische Exil englischer Wissenschaftler und Virtuosi erwiesen sich in wissenschaftlicher Hinsicht als äußerst fruchtbar. Nach der Rückkehr der Emigranten machte sich der Einfluß der französischen mechanistischen und epikureischen Philosophie deutlich in der englischen Naturwissenschaft bemerkbar, ein Einfluß, der bis zur Restauration immer stärker wurde.[122]

Als nach der Restauration William und Margaret Cavendish nach England zurückkehrten, wurden die alten Beziehungen erneuert und der Pariser Newcastle Circle neu belebt. Zum engeren Kreis zählten Hobbes, Charleton, Evelyn und Henry Pierrpoint. Evelyn berichtete über ein solches Treffen in zwangloser Atmosphäre:[123]

11. May 1667. To Lond. dined at the Duke of New Castle, & sate discoursing with her Grace in her bed-chamber after dinner, 'til my Lord Marquis of Dorchester came in with other company.

Evelyn und Charleton blieben in enger Verbindung. Sie nahmen gemeinsam an Sitzungen der neugegründeten Royal Society teil.[124] Evelyn fuhr fort, sich lobend über Charleton und sein Werk zu äußern.[125] Thomas Hobbes, der den Cavendishs zeit seines Lebens verbunden blieb, pflegte ebenfalls in den sechziger Jahren einen intensiven Kontakt mit Charleton.[126] Wegen seines anrüchigen Rufs - er war als Materialist und Atheist verschrien[127] - war Hobbes nicht Mitglied der Royal Society. Charleton versuchte, Hobbes zumindest eine gewisse Anerkennung in der Gesellschaft zu verschaffen; so las er etwa in einer Sitzung den Widmungsbrief von Hobbes' Problemata Physica (1662) vor.[128]

Die Royal Society wurde ab Anfang der sechziger Jahre zu einem neuen Forum für die Mitglieder des Newcastle Circle. William Cavendish war Gründungsmitglied der Gesellschaft. Seine Frau wurde als erste Frau eingeladen,

an einer Sitzung teilzunehmen. In Charleton besaß sie einen engagierten Fürsprecher:[129]

The lord BERKELEY mentioned, that the duchess of Newcastle had expressed a great desire to come to the Society, and to see some of their experiments; but that she desired to be invited. This was seconded by the earl of CAR-LISLE and Dr. CHARLETON, who pressing, that it might be put to the vote accordingly, whether the duchess of Newcastle should at her desire be invited at the meeting on the Thursday following; it was carried in the affirmative.

Charleton und Lord Berkeley wurden beauftragt, den Besuch zu planen, der am 30. Mai des Jahres stattfand. Robert Boyle und Robert Hooke hatten Experimente vorbereitet, und Charleton entwarf eine kurze Rede:[130]

This is the first time you have here beheld a Lady, one whose eminent Quality renders her illustrious, whose Wit is at once the Glory & Envy of her Sex, whose Curiosity in the Works of Nature, seems to be, like them, immense [...]. She hath convinced the world, by her own heroique Example, y.t. no studies are too hard for her softer Sex, & y.t. Ladies are capable of our admiration as well for their Science, as for their Beauty.

Charleton und Margaret Cavendish hielten also auch in den sechziger Jahren ihre Verbindung aufrecht. 1668 übersetzte Charleton das von Lady Margaret verfaßte Life of William Cavendish (1667) unter dem Titel Guilielmi Ducis Novo-Castrensis Vita ins Lateinische.[131] Erst mit dem Tod der Cavendishs - Margaret starb 1673, ihr Mann drei Jahre später - endete die Freundschaft. Charleton war mittlerweile fest in der englischen Neuen Wissenschaft etabliert und mit der Anwendung der atomistischen Mechanistik auf naturwissenschaftliche Einzelprobleme befaßt.

3. WERK

3.1. ÜBERBLICK ÜBER DAS GESAMTWERK: SCHAFFENSPHASEN AUF DEM HINTERGRUND DES VIRTUOSO-IDEALS

Aufgrund einer ungewöhnlich langen Publikationsphase läßt sich an Charletons Veröffentlichungen ein Stück Wissenschaftsgeschichte ablesen. Das umfangreiche Werk, das über eine Zeitspanne von gut fünfzig Jahren entstand und sich von den fünfziger Jahren des siebzehnten bis zum Beginn des achtzehnten Jahrhunderts erstreckt, spiegelt die unmittelbare Betroffenheit des Zeitgenossen Charleton von den Streitfragen seiner Zeit.[1]

Charleton beschränkte sich in seinen Schriften nicht auf sein eigenes Fach, die Medizin. Ebenso wenig sind seine Publikationen ausschließlich naturwissenschaftlicher oder naturphilosophischer Art. Zu seinem Werk gehören philosophische, allgemein naturwissenschaftliche, mechanistische und anatomische Abhandlungen ebenso wie theologische und moralphilosophische Traktate, wie alchimistische, historische, biologisch-zoologische Schriften oder Übersetzungen und Biographien.

Wegen seiner breit gefächerten wissenschaftlichen Neigungen ist Charleton als typischer Universalgelehrter anzusehen. Das Ideal des Universalgelehrten fand im siebzehnten Jahrhundert seine Verwirklichung in zahlreichen Wissenschaftlern und wurde von ihnen auch bewußt angestrebt. So urteilte die Biographia Britannica vierzig Jahre nach Charletons Tod:[2]

His extensive capacity [...] enabled him to form very just notions of the connection between the Sciences, and encouraged him to aim at making himself an universal scholar.

Den Typus des nur in seinem eigenen Fachgebiet kundigen Wissenschaftlers kannte das siebzehnte Jahrhundert noch nicht. Auch unterschieden die Zeitgenossen Charletons viel weniger genau zwischen den Natur- und den Geisteswissenschaften. Die Übergänge waren hier eher unscharf.[3] Der zeitgenössische Gelehrte konnte sich ohne größere Schwierigkeiten auf ein anderes Gebiet begeben, weil das Grundwissen in jeder Disziplin begrenzt und überschaubar war.[4] Es war sicherlich die Regel, mehrere wissenschaftliche Interessen gleichzeitig zu verfolgen.

Bei der Festlegung einzelner Persönlichkeiten der Wissenschaftsgeschichte auf bestimmte Fachgebiete oder Berufsbezeichnungen wie etwa Historiker, Naturwissenschaftler, Altertumswissenschaftler, ist daher Vorsicht geboten. Diese Bezeichnungen hatten im siebzehnten Jahrhundert eine andere Bedeutung als heute. So ließ sich, um eine von den Zeitgenossen bevorzugte Disziplin, die "antiquarische" Bewegung, die Beschäftigung mit Altertümern und Denkmälern der Vor- und Frühgeschichte, herauszugreifen, Charleton als "Antiquar" bezeichnen. Er setzte sich etwa in seiner Schrift über Stonehenge (Chorea Gigantum) ausführlich mit den Zeugnissen einer vergangenen Kultur auseinander. Andererseits bedeutet diese Tatsache nicht, daß Charleton wegen dieser einen Veröffentlichung zu einem Thema der Frühgeschichte als Autorität auf diesem Gebiet zu betrachten sei. Obwohl ihm natürlich ein ernsthaftes Bemühen um eine dem Gegenstand gerechte Interpretation nicht abzusprechen ist, war seine Theorie eher die eines gebildeten Amateurs und wies einige Widersprüche auf, so daß sie schon bald von kundigeren Zeitgenossen angegriffen werden konnte.[5]

Auf vollkommene Stichhaltigkeit seiner Argumentation kam es dem universell gebildeten Wissenschaftler vom Typ Charletons in erster Linie auch nicht an. Was zählte, war vor allem das ehrliche Bemühen um den Gegenstand in dem Bewußtsein, auf irgendeine Weise zu einer Vermehrung des Wissens und zu einem besseren Verständnis der Natur beizutragen. Und dieses Wissen setzte sich eben aus vielen Aspekten, das heißt aus Erkenntnissen in vielen einzelnen Wissenschaften zusammen. Anzeichen dafür, daß auch Charleton das beschriebene Ziel anstrebte, ist wiederum das Urteil der Biographia Britannica:[6]

[His writings, in this case Natural History of the Passions, were] suitable to the philosophick spirit that reigned at that time, when it was fashionable for men of parts and learning to employ their time in endeavouring thoroughly to understand (human) nature; towards which we may, without flattery, affirm, that none afforded greater helps than our author, who has written almost upon every subject that can be held justly necessary to this purpose.

Charleton selbst identifizierte sich ausdrücklich mit der beschriebenen Zielvorstellung. Dies geht aus einer Äußerung hervor, die seiner Lobrede auf den seiner Meinung nach idealen Universalwissenschaftler, den Marquis of Dorchester, entnommen ist:[7]

[You have cultivated your Mind] with all the most usefull Notions in Theology, Metaphysicks, Medicine, Law Civil and Common, the Mathematicks, and other Arts and Sciences; have at length reaped so rich a Harvest of General Knowledge, as might alone plentifully maintain the whole Commonwealth of Letters. [...] If there be an Universal Oracle in the World, You are it.

Für die Gelehrten dieser Art fand Charleton einprägsame Metaphern:[8]

You may worthily call them Living Librarie, walking Epitomes of all Sciences, and Magazins of Knowledge.

Das Interesse an den verschiedensten Dingen konnte freilich auch manchmal in eine belustigende Detailfreudigkeit ausarten. Vielfach wurde die Aufgabe des Naturwissenschaftlers hauptsächlich im Sammeln von Beobachtungen und Fakten gesehen, die dann auf oft abenteuerliche Weise zueinander in Bezug gesetzt wurden. So wendet Charleton etwa in demselben Kapitel über die "sekundären Qualitäten" seine Aufmerksamkeit in gleichem Maße dem Vakuum wie der tiefen Stimme eines Kalbes im Vergleich zu Ochsen oder Kühen zu, um daraus auf allgemeingültige Sätze über die Wahrnehmung von Tönen zu schließen.[9]

Auf diesem Hintergrund wird deutlich, warum Charletons Schriften wie die so vieler Zeitgenossen auf den ersten Blick den Eindruck von Disparatheit und Zusammenhanglosigkeit machen. Dieser Eindruck mag zwar richtig sein, doch darf er nicht zu falschen Schlüssen verleiten. Er hält einer genaueren Betrachtung nicht stand. Bei einer angemessenen Bewertung eines solchen Werks ist im Gegenteil davon auszugehen, daß gerade die breite Streuung der Themen und der lockere Verbund der Schriften ein Indiz für das Schaffen eines zeitgenössischen Universalgelehrten sind.

Die Zeitgenossen verwandten für den Wissenschaftler, wie Charleton ihn verkörperte, den aus dem Italienischen übernommenen Begriff des Virtuoso.[10] In der zweiten Hälfte des Jahrhunderts war die Bezeichnung bereits allgemein gebräuchlich; Charleton verwandte sie mehrmals für sich selbst und andere, häufig in ihrer weitesten Bedeutung, die Ärzte ebenso wie Naturwissenschaftler und Philosophen einschloß.[11]

Charleton gehörte indes schon einer zweiten Generation von Virtuosi an, die um die Mitte des Jahrhunderts als neuer Typ neben den ursprünglich meist adligen Virtuosi entstand. Letztere hatten sich vor allem für Altertümer, Malerei und überdies für naturphilosophische Themen interessiert. Seit den vierziger Jahren waren die beiden ersten Gebiete immer mehr gegenüber der Naturwissenschaft zurückgetreten.[12] Der Grund für diese Entwicklung lag unter anderem darin, daß neben solchen Virtuosi, für die die Wissenschaft mehr oder weniger eine "Freizeitbeschäftigung" darstellte, immer mehr "professionelle" Gelehrte sich der Bewegung anschlossen.

Unter diesen spielten die Ärzte eine besondere Rolle. Charleton kann hier als Prototyp gelten. Schon im Harveian Circle und der Londoner 1645 Group ebenso wie im College of Physicians der Cromwell-Zeit gab es unter den Ärzten die Tendenz, sich nicht mehr mit rein medizinischen Themen zu

befassen, sondern die Studien auf verwandte Wissensgebiete wie Chemie, Biologie oder Mathematik zu erweitern.[13] Dieser Prozeß läßt sich am Beispiel
Charletons verfolgen. Zu Begin seiner schriftstellerischen Arbeit ordnete
Charleton diese noch als eher zweitrangige Tätigkeit gegenüber seinem
eigentlichen Arztberuf ein.sein Ziel sei es, schreibt er, "to bestow a
few recreative houres on the Translation, and marginal Paraphrase of this
Piece of Helmont."[14] Später setzte Charleton jedoch die Naturphilosophie in
ihrer Bedeutung der Medizin gleich. Danach stellte er eine Verbindung zwischen Arztberuf und Naturphilosophie her. Die Medizin begriff er nur noch
als "praktische Philosophie", das heißt als der Naturphilosophie untergeordnet.[15] Naturphilosophie wurde das für einen Arzt angemessene Betäti-
gungsfeld:"Natural Philosophy, which being the Ground, is also the Measure
of a Good Physician."[16]

Bei einer Zusammenstellung der Werke Charletons zeigt sich eine große
Themenvielfalt. Wenn man das Gesamtwerk nach den einzelnen Fachgebieten
aufschlüsselt, die darin thematisiert werden, so ergibt sich diese Übersicht:[17]

1. A l c h i m i e / I a t r o c h e m i e

2. N a t u r p h i l o s o p h i e

   Physik
   Mechanistik/Atomistik
   Optik
   Astronomie
   Geometrie
   Biologie
   Geographie

3. M e d i z i n

   Anatomie
   Pathologie
   Chemie

4. P h i l o s o p h i e / P s y c h o l o g i e

   Erkenntnislehre
   Lehre von den Vermögen ("faculty psychology")

5. M o r a l p h i l o s o p h i e

   allgemeine Ethik
   Lehre von den Leidenschaften

6. T h e o l o g i e

   Existenz Gottes
   Atheismus
   Vorsehung

Unsterblichkeit
Naturreligion

7. K l a s s i s c h e   L i t e r a t u r

Übersetzungen griechischer und römischer Autoren
Kommentare

8. G e s c h i c h t e

Altertumswissenschaften und Archäologie
Geschichte der Gesetze, Sitten, Gebräuche ("Civil Law")
Zeitgeschichte
Biographien

9. L i t e r a t u r [18]

Schwerpunkte in der Themenwahl lassen sich feststellen. So ist, wie zu erwarten, eine größere Zahl von Veröffentlichungen medizinischer Art. Hinzu kommt - was aus der Liste nicht ersichtlich ist - daß bestimmte Themen von Charleton zu bestimmten Zeitpunkten seines Schaffens bevorzugt wurden. Charletons Publikationsphase umfaßt im wesentlichen die Jahre 1650 bis 1686. In dieser Schaffensperiode lassen sich vier Phasen unterscheiden und in einem Phasenmodell darstellen.[19]

Gerade im Falle Charletons läßt sich eine enge Verknüpfung der Schaffensphasen mit seiner äußeren Biographie konstatieren. So kam es durch den persönlichen Kontakt zu Hobbes und zum Newcastle Circle dazu, daß Charleton sich in der zweiten Phase zum Atomismus gassendistischer Prägung hinwendete. Ein anderes Beispiel ist die Reaktion Charletons auf die Konsolidierung seiner äußeren Lebensumstände nach 1660. Ebenso wie er mehr und mehr Funktionen im öffentlichen Leben wahrnahm, waren seine Publikationen zunehmend von zeitgeschichtlichen Interessen und aktuellen Themen (zum Beispiel Stonehenge in Chorea Gigantum; oder die Behandlung im College of Physicians diskutierter medizinischer Problemfelder) beeinflußt.

Neben der Interdependenz von Werk und Biographie fallen gewisse Parallelen zwischen der Abfolge der Phasen und der zeitgenössischen politischen Situation auf. Wenn man aufgrund der geringeren Zahl von Veröffentlichungen von der letzten Phase weitgehend absieht, trifft diese Feststellung zumindest auf die ersten drei Phasen zu.[20] Die Abwendung von den iatrochemischen Vorstellungen der ersten Phase erfolgte unter anderem aus politischen Gründen. Die zehn Jahre der zweiten, mechanistischen Phase stimmen ziemlich genau mit der Zeit des Commonwealth überein; die Restaurationszeit kennzeichnet ein breites am öffentlichen Leben ausgerichtetes Themenspektrum.[21]

Die erste Phase (1650)[22] weist drei alchimistische Werke auf. Sie steht deutlich unter dem Einfluß des belgischen Alchimisten und Iatrochemikers van Helmont. Charleton ließ die drei Werke (Spiritus Gorgonicus, Ternary of Paradoxes, Deliramenta Catarrhi) in schneller Abfolge erscheinen: Spiritus Gorgonicus wurde im Frühjahr 1650 in lateinischer Sprache in Leyden verlegt; im Sommer erschien Ternary of Paradoxes in London, und Deliramenta Catarrhi schließlich kam gegen Ende des Jahres heraus.[23]

Spiritus Gorgonicus handelt von den Ursachen, den Symptomen und der Heilung von (Nieren-)Steinen. Ternary of Paradoxes ist das erste englischsprachige Werk Charletons und zugleich die erste Fassung eines Werks von Helmont, die in einer neueren Sprache erschien.[24] Charletons Veröffentlichung kann also als Pioniertat bezeichnet werden. Auch die drei dem Text vorangestellten Widmungsgedichte von Pierre de Cardonnel, Alexander Ross und Thomas Philipot preisen Charleton als englischen Pionier, der Helmont zu neuem Leben erweckt habe und selbst gleichsam zu einer Reinkarnation des belgischen Iatrochemikers geworden sei. Deliramenta Catarrhi[25] enthält eine kritische Diskussion gängiger Hypothesen zu "Katarrh" und Ausfluß und versucht eine iatrochemische Deutung dieser Krankheiten.

Die im folgenden als Helmont-Trilogie bezeichneten ersten Werke Charletons dürfen in ihrer Bedeutung für das Bild von Charletons wissenschaftlichen Studien während der Aufbruchsphase der Neuen Wissenschaft nicht unterschätzt werden. Zwar enthalten diese Texte viel alchimistisch-okkultistischen Ballast und sind sprachlich oft schwer zugänglich; doch bilden diese Schriften eine wichtige Vorstufe zum mechanistischen Werk. Zum einen läßt sich an ihnen die allmähliche Lösung Charletons von iatrochemischen Prinzipien zeigen, zum anderen aber lassen sich auch (auf eine breitere wissenschaftsgeschichtliche Ebene übertragen) die vierziger und fünfziger Jahre des siebzehnten Jahrhunderts als ein Zwischenstadium zwischen Alchimie und Chemie und "moderner" Naturwissenschaft verdeutlichen.[26]

Die zweite Schaffensphase (1650/52 - 1660) zeigt die Umorientierung Charletons auf Themen der Neuen Wissenschaft hin, der Mechanistik, Atomistik und des Epikureismus. Diese Phase hat wegen ihrer Frühzeitigkeit und Originalität als der wichtigste Abschnitt in Charletons Schaffen zu gelten. Auf die zu dieser Zeit formulierte epikureisch-atomistische Grundüberzeugung griff Charleton in späteren Werken immer wieder zurück. Die naturwissenschaftliche Thematik ist in der zweiten Phase, besonders in Darknes of

Atheism und Immortality mit theologischen Fragestellungen verbunden.

Es ist die Eigenart des epikureischen Systems, daß sein physikalischer Teil stets auf die ethischen, moralischen, theologischen und philosophischen Facetten des Systems bezogen ist. Diesem "Systemzwang" gehorchte auch Charleton. Die Schriften der fünfziger Jahre sind von ihm bewußt als Teile eines epikureischen Gesamtwerks angelegt. So steht man hier vor dem Phänomen, daß innerhalb eines insgesamt relativ unsystematischen Werks plötzlich ein äußerst systematischer Teil vorliegt, dessen Einzelschriften eng aufeinander bezogen sind:[27] Darknes of Atheism ist physikalisch-theologisch ausgerichtet, Physiologia behandelt den physikalisch-atomistischen Teil, Epicurus's Morals und Ephesian Matron die Ethik und Immortality schließlich noch einmal die theologischen Implikationen. Oeconomia Animalis ist eine erste Anwendung auf den biologisch-medizinischen Bereich.

Schon zur Zeit der Abfassung von Darknes of Atheism zielte Charleton auf ein größeres epikureisches Gesamtwerk ab, und zwar sowohl auf die spätere Physiologia als auch auf Immortality:[28]

[We have] not long before proposed to our selves to erect an intire Fabrick of Physicall Science upon Principles which seem to our judgement to be the most solid and permanent [...] as to the solution of all Natures Phaenomena.

The demonstration of this grand truth [the immortality of mans soul], being too large to be circumscribed by a Parenthesis, or foisted in by way of digression; I have reserved for a singular Chapter in the future.

Es ist wichtig festzuhalten, daß Charleton den physikalischen Teil seines Systems erst nach Darknes of Atheism behandelte. Auf dem Hintergrund der Motivation zeitgenössischer Naturphilosophen ist diese Abfolge verständlich. Charleton betrachtete die einzelnen Werke seines Epikur-Korpus als Teile eines Systems der Naturwissenschaften, an dessen erster und oberster Stelle Gott als erste wirkende Ursache überhaupt stand.[29] Charleton sah Darknes of Atheism also als Voraussetzung und Klärung der Grundlagen für Physiologia an.

In Darknes of Atheism sind die übrigen Teile des Epikur-Komplexes im Grunde schon angelegt.[30] Einerseits enthält das Werk die Grundlagen der Atomlehre,[31] zum anderen aber auch die Bedingung, daß nur solche Teile dieser Lehre akzeptabel sein können, die mit dem christlichen Glauben vereinbar sind. Wenn man von der zweifachen Bestimmung im Untertitel ausgeht - "a physico-theological treatise" - so ist in der Physiologia der physikalische, in Immortality aber der theologische Teil von Darknes of Atheism weitergeführt. Nachdem Charleton nämlich in Darknes of Atheism die Existenz Gottes "bewiesen" hatte, demonstrierte er in Immortality die davon unmittelbar abhängige Unsterblichkeit der Seele. Auf diesen Zusammenhang wies er in Immortality nachdrücklich hin.[32]

Die Beziehung zwischen Physiologia und Immortality als den zwei Seiten einer "epikureischen Medaille" sah Charleton stets besonders eng. In der Physiologia heißt es: "[It is] my purpose of Enquiring into the Nature of Souls [...] in a distinct work, though but the Remaining Moity of this Physiologie"; und in Immortality sagt Lucretius zu Athanasius-Charleton: "In the Conclusion of your Physiology, [...] you promise a second part thereof."[33] Diese Äußerungen Charletons bedeuten auch, daß eine isolierte Betrachtung der weithin als Hauptwerk anerkannten Physiologia als physikalische Fallstudie zumindest fragwürdig erscheinen muß.[34]

In dieses physikalisch-theologische System wurde mit Epicurus's Morals als dritte Komponente die epikureische Ethik eingeführt. Dies geschah nicht nur aus Gründen der Vollständigkeit, sondern auch aus dem Bewußtsein der teilweise sehr ablehnenden zeitgenössischen Rezeption der epikureischen Ethik.[35] Charleton selbst betrachtete das Buch wohl als einen Einschub; hatte er doch bei Erscheinen von Epicurus's Morals die folgende Immortality wahrscheinlich schon zum größten Teil konzipiert.[36]

In der 1652 als erstes Werk der zweiten Phase erschienenen Darknes of Atheism trat Charleton die Argumentation gegen atheistische Ansichten an: Auf den Gottesbeweis folgt die These von der Schaffung der Welt ex nihilo, von der göttlichen Vorsehung und die Integration dieser Vorstellung in die Konzepte vom freien Willen, von Schicksal und Vorherbestimmung und Zufall.[37]

Das Titelblatt der Physiologia von 1654 trägt ein Motto des französischen Arztes Jean Fernel (1493 - 1558), das die Beschäftigung mit Atomen rechtfertigt. Indem Charleton sein Buch Physiologia betitelte, stellte er es bewußt in eine Tradition. "Physiologie" bezeichnet hier nicht ein Teilgebiet der Biologie oder der Medizin, sondern bedeutet Erforschung und Beschreibung aller Gegenstände in der Natur, also Naturphilosophie.[38] In dieser allgemeinen Bedeutung benutzte etwa Galen das Wort, und auch Charleton wollte seine Physiologia so verstanden wissen. An anderer Stelle definierte er selbst Physiologie als "die Betrachtung natürlicher Ursachen".[39]

Die Physiologia ist in vier Bücher gegliedert. Im ersten Buch widmet Charleton sich der Dichotomie von Materie und Vakuum sowie ihren Korrelatbegriffen Raum und Zeit. Im zweiten Buch geht es um den Nachweis der Existenz von Atomen als kleinsten Teilchen der Materie. Das dritte Buch trägt den Titel "The Origine of Qualities". Im vierten Buch schließlich kommen noch einmal zwei Bereiche zur Sprache, die Charleton besonders am Herzen lagen: Aufbau ("generation") und Zerfall ("corruption") von Körpern, und als wichtigstes Prinzip des atomistischen Modells die Bewegung.

Zwar waren vor der Physiologia schon Bücher von Engländern erschienen, die sich ansatzweise mit der Atomlehre befaßten. Diese waren aber in England wenig einflußreich. Auch hatte sich niemand bis dahin so umfassend und systematisch mit dem Thema beschäftigt wie Charleton.[40]

Als erstes der beiden nächsten Werke, die der epikureischen Ethik gewidmet waren, erschien Ephesian Matron (wahrscheinlich 1653, vielleicht auch 1655).[41] Da Charleton als Vorlage eine Erzählung aus Petrons Satyricon benutzte, tritt die epikureische Lehre teilweise recht unverblümt hervor, ohne immer von den späteren Einschränkungen durch die christliche Religion überlagert zu sein. Der Untertitel der Schrift, die später zusammen mit einem ähnlichen Werk eines unbekannten Autors, The Cimmerian Matron, erschien, darf nicht darüber hinwegtäuschen: "Two notable examples of the power of love and wit."[42]

Charleton betrachtete Ephesian Matron sicherlich eher als ein unbedeutenderes Nebenprodukt seiner wissenschaftlichen schriftstellerischen Tätigkeit. Die ernsthafte Auseinandersetzung mit der epikureischen Ethik erfolgte unmittelbar darauf in Epicurus's Morals (1656).[43] Dieses Werk stellt den Versuch Charletons dar, der epikureischen Moral den Ruch der am reinen Lustprinzip orientierten lasterhaften Philosophie des Gartens zu nehmen und darüber hinaus zu zeigen, daß die epikureische Ethik Ähnlichkeiten mit der christlichen aufweist.

Als eines der Probleme, das der christlichen "Korrektur" bedürfe, hatte Charleton schon in dem Werk von 1656 die von Epikur behauptete Sterblichkeit der Seele gegolten.[44] Nach Charleton muß die menschliche Seele von dem epikureischen Lehrsatz, alles Existierende bestehe aus Atomen, ausgenommen werden. Diese "Ausnahme" der Unsterblichkeit versuchte Charleton in Immortality zu rechtfertigen.[45] Der Text ist in zwei Dialoge aufgeteilt. Der erste Dialog hat einführenden Charakter. Er stellt die Gesprächsteilnehmer sowie den Ort der Unterhaltung, den Jardin du Luxembourg in Paris, vor. Dort unterhalten sich drei englische Exilanten, Athanasius, Lucretius und

Isodicastes. Es gibt keinen Grund anzunehmen, daß der Gesprächsort Frankreich fiktiv ist. Infolgedessen lassen sich hinter den Dialogpartnern historische Personen vermuten:[46] Athanasius, der die Position des Christen vertritt, der sich mit der epikureischen Anschauung der aus Atomen bestehenden Seele nicht einverstanden erklären kann, ist Charleton selbst.[47] Lucretius wiederum steht für Charletons Freund John Evelyn, der hier die "radikal-epikureische" Position vertritt.[48] Isodicastes schließlich ist Henry Pierrepoint, Marquis of Dorchester.[49] Ihm fällt die Rolle des unparteiischen Schiedsrichters zu, der am Schluß des Streitgesprächs befindet, daß die Argumente für die Unsterblichkeit überwiegen.

Ende der fünfziger Jahre hatte Charleton mechanistische und theologische Grundpositionen formuliert und in Teilen ausgearbeitet. Um 1660 erfolgte ein Einschnitt und eine Interessenverschiebung. Dazu heißt es in der Biographia Britannica:[50]

The reader will easily discern the relation that our author's works [up to 1660] have to each other; and how, after having first explained the philosophy of atoms [i.e. in Physiologia and other works], in a sober and solid manner, so as to render it fit to give his reader a clear notion of the mechanical superstructures he meant to raise upon it, he proceeded next to the animal oeconomy [i.e. Oeconomia Animalis], and having considered the human body as a curious and wonderful machine, [...] he [...] goes on from thence to the view of this curious machine, when disturbed, and out of order [i.e. Exercitationes Pathologicae ...]. After rendering these services to Physick, he stopped a little, and turned his thoughts [...] to other subjects, which he handled with equal learning and ingenuity.

Mit den erwähnten "anderen Themen" sind Medizin, Biologie, Psychologie, Zeitgeschichte und Altertumswissenschaft gemeint, mit denen Charleton sich in der Hauptsache in seiner dritten Schaffensphase beschäftigte. In dieser Phase (1660 -1680) spielte die (theoretische) Naturphilosophie eine geringere Rolle.[51]

Um 1680 herum betrachtete Charleton selbst ein weitere Phase seines Schaffens als abgeschlossen: 1683 publizierte er im Anhang zu Three Anatomic Lectures eine Bibliographie seiner bisher erschienenen Werke ("Gualteri Charletoni Scripta jam in lucem emissa"). Die vierte und letzte Schaffensphase Charletons läßt sich auf die Zeit von etwa 1680 bis zu seinem Tod festlegen. In dieser Phase werden in einem Rückgriff auf Themen vor allem der zweiten Phase naturphilosophische und theologische Positionen wiederaufgenommen und verfestigt.

Charleton wandte sich - trotz der Themenverschiebung in der dritten Phase - in seinen beiden letzten Schaffensphasen keineswegs völlig von Atomismus und Mechanistik ab. Vielmehr sind die meisten seiner in dieser Zeit publizierten Werke zumindest in Teilen vom mechanistischen Ansatz geprägt. In der vierten Phase werden mechanistische Grundpositionen der zweiten Phase sogar oft als selbstverständlich und bekannt vorausgesetzt. Der Grundtenor ist seit längerem festgelegt; die vierte Phase zeigt keine wesentlich neuen Tendenzen mehr.

Dennoch ist es falsch, der letzten Phase keinerlei Bedeutung mehr zuzumessen.[52] Allein aus der geringeren Anzahl der im Alter publizierten Bücher kann man nicht eine geringere Produktivität Charletons ableiten. Die noch vorhandenen Manuskripte aus der zweiten Lebenshälfte weisen eine große Themenvielfalt auf. Dort finden sich Hinweise auf noch geplante Bücher, und einige Manuskripte zirkulierten im Freundes- und Bekanntenkreis.[53] Außerdem läßt sich anhand von Auszügen aus Charletons Manuskripten belegen, daß er auch noch in den siebziger und achtziger Jahren seine frühere atomistische und mechanistische Position vertrat und diese sogar thesenhaft in einem "Credo" zusammenfaßte.[54] Ebenso blieb er seiner Hochschätzung für Epikur und dessen Ethik treu und verteidigte Epikurs Ruf auch in späteren Werken. Die Kontinuität epikureisch-gassendistischen Gedankengutes leuchtet beispielsweise darin auf, daß Charleton Gassendi noch 1680 als seinen Lehrmeister bezeichnete.[55]

Davon abgesehen ist es gerade die konkrete Anwendung mechanistischer Vorstellungen auf die verschiedensten naturwissenschaftlichen Gebiete, die die theoretischen Vorgaben der neuen Naturphilosophie praktisch auffüllt und Konsequenzen daraus zieht.[56]

Auf theologischem Gebiet ist ebenfalls eine Kontinuität in Charletons Denken feststellbar. In der 1682 erschienenen Harmony gelangt die schon 1652 in Darkness of Atheism konzipierte Naturtheologie noch einmal zur Blüte. Naturtheologische Anschauungen, die in der zweiten Phase entwickelt wurden -etwa die Überzeugung, mit der Bibel könne man naturwissenschaftliche Thesen belegen - werden in Charletons Alterswerk zu selbstverständlichen Voraussetzungen für naturwissenschaftliches Forschen.[57] Theologische Positionen werden zur Basis für alle naturwissenschaftlichen Aussagen. In seiner Physiko-Theologie, seiner besonderen Form der Naturtheologie, versuchte Charleton erneut, die scheinbaren Widersprüche von (Natur-)Wissenschaft und Religion zu entkräften und beide Disziplinen miteinander zu versöhnen, ja eine enge Verbindung zwischen ihnen zu schaffen.

Exemplarisch ist hier Harmony. In diesem Buch suchte Charleton nachzuweisen, daß die von Gott eingesetzten biblischen Gebote vergleichbar sind
mit d e n Gesetzen menschlichen Zusammenlebens, die sich aus der natürlichen
Vernunft des Menschen ergeben.

Charletons Harmony steht in der Tradition der Kirchengeschichtsschrei-
bung des siebzehnten Jahrhunderts. Kirchengeschichte wurde als Teil der
Kulturgeschichte ("civil history") aufgefaßt, mit der sich neben den
Geistlichen auch die Virtuosi beschäftigten.[58]

Obwohl die vier Phasen in Charletons Schaffen deutlich zu unterscheiden
sind, bleibt eine Kontinuität durch die Verflechtung der naturphilosophischen mit der theologischen Argumentation erhalten, die Charleton konsequent verfolgte.

EXKURS: DER VIRTUOSO-GEDANKE IN DER ANTIQUARISCHEN BEWEGUNG
        (CHOREA GIGANTUM)

Durch die Niederschrift seines Buches über Stonehenge, Chorea Gigantum,
wies sich Charleton erneut als Reflektor einer zeitgenössischen Strömung
aus. Die Erforschung von Altertümern und die Beschäftigung mit der eigenen
Geschichte wurde im England des siebzehnten Jahrhunderts überaus beliebt.
Die "antiquarische Bewegung" war Teil der Virtuoso-Bewegung; für die Virtuosi war die Untersuchung frühgeschichtlicher Kulturdenkmäler ein Teilgebiet einer umfangreichen Kulturgeschichte ("civil history"). Der Begriff
"Antiquar" bezeichnete einen Gelehrten, der gleichermaßen Historiker, Altertumswissenschaftler und Archäologe war, den allerdings eine meist theoretische Arbeitsweise kennzeichnete.[1]

Charleton erkannte die Schwierigkeiten, die mit der richtigen Zuordnung
alter Monumente verbunden war : Häufig, so gab er zu, könnten hier Theorien
nicht mehr als Vermutungen sein.[2] Als vorbildhafter "Antiquar" galt ihm
John Selden (1584 - 1654), der sich durch Sorgfalt und Bildung ausgezeichnet habe.[3]

König Karl II. verfolgte antiquarische Bemühungen mit Interesse. Einige
Monate nach der Gründung der Royal Society ergab sich für Karl die Gelegenheit zur Besichtigung des Avebury Circle. John Aubrey gibt einen lebendigen

Bericht von den Umständen, unter denen die Besichtigung stattfand:[4]

King Charles IId discoursing one morning with my Lord Brouncker and Dr. Charleton concerning Stoneheng, they told his Majestie, what they had heard me say concerning Aubury, sc. that it did as much excell of Stoneheng as a Cathedral does a Parish Church. His Majestie [...] commanded Dr. Charleton to bring me to him next morning. [...] As his Majestie departed from Aubury to overtake the Queen he cast his eie on Silbury-hill, about a mile off: which he had the curiosity to see, and walkt up to the top of it, with the Duke of Yorke, Dr. Charleton and I attending them [...]. His Royal High-nesse happened to cast his Eye on some of these small snailes [...] on the Turfe of the Hille. He was surprised with the novelty; and commanded me to pick some up, [...]. The next Morning he was abed with his Dutches at Bath, He told her of it; and sent Dr. Charleton to me for them to shew her as a Rarity.

Die Vorgeschichte von Charletons Chorea Gigantum zeugt von dem lebhaften Interesse der Zeitgenossen an Stonehenge. Der Architekt Inigo Jones (1573 - 1652) hatte 1620 auf Anordnung Jakobs I. begonnen, den Ursprung des Denkmals zu erforschen, hatte bis zu seinem Tod aber nur einige Notizen zusammengetragen. Diese wurden von seinem Testamentsvollstrecker John Webb gesammelt und unter dem Titel The Most Noble Antiquity of Great Britain Restored 1655 veröffentlicht. Jones und mit ihm Webb hielten Stonehenge für einen ehemaligen römischen Tempel zu Ehren des Gottes Coelus.

Charleton hatte mit dem dänischen Antiquar Ole Worm über dieses Buch korrespondiert.[5] Mit von Worm gelieferten Argumenten suchte er dann in Chorea Gigantum nachzuweisen, daß Stonehenge dänischen Ursprungs sei und als Versammlungsplatz für Stammesführer und Krönungszeremonien diente. Ähnliche Monumente gebe es nämlich in Dänemark. Auch der Name "Chorea Gigantum" (= Tanz der Riesen) sei falsch.

Charletons Angriff ließ John Webb nicht ruhen. 1655 veröffentlichte er eine Antwort auf Charleton: A Vindication of Stone-henge Restored.[6] Die Zeitgenossen neigten zum großen Teil dazu, eher Charleton als Jones und Webb zuzustimmen. Obwohl Charleton, wie sich später zeigte, leicht zu widerlegen war,[7] hielten selbst erfahrene Altertumswissenschaftler wie William Dugdale Charletons Ansicht für gerechtfertigt.[8]

Unter den Zeitgenossen war Chorea Gigantum mit Sicherheit das bekannteste Buch Charletons; die Bedeutung des Buches betonen die Widmungsgedichte von Robert Howard und John Dryden. Charleton wurde einiges Geschick in der Altertumswissenschaft bescheinigt.[9] Auch blieb Chorea Gigantum noch bekannt und geschätzt, als die atomistischen Werke schon längst dem Vergessen anheimgefallen waren.

3.2. CHARLETON UND DIE ALCHIMIE

3.2.1. DIE HELMONT-TRILOGIE

Die klassische abendländische Alchimie, die "Lehre von der Veredelung und Vervollkommnung aller Dinge",[1] erfuhr seit dem Ausgang des Mittelalters, besonders aber im sechzehnten und siebzehnten Jahrhundert, eine Veränderung.[2] Während bis zu dieser Zeit die Transmutation an sich, das heißt der alchimistische Verwandlungs- und Trennungsprozeß, im Vordergrund gestanden hatte, verstärkte sich vor allem unter dem Einfluß des Paracelsus die Tendenz, die medizinische Anwendbarkeit der Alchimie zu betonen. Die Wissenschaft, die sich damit beschäftigte, wurde unter dem Namen Iatrochemie bekannt.[3]

Der Höhepunkt der Iatrochemie fällt in die Mitte des siebzehnten Jahrhunderts. In England fand sie besonders in den vierziger und fünfziger Jahren Gehör, also während der puritanischen Revolution.[4] In dieser Zeit, besonders aber zu Anfang der fünfziger Jahre, erschienen zahlreiche Adaptationen und Übersetzungen der Werke des Paracelsus und des belgischen Iatrochemikers van Helmont. Sie forderten entgegen der klassischen galenischen Therapie (Diät, Aderlaß u.ä.), wie sie größtenteils im College of Physicians vertreten wurde, eine stärkere Berücksichtigung chemischer Heilmittel. Die Absicht der Iatrochemie war es allgemein, statt natürlicher "künstliche", also chemisch hergestellte Arzneien zu verwenden.

Im Streit zwischen Paracelsisten und Helmontianern auf der einen und Galenisten auf der anderen Seite bezog Charleton Stellung zugunsten der helmontischen Iatrochemie.[5] Als Heilmethode bevorzugte er die Anwendung sorgfältig zusammengesetzter, von gebildeten Ärzten hergestellter Arzneien.[6]

Die Kenntnis der zahlreichen Streitschriften zu diesem Thema[7] genügte Charleton offensichtlich nicht. Er beschloß, einen eigenen Beitrag zu der Auseinandersetzung ins Auge zu fassen. Zusätzliche Anregung zu diesem Vorhaben erfuhr er sicherlich durch Kenelm Digby, der ihm Ansichten zur magnetischen Heilung, einem Hauptpfeiler der helmontischen Lehre, berichtet hatte.[8] Charletons Freund Theodore de Mayerne, dem Charleton zu dieser Zeit in der ärztlichen Praxis assistierte, war ebenfalls ein Advokat der chemischen Therapie des Paracelsus.[9] Auch John Evelyn interessierte sich seit

etwa 1646 für die iatrochemische Medizin.[10] Angesichts einer unter Ärzten
wie Naturphilosophen und gebildeten Laien wachsenden Anerkennung von chemischen Heilmethoden rechnete Charleton sich offensichtlich ein Interesse an
Helmonts Entdeckungen auf diesem Gebiet aus und veröffentlichte im Jahre
1650 allein drei helmontische Werke zu medizinischen Themen.

Der Belgier Johann Baptist van Helmont hatte zunächst unter jesuitischer
Anleitung die Kabbala studiert, bevor er sich der Medizin zuwandte. Seine
Bedeutung als Arzt und Alchimist wurde in der Medizingeschichte schon früh
anerkannt,[11] während die Philosophie- und Wissenschaftsgeschichte eine etwas zwiespältige Haltung einnahm, ja ihn teilweise als Phantasten und
Schwärmer abtat.[12] Helmont selbst bezeichnete sich als "philosophus per ig-
nem", also als Alchimist und Hermetiker.[13] Seine Entdeckungen in der Alchimie sind nicht folgenlos für die Entwicklung der neueren Chemie geblieben;
man kann sogar sagen, daß sich in van Helmont beispielhaft der Übergang von
der Alchimie zur Chemie manifestiert.[14]

Van Helmonts Gesamtwerk wurde erst nach seinem Tode unter dem Titel Ortus Medicinae, id est Initia Physicae Inaudita 1648 von seinem Sohn herausgegeben.[15] Zwei Jahre später erschienen Charletons zum Teil schon 1649 verfaßte Helmont-Adaptationen Spiritus Gorgonicus, Ternary of Paradoxes und
Deliramenta Catarrhi. Zwar griff Charleton in seinen ersten beiden Veröffentlichungen auf frühere Werke van Helmonts zurück, die dieser 1644 und
1621 publiziert hatte,[16] doch war zumindest das letzte Werk der Helmont-
Trilogie, Deliramenta Catarrhi, erstmals in Ortus Medicinae zugänglich.[17]
Charletons Helmont-Schriften sind Übersetzungen oder Paraphrasen, enthalten
aber auch eigene Stellungnahmen, vor allem im Herzstück der Trilogie, in A
Ternary of Paradoxes.

Die verschiedenen Komponenten der helmontischen Naturphilosophie - alchimistisches Erbe, Mystik, anti-aristotelische Einstellung, beginnende Di-
stanzierung von der Magie - müssen stets als Ganzheit aufgefaßt werden, als
unauflösbare Verschmelzung uns heute unvereinbar scheinender Richtungen,
die der modernen Trennung in einzelne Fachwissenschaften widerspricht. Diese vor allem am Beispiel der "Sympathie" und des Magnetismus demonstrierba-
re Verquickung von okkulten Phänomenen, theologischen Positionen und alchimistischer Natur"wissenschaft" kann als typisch für den Entwicklungsstand
der (Al-)Chemie zu dieser Zeit gelten.

Diese Synthese hängt mit dem in der alchimistischen Philosophie generell anzutreffenden Bestreben zusammen, einheitliche und in sich schlüssige Systeme zu postulieren. Alchimistische Erklärungsmodelle zeichnen sich durch Regelhaftigkeit und Korrespondenzen (zum Beispiel Analogien zwischen Makro- und Mikrokosmos) aus und lassen keinen Raum für Ausnahmen. Sie wollen alle Erscheinungen als Teil eines gesteuerten Systems und als Ineinandergreifen von Kräften begreifen. Charleton beschrieb etwa die Ursachen von krankhaften Flüssigkeitsabsonderungen im menschlichen Körper so:[18]

Paracelsus was pleased to opinion, that Mercury was Lord Paramount, or President over the Alimentary liquor, through the whole body: and for that reason, [...] he confounds this Planet with the terrestrial Moon. But we, on more substantial and precise grounds, stand assured, that each nutritive humor of the body doth conform to the regiment, and obey the alterative influence of that seminall part, unto which it is proximly to be assimilated: nor doe the liquid substances in the body hold any correspondence with the Stars, so long as they are not radically inoculated into the stock of Vitality, i.e. untill, by the irradiation of the internal Sol, or vital Spirit, they are rarified and exalted into a finesse requisite to their participation of life. Which is a convincing argument, that the Marrow in the bones is an homogeneous part of the body; but no alimentary or liquid substance: since it is evidently subordinate to the Moon;[...]. And thus all diseases conceived to tyrannize over man, under the mistaken name of Defluxions, as also the Veneral Contagion, or French Pox, Contractions of the sinews, torments of the joynts, & c. fall under this one generall title or denomination, Tortura Noctis: in this interest, that their Paroxysmes or periodicall invasions depend upon the motions or ebullitions of the Latex, are regulated by the influence of our Moon, and observe their tides or vicissitudes in exact conformity to the various motions, positions, and configurations or reciprocal Aspects of the Planets.

Ebenso wie sich innerhalb des menschlichen Körpers also eine Korrespondenz zwischen den "Nahrungssäften" und den Körperteilen feststellen läßt, die durch die Säfte ernährt werden, läßt sich auch eine Beziehung des Körpers "nach außen" erkennen, also eine Abhängigkeit von Krankheitsverläufen von den Gestirnen, insbesondere vom Mond.

Deliramenta Catarrhi greift deutlich auf zwei traditionelle Richtungen der Alchimie zurück. Zum einen ging es dieser um eher technische Verwandlungsprozesse (Transmutation), einschließlich der Erfindung und Herstellung von Arzneimitteln. Hierher gehört die Beschreibung körperlicher Veränderungen bei "Katarrhen" und der entsprechenden Heilmittel in Deliramenta Catarrhi. Gleichzeitig aber hatte der Alchimist immer eine naturphilosophische Neugier, die ihn nach dem inneren Zusammenhang der Natur forschen ließ. Schon in der klassischen Alchimie war die Suche nach Gold als dem edelsten Metall nie Selbstzweck, sondern stets Ausdruck und Symbol höherer Einsicht in den Ablauf natürlicher Zusammenhänge.[19] Sinn auch der iatroche-

mischen Forschung war es, die "Einheitlichkeit" der Natur zu erkennen, ihren geordneten Idealzustand. Deshalb hatten alle Verwandlungs- und Tren-
nungsprozesse letztlich einen geordneten und harmonischen Endzustand zum
Ziel. Dieser war nach Ansicht der Alchimisten in der Natur bereits vorgegeben. Der Vorbildcharakter der Natur drückt sich in Ternary of Paradoxes etwa darin aus, daß Charleton alle natürlichen Vorgänge als chemische Operation auffaßte: "Dame Nature (the Proto-Chymist) her self doth every day
sublime, calcine, ferment, dissolve, coagulate, fix & c. "[20]

Die Idee der Transmutation war in dieser Sichtweise verbunden mit einer
vitalistischen Wahrnehmung der Natur, die Wachstumsprozesse bei belebten
und unbelebten Organismen annahm. Dieser Sicht entsprechend wurden in Deliramenta Catarrhi auch die Flüssigkeitsabsonderungen durch die Wirkung von
"Lebensgeistern" ("vital spirits")[21] im Körper in Analogie zu astrologi-
schen Zusammenhängen erklärt. Soche Mikrokosmos-Makrokosmos-Analogien sind
typisch für die Iatrochemie der Zeit. Sie erklären sich daraus, daß die Alchimie schon in ihren Anfängen mit der Astrologie assoziiert und so die Pa-
rallelität von kosmischen und irdischen Vorgängen entdeckt wurde.[22] Darin
eingeschlossen war die Gleichartigkeit von im Raum und im menschlichen Körper vorkommenden Stoffen.[23]

Der in Deliramenta Catarrhi beschriebene Wirkzusammenhang geht zurück
auf das an anderer Stelle von Helmont propagierte Blas, eine kosmische
Kraft, die in allen Naturwesen, also auch im menschlichen Körper, wirkt und
Bewegung und Veränderung verursacht.[24] Der konkrete Auslöser von Veränderungen der Materie in Körpern ist der archeus. Er ist identisch mit dem
"Lebensgeist" und definiert als ein der Materie innewohnender Wirkstoff,
der die Ausbildungen von Körpern in der ihnen gemäßen Form "vorprogram-
miert".[25] Schon in der paracelsischen Lehre gibt es einen übergeordneten
archeus, der bereits im Samen enthalten sein soll, aber auch verschiedene
untergeordnete archei, die die einzelnen Organe regulieren. Krankheit, also
eine Veränderung zum Negativen hin, entstand für Helmont und Charleton in
dem Fall, wenn es den archei nicht gelingt, die im Körper oder in den einzelnen Organen sich bildenden Unreinheiten zu beseitigen.[26] Dies gilt sowohl für die in Deliramenta Catarrhi untersuchten Flüssigkeitsabsonderungen
als auch für die im ersten Helmont-Buch, Spiritus Gorgonicus, behandelte
Entstehung von Steinen.

Die Steinbildung schrieb Charleton nämlich einer universellen steinbil-

denden Kraft zu. Entsprechend der Mikrokosmos-Makrokosmos-Analogie hat diese Kraft nicht nur für den "Mikrokosmos Mensch" Geltung, sondern auch etwa
für die Entstehung von Felsen in der Natur.[27] Für den Mikrokosmos übernahm
Charleton Helmonts These von der Lokalisierung der Krankheiten und ihrer
wesensmäßigen Verschiedenheit und gab, je nach Zusammensetzung und Entste-
hungsort, für einzelne Steine verschiedene Formen und Strukturen an:[28]

Sciendum est, insignem dari calculorum in animalium corporibus concretorum
varietatem, pro materiae, exqua conflantur, & locorum quibus coagmentantur,
varietate. Alij enim calcis naturam sapiunt: alij sulphur olent: alij nitri
aut halmitri consistentiam aemulantur: alij plurimum salis in se continent;
quales proculdubio fuere illi, qui in camera vapida suspensi, ex atomorum
aerearum occursu ingressuque, in liquorem fuerunt resoluti.

Als erster hatte Paracelsus das Konzept der Analogien und Korresponden-
zen systematisch in der Naturphilosophie angewandt.[29] Dieses Konzept wurde
mithin von Helmont und zum Teil auch von Charleton übernommen. In anderen
Fragen läßt sich jedoch in Ansätzen schon bei Helmont, vollends aber bei
Charleton eine kritische Distanz zu Paracelsus feststellen.[30] Während Charleton in Spiritus Gorgonicus noch Helmont als "den wahren Nachfolger des
Paracelsus" bewunderte,[31] wies er schon in Ternary of Paradoxes auf die
Parteilichkeit Helmonts zugunsten des Paracelsus hin und beklagte die allzu
häufige Inkonsistenz und Inkohärenz in dessen Argumentation.[32] Für Charletons Geschmack hatte sich Helmont an einigen Stellen auch nicht deutlich
genug von der mystisch verbrämten, "wilden" Sprache des Paracelsus distan-
ziert.[33] In Deliramenta Catarrhi schließlich war sogar die Rede von der
"unverschämten Ketzerei des Paracelsus".[34]

Die Kritik an der spekulativen aristotelischen Philosophie hatten Charleton und Helmont freilich mit Paracelsus gemein.[35] Diese Kritik mündete
aber weder bei Helmont noch bei seinem englischen Adepten Charleton, wie
sich vermuten ließe, in eine praktische, vernunftbetonte und empirische Naturphilosophie. Der Einfluß hermetischer Autoren machte sich insgesamt noch
zu deutlich bemerkbar. In Ternary of Paradoxes verwies Charleton auf die
wichtigsten hermetischen Autoritäten seiner Zeit: Porta, Kircher, Fludd,
Severinus, Hartmann, Cabeus und Digby.[36] Die Helmont-Trilogie ist keineswegs frei von spekulativen Zügen und zeichnet sich in weiten Teilen durch
spekulatives Denken aus. Dieser Widerspruch zur eigenen Kritk an Aristoteles und Paracelsus ist der helmontischen Philosophie inhärent und war Charleton offensichtlich nicht bewußt.

Besonders klar tritt der Widerspruch bei der Analyse der Flüssigkeitsabsonderungen in Deliramenta Catarrhi hervor. Zwar gibt es durchaus kritische Aspekte, die einen Fortschritt gegenüber der mittelalterlichen Alchimie darstellen: Charleton wies selbst darauf hin, daß das Thema eines der reformbedürftigsten in der Medizin sei, da seine sachgerechte Erforschung bisher von falschen, aus dem Altertum überlieferten Anschauungen der Aristoteles-Anhänger verhindert worden sei. Diese hätten sich zu sehr auf logische und mathematische Ableitungen verlassen, wenn sie Krankheiten zu bestimmen suchten. Diese Bestimmungen seien jedoch mit anatomischen Grundtatsachen unvereinbar. Die traditionelle Diagnose und die alten Heilmittel lehnten Charleton und Helmont daher ab.[37]

Die Erklärungen, die beide an die Stelle der von ihnen verworfenen setzten, beruhen jedoch in ihrer Mehrzahl nicht auf Experimenten oder wissenschaftlich abgesicherten medizinischen Untersuchungen, sondern wiederum auf rein gedanklichen Konstrukten und theoretischen Ableitungen.[38] Die Analyse erschöpft sich im Grunde in beschreibenden Kategorien. Schon die systematische Aufgliederung in der "Idea Libri" von Spiritus Gorgonicus verrät eine theoretische, programmatisch-systematische Behandlung des Themas, die sich im Text selbst bestätigt.[39] Charletons Ausführungen greifen kaum auf eigene Experimente zurück, und in den seltensten Fällen stützen sie sich auf eigene Fallstudien.[40] Auch die Schilderung der Entstehung des Weinsteins im zweiten Teil von Ternary of Paradoxes, obwohl sachlich teilweise zutreffend, zeugt von der typisch alchimistischen Kennzeichnung bestimmter Substanzen durch die ihnen innewohnende besondere Eignung, bestimmte Reaktionen auszulösen:[41]

When the Acid Spirit, immersed in an excessive quantity of Terrenity, becomes evirate, languid, and insufficient to the volatilization of the more gross, ponderous, and fixt parts of the Faeces; it is wholly overcome by the predominant power of the Saline Gorgon, ambuscadoed in the terrestrial Residence: and so immediately upon this conquest, all the Terrestrial Atomes are fixed, coagmented, and ferruminated into a solid Concretion; which is the Tartar adhering to the sides of Wine Casks.

Eine wirkliche Klärung des Verhältnisses von Ursache und Wirkung unterbleibt. Scheinbare Erklärungsversuche verweisen häufig auf sich selbst zurück. Definitionen bestimmen sich gegenseitig oder heben einander sogar auf. Im Grunde sagen sie nichts mehr aus. Alles ist richtig, nichts falsch:[42]

This production [of an idea of the thing conceived] is so far spiritual, that it is not wholly exempted from a corporeal condition; yet so far corporeal, that it may be circumscribed by dimensions.

Deduktives Denken auf der Basis von a priori-Annahmen ist charakteristisch für die Alchimie im allgemeinen. Die Erkenntnis realer Zusammenhange sowie eine wissenschaftliche Methode, die an der Wirklichkeit überprüfbar wäre, werden auch gar nicht erst angestrebt. Ein philosophisches System wie die Alchimie oder Iatrochemie, das als Vorgabe ein Netz von Entsprechungen akzeptiert und damit Erkenntnis in einer bestimmten Weise beeinflußt, ja vorstrukturiert, kann nur mit beschreibenden Kategorien arbeiten. Im naturphilosophischen Denken der Alchimie versteht man unter "Erklärung" von Naturphänomenen die Darstellung ihres "Zustands" und ihrer Strukturveränderungen.[43]

Vor diesem Hintergrund ist auch die helmontische Lehre von der magnetischen Wundenheilung zu verstehen, beschrieben im ersten Teil von Ternary of Paradoxes. Hier macht sich der alchimistische Einfluß am stärksten bemerkbar.[44] Da Helmont die ursprüngliche paracelsische Lehre von der Wundenheilung wiederherstellen wollte,[45] war ihm zunächst daran gelegen, sie vom Odium des Diabolischen zu befreien und auf (scheinbar) natürliche Vorgänge zurückzuführen. Diese Intention stellt sich gegenüber der von Helmont angegriffenen Position, die auf jede "wissenschaftliche" Erklärung obskurer Phänomene verzichtet und stattdessen einfach den Teufel als Erklärungskategorie einführt, schon als wissenschaftlicher Erkenntnisfortschritt dar.[46]

"Natürlich" in Helmonts Verständnis bedeutet aber keineswegs "erklärbar", also kausal zusammenhängend. Vielmehr wird der Begriff gleichgesetzt mit "magisch und spirituell". "Magisch" wiederum ist zu begreifen als Metapher für die Umsetzung eines auf Entsprechungen und Sympathien gegründeten Weltbildes. Hieraus entstand bei Helmont und Charleton das Postulat einer "natürlichen Magie".[47]

Charleton bezeichnet die Wundenheilung somit als "natürliches Wunder" und weist gleichzeitig die offensichtlich vorhandene Kritik einiger Theologen an alchimistischen Praktiken zurück:[48]

That nice Divines, who scruple at this Art,
Commit implicite Sacriledge; and impart
God's honor unto Satan: while wise Zeal
Call's it safe Natural Magick thus to heal.

Unter den Bedingungen der "natürlichen Magie" kann die Lehre von der Wundenheilung durch "Sympathie" als durchaus zutreffend empfunden werden. "Sympathie" bedeutet, so die helmontische Ansicht, eine geheimnisvolle und mit der Vernunft nicht ergründbare Verbindung zwischen Wunde und Heilmittel. Die sympathetische Verbindung kommt nicht etwa zustande, indem Heilsalbe oder Heilpuder auf die Wunde aufgetragen wird, sondern allein dadurch, daß man mit der Wundsalbe zum Beispiel die Waffe bestreicht, die die Wunde zugefügt hat, oder das Tuch, das mit der Wunde in Berührung gekommen ist. Helmont erklärt den Vorgang ähnlich wie bei der Steinbildung durch eine vermittelnde Instanz, einen die ganze Welt durchdringenden Geist, der den Kontakt zwischen Wunde und Heilmittel herstelle.[49]

Die magnetische Wundenheilung ist nur ein Beispiel für die alles durchdringende Kraft von Magnetismus und Sympathie. Sie zeigt sich etwa auch daran, daß sich Geschwister, die sehr weit voneinander entfernt leben, mit derselben Krankheit anstecken, oder in der Auffassung, daß überkochende Milch den Euter der Kuh vergifte, die sie gegeben habe.[50] Angesichts einer Fülle ähnlicher Beispiele fordert Charleton: "Let us stretch our Intellectuals to fathome how immensely long the arm of Sympathy must be conceded."[51] Wie überzeugend das Charletonsche Sympathie-Modell war, zeigen einige Zeilen aus Philipots Widmungsgedicht für Ternary of Paradoxes:[52]

We're now convinc'd, that Sympathies combine
At distance; that dispersed Mumies twine:
That Nature, on one string, like coupled Beads,
Her Rosary of twisted Causes threads.

Charleton glaubte sogar, daß sich der Magnetismus in Zukunft als der Dreh- und Angelpunkt jedes naturphilosophischen Erklärungsmodells erweisen werde.[53]

Magnetismus und Sympathie werden mit einer geheimnisvollen Seelenkraft identifiziert, die durch sympathetische Verbindung auf die "Lebensgeister" wirke und diese veranlasse, Bewegungen oder körperliche Reaktionen auszulösen. Diese Seelenkraft und ebenso die ihr vergleichbare magnetische Heilkraft haben, so Charleton, allerdings durch den Sündenfall ihre unmittelbare Wirkkraft eingebüßt; sie seien inaktiv, obwohl latent vorhanden, und erschienen daher häufig okkult.[54] Durch diese Herleitung wird dem Magnetismus in einem Parallelschluß der Ruch des Satanischen genommen. Charleton geht in diesem Bemühen noch über Helmont hinaus. Er stellt fest, daß die Wundsalbe für die magnetische Heilung nicht von Paracelsus, sondern erst sehr viel später von Corrichterus erfunden worden sei.[55] Dadurch verliert die sympathetische Heilung die Aura des Geheimnisvollen; die zeitlich später angesetzte Rezeptur wird überprüfbar.

Die ursprüngliche Rezeptur, so Charleton, sei im Laufe der Zeit verfälscht worden. Deshalb fügt er eine Liste der seiner Meinung nach reinsten
Formen bei. Es kommt Charleton also viel weniger als seinen alchimistischen
Vorgängern darauf an, chemische Weisheiten, wie es üblich war, auf ihre Ur-
quelle, womöglich sogar bis auf Adam zurückzuverfolgen. Er entscheidet sich
vielmehr für das ihm einleuchtende Rezept - auch dies ein Anzeichen für die
beginnende Desillusionierung gegenüber der Alchimie.[56] Die Bestandteile der
Salbe sind nach Charleton nicht beliebig austauschbar; man müsse deutlich
zwischen authentischen, "vernünfigen" und vom Aberglauben bestimmten Formen
unterscheiden. Trotzdem mutet das Rezept des Bartholomäus Corrichterus, das
Charleton als original anerkennt, abenteuerlich genug an:[57]

Of the Moss grown on a humane skull two ounces: Mumy half an ounce: Humane
fat depurated two ounces: Oyl of Line seed twelve drachmes: Oyl of Roses,
and Bole Armeniack, dna one ounce. Mix them, and by frequent agitation in-
corporate them into an Unguent. Into which a splinter of wood, or the wea-
pon stained with the patients blood, is to be immersed: the wound, during
the time of its sanation, being defended from the injury of aer, bound clo-
sely up with clean swathes, and mundified with the urine of the patient.
But to the efficacious confection of the Armary Unguent, to cure a wound by
unction of the instrument of the harm, though not distained with the blood,
we are to admix to the former, of Virgin Honey (we should rather choose the
best Mel Atticum, or Honey of Athens, for its excellence worthily esteemed
be the Antients) two ounces: the fat of a Bull one drachme. And this we
conceive to be the same, which our Helmont intended.

Charleton bespricht die verschiedenen Rezepturen ausführlich. Viele von
ihnen klingen freilich eher wie Beschwörungsformeln; an ihrem Erfolg läßt
sich mit Recht zweifeln. Dazu bestimmt beinahe jeder von Charleton zitierte
Autor dieselbe Substanz, oder besser: eine Substanz mit derselben Bezeichnung, anders. Das heißt, es werden die unterschiedlichsten Ingredienzien
genannt.

In Ternary of Paradoxes findet sich ein weiteres, für die Praxis der
Mehrdeutigkeit typisches Beispiel. Charleton bestimmt den Stoff "Bismuthum"
so:[58]

Bismuthum, in the dialect of Hermetical Mineralogists, admits of a double
signification. For some accept it for a simple, and list it in the inven-
tory of Marchasites or Firestones, taking it to be no other, then that
which the Noble Geber called Magnesia, and the Shops Black Lead: others intend by it a compound made by the hand of Art, and that of two sort: The
first, when upon melted Tin, the Chymist affuseth Mercury, and makes thereof a fragil substance and snow-white mass; the other a mixture of Silver
and Mercury, which submitteth to the first assault of fire, as easily as
wax, and is of exceeding whiteness, which we conceive to be the true Magnesia philosophorum.

Diese Mehrdeutigkeit erklärt sich daraus, daß es dem Alchimisten nicht auf eindeutige, nachprüfbare Bestandsanalyse von Stoffen ankommt. Das Selbstverständnis der Alchimisten macht die Neigung zur Unbestimmtheit und zur Verschlüsselung sogar verständlich. Eine bewußt dunkle Sprache war Ziel und Mittel der alchimistischen Methode. Es sollte gelten: "obscuram per obscurius, ignotum per ignotius."[59] Nur auf diese Weise glaubte man der Dunkelheit und Unverständlichkeit der parallel zum chemischen Prozeß ablaufenden psychischen Vorgänge gerecht werden zu können. Jeder alchimistische terminus technicus hatte nämlich immer auch Symbolcharakter und verwies auf die dem Prozeß parallele "Vergeistigung" und Reinigung des Menschen. Nur begriffliche Mehrdeutigkeit schien der Vielschichtigkeit der Phänomene zu entsprechen.[60]

Berühmtestes Beispiel ist der "Stein der Weisen" ("philosopher's stone"). Seine Herstellung war das Ziel des Prozesses, dessen edelstes Produkt er gleichzeitig darstellte. Diese Tinktur barg die Fähigkeit in sich, die Materie richtig, das heißt im richtigen Mischungsverhältnis, neu zu ordnen und damit eine rasche Umwandlung der Metalle (in Gold) möglich zu machen. Gleichzeitig aber ist der Stein der Weisen zu denken als Prinzip der Läuterung und Er-Lösung.

Im übrigen sollte die Mehrdeutigkeit auch dazu dienen, die Geheimhaltung der Anweisungen und damit die Reinerhaltung der Lehre nur für die wirklich fähigen Adepten zu gewährleisten. Charleton selbst zeigte, noch nachdem er Helmont die Gefolgschaft aufkündigte, großes Verständnis für die "Verdunkelung" der Sprache in der alten alchimistischen Wissenschaft:[61]

We sayd the more comprehensible disguise of Symbolical & Emblematical Traditions; because, though it be commonly conceived, that primaevous Antiquity used to invent Parables and Emblems rather to invellope the Arcana of Philosophy and so conceal them from the prophaning eyes of Ignorance, then render them more intelligible: yet Parabolical and Poetical Fictions conduce [...] as well to the illustration of darker, as the involution of more evident peices of Truth; as the Oedipus of this last Century, the Lo. St. Alban [...] hath acutely observed.

Aus dem variablen Bedeutungspotential ergibt sich eine dem nicht Eingeweihten nur schwer verständliche, oft paradox erscheinende Sprache. Zahlreiche sprachliche Idiosynkrasien fallen auch in der helmontischen Lehre auf. Charleton befürchtete offenbar, daß solche rein systeminternen Definitionen das Textverständnis erschweren und seinen uneingeweihten Leser abstoßen könnten. Deshalb fügte er einen kommentierenden Teil, "The Trans-

lator's Supplement", an.[62] Die hier behandelten Begriffe ("fanatique
words") stammen Charleton zufolge so gut wie alle aus den paracelsischen
Schriften und haben im normalen Wortschatz weder Bedeutung noch Etymolo-
gie.[63] Die Begründung, die Charleton für seine Kommentierung angibt, bezeugt erneut seinen Respekt vor van Helmont und den Willen, jedes Hindernis
für das richtige Verständnis dieser Lehre aus dem Weg zu räumen:[64]

We have stood resolved, neither to dim the lustre of our Authors sense, by
the interposition of our [...] interpretations [...] nor make our pen guilty of so uncivil encroachments on the liberties of the comprehensive Reader, as to preoccupy his head, with the abortive results of our shallower
scrutinies [...]; but so far to assist younger capacities, as to endeavour
the explanation of some unfrequent idiomes, and uncouth terms, which the
Author seems to have borrowed from the Cabalistique Vocabulary of Paracelsus.

Die begriffliche Mehrdeutigkeit weist darauf hin, daß jede "konkrete",
das heißt tatsächlich existierende und herstellbare Substanz zugleich ihre
übertragene Bedeutung hat, also ihre "abstrakte" Entsprechung im geistig-
seelischen Bereich. Die "abstrakte" Entsprechung besitzt einen ebenso hohen
Grad an "Wirklichkeit" wie die erste.

Da die Anbindung an die "tatsächliche" Realität weitgehend fehlt oder
zumindest eine untergeordnete Rolle spielt, fällt auch die alchimistische
Definition von Naturphilosophie "aus dem Rahmen". Charleton proklamierte in
den "Prolegomena" zu Ternary of Paradoxes ein umfassendes Verständnis von
Naturerkenntnis. Naturphilosophie ist für ihn mehr als nur ein reflektie-
rendes Studium der materiellen Aspekte der Welt. In typisch alchimistischer
Manier forderte er, daß auch Geistiges und Übersinnliches Gegenstand naturphilosophischer Untersuchungen zu sein habe. Ohne die Einsicht in eine spi-
rituelle Interdependenz der verschiedenen Weltbereiche und Ebenen des Universums müßten die Naturphilosophen arm an Erkenntnis bleiben,[65]

[like] purblind Moles, whose imperfect opticks could never endure to pry
into the mysteries of the Intellectual and Spirituall World, but think
their debt of their Creation fully discharged in a slight and superficiall
speculation of the Materiall, and never were admitted to a neerer privacy
with Nature, then to have touched the hem of her upper garment.

Aus dieser Sicht erschien die Erkenntnisfähigkeit der menschlichen Vernunft als bei weitem nicht ausreichend. Wie Helmont schienen auch Charleton
die Grenzen der ratio eng gezogen. Die Vernunft, so sagte er, sei ein
"triefäugiges Chamäleon", eine "dunkle Laterne", deren Führung man sich
nicht anvertrauen dürfe. Deshalb, so folgerte er, sei "Erkenntnis mithilfe

der Vernunft trügerisch und unwissenschaftlich."[66] In "letzten Fragen", wie
es der Wert der Vernunft sei, gelte es mit einem endgültigen Urteil besonders vorsichtig zu sein und zunächst eine skeptische Haltung einzunehmen.[67]
Da dem Menschen, so Charleton, zeit seines Lebens ein geeignetes Erkenntnisinstrumentarium versagt sei, blieben ihm als Weg zur Erkenntnis
nurmehr Meditation und Vision. Beide führen zu naturphilosophischen Wahrheiten. Der Vision[68] gebührt bei Charleton als einzig wahrem Weg zur Erkenntnis sogar Vorrang gegenüber logischen Schlüssen. Dies ist durchaus
konsequent; Helmont wie Charleton gehen schließlich davon aus, daß der Intellekt seit der Erbsünde verdunkelt und geschwächt sei.[69] Überdies erklärt
sich die Hochschätzung der Vision als Erkenntnismittel aus dem zugrundege-
legten Weltbild, das von der Analogie zwischen dem Menschen als Mikrokosmos
und der ihn umgebenden Natur als Makrokosmos ausgeht. Wenn der Mensch nämlich Korrespondenzen zur äußeren Welt in sich trägt und sich dessen bewußt
ist, so lassen sich die äußeren Objekte in einem Akt sympathetischer Verbindung unmittelbarer erkennen als durch die ratio.[70]

Die visionäre Erkenntnis macht indes nicht allein in der Natur Vorkom-
mendes zur ihrem Gegenstand. Vielmehr ist im dritten Teil von Ternary of
Paradoxes, "The Image of God, Or, Helmont's Vision of the Soul", ausdrücklich auch die Seele des Erkennenden Erkenntnisobjekt. Helmont und Charleton
knüpfen hier an die alchimistische Tradition an, den Prozeß als Metapher
der inneren Entwicklung des Alchimisten zu begreifen. Parallel zur Transmutation, so glaubte man, vollziehe sich ein geistiger und seelischer Läuterungsprozeß beim Adepten. Dieser Läuterungsprozeß führt auf die Erkenntnis
der eigenen Seele hin.[71]

Die visionäre Erkenntnis überschreitet in Ternary of Paradoxes die ausschließlich "rationale" Definition der Seele. In dem mystisch-religiösen
Ansatz Helmonts steht die Verbindung der Seele mit Gott im Vordergrund. In
Anlehnung an eine seit den Kirchenvätern bekannte mystische Idee, die an
die Gottesebenbildlichkeit des Menschen anknüpft,[72] bestimmt Helmont die
Seele als Abbild Gottes im Menschen. Deshalb sei sie losgelöst von jeder
kruden Materialität und unsterblich. Ihre Attribute seien "spiritual", "vital" und "luminous". In einer Vision zeigt sie sich Helmont so:[73]
It was a transcendant light, in the figure of a man, whose whole was homogeneous, actively discerning, a substance spiritual, Crystalline, and lu-
cent by its own native splendor.

Die Anspielung auf den verklärten Auferstehungsleib Christi ist ebenfalls eine gängige mystische wie alchimistische Vorstellung. Ergänzt wird diese "Definition" durch eine mystisch-kabbalistische Zahlensymbolik, verquickt wiederum mit Mikrokosmos-Makrokosmos-Bezügen und mit der Lehre von den Seinsstufen.

Der Seele werden, entsprechend der Dreieinigkeit Gottes, drei Wesenszüge ("faculties") zuerkannt: Geist ("intellect"), Wille ("will") und (göttliche) Liebe. Diese Dreiheit manifestiere sich, so Charleton und Helmont, nicht nur beim Menschen, sondern auch in allen anderen Organisationsformen und Seinsstufen des Lebens. In der Stufenleiter des Seins seien die drei Fakultäten auf der jeweils höheren Stufe deutlicher ausgeprägt, bis sie im Menschen ihre Vollkommenheit erreichten. In ihm würden sie nicht mehr als einzelne Eigenschaften unterschieden, sondern als einander bedingende Züge und so als untrennbare Einheit wahrgenommen. Im Idealfall werden die drei Kräfte im gleichen Maße in der Seele wirksam.[74]

Aus der Gottähnlichkeit erwachsen der Seele neue Erkenntnisse und Erkenntnismöglichkeiten, die ihr von Gott geoffenbart werden.[75] Aus diesem Gedanken legitimiert sich allgemein die Tätigkeit des christlichen Alchimisten, der sich als Diener Gottes sieht: seine Arbeit diene der Einsicht in die Geheimnisse der Schöpfung, die als eine göttliche Trennung der Elemente, also eine chemische Operation, verstanden wird. Den alchimistisch-hermetischen Glauben, daß die Chemie eine göttliche Wissenschaft sei, nimmt auch Charleton auf. Er prophezeit als die Wissenschaft der Zukunft eine "Chemie des jüngsten Tages".[76] Gerade der Alchimist als Arzt leitet seinen Heilungsauftrag direkt von Gott her. In Deliramenta Catarrhi formuliert Charleton dieses Verhältnis:[77]

When [nature] cannot by her own strength arise again to maintain the conflict [in case of disease] ; the Physician, elected by the immense benignity of the Almighty Lord of Nature, [...] remains no longer her servant: but is become her Interpreter, Rector and very potent Lord.

Das oberste Ziel bleibt dabei stets die Erkenntnis und Verehrung Gottes.[78] Gemäß dieser Verpflichtung finden sich in der Helmont-Trilogie immer wieder Anrufungen Gottes mit der Bitte, dem Verfasser Kraft für seine Arbeit zu verleihen. Dies geschieht im übrigen im Einklang mit der alchimistischen Tradition, zu Beginn eines Traktates seine humilitas zu betonen und Gott anzurufen.[79] In Spiritus Gorgonicus etwa beginnt Charleton mit einer emphatischen Anrede an den allmächtigen, die Natur weise lenkenden

Gott. Dieselbe Haltung klingt schon im Motto der Titelseite an:[80]

Benedictus sit Deus mirabilium, qui modo aquas in rupes, modo rupes in stagna aquarum convertit.

3.2.2. AUSWIRKUNGEN DER HELMONTISCHEN PHILOSOPHIE IM SPÄTEREN WERK

Charletons iatrochemisch-alchimistisches Frühwerk gewinnt seine besondere Bedeutung erst im Rahmen des Gesamtwerks. Die folgenden Schaffensphasen, vor allem aber die Werke der atomistischen Phase, sind zu einem nicht geringen Teil überhaupt nur als Reaktion auf Charletons früheres helmontisches Weltbild zu verstehen.

Auch in den nach 1650 publizierten Schriften finden sich Reste alchimistischen Denkens. Hier lassen sich zukunftsweisende und bewahrende Tendenzen unterscheiden.

Alchimie und Iatrochemie sind Vorläufer sowohl der modernen Medizin als auch der Chemie. Charletons helmontische Philosophie leistete einen Beitrag zur Entwicklung der pharmazeutischen Chemie sowie der Medizin.

Die iatrochemische Medizin war die erste zukunftsträchtige Alternative zur traditionellen galenischen Lehre; sie ermöglichte überhaupt erst medizinischen Fortschritt. Charleton bemühte sich in seinem medizinischen Werk immer wieder, die Humoralpathologie Galens als "Fiktion" zu entlarven.[1] Als vielversprechende Gegenposition trat die Iatrochemie besonders im physiologischen und pharmazeutischen Bereich hervor. In der Physiologie beispielsweise blieb Charleton auch nach der Helmont-Trilogie bei einem sauren Magenferment als Verdauungsprinzip.[2] Die Tätigkeit von Herz und Schlagadern erklärte er durch das Auflodern der "Lebensflamme", die durch das Aufbrausen der Stoffe im Blut erzeugt werde.[3] In Darknes of Atheism werden "Lebensflamme" oder "Lebensnektar" in einer Weise definiert, die an frühere alchimistische Formulierungen erinnert:[4]

Our radical Balsam, or the oleaginous Fewel of our vital Lamp, maintains the innate Heate, or Flame of life, untill the total exhaustion of the one, causeth a total privation of the other.

Zwar konnte Charleton die Lebensflamme noch nicht experimentell nachweisen und benutzte sie daher eher als ausdrucksstarke Metapher, doch wurden auf der Grundlage dieser Vorstellung im achtzehnten und neunzehnten Jahrhundert wichtige Erkenntnisse gewonnen.[5]

Zudem entdeckte Charleton, daß Helmonts Physiologie sich durchaus mit Erkenntnissen Harveys verbinden ließ. Harvey selbst wurde durch Helmont beeinflußt. Mit der Kreismetapher griff er bei der Darstellung des Blutkreislaufs auf ein nicht-wissenschaftliches, spirituelles Symbol zurück.

Für Harvey bestand sogar eine Analogie zwischen der Kreisbewegung im (Ma-kro-)Kosmos und im Menschen.[6] Charleton bezog sich ausdrücklich auf diese Analogie und auf Harveys Kennzeichnung des Herzens als "Sonne des Mikrokos-mos" und machte sie zur Grundlage eigener Forschungen:[7]

Were it not indecent to compare small things with great, I should venture
perhaps to advertise you, that the reasons which induced me to attempt a
reformation of the Borellian Hypotheses of the Motion of the Heart, which
Doctor Harvey himself call'd the Sun of the Microcosm; seem to have some
kind of Analogy to those, which moved the Prince of Astronomers, Tycho Brahe, to dislike the Ptolemaic System of the Macrocosm or greater World, and
to excogitate a new one of more probability and neatness.

Der nachdrücklichste Vorteil der durch die Iatrochemie eingeführten Arz-neien war es, daß sie gezielt eingesetzt werden konnten und ihre Wirkung (natürlich in gewissen Grenzen) berechenbar war. Deshalb müsse, so Charle-ton, der verschreibende Arzt besonders sorgfältig darauf achten, die rich-tigen Komponenten auszuwählen, damit die Arznei zweckmäßig sei und auch wirklich Heilung zeitige.[8] Ein derartiger Einsatz von Heilmitteln beruhte auf der grundlegenden iatrochemischen Erkenntnis, daß man Gleiches mit Gleichem heilen könne. Dieser Grundsatz stand dem galenischen Diktum der Heilung durch Gegensätzliches ("Contraria contrariis curantur") diametral entgegen.[9] Gemäß diesem Prinzip der iatrochemischen Medizin konnte Charle-ton etwa in der Physiologia bei Vergiftungen die Anwendung von Gegengiften empfehlen.[10]

Die neuen chemischen Heilmittel setzten sich rasch durch. Die "offiziel-le" Anerkennung durch das College of Physicians bestätigte Charleton in Im-mortality, obwohl er hier vielleicht ein etwas zu rosiges Bild zeichnete:[11]

And as for Chymistry [...] in the whole world there are none who know
better [...] how to make use of all the secrets thereof, towards the pre-
paration of noble and generous Medicaments. Witnesse that plenty of choise
Chymicall remedies, daily confected in the Elaboratory belonging to the
Colledge, by the directions and prescripts of the Fellowes.

Obwohl die Iatrochemie später zugunsten der neuen mechanistischen Medi-zin in den Hintergrund trat,[12] hatte sie doch in der wissenschaftlichen Re-volution des siebzehnten Jahrhunderts eine Schlüsselrolle. Auf dem Weg zum modernen naturwissenschaftlichen Weltbild war sie nicht nur Vorläufer der Chemie. Vielmehr liegt ihr Wert ebenso in ihrem Charakter als Gegenposition zur mechanistischen Physik. Die Katalysatorfunktion der Iatrochemie (bezie-hungsweise Alchimie) für die Iatrophysik[13] läßt sich auch in Charletons Werk nachweisen. So gibt es schon im iatrochemischen Frühwerk erste Ansätze eines Atomkonzepts, die in der zweiten Schaffensphase atomistisch revidiert werden. Um seine Atomtheorie zu beweisen und zu zeigen, daß Atome in der Tat die prima materia seien, scheute sich Charleton nicht, auf die von den Alchimisten experimentell gefundenen kleinsten Bestandteile chemischer Stoffe zurückzugreifen und diese als Ausgangspunkt für eigene Gedanken zu verwenden:[14]

Upon these Two Arguments might we have accumulated sundry others of the like importance, such as are chiefly insisted upon by the Modern Redeemers of Democritus and his noble Principles from that obscurity and contempt, which the Envy of Time and the Peripatetick had introduced, Sennertus (in Hyponemat. de Atomis) and Magnenus (in cap. 2. disput. 2 de Atomis) and, in imitation of their ample model, have explicated the mystery of our Thesis, from the Syncritical and Diacritical Experiments of Chymistry, (whereby all Bodies are sensibly dissolved into those Moleculae, or First Conventions of Atoms, which carry their specifical seminaries; and the Heterogeneous parts of diverse Concretions, after dissolution, coagmented into one mass, and united per minimas) but most eminently from that natural miracle, the Tree of Hermes, made by an artificial Resuscitation of an entire Herb from the Atoms of it in a Glass.

Wie andere Mechanisten auch geriet Charleton in "Zugzwang": Um seinem eigenen Anspruch gerecht zu werden, alle Naturphänomene auf der Basis des Atomismus zu erklären, mußte er häufig Gegenthesen zu bereits vorhandenen iatrochemischen Ansätzen aufstellen. Dies erwies sich jedoch in vielen Fällen als ungeheuer schwierig, da die Atomistik zunächst in der Hauptsache theoretisches Postulat war, das empirischer Untermauerung noch bedurfte. Die noch junge Wissenschaft konnte nicht in jedem Fall originelle, neue Erklärungen liefern. Als Ausweg aus diesem Dilemma bot sich für Charleton an, zahlreiche ursprünglich alchimistische oder helmontische Konzepte zu übernehmen und mit neuem atomistischen Inhalt zu füllen. Typisch für ein solches Vorgehen ist Charletons Behandlung der okkulten Qualitäten in der Physiologia.[15] Auf diesem "Umweg" kam es aber häufig zu neuen Einsichten und eigenständigen atomistischen Thesen.[16]

Allerdings hatte dies Verfahren auch Nachteile. Die Beibehaltung alchimistischer Gegenstände brachte häufig eine Vernachlässigung anderer Themen mit sich. Die helmontischen Denkschemata bestimmten nicht selten überdeutlich die Themenwahl in mechanistischen Schriften. Einleuchtendes Beispiel ist wiederum die Physiologia, die zwar ausdrücklich den epikureischen Atomismus propagierte und dennoch - abgesehen von der Helmont-Trilogie - das an alchimistischen Spuren reichste Buch Charletons ist. Allein ein Sechstel des Umfangs ist den okkulten Erscheinungen gewidmet. Auch die in Darknes

of Atheism immer wieder diskutierten alchimistischen Lehren zeigen, daß
Charleton sich noch längst nicht von Helmont gelöst hatte.[17] Selbst wenn
Charleton sich eindeutig von der Person Helmonts absetzte,[18] reflektierten
seine Werke dennoch den Einfluß des belgischen Alchimisten. Weder Charleton noch andere Mechanisten seiner Zeit vertraten, zumindest in den fünfziger Jahren, einen "reinen" Mechanismus.[19]

Den Zeitgenossen erschien der iatrochemische und iatrophysikalische Ansatz in der Naturwissenschaft nicht unbedingt unvereinbar. Grundsätzlich
kam die Iatrochemie um die Mitte des siebzehnten Jahrhunderts noch als
brauchbare und konkurrenzfähige Alternative zur mechanistischen Philosophie
(oder Iatrophysik) in Frage. Daß aus der Auseinandersetzung zwischen dem
etablierten scholastischen Aristotelismus, der neu aufblühenden magisch-al-
chimistischen Kosmologie und dem wiederbelebten epikureisch-mechanistischen
Weltbild schließlich die mechanistische Philosophie als Sieger hervorgehen
würde, war zu dieser Zeit noch nicht abzusehen. Charleton selbst hielt noch
zu Beginn der fünfziger Jahre die (Al-)Chemie für ausbaufähig und zukunfts-
trächtig.[20]

Iatrochemische und iatrophysikalische Positionen auch in Charletons atomistischem Werk schließen einander vielfach nicht aus, sondern konkurrieren
um die Lösung des gleichen Problems, erscheinen als einander ergänzende
Möglichkeiten.[21] Es ist keine Seltenheit, daß Charleton alchimistische Vorgänge heranzieht, um atomistische Thesen zu verdeutlichen - so etwa, wenn
er erklärt, wie aus einzelnen Atomen geordnete Konkretisationen mit bestimmten Eigenschaften entstehen. Als Beispiel führt er die Eigenschaften
"warm" und "kalt" an. Ein ursprünglich kalter Körper werde warm, wenn die
Partikel, sprich: Atome, aus denen er zusammengesetzt sei, sich umordnen.
Diese physikalische These erklärt Charleton in Analogie zu chemischen Pro-
zessen.[22] Seine abschließende Bemerkung ist verräterisch:[23]

By the same reason also may we comprehend [...] all other mutations sensible, observed by Apothecaries and Chymists, in their C o m p o s i t i o n s
of D i s s i m i l a r   n a t u r e s , from which s o m e   t h i r d   o r   n e u -
t r a l   Q u a l i t y doth result.

Der geordnete (Normal-)Zustand einer Konkretion oder das Vorhandensein
bestimmter Qualitäten wird also gleichgesetzt mit einer chemisch "neutralen" Substanz. Die Beschreibung erinnert deutlich an das alchimistische Anliegen, aus "ungleichen " Substanzen eine harmonische Verbindung herzu-
stellen. Die "neutrale Qualität" ruft Assoziationen zu der neutralen Ur-

Materie der Alchimisten hervor.[24]

Die neue mechanistische Philosophie, so überzeugend sie als Welterklärungsmodell auch sein mochte, hatte einen großen Nachteil: sie deckte nicht alle Bereiche ab, die nach zeitgenössischer Auffassung Gegenstand naturphilosophischer Betrachtung sein sollten. Das lag nicht nur daran, daß sie als vorwiegend theoretische Wissenschaft (noch) nicht für alle Naturerscheinungen Deutungen entwickelt hatte, sondern auch daran, daß die auf der Mathematik basierende quantifizierende mechanistische Lehre allein zur Auslegung qualitativer Phänomene nicht ausreichte. Das Phänomen - Charleton würde sagen, das Wunder - des Lebens und alle Lebensfunktionen fielen nicht ausschließlich unter die Zuständigkeit der Mechanistik. So spricht Charleton etwa von der "Architektur jener wunderbaren Organe im Körper eines Tieres":[25]

[They] are engines, whose Artifice doth, by incomprehensible excesses, transcend our theory in the mathematicks; insomuch that some of the strongest skuls of our age have ventured crazing to finde out the Geometry of the Muscles, or the Mechanicks of Voluntary motion: and yet are forced, by an host of difficulties, to retire and suspend their hopes of perfecting their designe.

Zwar werden die Organe als "Maschinen" bezeichnet, das Funktionieren dieser Maschinen bleibt aber dem mechanistischen Denken verschlossen.[26]

Many things not only in Metaphysicks, but even in Physicks, are of so retired and abstruse a nature, as not to be brought under the strict laws and rules of Geometry.

Wenn man sich nicht, wie Charleton es an dieser Stelle empfiehlt, mit wahrscheinlichen anstelle von wahren Lösungen zufriedengeben will,[27] bleibt nichts anderes übrig, als auf frühere Ansätze zurückzugreifen:[28]

We conceive it not justifiable always to expect the eviction of Physical Theorems; by Geometrical Demonstrations. This may be authorized from hence, that Geometricians themselve, when they fall upon the theory of those parts of the Mathematicks, which are Physico-mathematical, or of a mixt and complex Consideration, are frequently necessitated to convert to suppositions, not only different from, but directly and openly repugnant to their own proper and establisht maxims.

Die Position, auf die sich Charleton angesichts dieser "wissenschaftlichen Notlage", wie zögernd auch immer, zurückzieht, ist die alte vitalistische und animistische helmontische Lehre von den Lebenfunktionen.[29] Plötzlich ist wieder von archei, von virtue, faculty und vital spirits die Rede. Der helmontische Begriff des Blas wird in der Sonnenmetapher wieder aufgenommen und zur Grundlage allen Lebens erklärt:[30]

[The Sun] can with uncessant liberality, diffuse his consolatory and all-impregnating streams of light, heat, and influence on all parts of the sensible or adspectable World; and so concurre to the generation, vitality, growth, perfection and conservation of all sublunary Natures; and this without labour, lassation, or exhaustion.

Der archeus, also der formende Geist und die zeugungsfähige Kraft in jedem Samen[31] bestimmt die Individualität jeden Lebewesens.[32] Er ist das Hauptmerkmal von Leben überhaupt,[33] beteiligt sowohl bei der Zeugung selbst als auch bei der Embryonalentwicklung. Zur Zeugung heißt es:[34]

Such things are conceived to be generated [...] by Addition or Accession, which are not spontaneous in their original, but of seminal production, and specificated by the u n i v o c a l   v i r t u e of their seeds: because in Propagation, rightly accepted, a very small quantity of seed, p e r v a d i n g a greater mass of matter, doth f e r m e n t ,   c o a g u l a t e , and successively appose more and more parts thereof to itself, and c o n f o r m the same into the species of that thing, from which it was derived, and i m p r a e g n a t e d   w i t h   the idea of the whole and every part thereof.

Bei der Embryonalentwicklung bewirkt der archeus mittels "Temperament" (einer bestimmten Disposition der einzelnen Bestandteile) und "Hitze" die Ausformung von Leben.[35] Die Notwendigkeit einer vitalistischen Erklärung zeigt sich in diesem Zusammenhang besonders deutlich:[36]

That Animals have obtained such exquisite forms, respective to their several destinations; this we can refer to the artifice of their peculiar Seminalities, or the cunning of that Formative virtue, which lying ambuscadoed in the spumous consistence of their genital emissions, and beig once awakened into Activity by the excitement of a convenient Matrix, or Receptarie, immediately designes this or that parcel of matter for such or such a part, another for another, and so spins it out into an uniform labyrinth of members, at last weaving all those into an ingenious Figure, in all points resembling the Protoplast or first genitor of that species; who received this Seminal Tincture, or faculty prolifical from the immediate bounty of its Creator.

An dieser Stelle treten die Schwierigkeiten Charletons mit der Atomphilosophie besonders klar zutage. Alles in ihm widerstrebte ihrer kalten, berechenbaren Mechanik, wenn er das "Wunder des Lebens" deuten sollte. Er konnte sich nicht vorstellen, daß Atome mit ihrer "nackten und wenig komplexen Natur" tatsächlich die Fähigkeit zur Zeugung und Ausbildung von Leben in sich tragen könnten. Deshalb mußte er an dieser Stelle die "Hilfskonstruktion" einer "formgebenden Kraft" einführen und der epikureischen Eigendynamik der Atome widersprechen:[37]

[It] is a figment as worthy our spleen, as that ridiculous branch of the same root the Autocthonous, or spontaneous eruption of our first Parents from the confermentation of Water and Earth, and the production of mankinde like that of Mushrooms: which whimsey is also entitled to Epicurus.

Für das Entstehen von komplexen Wesen aus undifferenzierter Materie mußte Charleton also immer wieder "plastick faculties", "prolificall Spirits"
und vegetative Seelen heranziehen.[38] Mit vitalistischen Denkschemata durch-
setzt ist auch die Beschreibung, wie aus einzelnen Atomen Konkretionen entstehen. Dabei erscheint es paradox, daß diese Schilderung ausgerechnet die
Antwort des Atomisten auf den Einwand eines "Anti-Atomisten" gegen Atome
als prima materia darstellt:[39]

Of [atoms] are first composed certain Moleculae, small masses, of various
figures, which are the seminaries of various productions; and then, from
those determinate seminaries do all specifical Generations receive their
contexture and Constitution, so praecisely, that they cannot owe their Con-
figuration to any other. And, therefore, since the Earth, impraegnated with
Fertility, by the sacred Magick of the Creators Benediction, contains the
seeds of all Vegetables; they cannot arise but from the Earth, nor subsist
or augment without roots, by the mediation of which, other small consimilar
Masses of Atoms are continually allected for their nutrition; nor without
moysture, by the benefit of which, those minute masses are diluted, and so
adapted for transportation and final assimilation; nor without the influence of the Sun, by vertue whereof their vegetative Faculty is conserved,
cherished and promoted in its operations.

Außer bei der Fortpflanzung spielen archei oder "Vermögen" auch bei anderen körperlichen Vorgängen eine Rolle. Die Magensäure wird als faculty
bezeichnet; das Zwerchfell besitzt ein nicht-mechanisches, angeborenes
"Vermögen".[40] Noch in den anatomischen Untersuchungen der Enquiries (1680)
verzichtet Charleton nicht auf den archeus.[41]

Leben äußert sich vornehmlich in Bewegung. Deshalb werden die archei und
"Lebensgeister" auch dieser vornehmsten Lebensfunktion zugeordnet. Obwohl
eigentlich ein von der mechanistischen Philosophie vereinnahmtes Phänomen,[42] kommt Bewegung dennoch nicht ohne eine vitalistische Hilfestellung
aus. Charleton definiert die "Geister" als "aktive Prinzipien der Bewegung": "The motions of the Grossest and Heaviest Animals are performed by
their spirits, that are bodies as exile and imperceptible as Magnetick
Effluviaes."[43] Die besonders feine, mit den Sinnen kaum wahrnehmbare Struktur der "Geister", dieser "Angels of the Mind", wird immer wieder hervorgehoben.[44] Bei der Auslösung von Bewegung bilden die "Geister" gemeinsam
mit den Nerven und Muskeln die Glieder einer Reaktionskette. Frische Zufuhr
von "Geistern" ist Anlaß für neue oder verstärkte Bewegung oder für grös-
sere Kraft. Exzessive Bewegung von "Geistern" ruft Ungleichgewicht und damit die Leidenschaften hervor.[45]

Wie der Blutkreislauf faszinierte die Herzbewegung Charleton so sehr, daß er auch sie nicht allein auf mechanistische Gesetze zurückführen mochte: "The Animal spirit confers the pulsific power, by which the heart and arteries drive the current of the blood in a perpetual round."[46] Schon in Natural History of Nutrition (1659) wurde allerdings die generelle Gültigkeit der "Lebensgeister" für die Erklärung der Bewegung angezweifelt.[47] In Two Discourses (1669) wurde Charletons Zweifel noch deutlicher.[48] In einzelnen Fällen hielt Charleton die "Lebensgeister" schließlich in Enquiries (1680) für widerlegbar, insbesondere was die Reaktionskette Gehirn-"Spirits"-Nerven-Muskeln anging:[49]

But in this our more illuminate Age, Fate has brought forth some Physicians of this Nation and Colledge, of most profound Learning, and admirable Sagacity of Spirit; who laying aside that so antique Hypotheses of Animal Spirits, as both improbable and unnecessary: hold it to be sufficient[...] if it be supposed, that the dictates of the Soul are transmitted from the Brain to the Nerve and Muscle to be used, not by emission of any Substance whatsoever, but by a mere contraction of such Fibres of the Brain as are continued to that Nerve.

Immerhin lehnte Charleton die "Lebensgeister" erst im Jahre 1680 kategorisch ab.

In engem Zusammenhang mit der Bewegung steht die von ihr erzeugte Wärme, das lebensspendende Prinzip par excellence. Auch in der Definition der Wärme sind mechanistische und vitalistische Ansätze miteinander verbunden. Der "Lebensgeist" wird als "Prinzip der Bewegung und der Wärme" bestimmt.[50] Die Wärme an sich erfährt zwar eine mechanistische Auslegung;[51] dasselbe Phänomen in Lebewesen wird jedoch vitalistisch gedeutet:[52]

The vital Heat of Animals, is an expansive Motion of the Spirits of the Blood, somewhat checkt or repulsed, but still endevoring with sufficient force, and alternately prevailing.

Bei der Deutung der Wärme geriet Charletons Atomkonzept wiederum an seine (vitalistischen) Grenzen. Sicherlich gibt es für Charleton Hitze- und Kälteatome, die sich auch experimentell nachweisen lassen.[53] Atome haben aber selbst keine "formende Kraft";[54] keine Eigenschaften im engeren Sinne, also auch keine Hitze. Das Problem, wie unter diesen Umständen trotzdem in Atomverbänden Hitze entstehen kann, löste Charleton durch einen Umkehrschluß: Da Atome selbst keine vitalistischen Eigenschaften haben können und dürfen, werden diese Eigenschaften den "Geistern" übertragen, die nach Charleton ihrerseits aus "vielen Tausenden von Atomen" bestehen.[55] Indem er also eine vitalistische Zwischenstufe einschaltete, löste Charleton ein für ihn dringendes Problem. Die Hitze- oder Feueratome waren ja deshalb so schwer mit einem mechanistischen Modell zu verbinden, weil "Feuer" noch immer als lebensspendendes Prinzip galt. Charleton hatte sich noch nicht völlig von Helmonts "Philosophie des Feuers" gelöst.[56]

Charleton stattete demnach an sich unbelebte Materie mit Eigenschaften des Lebens aus. Auch Pflanzen haben eine atomare Grundstruktur, erhalten aber ihren "Lebensimpuls" erst durch ein "formendes Vermögen".[57] Mineralien gestand Charleton bestimmte "Anlagen" ("habit") zu, das heißt durch die häufige Ausübung von Vermögen erworbene Gewohnheiten, also aktive Lebensfunktionen.[58] Die Wirkung des geheimnisvollsten aller Mineralien, des Magneten, beruht nach Charleton zwar auf "magnetischen Atomen", doch zeichnet auch der Magnet sich durch ein "seminall principle" aus und wird durch "die belebende Wirkkraft der Erde" gespeist. Zur vollständigen Erklärung des Magnetismus benötigte Charleton eine vitalistische Formel: "The Magnetick Virtue [...] seems by a lively Analogy, to resemble the Vegetative Faculty or Soul of a Plant."[59]

Neben inhaltlichen Resten alchimistisch-vitalistischer Konzepte findet sich der Einfluß der Alchimie besonders im sprachlichen Bereich. Charletons Stil ist durchgängig reich an Metaphern. Daher bot sich die bildhafte alchimistische Sprache wie von selbst an. Obwohl Charleton manche alchimistische Metapher inhaltlich ablehnte, überlebten doch zahlreiche Formeln und Symbole in seiner Sprache.

So wird beispielsweise der Begriff Alchimie selbst metaphorisch verwandt. Charleton sprach etwa von einer "Alchimie des tugendhaften Geistes", die selbst Widrigkeiten des Schicksals in etwas Gutes verwandeln könne.[60] Die Mikrokosmos-Makrokosmos-Analogie findet sich etwa wieder in Formulierungen wie "das Auge, der kleinere Mikrokosmos",[61] zum Teil auch mechanistisch umgemünzt:[62]

Most certain it is, that the Divine Architect hath fram'd all things, as in the Greater World, so likewise in this Microcosm, in number, weight, and measure.

Hier ist die Klischeehaftigkeit der Formel schon sehr deutlich.

Der metaphorische Charakter solcher Formulierungen darf jedoch nicht darüber hinwegtäuschen, daß sie oft noch ein Körnchen Wahrheit enthalten. Obwohl nämlich die für die helmontische Philosophie typischen Sympathien und Antipathien beispielsweise verworfen werden, ist die Physiologia nicht frei davon. Dies macht sich besonders im Kapitel über die okkulten Qualitäten bemerkbar. So versuchte sich Charleton etwa an einer Erklärung der Beobachtung, daß von der Tarantel gestochene Personen nur durch Musik (und insbesondere durch die Tarantella) geheilt werden könnten. Der Grund liege in einer geheimnisvollen, unsichtbaren sympathetischen Verbindung zwischen den Saiten der Musikinstrumente und den Lebensgeistern des Kranken, die durch die Musik "harmonisch bewegt" würden. Dadurch werde das Gift mit den "Geistern" im ganzen Körper verteilt, diese Bewegung verursache Hitze und Schwitzen beim Patienten und das Gift werde aus dem Körper ausgeschieden.[63]

Das Phänomen der Antipathie deutete Charleton auf ähnliche Weise. Er stellte beispielsweise die Unverträglichkeit der "feinen Ausstrahlungen" eines Kornelkirschbaums mit der Disposition von Schlangen ("temperament of the Vital and Spiritual substance of Serpents") fest.[64] Mit dieser Unverträglichkeit erklärte er die Schlangenbeschwörung. Der Schlangenbeschwörer benutze einen Stab aus dem Holz des Kornelkirschbaumes, der lähmend auf die Schlange wirke und sie willig mache, jeder Bewegung des Stabes zu folgen. Zwar ist auch hier das Bemühen offensichtlich, den (scheinbar) okkulten Vorgang durch materiellen Kontakt ("Effluvia") zu erklären, doch führt dieses Bemühen noch zum gleichen Ergebnis wie in den Helmont-Schriften. Es ging Charleton nämlich darum, scheinbar "diabolische" Vorgänge durch "natürliche Magie" zu erläutern.[65]

Ähnliche Schwierigkeiten zeigen sich in Charletons Umgang mit typisch alchimistischen Ideen wie Tranmutation, Alkahest oder Elixir. Noch in der Physiologia hielt Charleton die Transmutation, also die Veredelung oder Verwandlung von Metallen in Gold, nicht für grundsätzlich ausgeschlossen. In typisch alchimistischer Manier sprach er von der "admirable vast Extensibility of that King not only of Metals, but of the whole Earth, Gold" - eine klare Anspielung auf den Stein der Weisen. Nachdem er versucht hatte, den Charakter des Goldes atomistisch aufzuhellen, kam Charleton zu dem überraschenden Schluß:[66]

This apprehended, the Chymist needs not longer to perplex himself about the Cause of the Incorruptibility, and incapacity of Volatilization in Gold: and if his so promising Art can attain to the investment of any Metal with these Proprieties; let other men dispute, whether it be Gold or no, for our parts, we oblige our selves to accept it.

Der paracelsische Alkahest, das Universallösungsmittel für alle Stoffe auf dem Wege zum Stein der Weisen, war für Charleton ebenfalls kein Produkt der Phantasie, sondern für den Atomisten unter Umständen sogar akzeptabel:[67]

As General a Dissolvent, as that admired (but hardly understood) Liquor Alkahest of Paracelsus, if not the same can be no other but this that in the
substance of Oyle are some Particles much more subtile and penetrative,
than any contained in the substance of Wine; though those subtile particles
are thinly interspersed among a far greater number of Hamous, or Hooked
particles, which retard their penetration.

Teilweise wurde dem Stein der Weisen in der Alchimie die Fähigkeit zugeschrieben, körperliche Unvollkommenheiten, also Krankheiten, auszugleichen
und zu kurieren, ebenso wie er unvollkommene, das heißt unedle Metalle ihrer Veredelung zuzuführen vermochte. So konnte er als Universalheilmittel
oder Elixir (vitae) wirksam werden. Noch in der Physiologia hielt Charleton
das Elixir für möglich und führte es auf ähnliche Vorgänge wie bei Alkahest
zurück; später sah er es als unerreichbar, schließlich nurmehr als eine
"Parabel".[68]

Als widersprüchlich erweist sich ferner Charletons Haltung zur Sulphur-
Merkur-Theorie im Rahmen der Transmutation. Die Alchimie lehrte, daß alle
Stoffe in verschiedener Mischung zwei Urstoffe der Materie enthielten, sulphur und mercurius, denen Paracelsus als drittes Prinzip sal hinzufügte.[69]
Charleton lehnte diese Anschauung ih ihrer ursprünglichen Form zwar ab,
diskutierte sie dennnoch sehr ausführlich und versuchte seine atomistischen
Erkenntnisse auf sie anzuwenden, sie also auf nachprüfbare materielle Abläufe zurückzuführen.[70] Bei der Analyse der Qualität "Geschmack" hielt er
die Idee sogar in eingeschränkter Form für richtig:[71]

Wherefore we account it both more honourable and satisfactory, to incline
rather to that laudable opinion of the Chymist, whose Flames have so farr
enlightned our reason, as to shew, that the Primary Cause of Sapours doth
consist in Salt, because all pyrotechnical Dissolutions seem to establish
that Axiome, Sal est primum Sapidum & Gustabile.

Charletons Umgang mit der helmontischen Philosophie ist also von Grund
auf ambivalent. Auf der einen Seite steht die Kritik an allzu auffälligen
Phantastereien, wie etwa an Helmonts Erklärung der Ursachen eines Erdbe-
bens.[72] Auf der anderen Seite bezeugte Charleton Respekt vor den "authentischen Zeugnissen" hermetischer Autoren wie Helmont,[73] bot aber gleichzeitig
eine "vernünftigere", wahrscheinlichere und häufig atomistische Erklärung
an. Der Ausgang der Wahl zwischen den Alternativen, die Charleton dem Leser
anbot, blieb jedoch häufig offen.[74] Entscheidend aber ist, daß durch Charletons Umgang mit Helmont iatrochemisches Gedankengut unvermeidlich in die
atomistischen Vorstellungen integriert wurde und in ihnen weiterlebte.

3.3.   KOSMOLOGISCHE UND PHYSIKALISCHE GRUNDPRINZIPIEN

3.3.1.   DAS UNIVERSUM

3.3.1.1. UNENDLICHKEIT DES UNIVERSUMS UND PLURALITÄT DER WELTEN

Charletons Ansichten über das Universum und eine (eventuelle) Pluralität
der Welten belegen exemplarisch den Zwiespalt, in dem sich die "neuen Wissenschaftler" der Zeit zwischen den beiden Polen der neuen naturwissenschaftlichen Erkenntnisse des Galilei, Kepler und Kopernikus und den Vorbehalten der christlichen Religion befanden. Der naturwissenschaftliche Er-
kenntniszuwachs war stets janusköpfig: Jede neue Erkenntnis bedeutete
einerseits einen Fortschritt auf einen besseren Zustand menschlichen Seins
hin, durfte aber andererseits der Theologie, in deren Zuständigkeitsbereich
traditionell solche Verbesserung fiel, nicht "ins Gehege kommen". Den Wissenschaftlern wurde so ihr eigenes Wissen häufig zum Problem - "wider bes-
seres Wissen" mußte sie versuchen, im Namen der Religion mögliche "unpas-
sende" Schlußfolgerungen aus ihren eigenen Einsichten "weg" zu debattieren.
    Aristoteles ging davon aus, daß zwar die Materie, aus der die Welt be-
steht, unendlich sei, das heißt in immer kleinere Teile zerlegt werden
kann; das Universum aber hielt er für endlich.[1] Demokrit und Epikur vertraten die entgegengesetzte Ansicht. Während sie das Atom als nicht mehr teilbaren kleinsten Teil der Materie konzipierten, nahmen sie ein unendliches
Universum an. Es gab für sie keine Grenzen des Alls; der Raum dehnte sich
unendlich aus. Deshalb konnten auch mehrere Welten in ihm existieren.[2]
    Diese Ideen lebten in der Renaissance bei Kopernikus, Galilei und Bruno
wieder auf; ihre Rezeption und Popularisierung erfolgte aber erst sehr viel
später und war zunächst auf wenige "Fachleute" beschränkt.[3] Für die englische Rezeption wurde besonders Thomas Digges; A Perfect Description of the
Celestial Orbes (1576) wegweisend.[4] Zu der Zeit, als Charleton seine Physiologia schrieb, war das kopernikanische Weltbild in England jedoch bereits weitgehend akzeptiert.
    Kopernikus, Tycho Brahe, Kepler und Galilei waren eindeutig Charletons
"Leitsterne" in der Astronomie. Kopernikus wird schon unmittelbar zu Beginn
von Darknes of Atheism,[5] aber auch später in der Physiologia immer wieder
herangezogen. Tycho Brahe gilt als "Hercules the Second"[6] und als "Prince

of Astronomers",[7] der das ptolemäische System widerlegt und auf dem koper-
nikanischen aufgebaut habe. Galileo Galilei, "dieser Lynceus",[8] war eine
Hauptquelle für Charletons Aussagen zur Bewegung und zum Vakuum in der
Physiologia. Johannes Kepler schließlich, "the subtle Kepler",[9] diente
Charleton zur Orientierung über das Problem der Schwerkraft.[10]

So konnte sich Charleton mit Kopernikus und Galilei ganz selbstverständlich gegen das geozentrische ptolemäische Weltbild wenden, das den Kosmos
in einen supralunaren und sublunaren Bereich aufteilte.[11] Die Erde, so sagt
Charleton unter Berufung auf Galilei, sei nicht der Mittelpunkt der Welt,[12]
sondern drehe sich um ihre eigene Achse. Nicht die Fixsterne drehen sich um
die Erde. Diese kopernikanische These biete große Vorteile: "All Astronomers now allow [it] to be the most intelligible and most convenient [Hypo-
thesis], that ever was invented."[13] Es gibt, so Charleton, eine unendliche
Zahl von (Fix-)Sternen.[14] Die Himmelskörper, also auch die Erde, bewegen
sich in ewigen Kreisbahnen.[15] Es könne auch im Universum kein Oben oder Unten, Rechts oder Links geben; das Zentrum des Universums sei nicht identisch mit seinem "untersten", also dem schwersten Teil (der Erde), und die
Erde als solche besitze im System des Universums keine Schwerkraft, die sie
an ihrem Platz halten müßte.[16]

Seit Giordano Bruno[17] und Thomas Digges, die das Firmament nicht mehr
als Grenze des Kosmos anerkannten, hatten sich die Philosophen endgültig
mit der Hypothese der Unendlichkeit des Universums auseinanderzusetzen. Die
Entscheidung für oder gegen die Unendlichkeit war nicht so unproblematisch,
wie es scheinen mag: Die Aufgabe der geozentrischen Position und erst recht
die Annahme einer unendlichen kosmischen Weite bedeutete auch die Aufgabe
der kosmozentrischen Position des Menschen. Noch problematischer war unter
diesem Blickwinkel der mögliche Folgesatz aus der Unendlichkeit, die Existenz einer Vielfalt von Welten in einem unendlichen Universum. Wenn der
Erde keine Sonderstellung mehr zugebilligt werden konnte, weil es ja unzäh-
lige andere, ihr ähnliche Planeten gab, so war damit auch der besondere
Heilsplan der göttlichen Gnade für die Erde in Frage gestellt.[18]

Charleton geht in der Physiologia grundsätzlich davon aus, daß es zwar
ein unendliches Universum, nicht aber eine Vielzahl oder sogar unendliche
Zahl von Welten gebe.[19] Das Universum, so sagt er, ist mit Sicherheit unbe-
greiflich groß:[20]

[Let us contemplate] the great body of the World, whose bounds we know not; and whose dimensions are immense.

Wie Thomas Digges, der die Firmament-Grenzen beseitigte, wollte auch Charleton die moenia mundi nicht mehr anerkennen:[21]

Nor doth the Understanding rest in the investigation of all substances, but flieth out of Trismegistus's Circle, and breaks through the battlements of the World into the Extramundan Spaces.

Darüber hinaus bestehe durchaus die Möglichkeit, daß das Universum nicht nur sehr groß, sondern sogar unendlich sei - weil es nämlich die Schöpfung eines allmächtigen Gottes sei:[22]

Since all men, acknowledging the Omnipotence of God, conclude, that He might, had He so pleased, have created this World larger and larger even to infinity; necessary it is, that thex also admit a larger and larger space or Continent, for the Reception of that enlarged World.

So sah Charleton sich gezwungen, der These von der Unendlichkeit des Alls zuzustimmen: "We readily concede, that there is an Infinite Inanity or Ultramundan Space."[23]

Die Zustimmung konnte Charleton leicht fallen. Einerseits konnte ein unendliches Universum als eine Art Gottesbeweis genutzt werden und diente somit dem erklärten Ziel der Rechtfertigung christlicher Prinzipien, andererseits aber war die Vorrangstellung der Erde und damit des Menschen nicht unbedingt in Frage gestellt, solange man nicht gleichzeitig eine Vielzahl ähnlicher Welten annahm.[24] Dieser letzten Konsequenz konnte Charleton nicht folgen.[25]

Zwar referierte Charleton in der Physiologia zunächst die epikureische Position, indem er die beiden Hauptgründe für eine Pluralität der Welten erläuterte. Das erste Argument lautete: Obwohl diese unsere Welt endlich ist, ist sie doch aus unendlichen Ursachen entstanden. Wenn es aber unendliche Ursachen für Weltentstehung gibt, muß es auch eine unendliche Zahl von Welten geben.[26] Das zweite Argument beruhte nach Charleton auf Plutarch, der daran erinnert hatte, daß es nichts auf der Welt gebe, was nicht irgendeiner anderen Sache irgendwie ähnlich sei. Demzufolge müßten auch unserer Welt ähnliche Welten im grenzenlosen Universum existieren.[27]

Einige Atomisten, die radikaler als Charleton waren, übernahmen die Position Epikurs unverändert. So schrieb Margaret Cavendish 1655:[28]

As the sun differs from the earth and the rest of the planets, and earth differs from the seas, and seas from the airy skie, so other worlds differ from this World, and the creatures therein, by different degrees of innate matter [...], and as this world is of a spherical figure, so other worlds

may be of other figures.

Die meisten Epikureer des siebzehnten Jahrhunderts waren in dieser Beziehung jedoch vorsichtiger. Da sie die Allmacht Gottes nicht außer acht lassen konnten, zogen sie sich auf die Position zurück, "grundsätzlich" könne es mehrere Welten geben; sie ließen dabei jedoch offen, ob sie an die tatsächliche Existenz dieser Welten glaubten. So argumentierte etwa Bernier:[29]

Concluons plutôt, que, puisque Dieu peut créer des Mondes' hors de celuy-cy, il doit y avoir des Espaces vuides hors de ce monde, dans lesquels ils puissent estre créez, & placez.

Wenn man Gott die Fähigkeit abspreche, so viele Welten zu schaffen, wie er es für richtig halte, hieße das seine Allmacht einschränken. Deshalb beeilte sich Charleton zu versichern:[30]

All, who acknowledge Gods Omnipotence, readily condescend, that He could, had it seemed good in the eye of his Wisdom, have created more and more worlds even to Infinity.

Unter diesem Vorbehalt entschied sich Charleton getreu dem Vorbild Gassendis sehr viel eindeutiger als andere gegen die Pluralität der Welten. Die aus der Not geborene Unterscheidung zwischen möglicher und realer Existenz einer Vielzahl, wie sie etwa Bernier machte, war für ihn letztendlich hinfällig: "The Question is not concerning the Possibility, but the real or actual Existence of an Infinity of Worlds."[31] Von der Möglichkeit auf die Faktizität zu schließen war für Charleton ein logischer und sachlicher Irrtum,[32] so daß er feststellen konnte:[33]

This Adspectable world is the [...] Vniversum, the All in Rerum Natura, the large Magazine wherein all the wealth and treasure of Nature is included.

Damit ist Charleton sehr viel näher an der ursprünglichen Lehre Gassendis als andere von dessen Schülern (wie etwa Bernier).[34]

Die Nähe zu Gassendi zeigt sich überdies darin, daß Charletons Epikureismus durch einen weiteren Aspekt modifiziert war. Charleton führte die Autorität der Heiligen Schrift gegen eine Pluralität der Welten an und bewies damit größere Konformität mit der christlichen Doktrin als andere Gassendi-Schüler:[35]

If we consider Authority Divine; in Moses inaestimable Diary or Narrative of the Creation can be found no mention at all of a Multitude of Worlds, but on the contrary a positive assertion of one world.

Darüber hinaus versuchte Charleton sogar nachzuweisen, daß auch Epikurs Bejahung der Vielzahl der Welten "eigentlich gar nicht so gemeint" gewesen

sei - er habe sich nur zur Zustimmung gezwungen gesehen, um die innere Logik seines Systems nicht zu gefährden.[36]

Charleton untermauerte seine Ansicht mit drei Argumenten. Der erste
Grund gegen eine Vielzahl von Welten ist die finite Zahl in der Welt vor-
handener Atome. Wenn es mehrere oder sogar unendlich viele Welten gibt,
muß auch eine entsprechend große Zahl von Atomen vorhanden sein, aus denen
sich diese Welten aufbauen können. Gegen Epikur, aber mit Gassendi bezeichnete Charleton die Anzahl der Atome als begrenzt:[37]

Yet can it not follow of necessity, that there are Infinite Atoms contained
in that Ultramundan Space; as Democritus and Epicurus praeposterously infer: insomuch as it sounds much more concordant to reason, that there are
no more Atoms, then those of which this single World was compacted.

Die begrenzte Zahl von Atomen resultierte daraus, daß Charleton im Gegensatz zu den antiken Atomisten annahm, daß Gott nicht nur die geordnete,
aus Atomen bestehende Struktur der Welt geschaffen habe, sondern auch das
ursprüngliche Chaos von Atomen, aus dem die Welt erst noch entstehen mußte.[38] Die Zahl der Atome mußte im übrigen laut Charleton schon deshalb begrenzt sein, weil sie sonst das ganze Universum ausfüllen und so Bewegung
unmöglich machen würden.[39]

Das zweite Argument erklärt, warum die Zahl der Atome, aus denen diese
eine Welt besteht, endlich ist. Eine Anzahl von Atomen, die außerhalb der
Welt ohne einsehbaren Zweck existieren, wäre nicht vereinbar mit der Maxime, daß Gott (oder die Natur) nicht Überflüssiges schafft:[40]

God created exactly such a proportion of Atoms, as might be sufficient to
the making up of so vast a Bulk, as this of the World, and that there remained no one superfluous. 'Tis unworthy a Philosopher to acknowledge any
superfluity in Nature: and consequently a dangerous soloecism to say the
God of Nature knowing not how to proportion the quantity of his materials
to the model or platform of his structure, created more Atoms, then were
necessary.

Ein Verstoß gegen diese Maxime käme beinahe der Häresie gleich.[41] Selbst
wenn, wie Charletons Gegner behaupteten, niemand wissen könne, ob Gott in
seinem unerforschlichen Ratschluß nicht d o c h mehr Atome als nötig geschaffen habe, weise seine eigene These, so Charleton, doch einen Vorteil
auf: Er selbst verlasse sich nämlich auf das Kriterium der sinnlichen Wahrnehmung, während seine Gegner allein auf Vorstellungen ("imagination") bau-
ten, wenn sie eine Pluralität der Welten annähmen.[42]

Charletons drittes Argument hat nichts mehr mit physikalischen Vorstellungen zu tun. Schon in Darknes of Atheism hatte seine Diskussion der end-

lichen oder unendlichen Zahl von Atomen ein deutliches Werturteil erkennen lassen.[43] In eine ähnliche Richtung geht die Physiologia, die die menschliche Neugier, die über die Grenzen des All vorstößt, als verwerflich hinstellt: "Extramundane Curiosity [is] a high degree of Madness."[44] Eine solche Begründung zieht die Anerkennung der Pluralität in den Bereich des Irrationalen, des Nicht-Erlaubten hinüber - überdies, so Charleton, könne man jemals damit rechnen, wirklichen Aufschluß über die Verhältnisse im All zu gewinnen?[45]

Whole Schools of Philosophers [...] fiercely contended for a Plurality of Worlds, and affected the honour of invincible Wits, by extending their disquisitions beyond the Extrems or Confines of this adspectable World to a multitude of others without it, as vast, as glorious, as rich in variety of Forms: when, indeed, their Understandings came so much short of conquering all the obvious Difficulties of this one, that even the grass they trod on [...] must put their Curiosity to a stand, reduce them to an humble acknowledgement of their Ignorance, and make them sigh out the Scepticks Motto, Nihil Scitur, for a Palinodia.

3.3.1.2. RAUM UND ZEIT

Die Epikureer kannten zwei ontologische Prinzipien, Materie und Raum. In der Auffassung von Raum und Zeit unterscheiden sich die Aristoteliker und die griechischen Atomisten wesentlich. Raum ("space") ist für Aristoteles etwa die Summe aller tatsächlich vorhandenen Räume oder Dimensionen ("places"), kein für sich existierendes Prinzip.[1] Die Vermischung von Raum und Substanz (oder auch Akzidenz) war es, die Charleton der aristotelischen Schule im Namen Epikurs vorwarf.[2] Die aristotelische Begrifflichkeit kann laut Charleton dem Phänomen von Raum und Zeit nicht gerecht werden:[3]

Space and Time are things more General then to be comprehended under the Categories of Substance and Accident.

Diese Ansicht Charletons war offensichtlich unter seinen Freunden nicht so unumstritten, wie es Charletons kategorische Aussage vermuten ließe. William Brouncker zum Beispiel zeigte sich in seinen Anmerkungen zu Physiologia unfähig, die aristotelischen Kategorien abzuschütteln:[4]

If truly considerd, do wee not understand by Place a Certain Quantity within which there is not anything, saue the substance plac'd? & can this Quantity exist without a substance? And so by Time, do wee understand anything else, than a Certain Duration of some substance? & can there be any Duration without a substance? why then are not those truly Accidents? [...] And how can they be accounted more Generale than substance, or those other Accidents: since they all do implie some substance without which they are not, as well as other Accidents whatsoeuer.

Raum und Zeit unterscheiden sich bei Charleton auch insofern von den aristotelischen Akzidenzien und Substanzen, als sie nicht wie bei Aristoteles entia rationis sind. Beide sind für Charleton keineswegs fiktiv, sondern real vorhanden.[5]

Die Interdependenz von Raum und Zeit als komplementären Prinzipien wurde bei Charleton wesentlich; er bezeichnete die Zeit als "Zwillings(schwester) des Raumes".[6] Beide sind unendlich und immateriell (s.u.). Dies entsprach völlig der Auffassung Gassendis, wie sie Bernier darlegte:[7]

Le Temps, & le Lieu, ou l'Espace, ont un tres-grand rapport entre-eux [...] Le Lieu considerê selon toute son êtendue, n'a ni bornes ni limites; ainsi le Temps considerê selon toute la sienne, n'a ni commencement, ni fin.

Jedoch war die Interpretation selbst unter den Atomisten umstritten. So weigerte sich Margaret Cavendish, Charletons Version anzuerkennen.[8] Cavendishs Einwand ist jedoch leicht zu widerlegen, vorausgesetzt man argumentiert innerhalb von Charletons logischem System. Die Duchess of Newcastle nahm nämlich zu Unrecht an, Charleton identifiziere den Raum mit dem Vakuum. Das ist jedoch ein eklatantes Mißverständnis, da es Charleton gerade auf die Trennung dieser beiden Prinzipien ankam:[9]

The same Space, when possessed by a Body, is a Place, but when left destitute of any corporeal Tenent whatever, then it is a Vacuum.

Das übergeordnete Prinzip ist also der Raum, der entweder als Ort eines Körpers ("place") oder als Vakuum in Erscheinung treten kann. Demgegenüber konnte Aristoteles sich Dimension als solche nicht getrennt von körperlicher Ausdehnung vorstellen. Ähnlich zweifelte auch Margaret Cavendish an dieser Unterscheidungsmöglichkeit.[10]

Wie bei Gassendi sind bei Charleton jedoch Raum und Zeit als unendlich, absolut und unabhängig von jeglichem anderen Prinzip gedacht.[11] Raum und Zeit unterscheiden sich also von der übrigen Natur. Beide haben sowohl logische als auch ontologische Priorität gegenüber ihrem materiellen Inhalt.[12] Die unabhängige Existenz von Raum und Zeit ist geradezu eine unverzichtbare Vorbedingung dafür, daß Substanzen mit ihren Akzidenzien überhaupt jeweils eine Existenz haben.[13] Da Raum und Zeit als absolute Größen konzipiert sind, sind sie gleichzeitig nicht geschaffen:[14]

According to the tenor of our Conceptions, Space must be unproduced by, and independent upon the original of all Things, God.

Raum und Zeit existieren mithin ewig. Sie sind unbeweglich, unveränderlich und immateriell, wie Charleton mehrmals betonte.[15] In dieser Hinsicht stimmte er mit Tommaso Campanella überein, der den Raum als unbewegliche Basis aller Existenz sah.[16]

Die Immaterialität des Raumes betonten Charleton und Bernier ganz besonders, um Gassendis Konzept damit von der Raumvorstellung der Cartesianer abzuheben. Descartes verstand unter Raum nämlich körperliche Ausdehnung ("corporeal extension") oder Volumen, das heißt die Dimensionen von Länge, Breite und Tiefe. Während aber Gassendis Raum unbegrenzt ist, ist körperliche Ausdehnung immer endlich.[17]

Die Zeit betrachtete Charleton als der Bewegung übergeordnetes, von ihr unabhängiges Prinzip.[18] Margaret Cavendish allerdings behauptete das genaue Gegenteil: "Neither was Time before, nor can be after corporeal motion."[19] Bei Aristoteles spielte die Zeit eine untergeordnete Rolle; sie war für ihn das Maß der Bewegung. Bei Charleton dagegen ist die Bewegung das Maß der Zeit.[20]

Charletons Kennzeichnung von Raum und Zeit ist allerdings in theologischer Hinsicht nicht unproblematisch. So sah Robert Boyle in der Feststellung, daß Raum und Zeit nicht geschaffen seien, eine Einschränkung der Allmacht Gottes, der doch als Schöpfer des ganzen Kosmos zu gelten habe. Deshalb lehnte Boyle den absoluten Charakter von Raum und Zeit ab.[21] Auch Margaret Cavendish erblickte, allein aufgrund des gesunden Menschenverstands,
deutlich die Gefahr einer solchen Position:[22]

If Vacuum be not created, and shall not be annihilated, but is Uncreated,
Immaterial, Immoveable, Infinite, and Eternal, it is a God.

In diesem Fall blieb Charleton also trotz eines möglichen Einwands der
Theologie auf der Seite Epikurs. Er verteidigte seine Haltung mit einer be-
grifflichen Umdeutung:[23]

Though we conced them to be improduct by, and independent upon God; yet
cannot our Adversaries therefore impeach us of impiety, or distort it to
the disparagement of our theory: since we consider these Spaces, and their
Dimensions to be Nihil Positivum, i.e. nor Substance, nor Accident, under
which two Categories all works of the Creation are comprehended. Besides,
this sounds much less harsh in the ears of the Church, then that which not
a few of her Chair-men have adventured to patronize; viz. that the Essences of Things are Non-principiate, Improduct, and Independent.

Weitere drei Jahre später in Immortality, also in einer Schrift, die
nicht den geringsten Zweifel an Charletons Kirchentreue zuläßt, verzichtete
er nicht auf seine Meinung:[24]

[In] the Extra-mundan Spaces, [we find] the notion of a certain Being,
which belongs not to the Categorie either of Substances, or Accidents, but
is independent even upon God himself- and that is Space.

Gassendi und Charleton konnten die Unabhängigkeit des Raumes von Gott
propagieren, ohne darin einen Widerspruch zu ihrer eigenen christlichen
Grundhaltung zu sehen, weil sie den Raum weder als Substanz noch als Akzidenz, sondern als "imaginär"[25] definierten. Für sie war der Raum nihil positivum;[26] Gott aber schaffe nur "positive" Dinge (also Substanzen oder Akzidenzien), deshalb sei der Raum unabhängig von Gott und gleich ihm ewig.
Es sei sogar Anmaßung, so Gassendi, zu behaupten, Gott habe "negative" Existenzen wie den Raum geschaffen. Diese Sicht der Dinge wurde aber von anderen
ren Christen und Naturphilosophen des siebzehnten Jahrhunderts als häre-
tisch empfunden.[27]

Das Festhalten am Absolutheitscharakter ist bei Charleton umso höher zu
bewerten, als Raum und Zeit noch heute als die beiden einzigen absoluten
Konstanten gelten, die bei Experimenten nicht wiederholbar sind und daher

nicht der Kontrolle des Versuchsleiters unterliegen.[28] Charleton hat also eine wichtige Grundlage für experimentelle Forschung zumindest im Ansatz schon erkannt.

Die Unabhängigkeit von Zeit und Raum von allen anderen Prinzipien, aber auch von Gott, die Charleton und Gassendi für vereinbar mit dem christlichen Glauben hielten, wurde von anderen Wissenschaftlern der Zeit durch einen geschickten Schachzug legitimiert. Je mehr man nämlich versuchte, die Religion auf eine naturphilosophische Basis zu stellen, desto mehr ging man auch dazu über, Gott in naturwissenschaftlichen Begriffen zu bestimmen. Henry More etwa brachte Gott in direkte Verbindung zum Raum. Für ihn war der Raum zwar nicht identisch mit Gott; aber immerhin schon ein Attribut Gottes. Gottes Unendlichkeit war dabei gleichgesetzt mit dem dreidimensionalen Raum.[29] Damit war die Schwierigkeit aufgehoben, die sich für Charleton aus dem Vorhandensein zweier absoluter Wesenheiten (Raum/Zeit und Gott) ergeben hatte. Von daher war keinerlei Rechtfertigung, wie sie Charleton vorbrachte, mehr erforderlich. So konnte Newton über Gott sagen: "He endures for ever, and is every where present; and by existing always and every where, he constitutes duration and space."[30]

Während Gassendi noch an zwei unabhängigen und ewigen Existenzen, nämlich Gott und Raum, festhielt, kam Charleton der oben beschriebenen Lösung des Problems schon näher. Sie deutete sich darin an, daß Charleton Gott ausdrücklich in Beziehung zum Begriff der Zeit setzte:[31]

Because the Omniscience of God pervades as well the darkness of past, as of praesent Time, and alwayes speculates all things most clearly and distinctly: therefore do we say, that all things are objects to His Opticks, or, that all things are praesent to His Cognition; not that He knows, all things to be praesent at once altogether, but that He hath before Him at once all the diversities of Times, and as perfectly contemplates them Future and Praeterite, as Praesent.

Deshalb sei Gott auch das einzige Wesen, auf das die Definition von der Ewigkeit als "Quidpiam totum simul" zutreffe.[32] Charleton fährt hier fort:

Time and Eternity differ each from other, in no other respect, then that Eternity is an infinite Duration, and Time (according to the Vulgar intent of the word) a certain part of that infinite Duration, Commensing at the Creation, and determining at the Dissolution of the World.

Die Einschränkung von "Zeit" auf die Dauer der Schöpfung widerspricht eigentlich Charletons These von der Unabhängigkeit der Zeit von allen anderen Bedingungen und findet sich auch nicht bei Gassendi. Charleton glaubt aber diese Einschränkung machen zu müssen, damit der Schöpfergott nicht des Attributs "Ewigkeit" verlustig gehe. Der Ausweg aus diesem Dilemma ist allein die Gleichsetzung von Zeit und Ewigkeit und damit von Zeit (und Raum) mit Gott. Diesen Schritt aber wagte Charleton ebensowenig wie More oder Newton.

Bei Charleton sollten Zeit und Raum zwar unabhängig von Gott sein, doch umgekehrt legte Charleton auch großen Wert auf die Unabhängigkeit Gottes von Ort und Zeit. Bereits in Darknes of Atheism bestand er auf dieser Prämisse.[33] Newton zog eine weitere Konsequenz aus diesen Prämissen: Gottes ewige Existenz ist "coeval" (gleichzeitig) zur Existenz von Raum und Zeit. Diese existierten für Newton nur, weil Gott existiert, das heißt sie sind "Konsequenzen" aus der Existenz Gottes.[34] Daß es möglich war, Charletons Gedanken derart weiterzuentwickeln, belegt allein die Tatsache, daß William Brouncker die Physiologia offensichtlich in diesem Sinne interpretierte: "Time, in its totality, is non-principiate & interminable; because, of necessity, there is an eternall duration of an eternal substance (God)."[35]

3.3.1.3. MATERIE UND VAKUUM

Der Raum kann in Charletons System entweder als "place" oder als "vacuum" in Erscheinung treten. Da ein Ort sich immer erst durch einen in ihm vorhandenen Körper definiert, ist die Welt grundsätzlich durch zwei komplementäre Prinzipien bestimmt:[1]

The Universe, or this adspectable World (henceforth Synonymaes), doth, in the general, consist of only two Parts, viz. Something and Nothing, or Body and Inanity.

Die Dualität des Weltsystems übernahm Charleton direkt von Epikur und Lukrez:[2]

Omnis, ut est igitur per se, Natura duabus consistit rebus; quae Corpora sunt, & Inane.

Im Gegensatz zu Aristoteles und Descartes, bei denen die Kriterien Quantität (im Unterschied zu Substanz) und Ausdehnung konstitutiv für Körperlichkeit sind,[3] sei es, so Charleton, für Epikur und Lukrez das Kriterium der Wahrnehmbarkeit durch die Sinne ("tangibility") und der Undurchdringlichkeit ("impenetrability"), das Materialität definiere.[4] Die Extension oder die Quantität eines Körpers seien nur als "Modus Materiae" aufzufassen, wobei die Quantität eines Körpers sich aus der Summe aller Ausdehnungen seiner Teile ergebe.[5] Weitere Merkmale von Körperlichkeit sind "Locomotion", "Exsilition", "Impaction", "Resilition", "Disgregation", "Congregation".[6] Charleton stimmte mit Epikur darin überein,daß der einzig überzeugende Beweis körperlicher Existenz in der Evidenz der Sinne liege:[7]

Of the Existence of Bodies in the World, no man can doubt, but He who dares indubitate the testimony of that first and grand Criterion, SENSE.

Die Materie war für Charleton einzigartig und allumfassend. Den aristotelischen Begriff der prima materia behielt er bei, füllte ihn aber mit neuem Inhalt. Während Aristoteles prima materia als ungeformte Materie, als Prinzip bloßer Potentialität definierte, deutete Charleton sie um:[8]

There must be some one Catholique Material principle, of which all concrete substances are composed; and into which they are again, at length by Corruption resolved. [...] No Principle can justly challenge all the Proprieties, or Attributes of the First Universal Matter, but [...] Indivisible Bodies, or Atoms.

Die Materie in Form von Atomen ist also primär zu allem, was existiert. Darüber hinaus ist sie unvergänglich und hat "ewig" Bestand (zumindest solange die Welt, in der wir leben, existiert):[9]

The General and First Matter, though Corporeal and produced form nothing by God at first, doth persevere the very same for ever.

Die Unvergänglichkeit der Atome war, wie dieses Zitat deutlich anzeigt, keine rein physikalische Angabe, sondern enthielt eine theologische Komponente. Wenn man Atome als inkorruptibel ansah, bedeutete eine solche Annahme nicht die Leugnung eines göttlichen Prinzips? In der Kennzeichnung der Atome als "ingenerable" und "incorruptible" lag deshalb ein Streitpunkt von Gewicht zwischen Gegnern und Befürwortern Epikurs. Da die Atome selbst nicht der Vergänglichkeit unterlagen, die die von ihnen gebildeten Körper auszeichnete, könnte man annehmen, sie bestünden "von Ewigkeit", seien also nicht geschaffen. Dieser Folgerung konnte Charleton nicht zustimmen, da sie dem biblischen Schöpfungsbericht widersprach. Deshalb zog er sich auf die Position zurück, Gott habe die Atome ex nihilo, aus dem Chaos des biblischen Tohu vor der Schöpfung geschaffen.[10]

Das biblische Tohu, von Charleton als "infinite space of Nothing" beschrieben, ähnelt freilich auffällig dem epikureischen Chaos:[11]

Before the constitution of the Universe, there was in infinite Chaos of Atoms, of various figures and magnitudes, in an infinite space, floating hither and thither, hurried up and down, on all sides crowding, impelling, and justling each other ...

Um jedoch ganz sicher zu gehen, daß er nicht mißverstanden wurde, trennte Charleton deutlich die Spreu vom epikureischen Weizen. Gott habe auch das Chaos selbst geschaffen, es sei nicht ewig; man müsse auch annehmen, daß Gott die Atome ex nihilo geschaffen und in die ihnen zukommende Ordnung gebracht habe.[12] Waren diese Bedingungen erfüllt, so durfte mit Recht behauptet werden, daß Atome die "erste Materie" par excellence seien.[13] Es durfte ebenso den Atomen das Attribut der Unvergänglichkeit beigegeben werden. Daraus folgt, daß aus der einmal geschaffenen Materie jede Existenz entstehen muß:[14]

The Energy of Nature is definite and praescribed: nor is she Commissioned with any other Efficacy, then what extends to the moulding of Old Matter into New Figures; and so, The noblest Attribute we can allow her, is that of a Translator.

Deshalb auch bedeuten beispielsweise die Vorgänge der rarefactio (Verdünnung, Verfeinerung) und condensatio (Verdichtung) für einen Körper keine Ab- oder Zunahme an Masse, sondern nur eine Veränderung ("Mutation") ihrer Form. In allen Veränderungen behält die Materie ihr eigentliches Wesen bei.[15] In diesem Punkt waren sich die Atomisten fast ausnahmslos einig. Die

Überzeugung von der immer gleichen Materie in der epikureisch-lukrezischen Physik war offenbar so grundlegend, daß sie von allen Schülern akzeptiert werden mußte. So schrieb etwa Bernier:[16]

Rien donc ne se reduit à rien; rien ne se perd dans le Monde, la matiere n'y fait que rouler, que circuler, que changer de place, & la generation, la nutrition, & la perfection d'une chose ne se fait que de la corruption, du débris, & des ruines d'une autre.

Charleton verdeutlichte die Gültigkeit dieses Axioms in der Physiologia an einem einfachen Beispiel:[17]

When the Carcase of an Horse is corrupted, some parts thereof are converted into Earth, some of that Earth is converted into Grass, some of that Grass eaten by another Horse, is again converted into Seed, whereof a third Horse is generated. And thus we are to conceive the endless Circulation of Forms.

Die Materie ist also immer dieselbe; nichts, auch nicht der kleinste Teil, geht verloren.[18] Im übrigen benutzt diese These den aristotelischen Satz natura nihil agit frustra als "Beweis". Charleton betonte die Gültigkeit dieses Satzes immer wieder, um die Ordnung und Zweckhaftigkeit der Natur zu verdeutlichen.[19] Den Satz von der nicht vergeblich handelnden Natur wendete er auf die atomistische Lehre von der ewig gleichen Materie an. Das Attribut "unveränderlich", mit dem die Materie belegt wird, bedeutet in Charletons Denken nämlich immer auch "endlich", also eine begrenzte Anzahl von Atomen.[20] Unter dieser Voraussetzung gab es für Charleton deshalb eine unveränderliche Materie, weil Gott genau so viele Atome geschaffen hat, wie sie zur Schaffung und zum Fortbestand der Welt nötig waren. Gott habe kein einziges Atom zu viel (oder zu wenig) geschaffen. Schon in Darkness of Atheism war dies ein Schwerpunkt in Charletons Argumentation.[21] Den aristotelischen Begriff der handelnden Natur ersetzte Charleton also durch den sinn- und planvoll handelnden Gott. Durch die Berufung auf Gott, der doch nichts "umsonst" schaffe, wurde die These von der unveränderlichen Materie akzeptabel für den christlichen Leser. Jede andere Lesart, die von einer infiniten Atomzahl ausgehe, sei "a meer Rhodomontado of phansie" oder "a high madness".[22]

Die Zustimmung zur unveränderlichen, endlichen Materie entschied sich für Charleton an der Frage, ob eine solche begrenzte Materie "sinnvoll" und theologisch akzeptabel sei oder nicht. Aus dieser Motivation heraus bot Charleton Epikur mit Aristoteles die Stirn; er handelte nach der Maxime, daß nicht sein kann, was nicht sein darf.

Angelpunkt in Charletons Vorstellung von Materie war also der Ursprung
der Materie in Gott. Damit allein war aber das dualistische physikalische
Weltbild Epikurs noch nicht ausreichend legitimiert. So lehnte etwa selbst
die Atomistin Cavendish den Dualismus ab, weil er ihrer Meinung nach das
Vakuum zu einem Generationsprinzip machte:[23]

It is meer non-sense to say, The Universe Consists of Body and Vacuum;
that is, of something, and nothing: for nothing cannot be a constitutive
principle of anything, neither can it be measured, or have corporeal dimensions; for what is no Body, can have no bodily affections or properties.

Cavendish griff hier auf den epikureischen Satz zurück, daß nichts aus
nichts entstehen könne.[24] Ähnlich bezeichnete es Kenelm Digby als Widerspruch in sich, daß ein Nichts eine Existenz haben solle, daß etwas gleichzeitig sei und nicht sei.[25] Außerdem, so lautete ein weiteres Gegenargument, sei alles, was existiere, von Gott geschaffen, Gott könne aber nicht
nichts schaffen. Also müsse das Vakuum, wenn man Epikur folge, sich selbst
erzeugt haben, und das wiederum hieße die Allmacht Gottes einschränken. Die
Existenz und Allmacht Gottes wurde überhaupt in allen möglichen Versionen
als Beweismittel benutzt. Margaret Cavendish etwa schrieb:[26]

I describe a Spirit to be a Natural Nothing, and the same I say of Vacuum;
[...] Although a Spirit is a Natural Nothing [...], yet it is a Supernatural Something; but a Vacuum is a Pure Nothing, both Naturally and Superna-
turally; and God forbid I should be so irreligious, as to compare Spirits,
and consequently GOD, who is an Infinite Spirit, to a Vacuum.

Eben der latente Vorwurf der Irreligiosität, des Atheismus war es, der
Charleton immer wieder zwang, in seiner Darstellung des epikureischen Systems apologetisch zu verfahren. So nahm er etwa zu dem Einwand Margaret
Cavendishs Stellung, da Vakuum habe sich in der epikureischen Lehre selbst
hervorgebracht. Charleton entlarvte den Einwand als falsches Verständnis
der epikureischen Lehre. Das Mißverständnis beruhe darauf, daß die Kritiker
Epikurs annähmen, auch der leere Raum sei als Ursache von Weltentstehung
konzipiert. Charleton gab zu, daß dies der christlichen Schöpfungslehre widerspräche. Nach Charletons Berichtigung ist das Vakuum aber ebenso von
Gott geschaffen wie die Materie auch, ist also k e i n Generationsprinzip.

Obwohl Charleton in diesem Punkt also einlenkte und das Vakuum auf Gott
zurückführte, läßt sich nicht übersehen, daß er nicht bereit war, auf dieses wichtige Prinzip der Lehre Epikurs zu verzichten. Nur durch seine Ver-
sicherung, auch das Vakuum sei von Gott geschaffen, hielt er das Problem
schon für erledigt; ja er hielt das Vakuum nicht nur für möglich, sondern

für existent. Charleton folgte hier der Doktrin Epikurs viel radikaler als andere Atomisten, etwa Margaret Cavendish.[27] In anderen Punkten wiederum stand er der christlichen Position näher als diese; man denke etwa an seine Ansicht über die Pluralität der Welten. Da sich solche Unterschiede gerade in Detailfragen immer wieder zeigen, verfälscht man nur zu leicht das Bild, wenn man sich auf allgemeine Wertungen einläßt, die Hobbes oder Cavendish als radikalere, materialistische, offen atheistische Atomisten gegenüber dem gemäßigten, kirchentreuen Charleton einschätzen.[28] Das (physikalische) Denken Charletons ist viel "synkretistischer" als bislang angenommen.

Diese Überlegungen zeigen an, daß die Frage nach dem Vakuum nicht allein physikalisch gelöst werden konnte. Stets spielten theologische Vorbehalte mit hinein. Einigkeit bestand allein darin, daß die Frage, ob es einen leeren Raum gebe oder nicht, eines der wichtigsten Probleme der Zeit war.[29] Welche Bedeutung Charleton ihr zumaß, läßt sich daran ablesen, daß er ihr einen langen Abschnitt der Physiologia widmete[30] und sie - im Einvernehmen mit Gassendi - sogar vor den Atomen abhandelte.

Unter den Zeitgenossen vertraten die Epikureer unter Führung Gassendis entschieden die Existenz eines Vakuums. Gassendi formulierte den Kernsatz: "Dari praeter Corpore etiam INANE in Rerum Natura."[31] Freilich sahen sich die Epikureer einer Übermacht der "Plenisten" gegenüber, also derjenigen Philosophen, die eine allgegenwärtige Ausdehnung der Materie annahmen und daher ein Vakuum ausschlossen. Dieses war natürlich die traditionelle aristotelische Anschauung, die Charleton als "epidemische Meinung" bezeichnete.[32] Unter Charletons Zeitgenossen vertraten sie vor allem die Cartesianer. So lautet der cartesische Lehrsatz: "Nullum dari vacuum, sed omnia esse plena, quia essentia materiae consistit in extensione."[33] Auch Charletons Freund Thomas Hobbes akzeptierte bis zur Veröffentlichung von De Corpore (1655) ein Vakuum; lehnte jedoch später diese Vorstellung ab, und zwar mit der Begründung, daß es keine Atome gebe und die Materie kontinuierlich sei.[34]

Schützenhilfe erhielten die Plenisten auch von einigen Philosophen, die wie Henry More den christlichen Standpunkt vertraten, Gott selbst fülle den ganzen Raum aus, da er allgegenwärtig und vollkommen sei, und es könne deshalb keinen leeren Raum geben.[35] Charleton stand dieser Idee nicht so ablehnend gegenüber, wie sein Bekenntnis zu Epikur vermuten ließe. Als Metapher für die Moresche "Weltseele" befürwortete er unter Vorbehalt sogar die (paracelsische) anima mundi, die er nach seiner Abkehr vom Hermetizismus eigentlich hätte ablehnen müssen.[36] Die Vertreter der anima mundi, so Charleton, seien sich zumindest der Allgegenwart Gottes in der Welt bewußt, was man von den "gottlosen" epikureischen Atomisten nicht eben behaupten könne.[37]

Die Befürworter des leeren Raumes litten zusätzlich unter der Last des alten Lehrsatzes, die Natur selbst scheue vor einem Vakuum zurück.[38] Dadurch war die Beschäftigung mit dem Vakuum schon früh tabuisiert.

Weder seine eigene Verteidigung der Allgegenwart Gottes noch das Tabu der zurückscheuenden Natur hinderten Charleton jedoch daran, an der Existenz des Vakuums festzuhalten. Da er indes mit zahlreichen Gegenargumenten zu rechnen hatte, war er zunächst darauf bedacht, dem Vakuum seinen abschreckenden, emotionalen Charakter zu nehmen. Dies geschah mittels einer einfacheren Definition:[39]

As according to vulgar sense, a Vessel is said to be empty, when it being capable of any, doth yet actually contain no body: so, according to the sense of Physiology, that Place, that Region, or that Space, which being capable of bodies, doth yet actually receive or contain none, is said to be a Vacuum or Emptiness.

Sodann versuchte Charleton den Satz von der zurückscheuenden Natur zu entkräften, indem er wie übrigens auch Evelyn dessen Gültigkeit für die Realität leugnete: "Naturam abhorrere Vacuum, is indeed, a maxim, and a true one: but not to be understood in any other then a metaphorical sense."[40] Die Maxime war für Charleton ein bloßer Glaubenssatz, eine rein begriffliche, nicht nachweisbare Definition, eben "metaphorisch" zu verstehen. Charleton hatte 1654, nachdem Torricelli bereits 1643 den Nachweis des leeren Raums erbracht hatte, den entscheidenden Vorteil auf seiner Seite, die Existenz des Vakuums mit physikalischen Experimenten "beweisen" zu können (s.u.).

Nachdem Charleton auf diese Weise den Boden für eine Bewertung bereitet hatte, die die menschliche Beunruhigung über das Vakuum vorsichtig therapierte, kam er der Lösung des Problems durch eine Differenzierung einen weiteren Schritt näher. Charleton vereinfachte nämlich Gassendis Dreiteilung der Formen von leerem Raum und unterschied zwischen vacuum disseminatum, auch "natural" oder "interspersed" genannt, und vacuum coacervatum, auch als "praeter-natural" bezeichnet.[41] Das vacuum disseminatum definierte Charleton als "Vacuum [...]of so large a diffusion as variously to interrupt the continuity of the parts of the World", das vacuum coacervatum als "separate from all the parts of the World, such as the Ultramundan Space is conceived to be".[42] Im ersten Fall befinden sich zwischen den unverbundenen Teilen (=Atomen) von Körpern kleine Leerräume, während man sich das vacuum coacervatum wie das Zusammenfallen aller kleinen Leerräume in einem großen dreidimensionalen Vakuum vorzustellen hat. Die gassendistische Philosophie stellt in diesem Punkt eine Kombination atomistischer und stoischer Elemente dar. Das stoische Element zeigt sich in Gassendis finiter, von einem infiniten dreidimensionalen leeren Raum umgebener Welt. Epikureisch dagegen ist die Ansicht Gassendis, diese finite Welt gleiche nicht dem stoischen Plenum, sondern bestehe aus Atomen und (Mikro-)Vakua.[43]

Das vacuum disseminatum ließ sich mit der Notwendigkeit begründen, daß ohne leeren Zwischenraum keine Bewegung von Atomen vorstellbar war, die jedoch Voraussetzung für die Bildung von größeren Einheiten wie Konkretionen und Körpern ist: "If no Vacuum, no Motion."[44] Damit Bewegung überhaupt einsetzen kann, muß nach Charleton und Gassendi ein Körper oder Atom seinen Ort verändern (und einen anderen Ort einnehmen) können. In einem Plenum aber gäbe es überhaupt keinen anderen Ort, den ein Körper einnehmen könnte, es sei denn den eines anderen Körpers. Das aber ist absurd; zwei Körper können nicht gleichzeitig denselben Platz beanspruchen.[45]

Charletons Position ist hier erneut radikaler epikureisch als etwa die der Atomistin Margaret Cavendish, die die Notwendigkeit des Vakuums für die Bildung von Körpern leugnete:[46]

Neither can it be proved, that Parts dissolve more then they unite; because dissolution or division, and composition of parts, are but one Act: for, whensoever Parts separate themselves from some, they must of necessity join to others; which doth also prove, that there can be no Vacuum in Nature.

Auch Brouncker genügte Charletons Begründung nicht. In seinem annotierten Exemplar der Physiologia notierte er:[47]

Want of Place cannot make it [Vacuum] out, for as it moues into the place of some other body, some third body moues into its place, & that other body into the thirds place as doth euidently the parts of a mouing wheele.

Charleton forderte das vacuum disseminatum nicht nur aufgrund theoretischer Überlegungen, sondern versuchte, seine These auch durch Analogien aus dem sichtbaren Erfahrungsbereich zu demonstrieren:[48]

Let a man intrude his hand into a heap of Corn, and his hand shall possess a certain sensible space among the separated Grains: his hand again with-

138

drawn, that space doth not remain empty, but is immediately repossessed by
the mutuall confluent grains [...]. And yet between the Grains mutually con-
vened there remaine many intercepted or interposed spaces or Intervalls,
unpossessed by them; because the Grains cannot touch each other so [...]
according to all parts of their superficies, as to be contiguous in all
points.

Ein weiteres Argument Charletons für das vacuum disseminatum, das er zum
Teil durch von ihm selbst erdachte Experimente belegte, ist die rarefactio
und condensatio von Körpern. Beispiele sind die Ausdehnung und Kompression
von Wasser und Luft,[49] die unterschiedliche Schwerkraft bei verschiedenen
Körpern und die Erwärmung von Körpern.[50]

Die von den Vakuum-Gegnern angeführten Experimente verurteilte Charleton, ja wertete sie sogar als Beweis f ü r ein vacuum disseminatum. Ausdrücklich betonte er, das vacuum disseminatum stehe keineswegs den Naturgesetzen entgegen.[51] Wie einflußreich Charletons Argumentation in diesem
Punkt für die spätere Rezeption der epikureischen Atomistik war, zeigt sich
bei einem Vergleich einer Passage aus der Physiologia mit den sich ausdrücklich auf Charleton beziehenden Lives of the Ancient Philosophers
(1702).[52] Man konnte schließen, daß die Natur das vacuum disseminatum
nicht nur nicht verabscheut, sondern es sogar als "natürliche", als ver-
traute und nützliche Erscheinung betrachtet.[53]

Was das vacuum coacervatum anbelangt, so konnte man hier das Zögern der
Natur schon eher als wahrscheinlich annehmen, aber wiederum nur im metapho-
rischen Sinne. "To abhor" bedeute nämlich, so Charleton, in diesem Fall nur
die Tatsache, daß ein solches Vakuum in der Natur nicht grundsätzlich ausgeschlossen sei, sondern nur nicht sehr schnell und häufig nicht ohne äus-
seren Druck zustande komme.[54]

It can seem no Antiaxiomatisme, to affirm, that nature doth not abhor Vacuity, per se, but onely ex Accidenti: i.e. upon this respect, that in Nature is somewhat, for whose sake she doth not, without some reluctancy, admit a coacervate or sensible Vacuity.

Um grundsätzliche Charakteristika des vacuum coacervatum entwickeln zu
können, benutzte Gassendi die mittelalterliche Methode secundum imaginatio-
nem. Bei diesem Vorgehen nahm man, um der Lösung eines naturphilosophischen
Problems näher zu kommen, eigentlich "unmögliche", das heißt real nicht
existierende Situationen oder Bedingungen an. Auch Charleton hielt es für
geeignet, sich in einem Akt "geistiger Geometrie"[55] die teilweise oder
vollständige Vernichtung der Welt durch Gott vorzustellen, um sodann zu dem
Ergebnis zu kommen, daß auch nach dem "Weltuntergang" der dreidimensionale

leere Raum weiter bestehe, es also ein <u>vacuum</u> <u>separatum</u> im Sinne Gassendis gebe.[56] Charleton benutzte die Methode <u>secundum</u> <u>imaginationem</u>, um die Drei-dimensionalität des Raumes zu "beweisen" und zu zeigen, daß ein <u>vacuum</u> <u>co-acervatum</u> überhaupt Dimensionen haben kann - weil es nämlich existiert.[57] Wie sich an der Reaktion Margaret Cavendishs ablesen läßt, stieß Charletons Argumentation nicht in jedem Fall auf Verständnis:[58]

I found that he blames Aristotle for saying, there are none but corporeal dimensions, Length, Breadth, and Depth in Nature, making besides these cor-poreal, other incorporeal dimensions which he attributes to <u>Vacuum</u>. Truly, <u>Madam</u>, an incorporeal dimension or extension, seems, in my opinion, a meer contradiction; for I cannot conceive how nothing can have a dimension or extension, having nothing to be extended or measured.[...] According to Na-tural Perception, it is impossible to conceive a Vacuum, for we cannot im-magine a Vacuum, but we must think of a body.

Die Schwierigkeiten anderer Autoren mit dem epikureischen Vakuum ergaben sich also wesentlich aus der Dreidimensionalität des <u>vacuum</u> <u>coacervatum</u>. Einen extrakosmischen leeren Raum hatte man sich dagegen schon in der Scho-lastik vorstellen können.[59]

Nicht genug jedoch damit, daß Charleton die theoretische Möglichkeit eines <u>vacuum</u> <u>coacervatum</u> in Betracht zog - er lieferte unter Berufung auf Torricellis Experiment auch den praktischen Beweis. Evangelista Torricelli (1608 - 1647) ging von der Erkenntnis seines Lehrers Galilei aus, daß die Luft Gewicht besitzt. In dem unter seinem Namen berühmt gewordenen Versuch benutzte er eine an einem Ende versiegelte und mit Quecksilber gefüllte Glasröhre. Diese wird über Quecksilber umgedreht, sodaß die Flüssigkeits-säule in der Röhre bis zu einem bestimmten Punkt absinkt. Am oberen Ende der Röhre entsteht ein Vakuum. Das Quecksilber in der senkrechten Röhre, so erklärte Torricelli, wird nicht durch den <u>horror vacui</u>, sondern durch den Luftdruck gehalten.[60]

Charleton ging mit größter Ausführlichkeit auf Torricellis Experiment ein, beschrieb es in allen Details und bemühte sich, alle denkbaren Einwän-de zu widerlegen.[61] Hierin ging er deutlich über Gassendi hinaus. Er fügte auch zur Veranschaulichung eine Zeichnung an, in der man zwei Phasen des Experiments verfolgen kann. Man sieht, wie die Röhre seitwärts geneigt ist und das Quecksilber steigt. Sobald das obere Ende durch die Neigung der Röhre auf die ursprüngliche Höhe des Quecksilbers gebracht worden ist, wird es den leeren Raum füllen. Dies ist die erste bildliche Darstellung des Torricellischen Experiments überhaupt,[62] und sie beruht offensichtlich auf

Charletons eigenen Experimenten, die er seit dem Bekanntwerden des Torricellischen Versuchs mehrfach durchführte.[63] Auch später noch, etwa in Exercitationes de Differentiis, benutzte Charleton Torricellis Barometer zum Beweis verschiedener Thesen, ergänzt durch den Hinweis auf die "machina Boyliana", also auf die Experimente Robert Boyles mit der Luftpumpe, bei denen das Vakuum eine entscheidende Rolle spielt.[64] Boyle und Robert Hooke entwickelten in ihren eigenen Experimenten die Versuche Otto von Guerickes (1602 1686) aus Magdeburg weiter. Guericke hatte zwischen 1635 und 1645 unabhängig von den französischen und italienischen Forschern mit dem Vakuum experimentiert und herausgefunden, daß durch den Druck der Atmosphäre eine erhebliche mechanische Kraft erzeugt werden konnte.[65] Das berühmte "Magdeburgische Experiment" wurde unter der Leitung von Hooke und in Anwesenheit Charletons im Jahre 1664 mehrmals vor der Royal Society wiederholt.[66] Ein Jahr zuvor hatte man auch Torricellis Versuch unter geänderten Bedingungen durchgeführt.[67]

Im Anschluß an die Diskussion des Torricellischen Versuchs in der Physiologia griff Charleton auf seine Aussage zurück, daß ein vacuum coacervatum nur unter erschwerten Bedingungen zustande kommen könne. Er schränkte nämlich ein, das in der Quecksilberröhre entstandene Vakuum sei "künstlich", das heißt es könne niemals rein oder "absolut" sein,[68] weil es sofort nach seiner Bildung wieder von Lichtstrahlen, Hitze- und Kälteatomen oder den magnetischen effluvia der Erde durchdrungen werden könne. Da all diese als materielle Korpuskel definiert sind, liegt kein reines Vakuum mehr vor, sondern nur ein vacuum disseminatum.[69] Der leere Raum fülle sich, so betonte Charleton im Gegensatz zu anderen Naturphilosophen seiner Zeit jedoch, weder mit Luft noch mit "Äther", einer feinen Materie, die angeblich die Natur zusammenhielt.[70]

Charleton konnte dann zu dem Schluß kommen: "Nature is uncapable of so great a wound, as a coacervate Vacuity of such large dimensions."[71] Damit lehnte Charleton ein vacuum coacervatum im Grunde ab. Das Torricellische Barometer enthielt für ihn aber unzweifelhaft den Nachweis eines vacuum disseminatum und damit die Möglichkeit des leeren Raumes überhaupt. Wo die Grenze zwischen vacuum disseminatum und vacuum coacervatum zu ziehen sei, darüber gibt es weder bei Charleton noch anderen Gassendisten eindeutige Aussagen.

3.3.2. DAS ATOM ALS KLEINSTER BAUSTEIN DES UNIVERSUMS
3.3.2.1. DEFINITION

Materie liegt in Charletons Modell stets in Form von Atomen vor. Charleton definierte diese kleinsten unteilbaren Partikel als "First, Simple, Ingenerable, Incorruptible, Universally Component Bodies."[1] Atome sind die prima materia schlechthin.[2]

Daß die Existenz von Atomen in der Tat unverzichtbar ist, beweist eine Reihe von Überlegungen.[3] In der Natur ist ein ständiger Zerfall von Körpern in "außergewöhnlich kleine oder nicht wahrnehmbare Partikel" zu beobachten, wie dei Beispiele der Ernährung und Verdauung und die Einäscherung der Toten belegen.[4] Warum soll dieser "Zerfall" nicht ein allgemeines Naturgesetz sein? Wenn es aber ein Vakuum gibt (was für Charleton ja als bewiesen gilt), also etwas absolut Materieloses, dann muß es auch Materie geben, also etwas absolut Vakuumloses. Letzteres trifft aber nur auf feste Atome zu. Die Existenz harter Körper ist nur denkbar, wenn sie aus "harten", festen Atomen bestehen.[5]

Nach Charleton bietet das Atom als letzte Einheit der Materie gegenüber der traditionellen Rückführung auf die vier Elemente den Vorteil der Einheitlichkeit. Zudem habe unter den Alten selbst keine Einigkeit über die Anzahl der Elemente bestanden:[6]

It cannot appear either a defect of judgment, or an affectation of singularity in Democritus and Epicurus to have suspected them all of incertitude, and founded their Physiology on an Hypothesis of one single Principle, Atoms, from the various transposition [...] of whose insensible Particles, all the four generally admitted Elements may be derived. [...] Though the four vulgar Elements may be the Father, yet can they not be the Grandfather Principle to all Concretions.

Die Elemente sind für Charleton also nicht mehr der kleinste Baustein der Natur, sondern nurmehr "Elementa secundaria"; als "Proto-Element" gelten jetzt die Atome.[7] Charleton gab mithin die Elementenlehre nicht völlig auf, sondern interpretierte sie atomistisch. Auch hier läßt sich die Mittlerfunktion Charletons ablesen.

Bei Demokrit hatten die Atome nur Größe und Form, Epikur fügte das Gewicht hinzu. Charletons Atome haben die folgenden Eigenschaften.[8] Das entscheidende Merkmal dieser Körper ist ihre Unteilbarkeit:[9]

The Grand Base on which the whole Fabrick of the Atomists, i.e. our Physiology is supported, confesseth itself to be this; that Nature cannot extend her Dissolution of Bodies [...] beyond somewhat that is Firm and Inexsoluble.

Atome sind materiell oder körperlich, indes so klein, daß sie unsichtbar sind. Ihre extrem geringe Größe kann man sich verdeutlichen, wenn man bedenkt, daß die eckigen unter ihnen sich ohne weiteres zu einer Masse zusammenschließen können, die sich für die Sinne glatt und rund anfühlt - so fein sind die Ecken und Kanten, daß sie kaum wahrnehmbar sind.[10]

Weil sie Substanz haben, besitzen die Atome eine bestimmte Größe oder Menge an Materie ("magnitude", "quantity"). Dabei handelt es sich aber nicht um die ungeformte Quantität der aristotelischen prima materia; vielmehr hat jedes Atom eine bestimmte Form ("shape"). Da es körperlich und unteilbar ist, muß es auch fest ("solid") und undurchdringlich ("impenetrable") sein; es kann also keine Vakua enthalten.

Außerdem hat jedes Atom ein spezifisches Gewicht. Daraus erklärt sich seine Fähigkeit zur Bewegung. Die Atome unterliegen nicht der allgemeinen Entstehung ("generation") und Auflösung ("corruption") der Dinge.[11] Sie besitzen außer den genannten Merkmalen keine weiteren (sekundären) Qualitäten(Wärme, Kälte, Farbe etc.).[12]

3.3.2.2. FRÜHSTADIEN DER ENTWICKLUNG

Obwohl Charletons epikureischer Atomismus sich erst in Darknes of Atheism und Physiologia voll entfaltete, gibt es schon in seinem Frühwerk Ansätze, die auf das spätere Atomkonzept verweisen. Die in der Helmont-Trilogie sporadisch auftauchenden kleinsten Teilchen sind aber nicht corpuscula im atomistischen Sinne. Vielmehr ist ihnen eine Art Zwitterstatus zwischen den aristotelischen minima und den epikureischen Atomen eigen.[1]

In Spiritus Gorgonicus, dem ersten Werk der Helmont-Trilogie, taucht der Begriff "Atom" zwar auf, wird aber noch (von der atomistischen Warte gesehen) völlig undifferenziert gebraucht. Meist bedeutet er ganz allgemein "kleiner Teil" oder "Bestandteil" wie etwa im Falle der von Charleton angeführten "Luftatome".[2] In diesem Fall ordnete Charleton den Atomen wohl die gleichen (chemischen) Eigenschaften wie dem Element, beziehungsweise dem

Körper zu, den sie konstituieren- eine Übereinstimmung mit den aristotelischen minima. Zusätzlich scheinen die Atome in diesem Stadium meist mit
einem der vier Elemente assoziiert zu sein.[3]

In Ternary of Paradoxes beruht die Wundenheilung mit dem sympathetischen
Puder zwar auf einer "Wirkung aus Entfernung", jedoch ist diese magnetische
Anziehung bei Charleton im Unterschied zu Helmont durchaus nicht ohne jeden
materiellen Kontakt zu denken. Selbst die "action at a distance" bedient
sich nämlich der Atome: "Atomes may, At vast remove, their Virtual Forms
display."[4] Die zwischen Wunde, Verband und Waffe hin- und hergehenden Strö-
me von "Agenten" stellte Charleton sich zumindest im Ansatz körperlich
vor:[5]

I am bound to believe that in the infinite Magazine of Nature are to be
found various Agents, not obliged to the dull condition of an immediate
corporeal contact; but richly endowed with an Influentiall or Radiall Activity [...] i n a s e m i - i m m a t e r i a l t h r e a d o f A t o m e s.

Every mixt Body [...] doth uncessantly vent, or expire a circumferentiall
streame of invisible Atomes, homogeneous and consimilar, that is of the
same identical nature with it selfe.

An gleicher Stelle[6] ist auch von "magnetischen Atomen des Blutes" die
Rede. Einerseits ähneln diese Atome in Ternary den qualitativen minima, andererseits schließen sie den wirklichen physikalischen Kontakt nicht aus.
Charleton machte hier einen ersten Schritt in die Richtung einer atomistischen Erklärung.

Einen ähnlichen Versuch hatte vor Charleton schon Kenelm Digby unternom-
men. Auch dieser vermutete eine körperliche Verbindung bei der Wundenheilung.[7] Digby ging generell von einem kleinsten Maß der Körper aus, jedoch
nur in Bezug auf die aristotelischen vier Elemente. Nach seiner Darstellung
besitzt unter ihnen das Feuer die kleinsten "Atome", die dieselben Qualitäten wie das Feuer selbst aufweisen. Andererseits ist genau wie bei den Atomisten die Bewegung das hervorstechendste Merkmal der Atome Digbys. Auch
sekundäre Qualitäten wie Gewicht, Gerüche und Farben erklärte Digby durch
die Aktivität von Atom-effluvia.

Obwohl Digby noch viele aristotelische Erklärungen übernahm, wurde er
von den Zeitgenossen als Atomist betrachtet. Auch Charleton äußerte sich
mehrmals lobend über ihn.[8] Charletons und Digbys Ansichten spiegeln den
Übergangscharakter der zeitgenössischen englischen Naturphilosophie, die
noch zu keiner klaren Position gefunden hatte.

Im frühen siebzehnten Jahrhundert waren es vor allem Chemiker wie Robert

Fludd, Sennert und van Helmont gewesen, die für den Atomismus Demokrits und Epikurs aufgeschlossen waren. Aus dieser Zeit rührt die Assoziation der kleinsten Teilchen mit einer vitalistisch-animistischen Vorstellung. Bei Charleton zeigte sich dieser Einfluß natürlich vor allem in den vor-atomistischen Werken. Er konnte sich aber zeit seines Lebens nicht völlig von solchen Vorstellungen freimachen.[9] So spielen in Spiritus Gorgonicus (1650) etwa die aktiven Atome von Medikamenten eine Rolle: Atomen werden reinigende oder heilende Kräfte zugeschrieben.[10]Beispiele für belebte Atome in der Physiologia sind die ausführlich diskutierten Feuer- und/oder Hitzeatome.[11]

Im übrigen jedoch werden die helmontischen "Atome" ebenso wie die aristotelischen minima in den atomistischen Werken Charletons scharf kritisiert. Van Helmonts Vorstellung von einer immateriellen Aktivität zwischen nicht verbundenen Körpern wies Charleton in Darknes of Atheism zurück als "fantastique Hobgoblin".[12] Die Physiologia enthält eine Widerlegung der Lehre von den unendlich teilbaren minima.[13] Für Charleton lag eine unendliche Teilbarkeit so wenig im Bereich des Möglichen, daß er die Scheinargumente seiner Gegner mit Genuß lächerlich machte:[14]

If any mans skull be so soft, as to admit a durable impression of an opinion so openly self-contradictory, we need not despair to make him swear, that Arcesilas did not jeer the Disciples of Zeno, when he exemplified the inexhaurible [sic] division of Magnitude, in a mans Thigh, amputated, putrified, and cast into the Sea; ironically affirming the parts thereof so infinitely subdivisible, that it might be incorporated per minimas, to every particle of water therein; and consequently, that not only Antigonus Navy might sail at large through the thigh, but also that Xerxes thousand two hundred ships might freely maintain a Naval fight with 300 Gallies of the Greeks, in the compass of its dispersed parts.

Charletons ausführliche Darlegung der verschiedenen Vorstellungen von kleinsten Teilchen in der Physiologia wurde später zur Grundlage für Newtons Äußerungen über die prima materia in den Quaestiones Quaedam Philosophicae (1661-65). Bei Charleton heißt es:[15]

We have the assent of all Philosophers, who have declared their opinions concerning the composition of a continuum, to assure a necessity, that it must consist either (1) of Mathematical Points; or (2) of Parts and Mathematical points, united; or (3) of a simple Entity, before actual division, indistinct; or (4) of Individuals, i.e. Atoms.

In eben dieser Reihenfolge und in gleicher Formulierung besprach Newton die möglichen Formen der "ersten Materie".[16] Charletons Darstellung der Atome und seine Zusammenstellung alternativer Konzepte war also für den zeitgenössischen Naturphilosophen ein brauchbarer Ausgangspunkt für eigene Thesen.

3.3.2.3. EIGENSCHAFTEN

U n t e i l b a r k e i t

Den Hauptbeweis für die Existenz von Atomen erbrachte Charleton dadurch, daß er zeigte, daß es keine unendlich teilbare physische Substanz auf der Welt gibt.[1] Die unendliche Teilbarkeit eines Körpers wäre ein logischer Widerspruch zu dessen eigener Begrenztheit:[2]

If in a Finite Body, the number of Parts, into which it may be divided, be not Finite also; then must the Parts comprehended therein be really Infinite: and, upon Consequence, the whole Composition resulting from their Commixture, be really Infinite; which is repugnant to the supposition.

Außerdem könnte es bei einer ständig fortgesetzten Teilung bis ins Unendliche nie zur generatio neuer Formen kommen. Für Charleton war es daher auch sinnlos, wie Aristoteles oder Descartes von der P o t e n t i a l i t ä t unendlicher Teilung zu sprechen.[3] Für Descartes war die Materie unendlich teilbar, obwohl die in Form von Korpuskeln existierende prima materia als schwierig teilbar galt.[4] Die "neuen Philosophen" waren sich in dieser Frage durchaus nicht einig, wie Joseph Glanvill noch 1665 feststellte:[5]

The composition of Bodies, whether it be of Divisibles or Indivisibles, is a question which must be rank'd with the Indissolvibles: For though it hath been attempted by the most illustrious Wits of all Philosophick Ages; yet they have done little else, but shewn their own divisions to be almost as infinite, as some suppose those of their Subject.

Der Descartes-Schüler und Freund Charletons, Kenelm Digby, identifizierte etwa "divisibility" mit "extension" oder "quantity" und folgerte:[6]

But it is impossible that indivisibles should make Quantity; for if they should, it must be done eyther by a finite and determinate number, or by an infinite multitude of them. If you say by a finite; lett us take (for example) three indivisibles, and by adding them together, lett us suppose a line to be composed; whose extent being only longitude, it is the first and simpliest species of Quantity, and therefore whatsoever is divisible into partes, must be at least a line. This line thus made, cannot be conceived to be divided into more partes then into three, since doing so you reduce it, into the indivisibles that composed it. But Euclide hath demonstratively prooved beyond all cavill [...] that any line whatsoever may be divided into whatsoever number of partes [...], into a hundred or a thousand, or a million of partes.

Die "mathematische" Beweisführung Digbys widerlegte Charleton mit dem Argument, das Atom sei kein mathematischer Punkt, sondern kleinster Teil von Materie. Seine Gegner bezichtigte er der Begriffsverwirrung:[7]

They could not be ignorant, that they corrupted the state of the Quaestion; the Minumum or Insectile of Atomists, being not Mathematicum, but Physicum, and of a far different nature from that least of Quantity, which Geometricians imagining only, denominate a Point.

Charletons eigene Argumentation für die Unteilbarkeit ist ohne Zweifel streng epikureisch und ohne Zugeständnisse an andere philosophische Richtungen. Charleton erwies sich in dieser Frage wieder einmal als radikaler als andere Epikur-Anhänger seiner Zeit. Charletons Freundin Margaret Cavendish, die ursprünglich zwar Atome anerkannte, kritisierte Charleton dennoch wegen seines rigorosen Festhaltens an der begrenzten Teilbarkeit in der Physiologia:[8]

Concerning his [Charleton's] argument of Divisibility of Parts, my opinion is, That there is no Part in Nature Individable, no not that so small a part, which the Epicureans name an Atome.

Später distanzierte sich Lady Margaret generell von dem Prinzip der Unteilbarkeit:[9]

The Corpuscularian or Atomical Writers, which do reduce the Parts of Nature to one certain and proportioned Atom, beyond which they imagine Nature cannot go, because their brain or particular finite Reason cannot reach further, are much deceived in their arguments, and commit a fallacy in concluding the finiteness and limitation of Nature from the narrowness of their rational conceptions.

Auch John Evelyn vertrat keinen so "strenggläubigen" Atomismus wie Charleton:[10]

There is a middle and more probable opinion, as some conceive, who allowing of no such Atomes pitch upon Insensible parts infinitely divisible which united with many become sensible.

Ein weiterer Freund, Thomas Hobbes, lehnte den Satz von der Unteilbarkeit der kleinsten Teilchen von vorne herein ab.[11] Charleton jedoch schloß in der Überzeugung, die epikureische These sei bei weitem die einleuchtendste: "We have no cause to fear the section of an Atome, though the edge of a knife were imposed directly upon it."[12]

Körperlichkeit und Festigkeit

Mit dem Merkmal "Unteilbarkeit" ist, wie sich gezeigt hat, untrennbar die Körperlichkeit des Atoms verbunden.[13] Als eines der vier allgemeinen Wesensmerkmale von Atomen nannte Charleton folglich[14]

Magnitude, or Quantity, which they cannot want, since they are not Mathematical Insectiles, but Material Realities, and Quantity or Extension is the proper and inseparable affection of Matter.

Atome sind "Entities Quantitative simply", "Realities endowed with certain corporeal Dimensions".[15] Körperlichkeit und Unteilbarkeit des Atoms bedingen seine Festigkeit. Jedes Atom ist reine Materie, enthält keinerlei leeren Raum[16] und ist daher für andere Körper undurchdringlich.[17] Die Festigkeit ist so ein gemeinsames Grundmerkmal aller Atome: Während die Atome unterschiedliche Größe, Formen und Gewichte besitzen, zeichnen sie sich alle durch die gleiche Festigkeit aus, "das heißt das gleiche Vermögen, ihren Raum unveränderlich zu behaupten und mit ihrer Substanz zu erfüllen."[18] Charleton schrieb:"All Atoms being equally Corporeal and solid, must be substantially identical, or of one and the same nature, knowing no disparity of Essence."[19]

Größe

Ein Problem und damit gleichzeitig ein Ansatzpunkt für die Kritik der Epikur-Gegner ergab sich aus der geringen Größe der Atome. Wie Charleton selbst feststellte, sind Atome nicht einmal mikroskopisch, geschweige denn mit dem bloßen Auge wahrnehmbar. Was indes nicht mit den Sinnen wahrnehmbar ist, so könnte man schließen, existiert auch nicht: schließlich habe niemand, wie die Gegener Gassendis behaupteten, bisher ein Atom g e s e - h e n . Dieses Argument der Verläßlichkeit der Sinne drehte Charleton um. Der Fehler liege nicht, so führte er an, in der mangelnden Wahrnehmbarkeit der Atome, sondern im (unvollständig ausgebildeten) menschlichen Wahrnehmungsvermögen:[20]

We are first to let them [our Adversaries] down to a worthy acknowledgement of the exceeding Grossness and Dulnesse of our Senses, when compared to the superlative Subtility, and Acuteness of Nature in most of her Operations.

Da die Natur in ihrer Komplexität menschliches (sinnliches) Begreifen weit übersteige, können ihre feinsten Bestandteile, die Atome, nur gedacht werden als "allein mit dem Geist wahrnehmbar".[21] Daß man Atome nicht "sehen" kann, ist also kein Beweis dafür, daß es sie nicht gibt.

Ein ähnliches Problem war schon in Darknes of Atheism aufgetaucht und
von Charleton gelöst worden.[22] In diesem Fall ging es darum, all jene "pe-
dantischen Sophisten" zu überzeugen, die es nicht für möglich hielten, daß
das gigantische Universum aus so kleinen Teilchen wie den Atomen gebildet
sei. Charleton führte an, daß zum Beispiel auch die Erde aus verschiedenen
Land- und Gebirgsmassen bestehe, diese wiederum aus Felsen, diese aus Steinen, diese aus Sandkörnern, diese aus Staubkörnern, letztere schließlich
aus einer "Ansammlung von Atomen". Zudem ergebe die Berechnung der Anzahl
von Atomen, die eine der Größe der Erde entsprechende Masse ("bulk") bilden, eine Zahl, die aus ungefähr sechsundsiebzig Ziffern bestehe - eine
Größenordnung, die als durchaus überschaubar gelten könne. Warum also solle
das Universum nicht auch aus kleinsten Atomen bestehen?[23]

Die geringe Größe von Atomen suchte Charleton am Beispiel des Weihrauch-
kornes zu verdeutlichen. Wenn dieses Korn verdampfe, so Charleton, löse es
sich in mindestens 777.600.000.000.000.000 "Elemental Atoms" auf: "If so;
we have but one step lower to Insectility, and so may guess at the Exiguity
of a single Atom."[24] Obwohl es, wie dieses Beispiel überdeutlich zeigt,
beinahe unmöglich schien, jemals die wirkliche Größe eines Atoms zu bestimmen und mit eigenen Augen wahrzunehmen, hoffte Charleton dennoch, daß die
zukünftige Wissenschaft der Lösung dieser Frage näherkommen würde. Die beste Voraussetzung sei durch den enormen technologischen Fortschritt der
Neuen Wissenschaft gegeben. Wie viele andere Wissenschaftler seiner Zeit
versprach sich Charleton von dem eben erst entwickelten Mikroskop ("that
useful Organ, the Engyscope") große Fortschritte in der Wahrnehmung kleinster Körper.[25]

Form

Korrelativ zur Größe der Atome bestimmt in Charletons Modell auch die
Form ("shape", "figure") das Atom.[26] Erst durch seine Form wird das Atom
zum physikalischen Körper und gewinnt damit ein weiteres Unterscheidungs-
merkmal gegenüber dem Punkt oder der Linie.[27] Die Form ist im Gegensatz zu
Aristoteles bei Gassendi und Charleton nicht das eigentlich Wesensbestim-
mende der Dinge, sondern stets dem Grundprinzip der Materie zugeordnet.

Wie es nur eine finite Anzahl von Atomen gibt (s.o.), ist auch die Anzahl der Atomformen nicht unendlich, ebensowenig wie für Charleton unendlich viele Atome einer bestimmten Form existieren. Diese Einschränkung muß-

te Charleton machen, weil er bekanntlich davon ausging, daß Gott nur soviele Atome geschaffen habe, wie zur Schöpfung tatsächlich notwendig gewesen seien.[28]

Es gibt zwar unbestimmt viele verschiedene Gestalten - Atome sind eckig oder rund, kubisch, pyramidal, spitz oder gezackt - aber nicht unendlich viele, da eine begrenzte Zahl bereits zur Bildung verschiedenster Gruppierungen ausreicht und die Vielfalt der existierenden Phänomene erklären kann.[29]

Die epikureische Formen-Lehre blieb aus einem ähnlichen Grunde wie die Aussagen Charletons über die Größe der Atome nicht unwidersprochen. Die verschiedenen Atom-Formen waren weder wahrnehmbar noch experimentell nachweisbar, sondern "nur" das Resultat theoretischer Ableitung. So kritisierte etwa der Epikur-Gegner Alexander Ross:[30]

He [Epicurus] gives figures to his Atomes, and yet makes them invisible, which is a plain Bull and contradiction: For an invisible figure is like an invisible colour, an inaudible sound [...]. To make the senses proper objects insensible, is a senseless toy.

Charleton berief sich jedoch auf die Parallele der Staubkörner unter dem Mikroskop, die dem bloßen Auge zwar rund erschienen, in Wirklichkeit aber vielfältig gezackt seien.[31]

Die Epikur-Gegner legten jedoch außerdem den Finger auf eine Schwachstelle der Formen-Lehre: Wie sollten sich so verschieden geformte Atome zu Verbänden ("concretions") zusammenschließen? Da der Vorgang zu Charletons Zeit nicht experimentell nachweisbar war, war den Spekulationen seiner Gegner ein weiter Spielraum gegeben, um diese Hypothese lächerlich zu machen. Charleton selbst sah diese Schwierigkeit voraus und bemühte sich, mögliche Einwände zu entkräften. Dabei wird klar, daß er die Absicht seiner Gegner durchaus durchschaute.[32]

Die Form der Atome bestimmt nicht nur das Zustandekommen einer so und nicht anders gearteten "Konkretion", sondern regelt auch die (chemische) Verbindung zweier Stoffe. Wenn man etwa Salz in Wasser auflöst, so nehmen die kubischen Salzatome im Wasser die für sie "reservierten", ebenfalls kubischen Plätze ein. Dies ist aber nur bis zu einem gewissen Sättigungsgrad möglich. Nach Charleton ist nur eine bestimmte Anzahl solcher kubischer "Nischen" im Wasser vorhanden. Daneben gibt es weitere, anders geformte "Nischen", die wiederum die anders geformten Atome anderer Stoffe aufnehmen können. Deshalb kann in demselben Wasser, das bereits eine bestimmte Menge

Salz aufgenommen hat, eine weitere Menge Zucker aufgelöst werden.[33]

Charletons Interpretation ist hier konsequent mechanistisch. Sein Leser Brouncker jedoch stellte diese totale mechanistische Zweckbindung in Frage: "I conceive it not necessary that the spaces respond in figure to the figure of the Atomical particles, it is sufficient that those are large enough to receive these." Zu Charletons Folgerung "The Atomical Parts of common Salt are Cubical, [...] they could only fill those empty spaces in the water, which were also Cubical", merkte Brouncker an: "Why not as well those Aereal, or AEthereal spaces? Will not Aer or AEther give place to salt?"[34]

Gewicht/Bewegung

Das Gewicht ist eine der wichtigsten Eigenschaften der Atome. Nur wenn sie Gewicht haben, also "schwer" sind, kann Bewegung überhaupt zustande kommen.[35]

In der gassendistischen Philosophie ist die Atombewegung nicht immer eine Fallbewegung zum Erdzentrum hin, sondern ein ständiges Streben in alle Richtungen. Aber selbst im Sonder"fall" der epikureischen "Bewegung nach unten" von Atomen und Körpern aufgrund der Schwerkraft reicht das "externe Prinzip der magnetischen Anziehungskraft der Erde"[36] nicht aus, um Bewegung zu erklären. Grundsätzliche Voraussetzung ist vielmehr das "interne" Prinzip des Eigengewichts der Atome.

Die wichtigste Funktion der Atombewegung ist ihre Fähigkeit, aus Atomen Konkretionen ("concretions") und größere Körper zu bilden. Atome sind "allgemein aufbauend" ("universally component").[37] Innerhalb des epikureischen Systems durfte diese Fähigkeit allerdings nur unter einer Zusatzbedingung anerkannt werden. Wie können Atome sich miteinander verbinden und so die Weltenbildung einleiten, wenn sie sich in geradlinigen und parallelen Bahnen durch den Raum bewegen? Um sich diesem Einwand zu entziehen, entwickelte Epikur die clinamen-Theorie, die eine leichte Abweichung ("declination") der Atome von ihrer Bahn annimmt.[38] Diese "Mobilität nach allen Seiten" ist den Atomen in der epikureischen Lehre inhärent; Charleton bezeichnete sie als "innere Energie".[39]

Aus naheliegenden Gründen konnte Charleton jedoch das "eigenmächtige" Handeln der Atome nicht akzeptieren. Da er davon ausging, daß Atome von Gott geschaffen sind, mußten sie auch von Anfang an von Gott mit Bewegung

ausgestattet sein, einer Bewegung, die durch Gottes Plan sinnvolle Atomkombinationen bewirkte:[40]

There is yet a fourth incongruity in this doctrine of Epicurus, worthy our Explosion; viz. That Atoms had, from all eternity, a faculty of Motion, or impetuous tendency, inherent in them, and received not the same from any forreign principle. [...] Atoms are perpetually active and moveable, by the agitation of that internal tendency, or virtual impression, which the Father of Nature conferred upon them.

Mit dieser Feststellung sicherte sich Charleton dagegen ab, als Atheist verurteilt zu werden. Einer radikal epikureischen Position, wie sie unter Charletons Zeitgenossen Margaret Cavendish in dieser Frage vertrat, hätte er sicherlich nicht folgen können:[41]

Small Atoms of themselves a World may make,
As being subtle, and of every shape.
And as they dance about, fit places finde
Such Formes as best agree make every kinde.

Charleton betrachtete die epikureische Auffassung einer Atom-Deklination als "Hirngespinst".[42] Dennoch war er in der Frage der eigenständigen Bewegung der Atome zu einer milderen Beurteilung bereit als später etwa Newton oder Thomas Creech.[43] Charleton konnte Epikurs These zwar nicht rechtfertigen, wohl aber als notwendige Bedingung in dessen System entschuldigen:[44]

For the Declinatory Motion; we observe, that Epicurus was by a kind of seeming necessity constrained to the Fiction thereof; since otherwise He had left his fundamental Hypothesis manifestly imperfect, his Principles destitute of a Cause for their Convention, Conflictation, Cohaerence, and consequently no possibility of the emergency of Concretions from them.

Die Erklärung zeugt von der zu seiner Zeit nicht selbstverständlichen Einsicht Charletons in die historische Relativität philosophischer Systeme. Epikur konnte, so Charleton, nur innerhalb seiner eigenen Voraussetzungen operieren und dürfe deshalb nicht grundsätzlich (als Atheist) verurteilt werden. Mit diesem Kommentar versehen hielt Charleton das epikureische Schema der verschiedenen Arten der Atombewegung für gültig:[45]

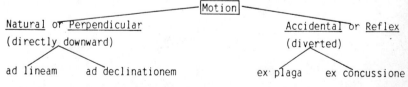

Was aber geschieht, so fragten Kritiker Epikurs weiter, wenn durch die Bewegung der Atome eine Masse oder ein Körper entstanden ist? Muß man nicht annehmen, daß der Bestand des Körpers nur durch seine Ruhestellung, die

fehlende Bewegung seiner Atome also, gewährleistet ist? Dies war in der Tat eine entscheidende Streitfrage zwischen Cartesianern und Gassendisten, die auch die Naturphilosophen der Royal Society in zwei Lager spaltete. Die Cartesianer gingen davon aus, daß die Materie-Teilchen eines Körpers sich im Ruhezustand befänden.[46] Demgegenüber trat Charleton für eine ununterbrochene (Atom-)Bewegung ein, allerdings mit der Einschränkung, daß diese von geringerer Intensität sei:[47]

The essential mobility of Atoms doth neither cease, but is only impeded, when Concretions themselves begin to obtain a sensible Quiet, nor is produced anew, but only acquires more liberty, when Concretions begin to be moved.

Diesen Aspekt, den er aus der epikureischen Atomistik übernahm,[48] hob Charleton schon in seiner ersten atomistischen Publikation hervor:[49]

The Matter of Bodies is not idle and unactive, as most have dreamt, but uncessantly operative; and that, not by impression, but Inhaerency, as being to it self the Principium à quo of all its motions.

Das Potential an Mobilität bleibt also unverändert.

3.3.3. KÖRPER: KONKRETIONEN VON ATOMEN

Während die Aussagen der Physiologia über Universum und Atome vor allem
theoretischen Charakter haben und Charletons atomistische Auslegung der Natur begründen, dienen die folgenden Kapitel der praktischen Anwendung seiner atomistischen Prinzipien. Wenn seine Atomtheorie vollständig sein sollte, davon war Charleton überzeugt, mußte sie alle oder zumindest die meisten Vorgänge in der Natur erhellen können. Ganz allgemein handelt es sich
bei diesen Vorgängen um das Entstehen und die Eigenschaften von Körpern und
um die Veränderungen, die an ihnen wahrgenommen werden.

Die Eigenschaften oder "Qualitäten"[1] nehmen in der Physiologia eine zentrale Stellung ein. Es ist keine Übertreibung zu behaupten, daß das Quali-
täten-Kapitel Charletons eigener Beitrag zur Fortentwicklung des Atomismus
ist. Diese Tatsache liegt unter anderem darin begründet, daß der theoretische Teil der Atomistik zu Charletons Zeit noch nicht experimentell bewiesen werden konnte, während zahlreiche Qualitäten "demonstrabel" waren und
man aus der Untersuchung von Qualitäten Rückschlüsse auf ihren atomistischen Ursprung ziehen zu können glaubte. Aus diesem Grunde legten viele
zeitgenössische Naturwissenschaftler den Schwerpunkt auf die Qualitäten,
sobald sie ihre mechanistischen Prämissen klargestellt hatten. Dieselbe
Tendenz zeigt sich noch in Charletons thesenförmiger Zusammenfassung atomistischer Glaubenssätze, die er ungefähr 1675/80 niederschrieb.[2]

3.3.3.1. ENTSTEHUNG

Charletons System der Körperbildung oder generatio läßt sich schematisch
auf diese Weise darstellen:[3]

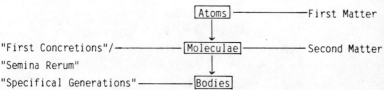

Aus den Atomen entstehen also über die Zwischenstufe der Moleküle die Körper. Dies stand für Charleton schon in Darknes of Atheism fest: "Bodies [are] composed of concreted Atoms."[4] Die atomistische Definition einer Pflanze beispielsweise lautet: "a certain modification of matter volatilized, or a contexture of smooth, globular equal and so of calefactive Atoms".[5] Wie immer bemühte Charleton sich, die theoretische Vorstellung für den Laien zu veranschaulichen. Zu diesem Zweck wählte er ein Bild von Lukrez:[6]

[This] may be most appositely explained by the Analogy which Letters hold to Atoms. For as Letters are the Elements of Writing, and from them arise by gradation, Syllables, Words, Sentences, Orations, Books: so proportionately are Atoms the Elements of Things, and from them arise by gradation, most exile Moleculae, or the Seminaries of Concretions, then greater and greater Masses successively, until we arrive at the hightest round in the scale of Magnitude.

Die Fähigkeit der Atome, sich zu größeren Gebilden zusammenzuschließen, beruht auf ihrer unterschiedlichen Form. Diese determiniert letztlich den Charakter des Atomverbunds, der jeweiligen Konkretion und des Körpers. So galt etwa schon für Lukrez, daß dichte Substanzen aus hakenförmigen oder verzweigten Atomen (primordia bei Lukrez) geformt werden, weniger dichte Zusammenschlüsse dagegen aus runden und glatten Atomen.[7]

Im Gegensatz zu den Atomen sind Konkretionen und Körper korruptibel; sie sind jederzeit wieder in ihre Bestandteile auflösbar. Aus dieser Feststellung ergibt sich für Charleton folgende Gegenüberstellung von ursprünglicher Materie mit den aus ihr gebildeten Körpern:[8]

Bodies	
First & Simple	Productions
Materia Prima = Atoms	Concretions or Components
-made by Creation	-made by Generation
-superior to Corruption	-reducible by Corruption
-simple, originary	-compound, secondary

Von dieser Voraussetzung lassen sich allgemeine Regeln der generatio und corruptio ableiten.[9] Nur dadurch, daß Atome Verbindungen eingehen und sich wieder daraus lösen können, ist überhaupt Entstehung und Auflösung von Körpern und damit Veränderung in der Natur möglich.[10]

Das übergeordnete Prinzip der generatio ist folgerichtig die Bewegung.[11] Generatio ist durch Charleton definiert als "that Act of Nature, whereby

she produceth a Thing de novo, or gives Being to a Thing, in some certain Genus of Bodies Concrete."[12] Die generatio ist die Zusammenfügung von Atomen zu einer bestimmten Ordnung, und zwar nach dem Prinzip, daß es einen bestimmten, nicht mehr erweiterbaren Vorrat an Materie gibt und daher bei der generatio keine neuen Atome entstehen können.[13] An dieser Stelle kritisierte Charleton wiederum Aristoteles, der glaube, daß bei der generatio etwas ganz Neues, nämlich eine "gewisse neue Substanz" entstehe.[14] Wäre dies der Fall, so müßten sich die einzelnen Teile einer Konkretion miteinander vermischen, einander durchdringen, und sich dadurch in ihrer Substanz verändern.[15] Das aber hielt Charleton für "absurd". Eine derartige Vorstellung werfe für den Naturphilosophen "unendliche Schwierigkeiten und unlösbare Widersprüche" auf und sei der sonstigen Genialität des Aristoteles eigentlich nicht angemessen.[16]

Bei der generatio entstehe nichts eigentlich Neues, sondern immer nur eine Variation von bereits vorhandenem Material. Epikurs These, daß bei der generatio die einzelnen Atome zwar eine Verbindung miteinander eingehen, sich wesensmäßig aber nicht verändern, erschien Charleton vernünftig.[17] Jedes Atom bleibe in seiner Eigenart erhalten, und die eher lose Verbindung von Atomen in einer Konkretion oder einem Körper sei grundsätzlich auflösbar.

Die corruptio, die Auflösung eines Atomverbands, beschrieb Charleton als "that [Act of Nature] wherby she Dissolves a Thing, so that thenceforth it ceaseth to be what it was."[18] Bei der Auflösung in die Zwischenstufe der Moleküle entstehen einfachere Konkretionen (im Vergleich zu Körpern) mit ähnlichem Charakter. So löst sich etwa Holz in Feuer, Asche und Rauch auf.[19] Da die Materie in der Substanz invariabel ist, geht auch bei der corruptio nichts an Substanz verloren. Zur Illustration benutzte Charleton das Beispiel des Pferdeleichnams, der durch Auflösung in Erde zurück in den Kreislauf der Natur integriert wird.[20]

Für den Vorgang der corruptio kommen zwei Gründe in Betracht. Ein "äusserer" Grund kann die Durchsetzung eines Körpers mit Vakuola sein, ein "innerer" Grund die grundsätzliche Schwere und Mobilität der Atome innerhalb eines Körpers,[21] oder anders ausgedrückt,[22]

The Native Imbecillity of compound Natures [...]. The Dissolution of all create compound Natures can be imputed to no other Cause, but the Domestick Hostility of their Heterogenieties, or the uncessant intestine warr of their Elements, from whose commixture their compositions, or Concretions

did first result.

Allerdings findet diese Auflösung nicht ohne weiteres statt; vielmehr setzt jeder Körper ihr einen gewissen Widerstand, eine "selbsterhaltende Kraft" entgegen.[23]

Charleton unterschied zwei Arten von generatio und corruptio: Bei der "allgemeinen" Form werden entweder direkt aus Atomen Körper gebildet, und Körper lösen sich auch unmittelbar wieder in Atome auf, oder es entstehen Körper aus schon existierenden Konkretionen und lösen sich wieder in diese auf. Der letztere Vorgang wird durch eine einfache Umstellung ("a simple transposition") derselben "numerischen" Materie erreicht. Es handelt sich dann um eine "spontaneous production". Eine zweite Möglichkeit ist die Abstoßung ("Abjection") einiger Teile der schon vorhandenen Materie, also eine "seminal production"; eine dritte Möglichkeit das Hinzukommen ("Accession") neuer Teile.[24]

Bei der "besonderen" Form der generatio sowie der corruptio gibt es unendliche Varianten verschiedener Formen von Konkretionen. Allerdings ist hier eine Einschränkung zu machen: Nicht jede Form von Konkretion kann aus jeder beliebigen Atomform entstehen.[25]

To the composition of every thing in specie, is required such a special disposition in the Atoms, which compose it, as that they must appose to themselves such other Atoms, as are congruous and suitable to them, and as it were refuse the society and combination of others that are not.

Charleton führte diese Einschränkung ein, um die Verschiedenheit der Formen und Arten in der Natur zu erklären. Andererseits aber gehorcht auch nicht jede generatio den Gesetzen der absoluten Notwendigkeit, das heißt, Ausnahmen sind möglich und sogar erwünscht, damit neue Formen entstehen. Diese Annahme glaubte Charleton durch die "Experimentierfreudigkeit" der Natur bei der Bildung neuer Phänomene genügend belegt.[26]

Bei der Erörterung der generatio wird die Problematik einer rein mechanistischen Erklärungsweise besonders deutlich.[27] Charleton bekannte sich zwar im Grundsatz zur epikureischen Vorstellung, schien aber die Entstehung von Lebewesen auszunehmen. So sind etwa die Vorgänge der Zeugung und Entstehung von Leben, insbesondere der Ausbildung des menschlichen Embryo mithilfe der im Samen vorgegebenen Information zu einem bestimmt geformten Körper, vorherbestimmt durch das "Gesetz der Schöpfung, nicht durch Epikurs zufälliges Zusammentreffen von Atomen."[28]

3.3.3.2. QUALITÄTENLEHRE

QUALITÄTEN UND WAHRNEHMUNG

Die dominierende Rolle der Bewegung in Charletons Physik drückt sich auch darin aus, daß Bewegung nicht nur die Bildung von Körpern regelt, sondern auch deren hervorstechende Eigenschaften bestimmt. Atome besitzen bekanntlich keine "sekundären" oder "wahrnehmbaren" ("sensible") Qualitäten, etwa Kälte, Wärme oder Farbe.[1] All diese Qualitäten sind durch Bewegung entstandene Modifikationen der atomistischen prima materia.[2]

Die Unterscheidung von primären und sekundären Qualitäten ist zwar dem Begriffe nach dieselbe wie bei Aristoteles, wurde jedoch schon von den antiken Atomisten mit neuem Inhalt gefüllt. Das traditionelle aristotelische Modell differenzierte zwischen den primären Qualitäten Wärme, Kälte, Trockenheit und Feuchtigkeit und den sekundären Qualitäten wie Farbe, Geruch, Härte und ähnlichen, die aus einer Kombination der primären Eigenschaften entstehen.[3] Demokrit und Epikur sowie Charleton in ihrem Gefolge identifizierten die aristotelischen primären Qualitäten dagegen mit ihren eigenen sekundären und definierten die primären Eigenschaften neu.[4] Primäre Eigenschaften kommen nur den Atomen zu; alle anderen sind sekundär und den Körpern vorbehalten. Primäre (Atom-)Eigenschaften sind lediglich Festigkeit, Bewegung etc.[5]

Die primären Qualitäten sind objektive, unveränderbare Eigenschaften der ersten Materie, während die sekundären Qualitäten "subjektiv" und veränderlich sind und auch verschieden wahrgenommen werden können. Diese Unterscheidung bezeichnet im Grunde die moderne Trennung von physikalischen und chemischen Eigenschaften.

In Charletons System gibt es also keine primären Qualitäten im aristotelischen Sinne mehr; alle Qualitäten sind nurmehr sekundär, da sie als Resultate aus Atomkonstellationen gelten. Die traditionellen, mit den vier Elementen assoziierten "vier ersten Qualitäten" sind ebenso Ergebnisse von Atomkombinationen wie andere Qualitäten auch. Schon vor der Abfassung der Physiologia war Charleton davon überzeugt:[6]

I understand them [the 4 First Qualities] according to the Physiology of Epicurus, and Cartesius, as certain Modifications of Matter, or Quantity.

Charletons Vorstellung davon, wie sekundäre Eigenschaften zustandekommen, folgt Epikur bis in Einzelheiten hinein.[7] Ihre unverwechselbare Eigen-
heit ("distinct essence") gewinnen die Konkretionen erst aus "bestimmten
Positionen und regelmäßigen Anordnungen" von Atomen. Von daher ist die
"Nacktheit" und "Eigenschaftslosigkeit" der Atome geradezu Voraussetzung
für das Entstehen von Qualitäten.[8] Diese sind das Resultat einer Kombination von Anordnung ("order") und Stellung ("situation", "position") auf der
einen mit Größe, Gestalt und Bewegung auf der anderen Seite. Es liegt also
eine Kombination von den Atomen eigenen Qualitäten ("properties") mit ihrer
Stellung zueinander ("events") vor:[9]

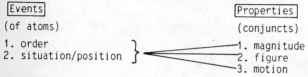

Events	Properties
(of atoms)	(conjuncts)
1. order	1. magnitude
2. situation/position	2. figure
	3. motion

Dadurch, daß die "events" zu den "properties" in Beziehung gesetzt werden, entstehen Qualitäten. Welche wichtige Rolle etwa die Gestalt der Atome
bei der Entstehung von Qualitäten spielt, verdeutlichte Charleton am Beispiel der Qualitäten Trockenheit und Feuchtigkeit:[10]

There are Two sorts of Moisture, wherewith compact bodies are usually hu-
mectated; the one, Aqueous and Lean; the other, Oleaginous and Fat. [...]
And thus much we learn in the School of Sense, that such bodies as are humectate with the Aqueous and Lean moisture, are easily capable of Exsicca-
tion: but such as are humectate with the Unctuous and Fat, very hardly:
Why? because the Atoms, of which the Aqueous doth consist, are more laevi-
gated or smooth in their superfice, and so having no hooks, or clawes,
whereby to cohaere among themselves, or adhaere to the concretion, are soon
disgregated; but those, which compose the Oleaginous, being entangled as
well among themselves, as with the particles of the body, to which they are
admixt, by their Hamous angles, are not to be expeded and disengaged, without great and long agitation; and after many unsuccessful attempts of evolution.

Verändern sich Ordnung oder Position der Atome einer Konkretion, stellt
sich das Ergebnis als eine andere Eigenschaft dar.[11] Charleton erläutert
dies wiederum anhand der Buchstaben-Analogie:[12]

As one and the same Letter diversly posited, is divers to the Sight, and
Hearing, as may be instanced in Z, N, y, b, d, p, q: so likewise doth one
and the same Atom, according to its various positions, or faces, produce
various affections in the Organs of Sense. For instance, if the Atome assumed be Pyramidal: when the cone is obverted to the sensory Organ, it must
make a different impression upon it, from that which the Base, when obverted and applyed, will cause.

Die Qualität "Farbe" diente Charleton als experimenteller Beweis für

seine These. Durch die Vermischung zweier Substanzen wird eine völlig neue Qualität, nämlich die Farbe rot, erreicht:[13]

Immerge into a Glass Vial of clean fountain Water, set upon warm ember, half an ounce of the leaves of Senna; and after a small interval of time, instill into the infusion a few drops of the oil of Tartar made per Deliquium, which done, you shall perceive the whole mixture to become Red. Now seeing that no one of the three ingredients, in their simple and divided state, do retain to that species of Colour, in the remotest degree of affinity; from what original can we derive this emergent Redness? Doubtless, only from hence; that the Water doth so penetrate, by a kind of Discussion separate, and educe the smaller particles of that substance, whereof the leaves of Senna are composed, as that the particles of the oyl of Tartar subtiliy permeating the infusion, totally [alter] the Contexture thereof, and so commove and convert its minute dissolved particles, as that the rayes of Light from without falling upon them, suffer various refractions and reflections from their several obverted faces, and praesent themselves to the eye in the apparance of that particular Colour.

Neue Qualitäten entstehen also durch (chemische) Reaktionen von Stoffen miteinander. Diese Reaktionen werden als Umordnungen und Neuzuordnungen von Atomen untereinander begriffen.

Zwar sind alle Qualitäten für Charleton sekundär, doch gibt es eine Art übergeordneter und untergeordneter sekundärer Eigenschaften.[14] Die übergeordneten Qualitäten haben bestimmte "Folgeerscheinungen" ("consequents"), die untergeordneten Qualitäten. Das Verhältnis zwischen den (primären) Atomeigenschaften, den aus ihnen hervorgehenden sekundären Qualitäten und deren Folgeerscheinungen verdeutlichte Charleton am Beispiel der "fühlbaren" Qualitäten: "The Qualities of Concretions [...] appertaining to the sense of Touching, are to be considered in their several Relations to the Principles on which they depend [=Atoms]."[15] Charletons Zuordnung läßt sich auch schematisiert darstellen.[16]

Keine sekundäre Qualität existiert "für sich"; entscheidend ist vielmehr, daß sie wahrgenommen werden muß. In Charletons Augen konstituiert sich, überspitzt gesagt, eine Qualität erst durch ihren Bezug zu dem sie wahrnehmenden Subjekt.[17]

By the Quality of any Concretion, we understand in the General, no more but that kind of Apparence, or Representation, whereby the sense doth distinctly deprehend, or actually discern the same, in the capacity of its proper Object.

Von daher wird auch das Synonym "sensible qualities" für die sekundären Qualitäten verständlich.[18] Die Rangfolge der Qualitäten entspricht den fünf Sinnen:[19]

sensation	quality
vision ————————————	magnitude/figure perspicuity/opacity colour (light)
hearing ————————————	sound
smelling ————————————	odour
tasting ————————————	sapour
touching ————————————	tactile qualities (rarity/density; subtility/ hebetude; smoothness/asperity; gravity/levity; heat/cold; fluidity/stability; humidity/sicci- ty; softness/hardness; flexility, tractility, ductility, rigidity)

Die von Charleton konstatierte Notwendigkeit einer Beziehung zwischen Qualität und Sinnesorgan macht es freilich auch erforderlich, die Art dieser Beziehung zu klären. Wie vollzieht sich die Wahrnehmung der Qualitäten durch die Sinne? Gibt es ein "Medium", das zwischen dem wahrgenommenen Objekt und den Sinnen vermittelt, und wie sieht dieses Medium unter Umständen aus?

Charleton entschied sich getreu der epikureischen Doktrin für ein materielles Medium als vermittelnde Instanz: "All Sensation is performed by the Mediation of certain Images, or Species."[20] Dieses Medium sind die effluvia, definiert als "Corporeal Emanations from Concretions."[21] Die epikureischen effluvia, auch simulacra genannt,[22] sind feine (Atom-)Absonderungen, die sich mit großer Geschwindigkeit von der Oberfläche aller Körper ablösen.[23] Dies kann deshalb geschehen, weil auch die Atome einer Konkretion oder eines Körpers sich in ständiger Vibration befinden.[24] Diese feinen Teilchen, die in ihrer Form dem Gegenstand ähneln, dem sie entstammen,[25] übertragen in direkter Linie das "Bild" des jeweiligen Objekts auf das "zugeordnete" Sinnesorgan, stellen also einen körperlichen Kontakt her. Entscheidend für Charletons Konzept ist die Materialität der effluvia.

Den Vorgang selbst stellte Charleton sich sehr einfach vor, wie etwa aus dem folgenden Beispiel hervorgeht:[26]

What makes a Dog, by the meer sagacity of his nose, find out his Master, in the dark, in a whole host of men? but this; that those subtle Effluvia, or Expirations, emitted insensibly from the body of his Master, are of a different Contexture from those of all others, and so make a different impression upon the mamillary processes, or smelling Nerves of the Dog.

Die (objektive) Basis sinnlicher Wahrnehmung ist also einzig und allein der körperliche Kontakt. Charleton argumentierte an dieser Stelle bewußt

gegen die cartesische Wahrnehmungslehre, die die Vermittlung durch Korpuskel nicht kannte. Descartes, so Charleton, erkläre nämlich die Wahrnehmung allein aus einer vom Objekt dem Wahrnehmenden übermittelten Bewegung. Descartes behaupte, die verschiedenen Qualitäten eines Körpers teilten sich dem Wahrnehmenden allein durch die unterschiedliche Intensität der ausgelösten Impulse mit. Offensichtlich fiel Charleton die Entscheidung gegen Descartes jedoch nicht leicht. Er gab nämlich zu, die cartesische Wahrnehmungslehre übe große Anziehungskraft auf ihn aus, da auch er sich ja wie Descartes als Mechanist betrachte:[27]

The opinion of the excellent Monsieur Des Cartes, [...] with a kind of pleasant violence, hath so ravisht the assent of most of the Students of Physiology, in the praesent Age, especially such as affect the accommodation of Mechanick Maxims to the sensible operations of Nature; that their minds abhor the embraces of any other. [It] is a Conceit of singular Plausibility, invented by a Wit transcendently acute, adorned with the elegant dress of most proper and significant Termes, illustrate with apposite similes and praegnant Examples, and disposed into a Method most advantageous for persuasion.

Charleton gab jedoch letzten Endes den cartesischen "Verlockungen" nicht nach, sondern entschied sich für die epikureische Sinnenlehre als die plausibelste. Das simulacra-Modell allein könne die Vielfalt von Qualitäten ausreichend erklären.[28]

Die Körperlichkeit des Wahrnehmungsvorgangs suchte Charleton im Sinne Epikurs gegen Aristoteles, Descartes und andere am Beispiel des Sehens zu erläutern.[29] Die beim Sehvorgang vermittelnden Instanzen ("species visible") sind "substantial Emanations", das heißt entweder "materielle Emanationen vom Oberflächenteil der Konkretionen" oder das Licht selbst, "disposed into contextures, consimilar to the figure of the object."[30] Bei Aristoteles dagegen seien die species nur Akzidenzien.[31]

In Charletons epikureischem System gibt es zwei Arten von effluvia beim Sehvorgang:[32]

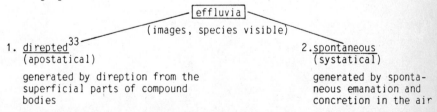

effluvia
(images, species visible)

1. direpted[33]
(apostatical)

generated by direption from the
superficial parts of compound
bodies

2. spontaneous
(systatical)

generated by sponta-
neous emanation and
concretion in the air

Die "abgelösten" effluvia ("direpted Images") beschreibt Charleton näher als "a kind of most thin Films, by the subtle fingers of Light, stript off

from the superficial Extremes of Bodies."[34] Die geringe Größe dieser effluvia wird am Beispiel verschiedener Prozesse verdeutlicht (Brennen von Kerzenwachs, einem Parfüm entströmender Geruch), die sehr lange Zeit in Anspruch nehmen und dennoch für den entsprechenden Körper jeweils nur einen geringen Quantitätsverlust bedeuten: effluvia seien noch viel kleiner als die Atome dieser Substanzen,[35]

for no meaner a Philosopher then Gassendus, whose name sounds all the Liberall Sciences, hath conceived; that the Visible Images effluxing from an Apple in a whole year, if all cast into one bulk, would not exceed that of the odorous vapour exhaled from it in one moment.

Die Ablösung der Oberflächenatome erfolgt entweder unmittelbar ("spontaneous Exsilition") oder durch die Anregung des Lichtes, das die Atome dazu bringt, sich abzulösen, und sie mit sich fortträgt.[36]

Das "Medium" der "abgelösten Bilder", die Luft, ist nicht nur von einem einzigen Bild erfüllt, sondern von einer Ansammlung unzähliger Bilder, die von demselben Gegenstand stammen. Alle diese Bilder können in der Luft nebeneinander existieren, ohne sich gegenseitig zu durchdringen.[37]

Die "spontanen effluvia" entstehen nicht durch unmittelbare Ablösung von festen "Urbildern", sondern durch eine plötzliche "Zusammenrottung" von "passenden" Atomen in der Luft. Diese Unterscheidung hielt Charleton offensichtlich für notwendig, um Phänomene wie eine Fata Morgana erklären zu können. Dabei war es ihm wichtig zu betonen, daß auch solche "Bilder" ebenso materiellen Charakter haben wie die "abgelösten Bilder".[38]

In den folgenden Kapiteln der Physiologia analysierte Charleton die verschiedenen Möglichkeiten der Wahrnehmung auf atomistischer Grundlage: die detaillierte Beschreibung des Sehvorgangs schließt die Funktion des Auges, die Wahrnehmung von Farben und die Rolle des Lichts ein;[39] die Qualität "sound" und die Analyse des Hörens sind verbunden mit einer Entstehungslehre der Laute und einer Echo-Theorie;[40] danach werden nacheinander die Wahrnehmungen Riechen, Schmecken und Fühlen mit den dazugehörigen Qualitäten behandelt.[41] Auf Gassendi aufbauend versuchte Charleton hier eine systematische Darstellung aller Qualitäten und darüber hinaus aller mit ihnen verbundenen Naturerscheinungen. Besonders wertvoll ist sein eigenständiger Umgang mit dem Thema, der ihn stets nach über Gassendis Vorgaben hinausgehenden Erläuterungen und Beispielen suchen ließ.

Die Anwendung des Atomismus auf die jeweilige Wahrnehmungsart geschieht dabei immer nach dem gleichen Muster, nämlich durch den Nachweis, daß die

entsprechenden effluvia den Kriterien der Körperlichkeit genügen. Charleton
näherte sich jedoch seinem Gegenstand nicht nur von der Objektseite her,
sondern auch von der Seite des wahrnehmenden Subjekts. Für die Weiterleitung von Wahrnehmungen im Körper spielen Charleton zufolge die Nerven eine
besondere Rolle. Jeder Wahrnehmungsart sind besondere Nerven zugeordnet;
so gibt es den "optischen Nerv", den "akustischen Nerv" die "Nerven des
Gehirns" ("mind") und andere.[42] Damit Wahrnehmung im Einzelfall überhaupt
zustande kommt, vermutete Charleton, müsse es gewisse Übereinstimmungen
zwischen den vom wahrgenommenen Gegenstand abgesonderten Partikeln und den
die Empfindung weiterleitenden Partikeln geben. So lautet beispielsweise
seine These zur Qualität "Geruch":[43]

The Manner of the Odours moving, or Affecting the Sensory can never be explained, but by assuming a certain Commensuration, or Correspondency betwixt the Particles amassing the Odour, and the Contexture of the Olfactory
Nerves, or Mammillary Processes of the brain delated through the spongy
bone.

EINZELNE QUALITÄTEN UND WAHRNEHMUNGSARTEN

Sehen

Am Beispiel des Sehens erläuterte Charleton die Materialität des Wahr-
nehmungsprozesses an erster Stelle, weil ihm dieser Sinn zum einen als "der
edelste" galt,[44] zum anderen als der Sinn, dessen Beweiskraft im (natur-)
wissenschaftlichen Bereich das größte Gewicht hat.[45]

Den optischen Sinn habe Epikur, so Charleton, am besten unter allen Philosophen zu erklären gewußt.[46] Wenn ich einen Gegenstand mit den Augen
wahrnehme, so Charleton und Epikur, wird das "Bild", also die effluvia,
dieses Gegenstandes immer in gerader Linie auf das Auge übertragen, und
zwar auf die "Retina Tunica, or proper and immediate Organ of sight."[47]

Das Kapitel über das Sehen ist eines der an erläuternden Zeichnungen und
Experimentanordnungen reichsten des ganzen Buches. Die Zeichnungen reichen
von konkaven und konvexen Gläsern mit wechselndem Lichteinfall über einen
schematischen Aufriß des Auges bis zur Darstellung der spiegelverkehrten
Wiedergabe eines Gegenstands im Auge.[48] In diesen Fragen kam Charleton sei-

ne anatomische Ausbildung zugute; so fügte er etwa einer cartesischen These über das Auge eine eigene anatomische Untersuchung hinzu, die er mit einer Zeichnung illustrierte.[49]

Erleichtert wurde die experimentelle Arbeit in der Optik durch zwei Erfindungen, die zu Anfang des siebzehnten Jahrhunderts gemacht und in der Folgezeit verbessert wurden: Mikroskop und Teleskop.[50] Vor allem das Mikroskop hielt Charleton für eine äußerst nützliche Erfindung. Das Mikroskop, so argumentierte er 1657, sei in den letzten Jahren so sehr verbessert worden, daß man schon kleinste Insekten unter dem Glas erkennen könne. Warum sollte es deshalb nicht möglich sein, binnen kürzester Zeit sogar "kleinste Moleküle, oder die ersten Konkretionen von Atomen" und dann sogar Atome selbst unter dem Mikroskop nachweisen zu können?[51]

Das Mikroskop diente Charleton auch dazu, die epikureische Wahrnehmungstheorie zu beweisen. Ein gutes Mikroskop zeige dem Betrachter, daß die Oberfläche von scheinbar "glatten" Stoffen wie Marmor oder Glas in Wirklichkeit zahlreiche Unregelmäßigkeiten, Ecken, Kanten und Vertiefungen aufweise. Also sei die Ablösung von efffluvia, wie sie die epikureische Wahrnehmungslehre behauptet, ohne weiteres möglich.[52]

Licht

Eine wichtige Rolle bei der Übertragung von "sichtbaren Bildern" oder efffluvia spielt das Licht, "that so admirably glorious and universally comfortable an Entitie".[53] Charleton behauptete: "Die Lichtstrahlen und die Strahlen der sichtbaren Bilder gleichen einander in ihrem Wesen und fließen im Akt des Sehens Hand in Hand dem Auge zu."[54] Die wichtigste Konsequenz dieses Satzes ist die Materialität des Lichtes.[55] Diese Materialität lasse sich, so Charleton, deshalb gegen die Aristoteliker aufrechterhalten, weil das Licht alle Merkmale der Körperlichkeit aufweise.[56] Charleton konnte also definieren:[57]

By the Rayes of Light, we understand, certain most tenuious streams of Igneous Particles, in a continued fluor, and with ineffable pernicity succeeding each other in direct lines, either immediately from their Lucid Fountain, or mediately from solid bodies reflecting them, towards the eye, and sensibly affecting the same.

Erst wenn Licht auf einen Gegenstand falle, behauptete Charleton, beginne dieser optische efffluvia abzusondern. Das Licht selbst sei "unsichtbar"; erst in der Reflexion eines Gegenstandes werde es wahrgenommen.[58] Je öfter das Licht jedoch reflektiert werde, desto schwächer werde es.[59]

Farbe

   Ohne das Licht ist eine der wichtigsten optischen Qualitäten, die Farbe,
überhaupt nicht wahrnehmbar.[60] Wiederum zog Charleton aufgrund ihrer grös-
seren Plausibilität die epikureische Auffassung den Erklärungen anderer
Philosophen vor.[61] Demnach besteht ein farbiger Körper aus nichts anderem
als kleinen, farblosen Teilchen, die in einer bestimmten Weise angeordnet
sind und bei der Übertragung auf das Auge eine Farbwahrnehmung hervorrufen.[62] Das heißt: Farbe ist keine mit den einzelnen Partikeln eines Körpers
untrennbar verbundene Eigenschaft, sondern wird erst durch auf den Körper
fallendes Licht "hervorgerufen": im Dunkel "gibt es" also keine Farbe.[63]
Light doth create and vary Colours, according to the various condition of
the minute [...] sides of the Particles in the superfice, which receive and
reflect the incident rayes thereof, in various Angles, toward the Eye.

   Mit dieser Hypothese habe er, so Charleton, ein für alle mal die Schwierigkeiten der Aristoteliker mit dem Phänomen Farbe gelöst. Man brauche
nicht mehr zwischen "wirklicher" und "scheinbarer" Farbe zu unterscheiden.
Wie immer war es Charletons Absicht, auch für den gebildeten naturwissenschaftlichen Laien diese Zusammenhänge verständlich zu machen. Aus diesem
Grunde erklärte er die Rolle des Lichts bei der Konstituierung von Farbe
anhand einer einfachen Analogie. Es verhalte sich zwischen Farbe und Licht
nämlich wie mit einer Orgel, deren Pfeifen für sich genommen völlig ohne
Ton seien, während sie doch in sich die Fähigkeit ("Disposition") bergen,
Töne zu erzeugen, sobald Luft aus einem Blasebalg in sie hineingelangt.
Seine These, so fuhr Charleton fort, sei überdies experimentell nachweisbar
und erschließe sich sofort der vernünftigen Überlegung.[64] Allein Position
und Anordnung von Atomen entscheiden zusammen mit dem Licht über Farbschat-
tierungen. Charletons Farbenlehre ist somit ein hervorragendes Beispiel
für konkret angewandten Atomismus. Der anfangs eingeführte Satz, daß die
prima materia selbst keine Qualitäten besitze, bestätigt sich hier aufs
neue.

   Die Farbe "weiß" wird demzufolge wahrgenommen, wenn die Lichtstrahlen
direkt von einer Lichtquelle oder von einem Körper herrühren, dessen Ober-
flächenpartikel glatt ("Polite") und kugelförmig ("Sphaerical") sind.
"Schwarz" dagegen ist auf eine bloße Abwesenheit von Licht zurückzufüh-

ren.[65] Alle anderen Farben - "intermediate Colours" im Gegensatz zu den Ex-
trem- oder Grundfarben Schwarz und Weiß - ergeben sich aus den jeweiligen
Atomanordnungen und dem Lichteinfall.

Die Analyse der Farben galt Charleton und seinen Zeitgenossen als eines
der schwierigsten Probleme der Physik überhaupt.[66] Gleichzeitig war sie
auch einer der beliebtesten Untersuchungsgegenstände, etwa in der Royal Society. Auch experimentierte man mit neuen Farben. An diesen Experimenten
war auch Charleton beteiligt. So heißt es etwa unter dem 23. Mai und dem 8.
August 1666 in Birchs History:[67]

Sir THEODORE DE VAUX produced some papers about coloration. And it was ordered, that himself, Sir GEORGE ENT, Dr. GODDARD, Dr. QUATREMAINE, Dr. MER-
RETT, Dr. WHISTLER, Dr. CLARKE, Dr. CHARLETON [...] be a committe to consider of the said papers, and to cause them to be tranlated into English from
the French, that so they might be the better digested afterwards.

The president reported, that the experiment mentioned April, 18, 1666, by
Mr. POVEY, of a new way of laying on colours, had been made that morning by
Mr. STREETER at his house before himself, Sir ROBERT MORAY, Mr. SLINGESBY,
Mr. POVEY, Dr. CHARLETON, Mr. HOOKE, and Mr. OLDENBURG.

H ö r e n

An nächster Stelle in der Rangfolge der Qualitäten steht der Schall
("sound"). Hören ist nach dem Sehen der wichtigste Sinn:[68]

a sense particularly and eminently ordained for Discipline. For, though we
sing Hymns to the Eye, for the Invention: yet must we acknowledge a sacrifice of gratitude due to the Ear, for the Communication and Diffusion of
Arts and Sciences.

Die bedeutende Stellung der Qualität "Schall" in Charletons System erklärt sich daraus, daß diese Qualität als Paradigma für die harmonische
Ordnung des ganzen Universums gelten kann, die in Charletons Weltbild eine
so hervorragende Stellung einnimmt.[69]

Nor can we much dislike the conceipt of Athanas. Kircher [...] that if it
were possible for a man to see those subtle motions of the aer, caused by
the strings of an instrument, harmonically playd upon, [...] the whole Tune
would appear to him like a well drawn Picture, ingeniously and regularly
adumbrate with admirable variety of Colours, each one distinctly representing the particular Condition of that string or sonant Body, that created
it.

Der Schall war für Charleton eine Erschütterung ("Percussions") und Bewegung ("imprest Motions") der Luft, die vom Hörenden wahrgenommen wird:[70]

A Sound seems to be nought but the Aer, at least the subtler or more aethereal part of aer, [...] formed into many small (Moleculae) masses, or innumerable minute Contextures, exactly consimilar in Figure, and capable of

affecting the Organ of Hearing in one and the same manner.

Töne ("audible species") sind ebenso körperlicher Natur wie die optischen effluvia.[71] Zwischen den "audible species" und den "visible species"
bestehen große Affinitäten.[72] Wie die optischen effluvia auch geben die
akustischen effluvia bestimmte Zustände und Eigenschaften der Körper wieder, von denen sie ausgegangen sind. Wie optische effluvia nur solange ab-
gesondert werden, wie Licht auf den jeweiligen Körper fällt, dauert der
Schall nur so lange, wie der jeweilige Körper eine Bewegung der Luft verursacht. Diese These, so banal sie (heute) scheinen mag, war für Charleton
deshalb von besonderer Wichtigkeit, weil sie seinen Kampf gegen die scheinbar unerklärlichen okkulten Qualitäten stützte. Er wies deshalb an dieser
Stelle die Anhänger einer akustischen Magie ("Phonocamptical Magick") zurück und betonte ausdrücklich die "vernünftigere" atomistische Lösung:[73]

Bapt. Porta, Cornelius Agrippa,Wecherus, Alexius, and others of the same
tribe, [...] are worthy more than derision, for their insolent undertaking
to conserve a voice, or articulate sound of many syllables, by including it
in a long Canale of Lead [...]; so that upon unstopping the extreme of the
Tube, after many not only hours, but months, the voice shall issue out as
quick and distinct as at the first pronunciation.

Allein die Tatsache, daß Charleton Anlaß sah, auf solche "unsinnigen"
Experimente einzugehen, ist ein Indiz dafür, mit welchen Schwierigkeiten
die zeitgenössische Wissenschaft sich konfrontiert sah.[74] Diese Schwierigkeiten schlugen sich auch in der Experimentiertätigkeit der Royal Society
nieder. Schon in den ersten Jahren des Bestehens der Gesellschaft wies sich
Charleton als Fachmann aus, insbesondere für Fragen der Schallgeschwindigkeit und des Echos. Im August 1662 experimentierte er zusammen mit Goddard
und Croune mit dem Echo. Einen Monat später trug er der Gesellschaft seine
Erkenntnisse über die Schallgeschwindigkeit vor und wurde aufgefordert,
diese Forschungen fortzusetzen. Das Ergebnis war offensichtlich die Abhandlung Apparatus Phonocampticus; or, What Inquiries are principally to be
Made by Such, Who Would Attain to the Certain Knowledge of the Nature of
Echos, die ins Register der Gesellschaft eingetragen wurde[75] und die wahrscheinlich identisch ist mit den in Charletons Miscellaneous Papers nieder-
geschriebenen "Enquiries Concerning the Nature of ECHOS".[76]

Zwei Jahre später, im August 1664, arbeitete Charleton mit Robert Hooke
daran, die Schallgeschwindigkeit mithilfe kleiner und großer Gewehre, die
mit dem und gegen den Wind abgeschossen wurden, zu bestimmen. Der Ablauf
der Versuche läßt sich zum Teil aus Thomas Birchs History rekonstruieren:[77]

24.8.1664   It was ordered, [...] That Dr. CHARLETON and Mr. HOOKE be cura-
tors for finding the velocity of sounds with small and great
guns, with and against the wind.

7.9.1664   It was ordered, that Dr. CHARLETON and Mr. HOOKE meet the Sa-
turday following in the afternoon, to try the velocity of a
bullet shot out of a gun.

5.10.1664   Dr. CHARLETON and Mr. HOOKE reported of the experiment, which
they had made of the velocity of a bullet, shot out of a mus-
ket, that, as near as they could observe, the bullet being discharged with prince RUPERT's powder, went above six score yards
in half a second. It was ordered to be prosecuted with more ex-
actness.

Mit dem Echo setzte Charleton sich darüber hinaus in der Physiologia
ausführlich auseinander.[78] Es ist also zu vermuten, daß seine Überlegungen
auf diesem Gebiet die empirische Forschung der Mitglieder der Royal Society
beeinflußten. Die aristotelische Erklärung, ein Echo entstehe dadurch, daß
der Schall von den Luftpartikeln hin- und hergeworfen werde ("Repercuss-
ion"), wies Charleton zurück und verglich das Echo stattdessen mit dem
Bild, das von einem Spiegel zurückgeworfen wird. Ebenso werde auch das Echo
von "dichten und harten" großen Körpern (etwa Felsen) reflektiert. Unter
Berufung auf Gassendi, Mersenne, Bacon und Blancanus unterschied Charleton
zwischen "zusammenfallenden" ("concurrent"), monophonen und polyphonen
Echos.[79]

Mit dieser Erklärung ist allerdings das "Rätsel Echo" nicht gelöst.
Charleton selbst gab in den "Enquiries Concerning Echos" zu, daß die Forschung hier vor großen Schwierigkeiten stehe und es weder der Mathematik
noch der Geometrie bisher gelungen sei, offene Fragen gültig zu klären.[80]
Als einzige Möglichkeit, Gewißheit zu erlangen, sah Charleton "neue Experimente" an.[81]

Ein bei den Zeitgenossen besonders beliebter Teilbereich der Akustik war
die Musik, wohl auch deshalb, weil sie ein anschauliches Beispiel für geordnete udn harmonische (Klang-)Abläufe bot und in den Augen der Zeitgenossen der Mathematik nahe verwandt war.[82] Marin Mersenne schrieb eines seiner
Hauptwerke über die Musik (Harmonie Universelle, 1636); Descartes veröffentlichte ein Compendium Musicae (1619), zu dem Charletons Freund Brouncker Animadversiones verfaßte.[83] Charleton zitierte alle drei Autoren in
der Physiologia und war bemüht, einige ihrer Überlegungen in verschiedenen
Zeichnungen zu systematisieren.[84]

Schmecken und Riechen

Geruch und Geschmack sind wie Farbe oder Schall körperliche Qualitäten.[85] Körper, die riechen, sondern _effluvia_ ab; Geschmack entsteht aus verschiedenen Formen und Zusammensetzungen der kleinsten Teile von Konkretionen. Dabei wird die Wirkung von Geruch oder Geschmack wesentlich von der Form der entsprechenden Atome bestimmt. Auch hier stammen die entscheidenden Thesen von Demokrit, Epikur und Lukrez; Charleton übernahm die epikureische Lehre sogar unverfälscht. Seine eigene medizinische Erfahrung schien ihm das Beweismaterial an die Hand zu geben.[86]

Wiederum werden Beispiele aus dem alltäglichen Leben herangezogen, um dem Leser die atomistische Position nahezubringen. Warum, so fragte Charleton etwa, empfindet die menschliche Nase manche Gerüche als unangenehm und sucht sie möglichst zu meiden?[87]

Is it not because such Foelid and Offensive Odours consist, for the most part, of such sharp and pungent Particles, as holding no Correspondence to the pores and contexture of the Odoratory Nerves, are no sooner admitted, but they in a manner scratch, wound and dilacerate the Sensory? And may we not conceive those disproportionate Particles of the ungrateful Odour to be as so many small Lances or Darts, which offer the same injury to the Mamillary Processes of the brain, that the Prickles of a Nettle offer to the Skin? Certainly, as the Nettle strikes its Darts into the skin, and not into the Nayles of a mans hand; because those are of too close and firm a Contexture to admit them: so doth an offensive Odour immit its pointed and angular Particles into the tender smelling Nerves, and not into the skin, because its Contexture is more Compact, than to be capable of Puncture or Dilaceration thereby.

Eine wichtige Rolle bei der Entstehung und Verbreitung von Gerüchen spielt die Wärme.[88] Die genauen Vorgänge, die sich beim Riechen abspielen, sind, so Charleton, jedoch noch weitgehend unbekannt. Das hänge damit zusammen, daß der menschliche Geruchssinn nur sehr ungenügend ausgebildet sei, der Mensch nur relativ starke Gerüche wahrnehme. Insgesamt schenkt Charleton in seiner Physiologie dem Geruchs- und Geschmackssinn weit weniger Beachtung als optischen und akustischen Reizen und Wahrnehmungen.

Fühlen

Anders hingegen verhält es sich mit dem fünften der Sinne, dem taktilen Sinn. Eigentlich, so behauptete Charleton ganz im Sinne Lukrezens, ist jede Wahrnehmung ein Fühlen, ein körperlicher Kontakt. Und viele der Eigenschaften, die von einem der anderen Sinne empfunden werden, unterliegen gleichzeitig der "fühlenden" Wahrnehmung, so etwa die Größe und Gestalt eines

Körpers. Wenn der optische Sinn als die vornehmste unter den Wahrnehmungsarten gelobt werden müsse, so sei das Fühlen der verläßlichste aller Sinne,
der erst mit dem Tode des Menschen erlischt. Und schließlich, so fuhr Charleton fort, verdanke der Mensch diesem "fruchtbaren Sinn" sogar seine Existenz:[89]

For, had not the Eternal Providence endowed the Organs official to the re-
cruit of mankind, with a most exquisite and delicate sense of Touching; the
titillation whereof transports a man beyond the severity of his reason, and
charmes him to the act of Carnality; doubtless, the Deluge had been spared;
for the First age had been the Last, and Humanity been lost in the grave.

Die "existentielle Bedeutung" dieses Sinnes fordert mithin eine ausführliche Behandlung in der Physiologia.[90]

Je nach der Form der Atome hat ein Körper seine Qualität (etwa Dichte,
Größe, Wärme, Feuchtigkeit). Folglich fühlt er sich anders an, leicht oder
schwer, glatt oder rauh, hart oder weich.[91] Wichtige taktile Qualitäten
sind Rarität ("rarity") und Dichte ("density"), Wärme und Kälte, Härte und
Weichheit. Die meisten anderen Eigenschaften leiten sich von ihnen ab oder
entstehen auf ähnliche Weise.

Rarität und Dichte

Besonders Rarität und Dichte[92] ziehen die Aufmerksamkeit der Zeitgenossen auf sich, wohl wegen des Zusammenhangs mit dem Vakuum-Komplex.[93]

[We] desume the more or less of Rarity in any body, from the more or less
of Vacuity intercepted among the parts thereof; and on the contrary, the
more or less of Density from the greater or less exclusion of Inanity, by
the reduction of the parts of a body to mutual Contingency.

Nicht das unterschiedliche Gewicht der Körper ist also Kriterium für die
Unterscheidung von Rarität und/oder Dichte; vielmehr definiert sich ein
durchlässiger ("rare") Körper durch wenig Materie, die aber verhältnismäßig
viel Raum einnimmt, und ein dichter Körper durch viel Materie im Verhältnis
zum beanspruchten Platz.[94]

Die Vorgänge, die zu Rarität oder Dichte führen, bezeichnete Charleton
als rarefactio (Verdünnung) und condensatio (Verdichtung). Beide werden
hauptsächlich durch Wärme bewirkt[95] und sind im Grunde nichts anderes als
eine Art von "local motion".[96] Allerdings geht weder durch rarefactio noch
durch condensatio dem Körper Materie verloren,[97] er ändert nur seine
Form.[98] Diese Annahme mußte Charleton wegen des von ihm selbst aufgestell-
ten Satzes von der stets gleichen Materie machen. Die Annahme wird im übri-

ben durch die rarefactio von Wasser in Luft (gemeint ist: Wasserdampf) und umgekehrt die Kondensation von Luft bewiesen: Wasser im verdampften Zustand nimmt sehr viel mehr Raum ein als im flüssigen Aggregatzustand.[99]

Die Folgeerscheinungen von Rarität und Dichte, Durchsichtigkeit und Undurchsichtigkeit ("perspicuity and opacity")[100] unterliegen im allgemeinen denselben Gesetzen wie diese selbst. Das heißt, je mehr ein Körper an Rarität besitzt, also je größer seine leeren Zwischenräume sind, desto durchsichtiger ist er. Eine Ausnahme bildet das Glas, das eine sehr dichte Struktur mit der größtmöglichen Durchsichtigkeit vereint. Der Grund liegt in der gleich-und regelmäßigen Anordnung seiner Partikel, die in ebenso gleichmäßigen Abständen leere Zwischenräume haben.[101]

W ä r m e

Die Qualität "Wärme" ist deshalb von großer Wichtigkeit, weil sie zum einen alles abdeckt, was in der traditionellen Elementenlehre dem Element Feuer zugeordnet wurde, und weil sie zum anderen in den Grenzbereich zwischen Mechanismus und Vitalismus/Animismus fällt.[102] Einerseits ist die Wärme lebensspendendes Prinzip, die Kälte das "Todesprinzip";[103] andererseits gehorcht sie den kalkulierbaren Gesetzen der Mechanik. Die atomistische Seite dieser "Zwitterexistenz" der Wärme beschrieb Charleton so: Er beteuerte, auch die Wärme sei eine "substantielle", also körperliche Qualität.[104] Wärme besteht also aus Atomen mit einer ganz bestimmten Fähigkeit,[105]

certain Particles of matter, or Atoms, which being essentially endowed, with such a determinate Magnitude, such a certain Figure, and such a particular Motion, are comparated to insinuate themselves into Concrete Bodies, to penetrate them, dissociate their parts, and dissolve their Contexture; or, to produce all those mutations in them, which are commonly adscribed to Heat, or Fire.

Betont werden muß aber, daß Hitzeatome "an sich" nicht heiß sind - denn Atome dürfen keine Eigenschaften haben. Wärme resultiert erst aus der Kombination dreier wesentlicher Merkmale der Hitzeatome ("calorifick atoms"):[106] Sie sind äußerst klein, kugelförmig und bewegen sich ungeheuer schnell.[107] Deshalb können sie so leicht in die meisten Körper eindringen. Im Gegensatz dazu sind Kälteatome größer, sehr viel weniger beweglich und - hier berief Charleton sich ausdrücklich auf Gassendi - pyramidal geformt.[108]

Das Wesen der Wärme liegt in ihrer Wirkung: sie durchdringt und verän-

dert Konkretionen bis hin zu deren Auflösung.[109] Ein ursprünglich kalter
Körper wird allein dadurch warm, daß die ihn konstituierenden Partikel
sich umordnen ("transposition").[110] Charleton erläuterte den Vorgang an
einem Stück brennenden Holzes:[111]

When we observe the Fire by sensible degrees embowing or incurvating a
peice of wood, held neer it, how can we better satisfy our selves concerning the cause and manner of that sensible alteration of the figure of the
wood, then by conceiving, that its insensible particles are all of them so
commoved by the Atoms of Fire immitted into its substance, as that some of
them are consociated which were formerly at distance, and others dissocia-
ted, which were formerly contingent, all being inverted and so changing
their pristine situation, and obtaining a new position, or locall direction, much different from their former?

Analog bilden sich Eis, Schnee oder Hagel, indem Kälteatome ("Frigori-
fick Atoms") zwischen die Partikel flüssiger Körper eindringen und deren
flüssige Konsistenz in eine starre und kompakte verwandeln.[112]

Das "verursachende Prinzip" der Wärme ist also die Bewegung: "Motion is
the mother of Heat."[113] Dieselbe klare mechanistische Position vertrat
Charleton noch nach sechsundzwanzig Jahren in seinen Enquiries, die zu
einem großen Teil der Erforschung der Wärme gewidmet waren. Hier definierte Charleton noch präziser als in der Physiologia: Nicht Bewegung rufe
Wärme hervor, oder umgekehrt, Wärme erzeuge Bewegung (obwohl beides zutreffe), sondern die Wärme selbst i s t Bewegung - aber nicht irgendeine diffuse Bewegung, sondern Bewegung einer ganz bestimmten Art:[114]

a certain Motion, expansive, checkt or repuls'd, striving, quickned or incited by opposition, perform'd by minute Particles, and with conflict and
some impetuosity.

Je mehr Bewegung vorhanden ist, desto mehr Wärme wird erzeugt. Durch die
"Kondensation" von Lichtstrahlen entsteht ebenso ein Mehr an Wärme wie
durch die "Multiplikation" von Schall. Diese These nahm Charleton wörtlich
und glaubte sie durch eine Erfahrungstatsache belegt:[115]

It is observed, that in all Battails, and chiefly in Naval fights, where
many Cannons are frequently discharged, the aer becomes soulty and hot; not
so much from the many sulphureous or igneous particles of the Gunpowder
commixt with, as the violent concussions and almost continued agitation of
the Aer.

Zwischen der Wärme und dem alten Element Feuer besteht, so Charleton,
nur ein gradueller Unterschied.[116]

[Fire]seems to be only a multitude of most minute and subtile particles,
mutually touching each other, put into a most rapid motion, and by continual succession of some parts, and decession of others, renewed: which con-

serves its motion, and subsistence, by preying upon, and consuming the Sulphurous part of its subject matter, or fewel, and the Nitrous parts of the ambient aer.

Eine solche in Anlehnung an Gassendi formulierte Wärme- und Lichtlehre sollte nicht ohne Einfluß in der Physikgeschichte bleiben. Herman Boerhaave etwa baute sein Konzept des Feuers unter anderem auf Charletons Physiologia auf,[117] und auch die Mitglieder der Royal Society zeigten sich an Charletons Anschauungen interessiert. Charleton hielt Mitte der sechziger Jahre vor der Royal Society einen Vortrag "Betreffend den Unterschied zwischen Wärme und Kälte".[118]

Weichheit und Härte

Das dritte Beispiel für die atomistische Auslegung der sekundären Qualitäten sind die Eigenschaften Weichheit ("softness") und Härte ("hardness").[119] Hart ist eine Konkretion oder ein Körper nach Charleton dann, wenn er aus sehr festen Atomen besteht, die nahe beieinander liegen; weich, wenn sich zwischen seinen Atomen viele Leerräume befinden.

In dieser Frage, so hob Charleton hervor, zeige sich besonders deutlich die Überlegenheit des Atomismus als naturwissenschaftliches Erklärungsmodell. Da der Atomist grundsätzlich davon ausgehe, daß die prima materia aus unteilbaren Partikeln bestehe, die fest und hart seien, könne er auch folgerichtig annehmen, daß alle zusammengesetzten Körper ihre "Härte" allein den sie konstituierenden "harten" Teilchen verdanken. Wenn dagegen andere Philosophen behaupteten, Materie sei unendlich teilbar und es gebe keine Teilchen, die so hart seien, daß sie nicht mehr teilbar seien - wie könne dann die Eigenschaft der Härte überhaupt erklärt werden? Zudem erleichtere die atomistische Annahme die Herleitung der Eigenschaft "weich": Wenn es zwischen den Partikeln eines Körpers Vakuola gebe, seien diese Partikel beweglich, sie könnten ihre Position verändern, wenn Druck auf sie ausgeübt werde und dadurch bei demjenigen, der den Druck ausübe, die Empfindung "weich" hervorrufen.

Die beiden Eigenschaften "weich" und "hart" haben ihrerseits Folgeerscheinungen, die ihnen zugeordneten "tertiären" Qualitäten:[120]

softness	consequents of	hardness
flexility, tractility		rigidity, inflexility,
ductility (=extensibility)	ruptility	intractility, inductility,
sectility, fissility		fractility, friability

Alle diese verschiedenen Qualitäten lassen sich, so führte Charleton aus, auf bestimmte Atomkonstellationen zurückführen, treten aber zum Teil erst in Erscheinung, wenn Kraft ("force") auf den entsprechenden Gegenstand ausgeübt wird. Der Körper, auf den diese Kraft einwirkt, "reagiert" mit bestimmten Bewegungen. So stellte Charleton beispielsweise fest, daß eine biegsame Holzgerte wieder in ihre ursprüngliche Position zurückspringt, nachdem Druck auf sie ausgeübt wurde, und begründete dies so: Die für die Eigenschaft "Biegsamkeit" notwendigen Atomanordnungen weichen dem auf sie ausgeübten Druck. Die Gerte verläßt ihre ursprüngliche Stellung, kehrt aber in einer "reflexen" Bewegung wieder dorthin zurück:[121]

We evidence the cause of it to be the same with that of the Rebound of a ball, impelled by a racket, from a Wall: for, as the force, which makes the ball rebound from the wall, is the very same which first impelled it against the Wall; so is the force, which reflecteth a bowe, after bending, the very same which bended it.

Die Besonderheit dieser Eigenschaft ist es also, daß sie ihre eigentliche Wirkung erst entfalten kann, wenn die Faktoren Kraft und Bewegung hinzu kommen. Die taktilen Qualitäten sind also teilweise komplexer als andere; zu ihrer Erklärung reicht die Feststellung einer bestimmten Atomkonstellation oder deren Wahrnehmung nicht aus. Vielmehr erfordern sie die aktive Beteiligung dieses Beobachters.

Flüssigkeit und Festigkeit

Die zentrale Bedeutung der Bewegung geht auch aus der Definition der Eigenschaften "flüssig" und "fest" hervor. Wie Härte und Weichheit sind Flüssigkeit und Festigkeit ("fluidity", "firmness") Resultate der drei Grundqualitäten Größe, Form und Bewegung. Charleton deutete diese beiden Eigenschaften erneut streng epikureisch. Ein fester Stoff etwa besteht aus Atomen, die einem so starken (inneren) Druck ausgesetzt sind, daß zwischen ihnen kein Platz für größere Leerräume bleibt und die derart geformt sind, daß sie sich nicht gegenseitig überlagern können ("uncapable of rowling upon each others superfice"). Daher können sie sich ohne Einwirkung von Gewalt nicht bewegen, so daß sie von keiner anderen Oberfläche begrenzt werden können als von der eigenen.[122]

Welchen Einfluß der epikureische Atomismus gerade in dieser Frage auf die zeitgenössische Qualitätenlehre hatte, zeigt sich im Vergleich der entsprechenden Passagen der Physiologia mit Robert Boyles History of Fluidity und History of Firmness (ca. 1659). Hier lassen sich erstaunliche Übereinstimmungen erkennen. Zur Illustration sei die Definition von "fluidity" zitiert:[123]

Charleton

FLUIDITY we conceive to be a quality, arising meerly from hence; that the Atoms, or insensible particles, of which a fluid concretion doth consist, are smooth in superfice, and reciprocally contiguous in some points, though dissociate or incontiguous in others; so that many inane spaces [...] being interspersed among them, they are, upon the motion of the mass or body, which they compose, most easily moveable, rowling one upon another, and in a continued fluor, or stream diffusing themselves, till they are arrested by some firm body, to whose superfice they exactly accommodate themselves.

Boyle

A body then seems to be fluid, chiefly upon this account that it consists of corpuscles that touching one another in some parts only of their surface (and so being incontiguous in the rest) and separately agitated to and fro, can by reason of the numerous pores or spaces necessarily left betwixt their contiguous parts easily glide along each other's superficies, and by reason of their motion diffuse themselves till they meet with some hard or resting body; to whose internal surface [...] they exquisitely, as to sense, accommodate themselves.

Boyle hat für seine These offensichtlich Charletons Physiologia benutzt und (zumindest zu diesem Zeitpunkt) wenig Eigenes hinzugefügt. Das geschah sicherlich nicht ohne Grund: Das Beispiel führt noch einmal deutlich den Vorteil vor Augen, den das atomistische Modell bot. Auf seiner Grundlage ließ sich systematisch argumentieren, das heißt, die verschiedenen Phänomene, die Qualitäten, ließen sich auf einige wenige, gemeinsame Ursachen zurückführen. Anders ausgedrückt, aus einfachen Grundprinzipien konnten komplexe Erscheinungen abgeleitet werden.[124]

"Sense" und Erfahrung als Kriterien der Qualitätenlehre

Das atomistische Wahrnehmungsmodell kennt zwei Pole, zwischen denen die effluvia eine materielle Verbindung herstellen:

wahrgenommenes Objekt	← ————————	wahrnehmendes Subjekt
Qualitäten	- - - -effluvia- - -→	Sinne

Da Qualitäten erst dann zutage treten, wenn sie wahrgenommen werden, kommt den Sinnen für die epikureische Naturerkenntnis im Sinne Gassendis und Charletons überragende Bedeutung zu - "the senses being the Windows, through which the soul takes in her ideas of the nature of sensible Objects."[125] Die Sinne sind, wie Charleton unter Berufung auf Epikur und Lukrez feststellte, "jenes erste und großartige hervorragende Kriterium" jeglicher Erkenntnis und "Wahrheit". Die Evidenz der Sinne sei der "vollkommenste Beweis", den der Wissenschaftler für seine Thesen liefern könne. Ohne diese Evidenz der Sinne gäbe es keine Naturwissenschaft:[126]

To stagger the Certitude of Sense, is to cause an Earthquake in the Mind, and upon consequence to subvert the Fundamentals of all Physical Science.

Charleton ging sogar soweit zu fordern, auch alle "metaphysischen Spekulationen" müßten zunächst von Sinneseindrücken ausgehen, ohne die sie überhaupt nicht möglich seien. Mit "metaphysischen Spekulationen" meinte Charleton solche Hypothesen seiner Naturphilosophie, deren Wahrheitsgehalt nicht unmittelbar aus einer Sinneswahrnehmung folgt, sondern nur "indirekt" aus anderen Beobachtungen der Sinne.[127] So zum Beispiel wenn man behaupte, es gebe ein Vakuum: Für sich genommen sei diese Behauptung völlig "inevident", das heißt nicht mit den Sinnen demonstrierbar; sie könne aber durch eine andere, den Sinnen offensichtliche Beobachtung bewiesen werden, durch die Bewegung: "for if no Vacuum, no Motion".

Charletons Rückführung jeglicher naturwissenschaftlicher Thesenbildung auf die Beweiskraft der Sinne ist ein erneutes Beispiel dafür, wie eng Charleton sich an seine epikureische Vorlage hielt. Nicht jeder seiner Leser konnte ihm hier jedoch folgen, wie das Beispiel William Brounckers zeigt. Es gehe nicht an, kritisierte Brouncker, die "metaphysischen Spekulationen" so rigoros der Evidenz der Sinne unterzuordnen. An einem Gegenbeispiel suchte Brouncker seinen Vorbehalt deutlich zu machen:[128]

We see & c. that the world is; & must thence suppose it euer was, or that
it had a beginning: But the Evidence of Sense (I think) doth neither dissent; nor assent to the Eternitie or Creation thereof. Therefore, (according to the latter part of those Canons) both are both true & false which
is impossible.

Charletons Anschauung hebt sich an dieser Stelle deutlich von der cartesischen "Gegenposition" ab, die die ratio zur Grundlage der Naturphilosophie machte. Wer wie Charleton sich zur Lehre Epikurs bekannte, konnte das
Verhältnis zwischen Vernunft und Sinnen nicht außer acht lassen und mußte
den Wert der Vernunft zumindest geringer ansetzen als den der sinnlichen
Wahrnehmung. Charleton war zusätzlich persönlich motiviert für seine streng
epikureische Argumentation - hatte er doch in der noch stärker von Descartes beeinflußten Darknes of Atheism ganz eindeutig der ratio den Vorrang
gegeben.[129] In dieser nur zwei Jahre vor der Physiologia entstandenen
Schrift galt ihm der Sinn noch als "das einzige Kriterium ungebildeter Köp-
fe",[130] also eine Instanz, die für ein gültiges Urteil dringend der Ergänzung und Korrektur des Verstandes bedurfte. In Darknes of Atheism verhinderte also Charletons Anlehnung an Descartes die volle Zustimmung zum Primat der Sinne.

In der Physiologia dagegen steht die sinnliche Wahrnehmung eindeutig an
erster Stelle. Charleton war die cartesische Wahrnehmungslehre nicht "materiell" genug. Allein mit der Vernunft könne man materielle Phänomene wie
etwa das Licht nicht erklären, meinte er, wenn man sich nicht in Widersprüche verwickeln wolle.[131] Viele Dinge, die der Vernunft verborgen blieben,
seien den Sinnen offensichtlich: "Should we allow the Argument to be too
close for the teeth of Reason; yet no man can affirm it to be too hard for
the sword of Sense."[132] Der Beweis durch die Sinne sei höher zu bewerten
als die bloße Plausibilität einer These.[133] Der Makel der Ungebildeten
(nämlich daß sie sich allein auf die Information ihrer Sinne verlassen)
wurde nach Darknes of Atheism plötzlich zu einer positiven Qualität.[134]

Betwixt Us, who call our selves Philosophers, Secretaries of Nature, & c.
and the Illiterate, who calmely acquiesce in the simple information of
their senses, there is no other difference, but what consisteth wholly in
Opinion.

Die mit Vernunft argumentierenden Naturphilosophen kommen der Erkenntnis
also auch nicht näher.

Allerdings war Charleton nicht so "unvernünftig", die Vernunft als Erkenntnisinstrument grundsätzlich zurückzuweisen. Es gibt jedoch Bereiche,

so sagte er, in denen die sinnliche Wahrnehmung allein zuständig und ausreichend für eine "richtige" Erkenntnis ist,[135]

it being a rule, worthy the reputation of a First Notion, that in the examination of those Physical Theorems, whose Verity, or Falsity is determin-
able by the sincere judicature of the sense, we ought to appeal to no other
Criterion, but to acquiesce in the Certification thereof; especially where
is no Refragation, or Dissent of Reason.

Der Zusatz "especially where ..." ist nicht zu übersehen. Dennoch verweist er die ratio in ihre Schranken und verleiht ihr eher den Status eines
Hilfsmittels. Zunächst müsse man versuchen, mit den Sinnen allein zu operieren; wo sich das als schwierig herausstelle, könne auf die ratio zurück-
gegriffen werden.[136]

In ihrer Betonung der Beweiskraft der Sinne ist die Physiologia ohne
Zweifel die "epikureischste" unter Charletons Schriften. Eine Einschränkung
ist allerdings auch hier zu machen. Charleton wollte die Evidenz der Sinne
allein für die Naturwissenschaften gelten lassen. Wie in anderen Fragen
hatte er auch hier immer den möglichen Schaden im Sinn, den eine (physikalische) These Epikurs im theologischen Bereich anrichten könne. Gerade die
"Sinnenlust" war es ja, die man seit Jahrhunderten den Epikureern vorwarf.
Deshalb nahm Charleton Ethik und Moral vom Primat der Sinne aus und stellte
klar:[137]

The Sense [is] no competent Criterion of the Good or Evil of the mind.[...]
The palate of the body is no competent judge of the sweets of the soul.

Nicht alle "metaphysischen Spekulationen" lassen sich auch auf Sinnes-
wahrnehmungen zurückführen. Ausgenommen seien solche, die sich mit der Existenz und den Attributen Gottes, der Seele des Menschen und den "Geistern"
("Spirits", also wohl Engel und ähnliche Wesen) beschäftigten.[138] Der Theologie wird also deutlich eine eigene Gesetzlichkeit eingeräumt. Die Erkenntnis Gottes und die der Unsterblichkeit der Seele geschehen durch die
"Wahrnehmung" dem menschlichen Geist eingeborener Vorstellungen; von der
Existenz der Engel weiß man durch die göttliche Offenbarung. An dieser
Stelle manifestiert sich der "christliche Vorbehalt" Charletons gegen die
epikureische Atomistik besonders deutlich.

Sobald dieser Vorbehalt aber eingeräumt war, brauchte in dem rechtmäßig
anerkannten Geltungsbereich der Sinne, den Naturwissenschaften, keine Einschränkung mehr hingenommen zu werden. Im Grunde ist dies ein "Rückfall"
hinter die Idolenlehre Bacons, die sich gerade durch die "Destruktion der
Verläßlichkeit" der Sinne ausgezeichnet hatte. Für Charleton galt im natur-

wissenschaftlichen Bereich uneingeschränkt die Herrschaft der Sinne, und
dies sogar in mehr als einem "Sinn". Wie berechtigt es war, laut Charleton
der Beweiskraft der Sinne zu vertrauen, zeigt die folgende Überlegung des
Autors. Selbst für den Fall, daß die Evidenz der Sinne für eine naturwissenschaftliche Klärung nicht ausreicht, spricht das noch nicht notwendig
gegen ihre Vorrangstellung. So erscheinen zum Beispiel Staubkörnchen glatt
und rund, wenn man sie mit dem bloßen Auge betrachtet. Jedoch reicht die
optische Wahrnehmung in diesem Fall nicht aus - der Schein trügt - und unter dem Mikroskop zeigen sich plötzlich Ecken und Kanten und viele verschiedene Formen,[139] also das "wahre" Erscheinungsbild des Staubkorns. Ein
optisches Hilfsmittel verfeinert also die Wahrnehmung durch das Auge und
ermöglicht somit eine "richtigere" Erkenntnis.

An dieser Stelle wird nicht nur deutlich, welche Chance sich den "neuen
Wissenschaftlern" durch die neuen Erfindungen und Experimentiermöglichkei-
ten bot, sondern auch, auf welche Weise diese Chance von den Epikureern
unter ihnen genutzt werden konnte. Instrumente wie Mikroskop und Teleskop
und Beobachtungen wie die Mikroskopie des Staubkorns eröffneten nämlich die
bisher unerschlossene Möglichkeit einer Erweiterung der sinnlichen Wahrnehmung und schienen so die epikureische Annahme zu bestätigen, daß im Grunde
alles mit den Sinnen erfaßbar sei, wenn man nur mit genügender Vorsicht und
Exaktheit zu Werke ging.[140] Die Sinne waren für Charleton kein konstitutio-
nelles menschliches Defizit mehr. Aus den "sichtbaren" ungeheuren Fort-
schritten der Naturwissenschaft und vor allem der naturwissenschaftlichen
Technologie der Zeit resultierte ein scheinbar unbegrenztes Vertrauen in
die Evidenz der Sinne. Charletons eigene Vermutung, mit dem Mikroskop lasse
sich letztendlich auch die Existenz von Atomen "veranschaulichen", ist ganz
unter dem Eindruck dieser technischen Neuerungen formuliert und darf keineswegs als Phantasterei eines Einzelgängers abgetan werden.[141]

Had the Ancients, indeed, been scrupulous in this point [i.e. the exility
of atoms]; their want of that useful Organ, the Engyscope, might in some
part have excused their incredulity: but for us, who enjoy the advantages
thereof, and may, as often as the Sun shines out, behold the most laeviga-
ted Granule of dissolved Pearl, therein praesented in the dimensions of a
Cherry stone, together with its various faces, planes, asperities, and angles, (such as before inspection we did not imagine) most clear and distinct, longer to dispute the possible Parvity of Component Particles, is a
gross disparagement to the Certitude of Sense, when it is exalted above de-
ception, and all possible impediments to its sincere judicature are prae-
vented.

Endlich schien es eine verläßliche Beweismethode für bis dahin als unbeweisbar geltende Hypothesen zu geben; noch dazu war dieser Beweis für jedermann nachvollziehbar.[142]

Die "Sinnes-Euphorie" des Epikureers Charleton ist freilich nicht ohne Nachteil. Eine Position, die die Sinne zum alleinigen Maßstab der Erkenntnis macht, birgt auch Gefahren. Indem er nämlich nur das sinnlich Erfahrbare gelten ließ, beraubte Charleton sich selbst beim Erkenntnisvorgang auch der Erkenntnis seiner eigenen "Vorurteilsstruktur". Er qualifizierte nämlich die logische Schlußfolgerung als legitimes Mittel der Theorienbildung ab.[143] Theoretische Annahmen außerhalb der sinnlichen Erfahrung mußte er vielfach allein deshalb zurückweisen, weil andernfalls die Gültigkeit und Kohärenz der eigenen Position verloren gegangen wäre. So konnte er den theoretischen Annahmen häufig nur den Status einer Vermutung ("conjecture") zugestehen. Wenn er diesem "Systemzwang" gehorchte, war er dem Risiko "falscher" Erkenntnisse ausgesetzt. Die Sinne können sich einfach als zu "kurzsichtig" erweisen, wie das folgende Beispiel zeigt, in dem Charleton mit dem Sinn-Kriterium gegen eine Pluralität der Welten argumentierte:[144]

Nay the greatest weight of Reason [!] hangs on our end of the scale; for, we g r o u n d o u r O p i n i o n u p o n t h a t s t a b l e C r i t e r i - o n , o u r s e n s e , and asserting the singularity of the world, d i s - c o u r s e o f w h a t o u r s i g h t a p p r e h e n d s : but They found theirs upon the fragil reed of wild Imagination, and affirming a Plurality discourse of what neither the information of their sense, nor solid reason, nor judicious Authority, hath learnd them enough to warrant even Conjecture.

Charleton versuchte an dieser Stelle die epikureisch-atomistische Betonung der Sinne gegen eine epikureisch-atomistische These (die von der Pluralität der Welten) zu wenden. Mit diesem Versuch legte er jedoch unwillkürlich den Fehler im epikureischen Konstrukt vom Primat der Sinne bloß: ihre Vermittlung von Erkenntnis ist so verläßlich eben doch nicht - (ver-)führt sie doch zur Leugnung der Pluralität der Welten. Dieses Dilemma blieb zumindest einem Leser der Physiologia nicht verborgen. Lord Brouncker merkte an:[145]

Who denies the Evidence of sense? Our sight apprehends the world singularly, not the singularity thereof. I meane of one only, not of one alone. Not Reason enough to conjecture a plurality of worlds possible?

Brouncker meinte, die Evidenz der Sinne dürfe nicht dazu verleiten, Hypothesen, die nicht auf einem Sinneseindruck fußen, grundsätzlich abzulehnen. In vielen Fällen war denn auch Charleton vorsichtig genug zuzugeben, daß der Primat der Sinne nicht absolut zu verstehen sei.[146]

Ein weiteres Kriterium für die richtige Erkenntnis ist die Erfahrung. "Studies perfect Nature; and both are perfected by Experience."[147] Charleton erläuterte Bedeutung und Notwendigkeit der Erfahrung, des Vergleichs verschiedener Sinneseindrücke, an einer Beobachtung, die jedermann nachvollziehen konnte:[148]

Hither likewise would we refer that so generally believed Phenomenon, the Warmness of Fountains, Cellars, Mines, and all subterraneous Fosses, in Winter: but that we conceive it not only superfluous, but also of evil consequence in Physiology, to consign a Cause, where we have good reason to doubt the verity of the Effect. For, if we strictly examine the ground of that common Assertion, we shall find it to consist only in a misinformation of our sense, i. e. though Springs, Wells, Caves [...] are really as Cold in Winter, as Summer; yet do we apprehend them to be warm: because we suppose that we bring the organs of the sense of Touching alike disposed in Winter and Summer, not considering that the same thing doth appear Cold to a hot, and warm to a Cold hand.

Was die sinnliche Wahrnehmung vorführt, darf also nicht unkontrolliert hingenommen werden, sondern muß in Beziehung zu anderen Sinneseindrücken und Erfahrungstatsachen gesetzt werden. Außerdem sind die Umstände der jeweiligen Beobachtung zu berücksichtigen. Erst diese "Vorsichtsmaßnahme" in Verbindung mit einem "vernünftigen" Urteil erlaube es, ein brauchbares Ergebnis zu formulieren.

Durch die Kontrollinstanz "Erfahrung" wurde das Kriterium "sense" (im Sinne eines unmittelbaren Sinneseindrucks) zwar relativiert, nicht aber außer Kraft gesetzt. Seine Vorrangstellung blieb unangetastet. Empirisches Vorgehen bediente sich der Sinne als vornehmstem Instrument. "Erfahrung" verstand sich aus Charletons Sicht neben "sense" als notwendiger Gegenpol einer spekulativ-theoretischen Wissenschaft und wurde somit auch ein wesentlicher Vorwurf gegen die aristotelische Philosophie.[149]

So gesehen stellt sich Charletons Atomismus als Fortentwicklung seiner helmontischen Philosophie dar: Schon in Ternary of Paradoxes hatte Charleton die Erfahrung als Resultat der Verbindung von Vernunft und Sinnen dargestellt[150] und zum Postulat der Philosophie erhoben.[151] In der Helmont-Trilogie und auch in der zwei Jahre später erscheinenden Darknes of Atheism war der Begriff "Erfahrung" allerdings noch sehr weit gefaßt. Die helmontische Philosophie setzte "experimentell" praktisch mit "mit Mitteln der Magie beweisbar" gleich. In Darknes of Atheism führte Charleton die ungleiche Entwicklung von Zwillingen als Beweis gegen ein (vorherbestimmtes) astrologisches Fatum an. Zwar seien Zwillinge "im gleichen Augenblick gezeugt" und wüchsen in derselben Gebärmutter heran, die "Erfahrung" zeige aber, daß sie sich zu Menschen unterschiedlichen Geschlechts, Aussehens und geistigen Vermögens entwickelten. Die herangezogene "Erfahrung" war nicht etwa durch gezielte Beobachtungen und Experimentanordnungen belegt, sondern durch eher willkürliche Beobachtungen und Beispiele, die noch dazu häufig der Bibel oder der griechischen Geschichte entnommen waren.[152]

In der Physiologia gewann die Erfahrung, "that common Oracle for the Solution of Problems of this abstruse sort",[153] den Rang einer wissenschaftlichen Methode. Und in Immortatlity formulierte Lucretius-Evelyn die Empirie als Ziel und Methode einer "praktischen Philosophie", für die (theoretisches) Bücherstudium und Hypothesenbildung nicht ausreichten.[154] Vielmehr sei die Naturphilosophie wesentlich auf Beobachtungen und Experimente angewiesen.[155] Charleton wollte den Wert der Erfahrung im übrigen nicht nur auf die Naturwissenschaft im allgemeinen bezogen wissen, sondern jede einzelne naturwissenschaftliche Disziplin diesem Postulat unterworfen sehen, gerade auch sein eigenes Fach, die Medizin.[156]

Das Mittel der Empirie ist das Experiment. Um eine Hypothese zu bestätigen, ging der Wissenschaftler nach Charleton folgendermaßen vor. Zunächst frage er sich, ob für das zu lösende Problem schon "Erfahrungstatsachen" vorhanden seien. Sei dies der Fall, so schließe sich die Frage an, ob diese Erfahrung die Hypothese bestätige. Falls es noch keine oder nur vermutlich falsche "Erfahrungstatsachen" gebe, müsse Erfahrung durch Experimente "produziert" werden. Die endgültige Stellungnahme sei bis dahin aufzuschieben.[157] Im Ergebnis zeige sich dann häufig, daß bisher unbekannte oder falsch beschriebene Phänomene nach dem Experiment präzisiert oder berichtigt werden könnten: "But the contrary is found upon the experiment."[158]

Erst die Empirie verleihe einer Sinneswahrnehmung oder einer Hypothese nämlich Allgemeingültigkeit.[159] Eine Erfahrungstatsache werde nur durch eine andere, einsichtigere außer Kraft gesetzt, nicht durch eine bloße Vermutung.[160]

Experimente seien nur unter bestimmten Bedingungen für eine empirische Methode, also als Prüfstein für die Gültigkeit einer These, brauchbar. Sie müssen angemessen und verläßlich sein, das bedeutet auch: unter gleichen Bedingungen wiederholbar.[161] Überdies sei jede "überstürzte Neugier" beim Experimentieren schädlich, denn sie könnte zu voreiligen und falschen

Schlüssen führen.[162] Abgesehen davon müssen für ein erfolgreiches Experiment auch gute Instrumente und eine günstige Versuchsanordnung vorhanden sein.[163] Angemessen sei ein Experiment außerdem, wenn die darin benutzten technischen Hilfsmittel möglichst genau die "Natur nachahmen". Dies wird besonders deutlich am Beispiel der optischen Instrumente in Immortality (p.46). Charleton bezog sich an dieser Stelle ausdrücklich auf Francis Bacons Forderung nach empirischer Forschung.[164] Für Charleton war das Baconsche Programm nicht nur theoretische Verpflichtung, sondern vor allem praktisches Gebot. In der Physiologia nahm er deshalb eine Reihe neuer Experimente vor, die in Gassendis Schriften nicht enthalten waren.[165] Die bloße Akkumulation von Experimenten allerdings reichte für Charleton nicht aus. Empirie als Methode müsse auch richtig angewandt werden; ein Verstandesurteil müsse "Erfahrungstatsachen" koordinieren und kontrollieren. Sonst blieben Wissenschaftler bloße "Empiricks",[166] also ungesteuerte, ziellose Empiriker, die der Empirie der Impressionen frönen.

3.3.3.3. "OCCULT QUALITIES"

Ein Sonderfall der sekundären Eigenschaften sind die verborgenen oder
okkulten Qualitäten,[1] "tnose Effects, which Schollers commonly content
themselves only to Admire, and without farther exercise of their Intellectuals, to leave wrapt up in the chaos of Sympathies and Antipathies."[2] Beispiele für okkulte Qualitäten sind etwa die magnetische Anziehungskraft
oder die Schwerkraft, darüber hinaus aber im Grunde alle Naturerscheinungen, die (scheinbar) nicht erklärt werden könnten wie etwa die angebliche
"Antipathie" zwischen Wölfen und Schafen.[3]

Charleton wollte nicht ohne weiteres vor diesen als undeutbar geltenden
Qualitäten resignieren. Bisher habe man geglaubt, okkulte Qualitäten fielen
nicht in die Zuständigkeit der Sinne, seien von dunklen und nicht zu ent-
schlüsselnden Ursachen hervorgerufen und mit unbekannten Vermögen wahrgenommen. Charleton hielt dagegen: "The Insensiblity of Qualities doth not
import their Unintelligibility."[4] Nur weil Kausalzusammenhänge bei den okkulten Qualitäten unbekannt, unerforschbar oder auch nur schwer wahrnehmbar
seien, dürfe man nicht schließen, daß es sie nicht gebe.[5]

Charleton ging mit all jenen hart ins Gericht, die an okkulte Erscheinungen glaubten. Dies seien vor allem Aristoteles und die Aristoteliker,
denen er vorwarf, sich der Bequemlichkeit gegenüber der Natur schuldig gemacht zu haben. Das Ergebnis solch "geistiger Trägheit" sei die Erklärung
von Eigenschaften durch sich selbst; so etwa werde die Anziehungskraft des
Magneten definiert als eine Kraft, die magnetische Wirkung ausübe. "They
blushed not to charge Nature Herself with too much Closeness, and Obscurity, in that Point."[6] Ihren Mangel an naturwissenschaftlichem Forschungs-
eifer und die Unzulänglichkeit ihrer Philosophie haben die Schüler des Aristoteles, so Charleton, mit dem Hinweis auf okkulte Qualitäten zu verdecken
gesucht. Das Okkulte sei für sie ein "Zufluchtsort der Unwissenheit".[7] Sie
hätten dieses "unglückliche und entmutigende Beiwort 'okkult'" in die Welt
gesetzt.[8] Dies sei freilich nur eine natürliche Folge der Tatsache, daß die
ganze aristotelische Lehre eine ungenügende Basis für naturwissenschaftliche Erkenntnisse darstelle, "being not able ever to explicate any Insensible Propriety, from those narrow and barren Principles [elements and immaterial Qualities]."[9]

Verbesserung tue also not; ein neues, naturwissenschaftlich haltbares
Erklärungsmodell werde gebraucht. Dieses habe sowohl die Ursachen als auch
die Wirkung von okkulten Qualitäten zu beschreiben und Ursache und Wirkung
einander richtig zuzuordnen.[10] Charleton glaubte, das neue Modell in der
Atomlehre Epikurs gefunden zu haben. Die okkulten Qualitäten haben für ihn
materielle und mechanische Ursachen.[11]

Those [Qualities] by vulgar Physiologists named Occult Qualities [...] are
also derivative from Atoms, in respect of their three essential Proprieties.

Der Vorteil des atomistischen Modells zeigt sich deutlich an Charletons
Zurückweisung des "größten" aller okkulten Phänomene, der angeblichen Scheu
der Natur vor einem Vakuum.[12] Von dieser Haltung der Natur werden zusätzlich viele andere okkulte Qualitäten hergeleitet.[13] Charleton hat seine Gegenargumente klug gewählt. Gerade in der Frage des leeren Raumes sah er
sich in der glücklichen Lage, den experimentellen Gegenbeweis der These vom
horror vacui antreten zu können. Der eindeutige Beweis des vacuum disseminatum nehme auch allen scheinbaren Folgeerscheinungen den okkulten Charakter.[14]

As for all these Secrets, we have long since declared them to be no Secrets, but the most ordinary and manifest operations of Nature.

Bislang scheinbar beziehungslose okkulte Naturerscheinungen ließen sich
mithilfe des atomistischen Modells auf eine einfache, gemeinsame Ursache
zurückführen. So hatten andere Naturphilosophen etwa die "geheime Freundschaft" zwischen Gold und Quecksilber auf der einen und Messing und Silber
auf der anderen Seite beobachtet, wenn man diese Stoffe durch die Zugabe
von Aqua Fortis verschmolz. Sie konnten diese Tatsachen aber nicht zueinander in Beziehung setzen. Charleton dagegen hielt es für wahrscheinlich, daß
beide Vorgänge die gleiche Ursache haben, nämlich eine Entsprechung zwischen den Formen der Atom-effluvia von Gold und Messing und den Poren oder
"fastnings" in der Oberfläche der Quecksilber- und Silberatome.[15] Charleton
selbst hat die Möglichkeiten, die ihm die Atomtheorie in dieser Hinsicht
bot, mit Sicherheit auch zu nutzen gewußt.[16]

Es gibt damit keine okkulten Qualitäten in Charletons System mehr; sie
dürfen auch gegenüber den "normalen" sekundären Qualitäten keinen Sonder-
status mehr beanspruchen. Die "allgemeinen Naturgesetze" gelten für okkulte
Qualitäten wie für alle anderen auch, insbesondere das Gesetz, daß jede
Wirkung auf einen entfernten Gegenstand durch direkten, körperlichen Kon-

takt erfolgt.[17]

Dieses Axiom ist vor allem mit Blick auf das als okkult geltende Phänomen der Sympathie formuliert. Zwischen den okkulten Eigenschaften und den
"geheimen" Sympathien und Antipathien besteht nach Charleton nämlich eine
enge Verwandtschaft. Viele okkulte Phänomene -bestes Beispiel ist die magnetische Kraft - werden durch "Sympathy, or Antipathy betwixt the Agent and
Patient"[18] bewirkt. Charleton versuchte also die Existenz von Sympathie gar
nicht erst zu leugnen, sondern stellte sie einfach unter die allgemein gültigen Naturgesetze und nahm ihnen damit den "obskuren" Charakter. Sympathie
war für Charleton "eine gewisse Übereinstimmung ('consent') zwischen zwei
Wesen", Antipathie eine "Uneinigkeit" ("dissent").[19]

Sympathie und Antipathie wirken in Charletons atomistischem Modell in
gleicher Weise wie andere "wahrnehmbare und mechanische Vorgänge". Durch
ein körperliches Medium zwischen dem anziehenden Gegenstand ("Impellent")
und dem angezogenen ("Impulsed") ziehen sich Körper an oder stoßen sich
ab.[20]

In every Curious and Insensible Attraction of one bodie by another, Nature
makes use of certain slender Hooks, Lines, Chains, or the like intercedent
Instruments, continued from the Attrahent to the Attracted, and likewise
[...] in every Secret Repulsion or Sejunction, she useth certain small
Goads, Poles, Levers, or the like protruding Instruments, continued from
the Repellent to the Repulsed bodie.

Das berühmteste und meistdiskutierte Beispiel für eine okkulte Sympathie
ist die Anziehungskraft des Magneten auf Eisen.[21] Wie jede andere Sympathie
hat auch sie materielle Ursachen:[22]

Certainly, for us to affirm, that nothing Material is emitted from the
Loadstone to Iron [...] only because our sense doth deprehend nothing intercedent betwixt them: is an Argument of equal weight with that of the
Blind man, who denied the Being of Light and Colours, because He could perceive none.

Zwischen dem Magneten und seiner "Geliebten" ("beloved Mistress"), dem
Eisen, gebe es eine körperliche Verbindung durch "magnetische Atome"; diese
haben kleine "Haken" oder "Klauen", mit denen sie sich an Eisen festhalten
können.[23] In diesen Zusammenhang gehört auch Charletons Vorstellung, die
Erde selbst sei ein einziger großer Magnet, von dem aus unsichtbare Ketten
alle Körper zum Zentrum der Erdschwerkraft hinziehen.[24]

Der einzige Unterschied zwischen "normaler" und "okkulter" Anziehung
liegt, so Charleton, darin, daß man die körperlichen Werkzeuge der letzte-
ren nicht sehen oder überhaupt wahrnehmen könne - aber das erkläre sich

wohl eher aus dem unvollständigen menschlichen Wahrnehmungsvermögen. Schließlich biete sich dem aufmerksamen Beobachter Ähnliches im alltäglichen Geschehen, und niemand denke daran, dabei etwa eine okkulte Erscheinung zu vermuten. So könne man etwa Spinnenfäden oft nicht mit dem bloßen Auge oder aus einer gewissen Entfernung wahrnehmen; aber niemand hielte deshalb diese Fäden für nicht existent.[25] Ebenso seien verborgene Sympathien zwar bewundernswert, nicht aber "wunderbar" oder "übernatürlich".[26]

Ein Beispiel für diese Sichtweise Charletons ist seine Deutung der "elektrischen" Anziehungskraft, die er in Analogie zu im Naturgeschehen bekannten Tatsachen zu erklären suchte. Dabei war ihm besonders daran gelegen, die Körperlichkeit des Vorgangs "nachzuweisen". So etwa in dem folgenden Beispiel: Ein Chamäleon fängt mit seiner langen Zunge Fliegen und Mükken, die sich in einiger Entfernung befinden. Das tertium comparationis, das körperliche Medium, das der Illustration dienen soll, ist die Zunge des Tieres. Wenn man nämlich, so Charleton, die durch Reibung erzeugte Anziehungskraft von Bernstein oder Gagat auf einen Strohhalm betrachte, so gebe es durchaus Parallelen:[27]

Why should we not conceive, that this Electricity or Attraction may hold a very neer Analogy to that attraction of Gnats, by the exerted and nimbly retracted tongue of a Chamaeleon. For [...] it is not improbable, that the Attraction of all Electriques is performed by the mediation of swarms of subtle Emanations, or Continued Rayes of exile particles, comparative to so many chamaeleons Tongues; which through the whole Sphere of their Virtue, in various points mutually intersecting, or decussating, and more especially toward their Extreams, doe not only insinuate themselves into the pores of those small and light festucous bodies occurrent, but lay hold upon several insensible Asperities in their superfices, and then returning (by way of Retraction) back to their Original or Source, bring them along in their twined arms, and so long hold them fast in their Complicate embraces, as the warmth and radial Diffusion, excited by affriction, lasteth.

Wie Charleton selbst eingestand,[28] war es mit einem einzigen einsichtigen Beispiel nicht getan. Deshalb versuchte er, die okkulten Qualitäten zunächst nach bestimmten Unterscheidungskriterien zu systematisieren,[29] um dann die wichtigsten epikureisch zu interpretieren.

```
                    ┌─ occult qualities ─┐
general ────────────┘                    └──────────── special

1. conspiration of the                    concern
   parts of the Universe
                                          1. inanimates
2. influx of caelestial                   2. insensibles
   upon sublunary bodies                  3. sensibles
```

Charletons Zusammenstellung von Beispielen für die einzelnen Formen okkulter Qualitäten[30] ist aber willkürlich, fast wahllos. Die verschiedensten
Erscheinungen sind mehr schlecht als recht in eine gemeinsame Kategorie gezwungen. Unterscheidungskriterium für die Einteilung in Kategorien sind
nicht jeweils anders geartete atomistische Ursachen, sondern die von der
traditionellen Naturphilosophie (in diesem Fall von Fracastoro) vorgegebene
Einteilung nach verschiedenen Erscheinungsformen von okkulten Qualitäten,
die sich in unterschiedlichen Stufen des Lebens manifestieren. Die von
Charleton aus Fracastoro übernommene Einteilung der okkulten Qualitäten
gründet auf den alten Vorstellungen von einer Dichotomie zwischen Makrokosmos und Mikrokosmos (cf. die Unterscheidung in "generelle " und "spezielle"
okkulte Qualitäten) und von der Stufenleiter des Seins (cf. die Einteilung
in "inanimates", "insensibles" und "sensibles"). Die Form der Darbietung
ist also eher traditionell, der Inhalt allerdings atomistisch neu gewertet.

Mit seiner Absicht, das Unerklärliche zu deuten, verfolgte Charleton
(früh-)aufklärerische Ziele: Nicht das "Wunderbare" hinnehmen, sondern es
erklären, sollte die Devise der Naturphilosophie sein. Im Ansatz war diese
Tendenz schon in der Forderung nach einer "natürlichen Magie" in der Helmont-Trilogie vorhanden. Während dort aber der Kampf dem scheinbar "Diabolischen" okkulter Phänomene galt und das Übernatürliche als Gegenstand der
Bewunderung unangetastet blieb, ging es Charleton in der Physiologia um
mehr.

Mit großem Nachdruck wandte sich Charleton gegen die Vertreter der "natürlichen Magie" - "our Darksom Authors of Magick Natural".[31] Der große Unterschied zwischen der Helmont-Trilogie und der Physiologia ist, daß es um
1650 für Charleton noch verschiedene Untersuchungsmethoden für "normale"
und okkulte Phänomene gab,[32] vier Jahre später aber der Atomismus das gültige Erklärungsmodell für alle Naturerscheinungen geworden war. Unter dieser Voraussetzung mußte Charleton sich natürlich von den Vertretern der
"natürlichen Magie" distanzieren, da diese ja den Unterschied zwischen normalen und okkulten Phänomenen festschrieben. Aus der Sicht der Physiologia
führt "natürliche Magie" nicht mehr zur Erkenntnis, sondern nur zu leeren
Phantasiegebilden: "All these Great Clerks seem to have graspt the ear, and
catched at shadowes."[33] Als naturphilosophische Methode war die natürliche
Magie also nicht mehr akzeptabel; sie wurde in den Bereich des Märchenhaf-
ten verwiesen.

Da die Lehre von der Wundheilung durch Sympathie als wesentlicher "Beweis" für natürliche Magie galt, schien sie Charleton besonders geeignet, die neugewonnene Ablehnung der Sympathie als okkulte Qualität zu rechtfertigen. Für die Atomistik war die Lehre von der Wundheilung unbrauchbar, da sich kein körperlicher Kontakt zwischen Wunde und Heilmittel feststellen ließ - also leugnete Charleton die Existenz von Sympathie. Er dementierte die einst von ihm favorisierte Lehre mit den Adjektiven "fabulous", "remote", "obscure", "imaginary" und "ridiculous" und schwor ihr ab:[34]

This Verdict; I praesume, was little expected from Me, who have, not many years past, publickly declared my self to be of a Contrary judgment; written profestly in Defence of the cure of wounds, at distance, by the Magnetick, or Sympathetick Magick of the Weapon-Salve. [...] Glad I am of this fair opportunity, to let the world know of my Recantation: having ever thought my self strictly obliged, to praefer the interest of Truth.

Im Interesse der Wahrheit also bekannte sich Charleton zu seinem Irrtum. Besondere Aufmerksamkeit verdienen dabei die Gründe, die er für seine Meinungsänderung angab. Es sind dies eigene Experimente und vernünftige Überlegung. Eigene Experimente, die Charleton seit der Veröffentlichung von Ternary of Paradoxes vornahm, erwiesen die völlige Wirkungslosigkeit des sympathetischen Puders. Schließlich seien die in der Literatur zur Sympathie vorhandenen Erfolgsberichte kein Argument für die Wirksamkeit des Heilmittels und der Methode, da die Berichte über Mißerfolge wahrscheinlich ebenso zahlreich seien, wären sie je veröffentlicht worden. Hinzu komme, daß die atomistische Lehre im Verein mit der Vernunft glaubhaft mache, daß es keine "action at a distance" geben könne. Vielmehr sei der tatsächliche Erfolg der Methode wohl den selbstheilenden Kräften des Körpers zuzuschreiben.[35]

Die vernünftige Einsicht, das von Charleton eben erst den Sinnen untergeordnete Kriterium, wird nun für die okkulten Qualitäten wieder in ihre Rechte eingesetzt. Während der Begriff "sense" das Kapitel über die "normalen" sekundären Qualitäten dominiert, taucht an dieser Stelle nicht zufällig der Schlüsselbegriff des "Lichtes der Natur" auf. An seiner ursprünglichen Meinung zur Wundheilung gegen alle bessere Einsicht festzuhalten würde in Charletons Augen nämlich "eine Sünde wider das nämliche Licht der Natur" bedeuten.[36] Vernunft ist also besonders bei den okkulten Qualitäten als Erkenntnisinstrument oder zumindest als Erkenntniskorrektiv unbedingt erforderlich.

Dies auch aus einem weiteren Grund: In seiner Erörterung der okkulten

Qualitäten ging es Charleton ja nicht nur darum, seine Atomlehre für ausnahmslos alle Naturerscheinungen zu nutzen, sondern gleichermaßen den Kampf gegen Aberglauben und Okkultismus aufzunehmen. Diese Absicht Charletons läßt sich etwa mit den Zielen der französischen Frühaufklärer der zweiten Hälfte des siebzehnten Jahrhunderts vergleichen; man könnte Charletons Werk auf diesem Hintergrund als Histoire des Oracles oder Origine des Fables lesen.[37] Diese Schriften von Bernard le Bovier de Fontenelle erschienen einige Jahre nach der Physiologia.

Im englischen Bereich bemühte sich jedoch Sir Thomas Browne bereits 1646 in der Pseudodoxia Epidemica, or Enquiries into Very Many Received Tenents and Commonly Presumed Truths um die Aufklärung verbreiteter abergläubischer Irrtümer. Charleton ist dieser Schrift in mancher Hinsicht verpflichtet.[38] Thomas Browne war für Charleton nicht nur stilistisches und rhetorisches,[39] sondern auch inhaltliches Vorbild. Teilweise übernahm Charleton sogar Passagen aus der Pseudodoxia im Wortlaut.[40]

Charletons aufklärerische Absicht wird in der Feststellung deutlich, okkulte Qualitäten und geheime Sympathien und Antipathien stünden dem Fortschritt der Wissenschaft im Wege.[41] Da Charletons eigenes Verständnis von der Aufgabe der Naturwissenschaft durch den Fortschrittsgedanken bestimmt war, konnte er ein solches Hindernis nicht dulden. Richtig verstandene und betriebene Naturwissenschaft wirkt gerade dem Aberglauben entgegen, wie Charleton schon in Darknes of Atheism bemerkte.[42] Aberglauben indes entspringt dem Mangel an Rationalität, dem Unwissen,[43] und ist daher besonders bei den "gemeinen Leuten"[44] verbreitet. Das einzige Mittel gegen den Aberglauben sind Vernunft[45] und empirisches Vorgehen, wie Charleton schon für die Widerlegung der magnetischen Heilung geltend machte. Mit denjenigen, die abergläubische Ansichen verbreiten, ging Charleton durchaus nicht zimperlich um:[46]

Against this we need no other Defense than a downright appeal to Experience, whether both those Traditions deserve not to be listed among Popular Errors; and as well Promoters, as Authors of them to be exiled from the society of Philosophers: these as Traitors to truth by the plotting of manifest falsehoods; those as Ideots, for beleiving and admiring such fopperies, as smell of nothing but the Fable; and lye open to the contradiction of an easy and cheap Experiment.

Gerade in der Tierwelt stellten sich dem aufklärerischen Naturwissenschaftler der Zeit Charletons zahlreiche Probleme. Er hatte sich nicht nur mit den überlieferten Erzählungen über mythologische Tiere mit okkulten

Kräften auseinanderzusetzen, sondern auch mit den durch Entdeckungen neuer Länder zunehmenden Berichten über die seltsamsten Tierarten, die oft wie Fabelwesen erschienen. Wie die Historiker der Zeit die Authentizität legendärer Helden der Geschichte anzweifelten, suchten die Naturwissenschaftler zu zeigen, daß das meiste, was man über die okkulten Kräfte dieser Tiere gehört hatte, falsch war.[47]

Eines der bekanntesten mythologischen Tiere war der Basilisk, eine giftige Schlange, in deren Gegenwart angeblich alles Leben erstarrte.[48] Obwohl Charleton sich vorstellen konnte, daß der Blick dieses Tieres durch ähnliche optische effluvia wie beim normalen Sehvorgang schädlich wirkte, bezweifelte er doch die Wahrheit dieser Überlieferung: "If Natural Historians have herein escaped that itch of Fiction, to which they are so generally subject, when they come to handle Rarities ...". Ganz sicher war Charleton sich jedoch der übrigen dem Basilisken zugeschriebenen Kräfte:[49]

But, as for those other Traditions (1) of the Basilisks destroying a man by prior Aspect alone (2) of its Identity with the Cockatrice, which hath no real existence in Nature, and is only an Hieroglyphical Fiction, or Symbolical Invention of the old AEgyptians (3) of its Production from the Egg of an old decrepite Cock; and (4) of its being an Animal with wings, legs, a long and spiral Taile, and a Crist or Comb on the head, like that of a Cock, as it is vularly described and painted, and repraesented in those artificial contrivances made of the skin of a Thornback, by Imposters: we may justly refer them partly to absolute Impossibilities, partly to vain and ridiculous Follies.

Eine besonders hartnäckige Form von Aberglauben stellten die alten Orakel und böse Omen dar. Für viele dieser Überlieferungen gelte, so Charleton, daß man nachträglich einen unglücklichen Zufall zum Omen eines tragischen Ereignisses machen könne.[50] Geschichten über tragische Unglücksfälle und unheilvolle Vorboten waren für Charleton aber "bloße Fabeln, die man sich nur von kindischen alten Frauen hinter dem Ofen erzählen lassen könne."[51] Überdies gehören Orakel und günstige Vorzeichen nicht zu den "Glaubenssätzen", die die vox naturae dem menschlichen Geist eingepflanzt habe und verlören deshalb im Laufe der Zeit an Gültigkeit und Einfluß, bis sie schließlich von allein vergessen werden oder der Lächerlichkeit anheimfielen.[52]

In Darknes of Atheism ging Charleton sogar so weit, das Verschwinden der Orakel nicht nur natürlichen Ursachen zuzuschreiben. Er benutzte gleichzeitig den Rückgang der Orakel dazu, seine Kritik an der Idolatrie der heidnischen Völker zu untermauern. Er stellte fest, daß die Orakel nach dem Er-

scheinen Christi in dieser Welt auffallend abgenommen hätten.[53] Der Grund
sei darin zu suchen, daß die Orakel satanischen Ursprungs seien und daß
nach der Geburt Christi die Überlegenheit Gottes über seinen Widersacher
sich an der Abnahme der Orakel und ihren zunehmend falschen Prophezeiungen
deutlich gezeigt habe.[54]

Eng verwandt mit Orakeln und Vorzeichen ist der angebliche Einfluß der
Gestirne auf das irdische Leben, mit dem sich eine ganze "Wissenschaft",
die Astrologie, beschäftigte.[55] Obwohl die Neue Wissenschaft der Astrologie
eigentlich den Boden entzogen hatte, hatten die Astrologie und mit ihr das
alte Weltbild ihre Popularität keineswegs ganz eingebüßt.[56]

Schon in Darknes of Atheism sprach sich Charleton im Namen des freien
Willens gegen die schicksalhafte Bestimmung des menschlichen Lebens durch
die Konstellationen der Himmelskörper aus. Den Glauben an die Astrologie
bezeichnete er hier bereits als "abergläubische Arroganz", der zu seinem
Leidwesen sogar viele "Physiologen" erlegen seien, die sich doch eigentlich
der Wahrheitssuche verpflichtet hätten.[57] In der Physiologia setzte sich
die Kritik am "Betrug" der Astrologie fort.[58] Astrologie laufe sowohl dem
freien Willen als auch der göttlichen Vorsehung zuwider. Die von Astrologen
für okkult gehaltenen Phänomene, wie etwa der Einfluß des Mondes, lassen
sich allesamt auf natürliche Ursachen zurückführen, wie etwa schon Galilei
bewiesen habe.[59]

In einer Streitschrift gegen den Aberglauben durfte natürlich ein Angriff auf Hexenwahn und Magier nicht fehlen. Zahllose zeitgenössische
Schriften für und wider die Existenz von Hexen belegen die Aktualität dieser Frage.[60] Charleton leugnete jegliche Wirksamkeit von Zaubersprüchen und
Beschwörungsformeln[61] und hielt es für unmöglich, daß etwa Kranke durch
eine übelwollende Hexe besprochen werden: Die abergläubischen Menschen
machten "irgendeine arme, schwache und alte Frau" aus der Nachbarschaft für
alles Böse verantwortlich, während doch der kundige Arzt sofort eine körperliche Ursache für die Krankheit entdecken könne. Ebenso wenig könnten
Magier durch ihre Zaubersprüche allein die Heilung eines Patienten bewir-
ken.[62]

Charletons Kritik an Hexenglauben und Orakeln speiste sich nicht nur aus
seinem Interesse an der Fortentwicklung der Wissenschaft, sondern auch aus
religiöser Überzeugung. Der Bürgerkrieg hatte ihm gezeigt, wie sehr von
"unvernünftigen" Eiferern in die Welt gesetzte Irrlehren der wahren Reli-

gion zu schaden vermochten. Aber nicht allein die Sekten, sondern alle nicht-christlichen Religionen galten ihm als "absurder und lächerlicher Aberglauben".[63] An dieser Stelle verband sich Charletons Angriff auf den Aberglauben mit seiner Bevorzugung Epikurs. Epikurs Kritik am Götterglauben seiner Zeit lasse sich nämlich, so Charleton, ohne weiteres aus der Tatsache rechtfertigen, daß diese Götzen gewesen seien, die zu verehren von Aberglauben gezeugt habe. Insofern habe Epikur recht daran getan, die Furcht vor Lohn und Strafe dieser unberechenbaren Götter nehmen zu wollen. Furcht stehe der Verehrung des einen wahren Gottes im Wege.[64]

Auf diesem Hintergrund wird letztlich klar, warum Charletons Versuch, die okkulten Qualitäten mit "natürlichen" Gründen zu erklären, oft nur im Ansatz gelingt, warum sein Bemühen oft hilflos oder seine atomistischen Deutungen aufgesetzt wirken.[65] Charletons Kampf gegen den Aberglauben entsprang nämlich vor allem dem Wunsch, jenen unüberprüfbaren und angsterregenden Geschichten und Überlieferungen endlich einen Riegel vorzuschieben, dem Wunsch, diese Dinge erklärbar und damit beherrschbar zu machen. Gleichzeitig mußte Charleton sich jedoch eingestehen, daß die eigentlichen Erkenntnisinstrumente für einen "wissenschaftlichen" Nachweis noch fehlten.

3.3.4. ZWISCHENBILANZ: MECHANISMUS UND ATOMISMUS IN CHARLETONS WERK

Will man nunmehr Walter Charletons wissenschaftsgeschichtlichen Standort zu bestimmen versuchen, so hat man sich an drei zur Zeit Charletons bedeutenden Fixpunkten zu orientieren: Atom, leerer Raum und Bewegung. Diese drei Begriffe bilden die Grundlage für die philosophischen Systeme von Pierre Gassendi, René Descartes und Thomas Hobbes. Die mechanistische Philosophie, als deren Anhänger und Protagonisten man diese drei Naturphilosophen bezeichnen kann, übte naturgemäß auf Charleton eine große Faszination aus und beeinflußte seine eigenen naturphilosophischen Werke. Auch Charletons Atomtheorie läßt sich unter dem Begriff Mechanistik[1] fassen: Nach mechanistischer Auffassung besteht die (physische) Realität aus kleinsten Materieteilchen, die durch mechanische Impulse bewegt werden, nach dem Prinzip von Ursache und Wirkung. Die Bedeutung der mechanistischen Philosophie ist evident: Hier wurde zum ersten Mal der Versuch gewagt, die Autonomie materieller Kausalzusammenhänge zu beweisen, das heißt die physische Wirklichkeit als von der geistigen Wirklichkeit grundsätzlich verschieden darzustellen. Diese Trennung ist auch Charletons eigenständiger Behandlung der epikureischen Physik in Physiologia und der theologischen Grundposition in Immortality und Darknes of Atheism zu entnehmen.[2]

Während Materie und Bewegung Dreh- und Angelpunkt der mechanistischen Philosophie sind, kommt für den epikureischen Atomismus, wie ihn Gassendi und sein Schüler Charleton vertraten, als weiterer, entscheidender Faktor der leere Raum hinzu. Für viele Mechanisten spielte das Vakuum gar keine oder nur eine geringe Rolle. Man denke nur an das Festhalten am Plenum durch Descartes. Für die Gassendisten aber - und zu ihnen darf man Charleton trotz gelegentlicher Anleihen bei Descartes und Hobbes wohl zählen - war das Vakuum die Bedingung der Möglichkeit von Bewegung.

Darüber hinaus fällt bei den epikureischen Atomisten im Unterschied zu anderen Mechanisten die Betonung der Körperlichkeit aller natürlichen Vorgänge auf.[3] Charleton zog in einer ganzen Reihe von Fällen "materielle" Erklärungen rein mechanistischen vor, also solchen Erklärungen, die hauptsächlich die Bewegung als verursachendes Prinzip ansahen. So wies er etwa die cartesische Annahme zurück, die visuelle Wahrnehmung beruhe allein auf einer Übertragung von Impulsen (Bewegung) vom wahrgenommenen Gegenstand auf

Auge und Gehirn des Wahrnehmenden.[4] Gleichzeitig gab Charleton zu erkennen, daß er das cartesische Motiv für die Wahrnehmungslehre im Systemzwang der cartesischen Mechanistik sah: "No other opinion could have been consistent to His Cardinal Scope of Solving all the Operations of Sense by Mechanick Principles."[5] Für Charleton bot der Atomismus demgegenüber den Vorteil, nicht ausschließlich auf die Bewegung als zentrales Prinzip festgelegt und daher auch weniger widersprüchlich zu sein.

Charletons Atomismus ist eine Variante des naturphilosophischen Mechanismus, die besonderes Gewicht auf die Dichotomie von Materie und Vakuum legt.[6] Das "Produkt" dieser beiden Seiten der atomistischen Medaille (Atom und leerer Raum) ist die Bewegung, der dritte Grundpfeiler von Charletons Atomismus und "das dunkelste aller Geheimnisse der Natur".[7] Neben Raum und Zeit ist die Bewegung eines der absoluten Prinzipien seiner Naturphilosophie.[8] Seit die Bewegung im Schöpfungsakt von Gott eingesetzt wurde,[9] bedarf es keiner äußeren Veranlassung mehr, um sie aufrecht zu erhalten. Das "Potential an Bewegung" in der Welt ist immer das gleiche.[10] Sie wird als Zustand von Materie verstanden. Sie bleibt solange bestehen, bis äußere Faktoren verändernd auf sie einwirken. Selbst dann ist sie unzerstörbar (und eben deshalb absolut); sie kann höchstens von einem Körper auf den anderen übertragen werden.

Ihre Bedeutung ist evident, da Atomisten wie Charleton davon ausgingen, daß alle Veränderungen in der Natur aus den durch Bewegung veränderten Konfigurationen der Atome erklärlich seien. Charleton fühlte sich von daher berechtigt, die Bewegung als "erstes Glied in der Kette aller naturphilosophischen Theoreme" zu bezeichnen.[11] Schon Galilei habe diesen Aspekt betont,[12] schrieb Charleton und erklärte die Bedeutung der Bewegung mit einem Vergleich zwischen der Natur und der Wissenschaft von der Natur:[13]

Motion being the Heart, or rather the Vital Faculty of Nature, without which the Universe were yet but a meer Chaos; must also be the noblest part of Physiology.

Allgemein stimmte Charleton also in der Bewertung von Bewegung mit anderen Mechanisten überein. Sein "Beweis" für die Existenz von Bewegung überhaupt ist freilich atomistisch eingefärbt: Daß es Bewegung gibt, läßt sich erstens in einem Umkehrschluß aus dem Vorhandensein des leeren Raumes folgern, und zweitens geht es unmittelbar sowohl aus der sinnlichen Wahrnehmung als auch aus der Erfahrung hervor.[14] Evidenz der Sinne wie Erfahrung sind charakteristische epikureische Kriterien. Charleton übernahm überdies die drei Lehrsätze Epikurs zur Bewegung:

1. "[The] Primary Cause of all motion competent to Concretions, is the inhaerent Gravity of their Materials, Atoms."[15] Jede Bewegung läßt sich also auf die Atombewegung als "Principium á quo"[16] zurückführen. Die Art der Atombewegung - ob "ad lineam rectam", "ad declinationem" oder ähnliches - bestimmt auch die spezielle Form der Bewegung des jeweiligen Körpers. Verzögerungen oder Abweichungen in der Bewegung von Konkretionen werden durch Abweichung oder Rückstoß der Atome verursacht, aus denen sie bestehen.[17]

2. "In General there is no other but Local motion."[18] Daraus folgt der dritte Lehrsatz:

3. "Motion or Locomotion [is] the migration of a body from place to place."[19] Dies ist für Charleton die einzige autorisierte Form von Bewegung, die der epikureische Atomist anerkennen darf.[20]

Bewegung im mechanistischen Sinne ist ein "physico-mathematisches Theorem".[21] Was bedeutet das? Da es in der Mechanistik hauptsächlich um Anzahl, Gewicht und Maß ("number, weight, and measure") geht, wie Charleton an einer Stelle formulierte,[22] also um quantifizierende Analyse und Beschreibung, ist der Mathematik eine wichtige Rolle als Hilfswissenschaft der Physik ("Physiologie" in Charletons Begrifflichkeit) zugedacht. Diese "Physiko-Mathematik", insbesondere die analytische Geometrie, ist eine Wissenschaft im Grenzgebiet zwischen Physik und Mathematik.[23] Die Attraktivität der Mathematik für die Mechanistik ergab sich offensichtlich aus ihrer Exaktheit und Regelmäßigkeit, die als Vorbild für mechanistische Ansätze der Naturerklärung gelten konnte.

Aus dem Wunsch nach Exaktheit und Regelhaftigkeit resultierten typisch mechanistische Metaphern, mit denen die Natur beschrieben wurde. Charleton benutzte sie häufig und selbstverständlich. Alle Vorgänge in der Natur sind fast ausschließlich mechanistischer Art; Charleton sprach von der "äußerst genauen", der "wunderbaren" Mechanik der Natur.[24] Die zentrale Metapher der Mechanisten, die Maschine, verwendete Charleton in den verschiedensten Bereichen. Hierher gehören Vergleiche mit großen, komplizierten Maschinen wie der Münze zu Segovia oder einer Bühnenmaschinerie mit ihren "Screws, Elevators, Pulleys and the like Archimedean Engines and Devices"[25] ebenso wie die Uhr als Bild für regelmäßige, maschinenartige natürliche Abläufe.[26] Die Reichweite der Maschinenmetaphorik verdeutlicht die Gleichsetzung der gan-

zen Welt mit einer einzigen großen Maschine; dabei kann "Welt" sowohl mit der Erde als auch mit dem gesamten Universum identisch sein.[27] Wie man sich mithilfe einer solchen Metapher über das Geschehen in der Natur zu verständigen suchte, wird im folgenden Zitat offenbar:[28]

Before the invention of Clocks and Watches, who could expect, that of iron and brass, dull and heavy metalls, a machine should be framed; which consisting of a few wheels entended, and a spring regularly disposed, should in its motions rival the celestial orbs, and without the help or direction of any external Mover, by repeted revolutions measure the successive spaces of time even to minutes and seconds, as exactly almost as the diurnal revolutions of the Terrestrial globe itself? and yet now such Machins are commonly made even by some Blacksmiths.

Die Bewegungen des Himmels und der Maschine stimmen also unvermutet überein. Die Mechanistik konnte es als Erfolg verbuchen, daß ihre Thesen anscheinend durch Entdeckungen und Erfindungen der Neuzeit bestätigt und veranschaulicht wurden.

Das Zitat enthält jedoch einen Satz, an dem sich die Problematik der mechanistischen Deutung der Welt entzünden konnte: "without the help or direction of any external Mover". Wenn nämlich die Mechanisten die Welt, also die Schöpfung, als eine autonom-automatische Maschine betrachteten, welche Rolle hatten sie dann dem Schöpfer dieser "großen Maschine" zugedacht? Bedeutete nicht die Parallele Welt=Maschine allein eine Mißachtung des göttliche "Urheberrechts" und der Providenz? Charleton beeilte sich, in Darknes of Atheism dieser möglichen Schlußfolgerung vorzubeugen: Seine Stellungnahme liest sich wie eine Antwort auf sich selbst, als ob der Autor die vorher gewagte mechanistische Analogie wieder habe zurücknehmen wollen:[29]

Did ever any man [observing] the regular motions in a trochillack Horodix, or Watch: conceive that the motions of those engines were originally spontaneous, instituted by meer chance; or that each wheel assumed to it self, by Lot, its particular figure, situation, axis, number of teeth, and precise measure of circumrotation? Undoubtedly no; but on the contrary, instantly concluded, that they were the appointed effects of provident industry, and had their models grounded upon maximes of the highest and most learned reason. And yet is our Atheist to be effronted with impudence [...] to affirme; that the system of the Celestial orbs, the Laws of natural motions [...], were contrived by Fortune, and not by the skill of an Artist infinite in Science and Power.

Die "Weltmaschine" ist also das Werk eines Schöpfers. Wie aber hat man sich diesen Schöpfer vorzustellen? Um die "mechanistische Konsistenz" nicht zu gefährden, um also im mechanistischen Bild bleiben zu könne, entwarf Charleton parallel zum Handwerker, der die Maschine entwirft und baut, einen göttlichen Handwerker oder Architekten, der die Welt wie eine Maschi-

ne zusammensetzt, einen "Divine Engineer".[30] Diese Kennzeichnung der Schöpferkraft Gottes ist für Charleton keineswegs fragwürdig:[31]

We have the [...] authority of the Sacred Scripture itself, that God hath framed all things in number, weight and measure. Whoever therefore intends with due care to study any part of his works, must therein chiefly consider number, weight, and measure, i.e. the Mechanism of it.

Die Anwendung der mechanistischen Metaphorik auf den Schöpfergott bereitete Charleton jedoch einige Schwierigkeiten. Seine Haltung gegenüber dem Schöpfer der Weltmaschine ist durchaus nicht widerspruchsfrei. Einerseits berief Charleton sich auf Aristoteles, der bereits Gott als "Mechanic of the world" beschrieben habe,[32] und münzte dieses Attribut im Sinne der modernen Mechanisten um; andererseits kritisierte er jedoch eben diese Kennzeichnung als unzulässige Reduktion der Allmacht des Schöpfergottes auf menschlich-handwerkliche Fähigkeiten. So stehen in demselben Werk Charletons diese Aussagen nebeneinander:[33]

1. [Only such a fool as an Absolute Atheist] durst indubitate the existence of a Grand-father Principle, a first Intelligence, from whom, as from the main spring in a watch, or other Automatous Engine, all motion is derived, and which constantly animates the great machine of the World.

2. [God is] the great Exemplar of all Mechanicks.

3. The meer Fiat of that councel [of the Divine Will] is the Director, and Spring in the Engine of the World.

1. I cannot but point obliquely at your impudence, in chosing rather to compare the Creation of Man by God, with the Mechanick operation of a Mason, or Carpenter, then with the Generation of a Parent; since no pretext of reason can justifie that unmannerly Conference.

2. When we come to contemplate the more magnificent form of the Vniverse, shall we degenerate into such impertinent Ideots, as to debate the Mathematick energie of its Creator, and demand how he could operate without Engines to transport, adfer, and winde up the materials ...

Charleton hielt offensichtlich eine mechanistische Gottesvorstellung nicht in jedem Fall für akzeptabel. Neben theologischen Vorbehalten riet ihm offenbar auch seine "vitalistische Vergangenheit" zur Vorsicht. Es widerstrebte ihm wohl grundsätzlich, Lebensfunktionen allein mit mechanistischen Begriffen zu benennen.

Genau so unbestreitbar ist allerdings auf der anderen Seite die Faszination, die für Charleton von der Vorstellung eines mechanistischen Schöpfergottes und einer "Weltmaschine" ausging. Die Faszination der Maschine lag für die Zeitgenossen vor allem in ihrer Regelmäßigkeit und ihrer Kontrollierbarkeit. Die Maschine war deshalb die geeignete Metapher, weil sie alles Geschehen in der Natur zweckmäßig, zielgerichtet und notwendig erscheinen ließ. Unter diesem Blickwinkel war es auch gerechtfertigt, Vorgänge in Lebewesen mit der Maschinenmetapher zu erklären: diese Erklärung erzielte einfach bessere Ergebnisse als andere. Die Maschinenmetapher faßte zunächst einmal im Tierbereich Fuß, wurde aber auch auf den Menschen angewandt.

Im Tierbereich übernahm Charleton die cartesische Ansicht vom Tier als Automaten ("animaux machines").[34] Descartes ging davon aus, daß Tiere subtil konstruierte Maschinen seien. Ebenso nannte Charleton den tierischen Körper "ein einziges komplexes System oder Maschine"; die tierischen Organe waren für ihn Maschinen ("engines").[35] Sein Vorgehen rechtfertigte Charleton mit einem Verweis auf die Bibel: Gott selbst habe die mechanistischen Zusammenhänge der Welt geschaffen und gewollt, also sei der Mensch eingeladen, den "Mechanismus" der Welt, also auch der Tiere, zu studieren.[36]

Da Tiere wie Maschinen sind, sind sie häufig (zumindest äußerlich) von diesen nicht zu unterscheiden - daher die häufigen Vergleiche mit künstlichen Nachbildungen von Tieren.[37]

Für Charleton sind sogar Vorgänge, bei denen man die Beteiligung immaterieller Kräfte vermuten könnte, Zeichen eines mechanischen Funktionierens. Erkennen ("Knowledge") und Wahrnehmung ("Perception") bei Tieren laufen rein mechanistisch ab: "I conceive the one to be as much Mechanistical, as the other."[38]

Freilich hegte Charleton auch gewisse Zweifel an der cartesischen Auffassung. Tiere sind zwar Maschinen, aber doch nicht ausschließlich. Im Gegensatz zu wirklichen Maschinen werden sie laut Charleton nicht allein durch "materielle Notwendigkeit" ("material necessity") getrieben, sondern verfügen auch über einen "natürlichen Instinkt".[39] Deshalb könnten Tiere durchaus zweckmäßig handeln. Sie führten nicht nur einfache, sondern auch komplizierte Handlungen aus.[40] Zwar hätten Tiere anders als der Mensch nur eine "sinnliche Seele"; diese sei aber auf jeden Fall mehr als eine bloße Maschine, da sie auch aus sich selbst heraus tätig werden und Impulse geben könne.[41] Aus diesem Grunde beabsichtigte Charleton eine feine Unterscheidung zwischen Descartes' und seiner eigenen Definition des Tieres, als er dieses nicht einfach als Maschine, sondern als "living Automaton" bezeichnete.[42] Das Adjektiv "living" ordnet die Tiere eindeutig noch einem anderen Bereich als nur dem der Maschine zu.

Man könnte allerdings auch umgekehrt folgern, daß durch diese Zuordnung eine besonders enge Beziehung, ja sogar Durchdringung beider Bereiche angedeutet werden sollte. Dieser Schluß drängt sich umso mehr auf, wenn man beobachtet, wie Charleton mit der Maschinenmetapher für den Menschen verfuhr. Der menschliche Körper wie seine einzelnen Organe werden eindeutig als Maschine aufgefaßt:[43]

The body of Man [is] a System of innumerable smaller M a c h i n e s or Engines, by infinite Wisdom fram'd and compacted into one most beautiful, greater A u t o m a t o n .

Als besonders geeignet erwies sich das Bild der "Körpermaschine" für die neuen Erkenntnisse über das Herz und den Blutkreislauf; Erkenntnisse, die Charleton vor allem in seinen späteren Schriften verwertete und erweiterte. So heißt es etwa von der Herzbewegung in Three Anatomic Lectures: "I shall with assurance conclude, that the Heart is, as all Automata are, moved by Mechanic necessity."[44]   "Notwendig" heißt also immer gleichzeitig "mechanisch". Diese Gleichsetzung weist darauf hin, daß der Naturforscher Kausalzusammenhänge gleichsam in einem "Lokaltermin" klären wollte: Man hatte einen unmittelbaren Zusammenhang zwischen der Beschaffenheit der Organe in der "Körpermaschine" und ihren Funktionen postuliert und erkannt:[45]

[I] found [the actions of the heart] all to be plainly Mechanic, i.e. necessarily consequent from the structure, confirmation, situation, disposition, and motion of the parts, by which they are respectively performed.

Ein Vorgang, über den man zuvor nicht allzu viel wußte, der vielleicht sogar unverständlich und geheimnisvoll erschien, wurde durch den mechanistischen Ansatz faßbar: Niemand habe länger Grund zu glauben, so Charleton, daß die Herzbewegung ein dem menschlichen Verstand uneinsichtiges Phänomen sei.[46]

Den Aspekt der Notwendigkeit in der mechanistischen Naturdeutung hat Charleton argumentativ geschickt eingesetzt. Die Gleichsetzung von Mensch (oder Welt) und Maschine bedeutet nämlich nicht nur, daß der mechanistische Philosoph maschinen-ähnliche Strukturen in der Natur auffand, also die Maschine als Verständigungschiffre seiner Naturbetrachtung benutzte. Dies allein käme einer "Revolution" in der Naturerforschung gleich, insofern die Natur (zum Beispiel der Mensch) die Maschine gewissermaßen "nachahmte". Charleton trieb den Vergleich in einem zweiten Schritt auf die Spitze. Nicht etwa die Maschine sei der Ausgangspunkt des Vergleichs, sondern umgekehrt die Natur; nicht die Natur sei w i e eine Maschine, sondern die Maschine ahme die Natur nach. In der Natur selbst sind, so Charleton, maschinenhafte Strukturen und Organisationsformen vorhanden. Die Natur ist das Urbild, der Prototyp; die Maschine dagegen nur Abbild. Charleton erläuterte diesen Gedankengang anschaulich an dem Vergleich zwischen dem Herzen und einer komplizierten Maschine, der Münze in Segovia, "which seemed to me to come nearest in similitude to this inimitable Prototype of Nature i.e. the heart ."[47]

Mit dieser Argumentation sicherte Charleton sich endgültig gegen eine Kritik seiner mechanistischen Position ab. Wenn die Natur nicht nur w i e eine Maschine ist, sondern selbst Maschine i s t und als Vorbild für die menschliche Fertigung von Maschinen dient, so kann die Legitimität des mechanistischen Weltbildes insgesamt nicht mehr in Zweifel gezogen werden. Somit darf auch als "bewiesen" gelten, daß das scheinbar Belebte in Wahrheit unbelebt ist; daß die Natur, wie sie uns erscheint (nämlich organisch), sich unterscheidet von der Natur, wie sie wirklich ist (nämlich eine komplexe Maschine).

Die Ordnung des Kosmos, des Ganzen, ist wie die Ordnung jedes einzelnen darin existierenden Organismus mechanistischer Art. "Harmonie" (ein Zentralbegriff in Charletons Naturphilosophie)[48] in der Welt wie in einzelnen Naturerscheinungen äußert sich als mechanische Symmetrie. Sie ist keine "natürliche", lebendige Ordnung, sondern ein mechanisches Zusammenspiel verschiedener Teile, das kontrollierbar erscheint. Nicht umsonst findet sich immer wieder der Vergleich mit dem "Funktionieren" von Musikinstrumenten:[49]

When you hear the Musick of a Church Organ, is it not as pleasant to your mind, as the Musick is to your ear, to consider how so many grateful notes, and consonances that compose the charming Harmony, do all arise only from wind blown into a set of pipes gradualy different in length und bore, and successively let into them by the apertures of their valves? [...] The like Harmony you have perhaps sometimes heard from a Musical Water-work, as the vulgar calls it; an Organ that plaied of it self, without the hands of a Musician to press the jacks, meerly by the force of a stream of Water opening and shuting the valves alternately, and in an order predesign'd to produce the harmonical sounds, consonances and modes requisite to the composition, to which it had been set.

Die Anziehungskraft, die diese Beispiele für Charleton besaßen, ist unverkennbar.[50] Charleton hielt die mechanistische Erklärungsweise für das am besten geeignete naturwissenschaftliche Modell, vor allem dann, wenn sie sich mit atomistischen Positionen verband. Mechanistische Beispiele sind deshalb so zahlreich,[51] weil sie Regelmäßigkeiten aufzuzeigen haben. "Regelmäßigkeit" hieß aber auch wiederholbar, also nachvollziehbar, experimentell belegbar. Bestes Beispiel ist hier Charletons atomistische Interpretation der Qualitäten.[52] Über regelmäßige, "maschinelle" Phänomene kann man sich leichter verständigen; sie sind mitteilbar und unmittelbar einsichtig.

Einsichtige und einfache Erklärungen konnte der Atomismus vor allem deshalb bieten, weil er im Gegensatz zu anderen naturwissenschaftlichen Modellen der Zeit systematisch angelegt war. Seine "Grundbausteine", Atom und Vakuum, konnten auch für kompliziertere Strukturen zur Erklärung herangezogen werden. Es war nicht nötig, neue interpretative Kategorien einzuführen. Die Grundelemente gehorchen demselben Prinzip wie die aus ihnen aufgebauten Körper, mit anderen Worten, in den einfachsten Strukturen sind in nuce schon die Begründungen für komplexere Strukturen enthalten.[53]

Charletons Atomismus verband bis dato unverbundene Phänomene, die zuvor jeweils eine eigene Erklärung mit völlig anderen Kriterien erforderten. Dies trifft ganz besonders auf die okkulten Qualitäten zu.[54] Auch für sie gelten Charletons drei "allgemeine Naturgesetze", die auf hervorragende Weise seine spezielle Verbindung von Mechanismus und Atomismus verdeutlichen:[55]

1. That every Effect must have its Cause.
2. That no Cause can act but by Motion.
3. Nothing can act upon a Distant subject; [...] no body can move another, but by contact [...], by the mediation of some continued Organ, and that a Corporeal one too.

Das atomistische Welterklärungsmodell war in Charletons Augen also allumfassend. Es deckte neben bis dahin bekannten Fakten und unbekannten Phänomenen auch neue Entdeckungen und Erfindungen ab.[56] Selbst wenn, womit Charleton rechnen mußte, das atomistische System in Einzelheiten nicht zutreffen sollte oder Charletons atomistische Deutungen sich zum Teil tatsächlich als unhaltbar herausstellten, erleichterte dieses System doch spürbar die Theorienbildung.

Da sie stets von den gleichen Grundvoraussetzungen ausging, geriet die atomistische Lehre selten in Gefahr, in sich widersprüchlich zu sein:[57]

The Hypothesis of Atoms is less guilty of either inconvenience or incertitude, then any other concerning the first material principle; nay it hath thus much more of congruity and satisfaction then all the rest [...].

Widersprüchlichkeit aber warf Charleton gerade der aristotelischen Lehre immer wieder vor:[58]

[The] great praeheminence [of the doctrin of Epicurus]in point of Verisimi-
lity and Concordance throughout, hath made us praefer it to that of Aristotle, which we have amply convicted of manifest Incomprehensibility, and
self-contradiction.

Die atomistische Naturerklärung hielt Charleton also für wahrscheinlich
und angemessen.[59]

This noble Principle, Atoms, [is] of all others, hitherto excogitated, the
most verisimilous, because the most sufficient to the solution of all Natures Phaenomena.

Dies trifft im übrigen nicht nur für die fünfziger Jahre, sondern ebenso
noch für das Spätwerk zu:[60]

Certum est, eam & veritati maximè consentaneam, & ad quamplurima rerum naturalium phaenomena probabiliter solvenda commodissimam esse.

Der epikureische Atomismus verband für Charleton in hervorragender Weise
größere logische Stringenz, theoretische Stichhaltigkeit und Glaubwürdigkeit mit größerer Praktikabilität für die verschiedensten Naturphänomene.
Charletons Bevorzugung der Lehren Epikurs und Gassendis ist in Anbetracht
des Entwicklungsstandes der zeitgenössischen Naturwissenschaft begründet
und angemessen.

EXKURS: DAS MEDIZINISCHE WERK

Physiologie, Anatomie und Pathologie sind die medizinischen Teilgebiete,
mit denen sich Charleton in der Hauptsache beschäftigte. Er versuchte sie
vom mechanistischen Ansatz her neu zu definieren. Dies wird besonders deutlich in den Werken, die der zweiten, mechanistischen Schaffensphase zeitlich am nächsten liegen: Oeconomia Animalis und Exercitationes Pathologicae.

In der ungefähr zwei Jahre nach Immortality publizierten Oeconomia Animalis (1659) wandte Charleton seinen Atomismus zum ersten Mal in extenso
auf einen konkreten Bereich der Naturwissenschaften an. Der Untertitel des
Werkes lautet: "novis in medicina hypothesibus superstructa et mechanice
explicata". Gleichzeitig oder kurz nach Oeconomia Animalis erschien 1659
eine leicht gekürzte englische Version mit dem Titel Natural History of
Nutrition, Life, and Voluntary Motion, die aber in einigen Fragen weniger
radikal mechanistisch war.[1]

Oeconomia Animalis ist das Lehrbuch einer neuen, mechanistisch geprägten

Physiologie im engeren Sinne des Wortes.[2] Analog zum Prinzip der kleinsten
Teilchen in der Physik wurde hier im Bereich der Physiologie das Konzept
der Poren oder ducti eingeführt. Diese dienten zur Erklärung der Vorgänge
um die Weiterleitung von Säften und Flüssigkeiten im Körper und führten damit auch zu neuen Hypothesen etwa über die Blutbahn oder die Nerven.

Charletons Buch ist Teil einer Entwicklung, die in der zweiten Hälfte
des siebzehnten Jahrhunderts mehrere Oeconomiae Animalis zum Studium der
Physiologie hervorbrachte.[3] Die erste bekannte Veröffentlichung dieser Art
war die Oeconomia Animalis des Holländers Cornelis van Hogelande (1646).[4]
Charleton hat dieses Werk offenbar gekannt. Er ordnete die Kapitel seiner
Oeconomia in ungefähr der gleichen Weise an. Charletons Oeconomia ist das
erste englische (und durch Natural History of Nutrition auch das erste englischsprachige) Beispiel der Gattung. Neben epikureisch-gassendistischem
Gedankengut inkorporierte es auch iatromechanische Ideen des Italieners
Giovanni Alfonso Borelli (1608 - 1679). Charletons Oeconomia Animalis kam
offensichtlich einem Informationsbedürfnis der medizinisch und naturwissenschaftlich interessierten Welt entgegen, denn sie wurde in der Folge zu
einem der bekanntesten physiologischen Lehrbücher in ganz Europa.[5]

Die Grundlage für medizinische Hypothesen Charletons bildete die Anatomie. Sie war für ihn "das große Fundament der Medizin".[6] Als solche sei sie
für jeden Arzt unerläßlich. Diese Anschauung läßt sich ohne weiteres auf
die zeitgenössische Medizin insgesamt übertragen. Die Anatomie galt zu dieser Zeit als zentrale wissenschaftliche Disziplin in der Medizin, ja das
siebzehnte Jahrhundert schuf erst die Anatomie als Disziplin.[7] Charleton
und andere wollten die Anatomie als Grundlagenwissenschaft legitimieren.

Seit den dreißiger Jahren, und besonders seit den fünfziger Jahren des
siebzehnten Jahrhunderts ist eine wesentliche Zunahme anatomischer Veröffentlichungen in England zu registrieren, die ihren Höhepunkt in den achtziger Jahren erreichte.[8] Diese Entwicklung läßt sich auch an Charletons
Werk ablesen: Zu Beginn der achtziger Jahre publizierte er nacheinander
drei Bücher, die sich alle ausführlich mit anatomischen Erkenntnissen aus-
einandersetzten.

Die hervorragende Bedeutung der Anatomie spiegelt sich auch im Vorwort
zu Enquiries mit dem Titel "Of the Antiquity, Uses, Differences etc. of
Anatomy". Der von Charleton benutzte Begriff "Antiquity" steht nicht im Widerspruch zu der Tatsache, daß die Anatomie als Disziplin eben erst ent-

standen war. Es handelt sich hier nicht um eine Feststellung, sondern um
ein Programm, eine Legitimationsformel: Das Alter der Anatomie sollte ihre
Bedeutung beweisen.

Charleton bezeichnete sein Zeitalter voller Stolz als "this dissecting
and most curious age".[9] Jeden Tag, so hatte er schon zu Beginn der fünfziger Jahre festgestellt, gebe es neue, unerwartete Entdeckungen in der Anatomie festzuhalten, die einen großen Aufschwung dieser Disziplin versprä-
chen.[10] Rund zwanzig Jahre später sah Charleton sich in der Lage, einen
enormen Fortschritt registrieren zu können:[11]

If Anatomists proceed in their discoveries, with the same accurate scrutiny, and the like happy success, as of late Years they have done; some one
of them may at length be so fortunate, as to [...] salve all the difficulties that now amuse those, who profoundly consider the wonderful oeconomy...

Das Zitat spielt mit Sicherheit auch auf die anatomischen Untersuchungen
der Royal Society an. Charleton war unter den Ärzten, die in der Hauptsache
die anatomischen Experimente der Gesellschaft durchführten, einer der ak-
tivsten. Schwerpunkte seiner anatomischen Tätigkeit waren Autopsien (zur
Beobachtung von Gehirn, Nerven, Muskeln, Herz), Entnahme von bestimmten
tierischen Organen in Vivisektionen (zur Feststellung ihrer spezifischen
Funktion im Körper) und Hautverpflanzungen bei Tieren. So nahm er zum Beispiel mit anderen Ärzten die Entfernung der Milz eines Hundes vor.[12] In
einer anderen Sitzung bemerkte er, er habe eine neue Methode entdeckt, bei
einer Autopsie die Muskeln zu öffnen. Er wurde gebeten, dies in einer der
nächsten Sitzungen vorzuführen.[13] Daneben machte er kleinere anatomische
Experimente, legte etwa die Verbindung zwischen Schwimmblase und Kiemen
eines Fisches frei oder sezierte das Gehirn einer Kröte.[14]

Die Erforschung von Gehirn und Schädel betrieb Charleton mit besonderem
Interesse. Er glaubte, darin neben George Ent und Francis Glisson selbst
einige Erfolge errungen zu haben.[15] Form und Struktur des Gehirns behandelte er in Inquisitiones Duae Anatomico-physicae. Hier berichtete er im ersten Teil über einen vom Blitz erschlagenen Jungen, dessen Leiche er selbst
seziert hatte.[16] Aufgrund seiner Untersuchungen kam er in der zweiten Inquisitio zu dem Schluß, daß das menschliche Gehirn im Vergleich größer sei
als das des Tieres, auch mehr Windungen aufweise. Obwohl er, wie er zugab,
bisher selbst nur wenige Schädel seziert hatte, gelang es ihm dennoch,
einige Hypothesen zu korrigieren, die Thomas Willis in seinem Buch De Anatome Cerebri zur Beschaffenheit des Gehirns geäußert hatte.[17]

Willis, der seit 1660 Sedleian Professor in Oxford war, hatte zusammen
mit Richard Lower, einem jüngeren Arztkollegen, eine ganze Reihe von Sektionen des Gehirns ausgeführt. Mit der Veröffentlichung seiner Beobachtungen in De Anatome (1664) legte er den Grundstein zu einer neuen Anatomie
des Gehirns. Nachdem Charleton der Royal Society in ihrer Sitzung vom 8.
Juni 1664 seine eigenen Thesen vorgestellt hatte, wurde er gebeten, sich
mit Willis über ihre gegensätzlichen Ansichten auseinanderzusetzen.[18] Charleton ließ eine genauere Darstellung des Gehirns und seiner einzelnen Teile
und Eigenschaften in der Dissertatio Epistolica folgen. Hier untersuchte er
vor allem das Problem, ob das Gehirn als Sitz der Seele in Frage käme.[19]
Zwar spielte auch das theoretische Wissen eine Rolle,[20] doch kam es vor
allem auf die praktische Anatomie an. In der immer wieder neu angegangenen
Sektion der verschiedensten Tiere und Organe sah man die Möglichkeit, den
Wissensstand der Medizin erheblich zu verbessern. Demgemäß beschrieb Charleton die Anatomie als gänzlich praxisbezogene Wissenschaft:[21]

By Anatomy [I] with all Learned Physicians and chirurgeons understand, a
diligent, accurate and artificial dissection of the body of an Animal,
chiefly of a Man, in order to acquiring knowledge of the substance, magnitude, figure, site, structure, connexion, action and use of all and every
part thereof.

Es ging Charleton also um Struktur u n d Funktion einzelner Organe. An
anderer Stelle unterschied Charleton zwischen der "einfachen" und der ver-
gleichenden ("comparative") Anatomie.[22] Erstere habe nur den Menschen zum
Gegenstand. Die zweite Form ist in drei Gebiete unterteilt: den Vergleich
des ganzen Körpers mit jedem einzelnen seiner Teile; den Vergleich der
gleichen Körperteile bei Menschen verschiedenen Alters und/oder Geschlechts; und schließlich den Vergleich der Körperteile oder Organe von
Tieren mit denselben oder entsprechenden Körperteilen beim Menschen.

Der Begriff der komparativen Anatomie spielte bei Charleton wie in der
zeitgenössischen Medizin eine große Rolle. Damit wurde, wie auf vielen anderen Gebieten, erneut eine Forderung Bacons umgesetzt. Charleton bezog
sich ausdrücklich auf die Klage Bacons über die fehlende Beschäftigung der
Ärzte und Naturwissenschaftler mit der komparativen Anatomie im zweiten von
Charleton beschriebenen Sinn.[23] Im modernen Sinn, das heißt als Vergleich
zwischen verschiedenen Arten, taucht der Begriff tatsächlich zum ersten Mal
bei Charleton auf.[24]

Die komparative Anatomie war deshalb so wichtig, weil sie einen Beitrag zu einer noch unvollständigen "Zootomie", einer Naturgeschichte aller Lebewesen, liefern sollte. Zwar hielt Charleton im Gegensatz zu Bacon die komparative Anatomie seiner eigenen Zeit für nicht mehr ganz so unterentwikkelt, forderte aber noch 1674: "a better Natural History of all sorts of animals [...] from a Comparative Anatome of them."[25] Mit seinem eigenen Onomasticon Zoicon, Plerorumque Animalium Differentias et Nomina Propria Pluribus Linguis Exponens (1668) leistete er selbst einen ersten, beachtlichen Beitrag zur Vervollständigung dieser "Naturgeschichte".

In diesem Werk versuchte er eine Klassifikation verschiedener Tierarten nach Klassen, Ordnungen, Genera und Spezies. Diese Klassifikation suchte er zumindest ansatzweise durch anatomische Unterschiede zu begründen.[26] Außerdem führte er eine Liste der Bezeichnungen dieser Tiere in den verschiedensten Sprachen auf - darunter in Türkisch und Hebräisch. Der Schwerpunkt lag allerdings bei den lateinisch-englischen Doppelbezeichnungen. Damit trug Charleton zur Vereinheitlichung der Nomenklatur bei. Deshalb war sein Werk noch im neunzehnten Jahrhundert eine wertvolle Quelle für Biologen.[27] Charletons Buch läßt sich einer Reihe ähnlicher Versuche in England zur gleichen Zeit zuordnen, zu denen zum Beispiel William Hows Pythologia Britannica (1650) oder Christopher Merretts Pinax Rerum Naturalium Britannicarum (1666) zählen. Das Onomasticon Zoicon erschien 1677 noch einmal in erweiterter Fassung mit dem Titel Exercitationes de Differentiis et Nominibus Animalium.

Das Schlüsselwort in Charletons Verständnis der komparativen Anatomie ist das Wort "Analogie". Charleton verstand diesen Begriff nicht mehr im Sinne einer Analogie von Mikro- und Makrokosmos, sondern offensichtlich als Vergleich tatsächlich vergleichbarer Phänomene. Die Analogie, das ist die bewußte Gleichsetzung bestimmter Verhältnisse bei niederen und höheren Organismen, sollte zum Zwecke der Verdeutlichung angewandt werden. Es war möglich und legitim, von bestimmten Vorgängen in weniger "vollkommenen" Organismen auf ähnliche Ursachen bei höherstehenden Lebewesen zu schließen. Die Analogie bedeutete also eine Hilfestellung bei der Hypothesenbildung. In Enquiries beispielsweise bediente Charleton sich der Analogie, um das Phänomen der Muskelbewegung zu erklären:[28]

It seems not improbable, that as the progressive Motion of Reptils is performed by the help of an Aerial Substance, so likewise our muscular Motion is made by the help of a spirituous Influx from the Brain into the Nerves and Muscles.

Neben dem Gehirn ist der wichtigste Gegenstand anatomischer Betrachtungen für Charleton das Herz und der damit verbundene Blutkreislauf. Texte, die dieses Thema bevorzugt behandeln, sind die Oratio Harveiana (1680), Enquiries, Three Anatomic Lectures und zum Teil die Inquisitio Physica. Mit dem Blutkreislauf hat Charleton sich eines der zentralen Themen der Medizin seiner Zeit zueigen gemacht. Seine erste Berührung mit dem Thema geht sicherlich auf die Anfänge seiner Bekanntschaft mit William Harvey zurück.

Für Harvey stand das Konzept des Blutkreislaufs in seinen Grundzügen schon 1615 fest; 1628 veröffentlichte er seine Idee zum ersten Mal in der Exercitatio Anatomica de Motu Cordis et Sanguinis in Animalibus. Zwar hatte vor ihm schon Servetus den Fluß des Blutes durch die Lungen gefunden; Harvey war aber der erste, der den tatsächlich hier wirksamen Mechanismus und die Rolle des Herzens erkannte. Das Besondere an Harveys Buch war, daß es auf jahrelangen Beobachtungen, Sektionen und Vivisektionen beruhte und der Anatomie eine Schlüsselrolle zuwies. Harvey ging davon aus, daß mit jedem Herzschlag eine bestimmte Menge Blut ausgestoßen und vorwärtsgetrieben wird. Wenn man die innerhalb einer halben Stunde ausgestoßene Blutmenge addiert, so ist die Summe identisch mit der Gesamtmenge des im Körper enthaltenen Blutes. Bei der Beantwortung der Frage, woher all dies Blut komme, drängte sich Harvey die Idee einer Kreisbewegung auf: das Blut fließt von den Arterien in die Venen und zurück zum Herzen.[29] Charleton sollte die Entdeckung Harveys später so beschreiben:[30]

Nature [...] hath also ordained, that the blood should be carried from the Fountain [i.e. the Heart] to all the parts, in living streams, by a certain admirable Motion, necessary to its distribution through the whole body. [...] We observe, that the blood is continually carried, or rather driven from its fountain, the Heart, in the centre of the body, by the Arteries, to the circumference; and back again from the circumference, to the centre, by the veins, irrigating, cherishing, and vivifying all the parts, as it passeth along.

Harveys De Motu Cordis und das 1651 publizierte De Generatione übten in der Folge großen Einfluß auf die medizinische Forschung aus.[31] Die beiden Bücher förderten Untersuchungen auf zwei Gebieten. De Motu Cordis führte zur Beschäftigung mit dem Herzen und anderen inneren Organen, De Generatione zur Analyse des Blutes und der Vorgänge bei der Zeugung und Entstehung von Leben.[32] Das Thema der generatio interessierte Charleton während seiner gesamten medizinischen Laufbahn. Schon in der Physiologia von 1654 widmete er ihm im letzten Buch einen längeren Abschnitt. Von fortgesetztem Interes-

se zeugen auch Charletons handschriftliche Anmerkungen zu seinem Exemplar der Disquisitio Anatomica de Formato Foetu (1667) von Walter Needham.[33]
    Der entscheidende Unterschied zwischen Harvey und den jüngeren englischen Ärzten, die seine Hypothese weiterentwickelten, lag aber darin, daß Harveys Nachfolger sich immer mehr von dem vitalistischen Konzept des Blutes und seiner Funktionen entfernten und stattdessen mit einer neuen mechanistischen Physiologie operierten. Charleton schrieb:[34]

This Pulsation [of the heart] is an action intirely Mechanick: let us attentively contemplate and consider the Mechanism of the heart, from whence that action necessarily proceeds.

    Damit ist das zwischen Descartes und Harvey zentrale Problem angesprochen. Für Harvey war die Herzbewegung die Kontraktion eines Muskels. Er hatte aber nichts darüber gesagt, wie diese Bewegung zustande kam. Für ihn als Aristoteliker bestand auch keine Notwendigkeit, diese Frage zu klären: die Herzbewegung galt ihm als okkulte oder obskure Kraft. Harveys Vorstellung "paßte" aber nicht in das mechanistische Modell. Deshalb wurde für die Generation der Wissenschaftler nach Harvey die Frage nach dem Ursprung der Herzbewegung zum zentralen Problem.
    Bei der Behandlung des Blutkreislaufs stand Charleton freilich grundsätzlich auf Seiten Harveys. Auch suchte er ihn stets als Entdecker des Kreislaufs zu verteidigen.[35] Schon in Immortality pries Charleton die eifrigen Forschungen der Harvey-Schüler und erklärte, ihm scheine es möglich, auf der Harveyschen These ein ganzes medizinisches System aufzubauen:[36]

For my own part, I am so well satisfied of the Verity of this Harvean Circulation, and have so seriously considered the great advantages that may be made of it, in order to enobling the Art of Medicine, by reducing the maxims of it from obscure and conjectural, to evident and demonstrative; [...] That I have had some thoughts of undertaking to justify all the Aphorisms of Hippocrates [...] by reasons and considerations deduced meerly from this one Fountain, the Hypotheses of the Circulation of the blood.

    Mit dem Stichwort "obscure" griff Charleton in diesem Zitat den generellen Vorwurf der Mechanisten gegen die alte Naturphilosophie auf: diese ziehe sich in Zweifelsfällen auf eine qualitas obscura zurück. Demgegenüber betonte Charleton das cartesische "clare et distincte cognoscio" etwa in der zitierten Formulierung "evident and demonstrative". An dieser Stelle zeigt sich wieder einmal deutlich, daß Charletons Mechanismus nicht allein von Vorstellungen Gassendis, sondern ebensosehr von der Lehre des Descartes beeinflußt war. Bezeichnend für die eben zitierte Ansicht Charletons ist auch seine Erwähnung der Aphorismen des Hippokrates, eines Dogmenlehrbuchs, das Sentenzen der Medizin enthielt. Charleton strebte keineswegs eine völlige Absage an die hippokratische Medizin an, sondern nur eine neue (mechanistische) Rechtfertigung des alten Lehrbuchs.

Charleton selbst fügte Harveys These eine Reihe von Details hinzu. Grundsätzlich verstand Charleton seine Hypothese als Gegenposition zu der von Giovanni Alfonso Borelli.[37] Charletons Darlegungen zum Blutkreislauf beruhten auf eigenen Beobachtungen und Experimenten, so zur Bluttransfusion bei Tieren.[38] Teilweise wiederholte er die Experimente Harveys und entwikkelte sie weiter.[39] Für den Blutkreislauf sind bei ihm zwei innere Bewegungen ("internal motions") des Blutes relevant: die Gärung ("fermentation") und die Schwingung ("mication").[40] Eigenschaften des Blutes sind nach Natural History of Nutrition die Bewegung der in ihm befindlichen "Lebensgeister" ("motion of spirits"), die Erzeugung von Wärme und die Beimischung von Sulphur und Salz, also chemischer Elemente. Harveys Interpretation der Rolle von Arterien und Venen im Kreislauf hatte Charleton schon sehr früh in der Physiologia übernommen.[41]

Charletons Analyse des Blutes lieferte die Grundlage für das von Thomas Willis entwickelte physiologische System und bestätigte Annahmen Robert Boyles.[42] Charletons Version der Blutkreislauflehre wurde unter zeitgenössischen Ärzten offenbar intensiv diskutiert. So suchte der dänische Arzt Ole Borrich ihn in einer Streitschrift gegen die Kritik des Anton Deusing zu verteidigen,[43] und der deutsche Naturwissenschaftler Hieronimus Barbatus übernahm Charletons Ansicht zum Problem der Verwandlung von Nahrung in Speisesaft und Blut in seiner Dissertatio ... de Sanguine, et eius Sero, in qua ... Whartoni & Charletoni Lactis Expositio ... et Alia Exponuntur (1677). Auch unter den medizinisch interessierten Laien war Charletons Autorität auf dem Gebiet des Blutkreislaufs unumstritten. John Evelyn besuchte 1683 Charletons Vorlesungen über das Herz.[44] Charletons Beitrag zur Blutkreislauflehre ist in der Medizingeschichte allgemein anerkannt. So äußert sich Jourdan:[45] "Son plus grand mérite consiste à s'être montré l'un des plus chauds partisans de la circulation du sang."

Eines der Ziele Charletons war, neue anatomische Erkenntnisse wie den Blutkreislauf als Erklärungsmodelle im Bereich der Pathologie zu verwenden. Pathologie war für Charleton die Beschreibung von Wesen und Ursachen der Krankheiten.[46] Um beispielsweise Störungen des Magens verstehen zu können, mußte man zunächst wissen, wie Verdauung und Verwandlung von Nahrung in Speisesaft ("chyle") und Blut vor sich gingen. Diese Prozesse suchte Charleton in Natural History of Nutrition zu erklären.[47]

Charleton wurde allerdings seinem eigenen Anspruch, die Pathologie auf die Anatomie zu gründen, nicht immer gerecht. Die Exercitationes Pathologicae sind streckenweise eine Sammlung hypothetischer Betrachtungen, die nur in wenigen Fällen durch Autopsien belegt werden.[48] Kritiker vor allem des achtzehnten Jahrhunderts wie etwa Haller, die Charletons spekulativen Ansatz angriffen, übersahen aber, daß die neue mechanistische Medizin erst wenige empirische Grundlagen besaß und zunächst nur Hypothesen bieten konnte.

Charleton hatte an medizinischen Fragen nicht nur ein "theoretisches" Interesse. Angesichts einer hohen Sterblichkeitsrate und völliger Unklarheit über die Ursachen mancher Krankheiten hatten Krankheit und Tod für die Zeitgenossen eine unmittelbare Realität. Charletons folgender Satz traf in allzu vielen Fällen zu: "Sickness [is] that rough Serjeant of Death."[49]

Eines der hervorstechendsten Beispiele für die Hilflosigkeit der Ärzte gegenüber bestimmten Krankheiten ist die Pest. Obwohl die Literatur zu diesem Thema bereits um die Wende zum siebzehnten Jahrhundert umfangreich war,[50] herrschte Unkenntnis über Ursachen, Erreger und Gegenmittel. So ist es vielleicht verständlich, daß viele Ärzte während der Großen Pest in London selbst die Stadt verließen und den Kampf gegen die Seuche wenigen Kollegen und den Apothekern überließen.[51] In der Royal Society versuchte man eine Erklärung, die von der Unsicherheit gegenüber dieser "Geißel der Menschheit" zeugt:[52]

Dr. CHARLTON related, that the notion concerning the vermination of the air, as the cause of the plague, first started in England by Sir GEORGE ENT, and afterwards managed in Italy by father KIRCHER, was so much farther advanced there, that, by the relation of Dr. BACON, who had long practised physic at Rome, it had been observed there, that there was a kind of insect in the air, which being put upon a man's hand, would lay eggs hardly discernible without a microscope; which eggs, being for an experiment given to be snuffed up by a dog, the dog fell into a distemper accompanied with all the symptoms of the plague.

Angesichts einer großen Hilflosigkeit gegenüber den Ursachen von Krankheiten und fehlender Gegenmittel blieb dem Arzt häufig nur das Vertrauen darauf, daß die Natur schon heilen werde, was ihm nicht zu bessern gelang: "Very deep and large wounds are many times soon healed of themselves, i.e. meerly by the Goodness of Nature it self."[53]

3.4. "THEOLOGISIERUNG" DER EPIKUREISCHEN PHILOSOPHIE

3.4.1. ATHEISMUSVORWURF UND RECHTFERTIGUNG EPIKURS

Charletons streitbare Haltung gegenüber dem Atheismus entstand aus der Auseinandersetzung mit dem persönlichen Erlebnis des Bürgerkriegs, den er für die Zunahme von Aber- und Unglauben verantwortlich machte.[1] Charleton sah sich deshalb genötigt, mit Darknes of Atheism zur Bekämpfung des zunehmenden Unglaubens beizutragen. Dieses "Zeitübel" galt als ernsthafte Bedrohung der christlichen Lehre und der Autorität der Kirche. Das belegen zahlreiche zeitgenössische Traktate gegen den "Atheismus". Typisches Beispiel ist Henry Mores fast gleichzeitig mit Charletons Darknes of Atheism erschienene Antidote Against Atheism (1653).

Der Begriff "Atheismus" wurde von den Zeitgenossen häufig und zum Teil recht undifferenziert angewandt.[2] Ganz allgemein bedeutete Atheismus Leugnung der Existenz Gottes. Charleton selbst hielt solche Meinungen für atheistisch, die entweder die Existenz Gottes oder zwei seiner Hauptattribute nicht anerkannten, nämlich seine Schöpferkraft und seine Vorsehung.[3] Ursache solch atheistischer (Fehl-)Urteile war, so Charleton, zweierlei: Entweder stellten sich die Atheisten, diese "Pioniere des Teufels",[4] einen Gott mit menschlichen Eigenschaften vor, oder sie waren so vermessen zu glauben, daß der menschliche, also begrenzte Verstand den unbegrenzten Gott erfassen könne.

Darüber hinaus aber konnte das Wort "Atheismus" im zeitgenössischen Vokabular alle Meinungen bezeichnen, die ein Abweichen von herkömmlichen Gottesvorstellungen auch nur vermuten ließen. Charleton verwendete für einen "Atheisten" etwa die verschiedensten Synonyme, so zum Beispiel "libertine" oder "ethnick".[5] "Epicureans" im negativen Sinne waren für ihn stets "Hereticks".[6] Nach seinen Worten ist ein "absoluter Atheist", der sich offen zu seiner Einstellung bekennt, verhältnismäßig selten; meist handele es sich um "impliziten Atheismus", der aber deswegen nicht leichter zu bekämpfen sei.[7] Nach Charleton findet sich zu seiner Zeit sowohl der praktische ("licentious Practises") als auch der spekulative Atheismus ("insolent discourses").[8]

Der Begriff "Atheist" wurde so gut wie nie wertneutral, sondern fast immer abwertend gebraucht. Charleton paßte sich diesem Usus in der Diktion an. In Darknes of Atheism etwa bezeichnete er Atheisten als "Monster".[9] An anderer Stelle heißt es:[10]

> But this I openly declare, that if I knew an Atheist (if there can be such a Beast in the world) I would do my best to bring him into this Theatre, here to be sensibly convinced of his madness.

Offenbar war es notwendig, sich deutlich von seinem Gegenstand abzusetzen, wenn man das Thema Atheismus behandelte. Dies galt umso mehr für einen Autor, der wie Charleton eine naturphilosophische Richtung zu propagieren gedachte, die schon immer im Verdacht des Atheismus stand, den Epikureismus. Auch die Zeitgenossen Charletons sahen in der epikureischen Philosophie atheistische Interpretationsmöglichkeiten: "Epicurism is but Atheism under a Mask."[11] John Evelyn glaubte sich wie Charleton gegen den Atheismusverdacht verteidigen zu müssen, als er seine Übersetzung des ersten Buches von De Rerum Natura veröffentlichte:[12]

> My Essay on Lucretius [...] is now [...] neere finished. my animadversions upon it will I hope prouide against all the ill consequences, and totaly acquit me either of glory of impiety.

Charleton selbst beklagte sich in Immortality darüber, daß seine Physiologia nicht den erwarteten Anklang bei den Personen gefunden hatte, die er selbst für kompetente Richter in dieser Sache hielt.[13] Gestützt wurde ein solches Verdikt seitens der Zeitgenossen durch den latenten Atheismus mancher naturphilosophischer Autoren. Es waren zwar nur wenige, die zumindest zeitweise offen hinter dem (epikureischen) Atomismus oder sogar Atheismus standen, so etwa Lady Margaret Cavendish[14] oder der Materialist Hobbes, "that confident Exploder of Immaterial Substances out of the world".[15] Diese wenigen genügten aber schon, um die christliche Doktrin an sich in Frage zu stellen und jeden Atomisten in den Geruch des Atheismus zu bringen.

Charleton geriet durch seine Freundschaft mit dem als Atheisten verschrieenen Hobbes[16] sowie durch seine eigenen atomistischen Absichten also in eine schwierige Lage: Einerseits hatte er die Auswirkungen des Atheismus am eigenen Leibe erlebt und war daher darauf bedacht, dagegen zu kämpfen; andererseits aber zog er den Atheismusvorwurf auf sich, wenn er den epikureischen Atomismus vertrat. Da Charleton die Sensibilität der Zeitgenossen für atheistische Implikationen dieser Lehre in Rechnung stellen mußte, unterlag er einem starken Legitimationsdruck. Hinzu kam das Stigma, mit dem die epikureische Ethik seit der Antike gebrandmarkt war. Charleton mußte sich also nach zwei Seiten verteidigen.

Er begann mit der Verteidigung der epikureischen Atomistik gegen den Atheismusvorwurf in Darknes of Atheism und nahm diesen Ansatz in der Physiologia wieder auf. In Epicurus's Morals schließlich knüpfte er mit einer Verteidigung der epikureischen Ethik an die vorhergehenden Schriften an.

Charleton würdigte dabei ausdrücklich die Verdienste Gassendis, der den "verachteten" Epikur vorbildlich wieder in seine vollen Rechte als Philosoph eingesetzt habe, so daß die Attribute "most profound, temperate, and voluminous" für Epikur mehr als angemessen seien.[17] Gassendi folgend verstand sich Charleton als "Schüler Epikurs", als "moderner Befreier Demokrits und seiner edlen Prinzipien aus jener Dunkelheit und Verachtung, in der die Mißgunst der Zeit und die Peripatetiker sie gehalten hätten."[18]

Es war Charleton sehr wichtig, von Anfang an klarzustellen, daß er einige Teile der epikureischen Philosophie tatsächlich für atheistisch hielt.[19]

As for Epicurus and the rest of that miscreant crew [...], they made it the grand scope of their studies to promote Atheisme, by plotting how to undermine the received belief of an omnipotent eternal Being, to murder the immortality of the Soul [...] and deride the Compensation of good and evil actions after death.

Am Beginn der Rechtfertigung der epikureischen Atomistik steht bereits ihre erste "Ausnahme": der Gottesbeweis. Diesen Beweis sah Charleton als Voraussetzung für die Darlegung seiner Physik an:[20]

And to the incitement of this forcible motive [to write against Atheism] we the more readily conformed our Assent, because, having not long before proposed to our selves to erect an intire Fabrick of Physicall Science [i.e. Physiologia] upon Principles which seem to our judgement to be the most solid and permanent [...], we conceived it not only no Apostasie from our First Resolutions, but a more opportune and advantageous prosecution of them, to beginne at the Demonstration of the onely Perfect Ens.

Neben dieser Grundvoraussetzung für die Vereinbarkeit der epikureischen Atomistik mit der christlichen Lehre gab Charleton bis ins Detail gehende Differenzierungen zwischen epikureischem und christlichem Atomismus an. Schon Gassendis Absicht war es gewesen, einen "gereinigten" Epikureismus zu präsentieren, der mit der christlichen Tradition vereinbar war.[21] Charleton übernahm diese Intention und gab dem Leser sowohl in Darknes of Atheism als auch in Physiologia genaue Anweisungen, wie er zu einem christlichen Atomismus kommen könne. Ein Beispiel für eine solche Anleitung in Darknes of Atheism ist Charletons Urteil über Kausalzusammenhänge in der Naturwissenschaft:[22]

That opinion of [...] Epicurus, may, indeed, be defended so far forth as it makes Fate and Nature, or the Concatenation of natural Causes, to be one and the same thing in reality, though expressed by different Terms: but ought to be exploded, insomuch as it not only denies the Verity of Future Events, and so substracts from God the proper Attribute of his most perfect Essence, Omniscience, by not conceding to him an infallible Science of all things to come; but also supposeth no Creation of natural Causes, no disposition, no moderation of their Efficiencies by Providence Divine.

In der Physiologia heißt es dann:[23]

This faeculent Doctrine of Epicurus, we had occasion to examine and refine all the dross either of Absurdity, or Atheism, in our Chapter concerning the Creation of the World ex nihilo, in our Book against Atheism.

Obwohl Charleton sich also schon in Darknes of Atheism eindeutig gegen den Atheismus ausgesprochen hatte, hielt er es für richtig, in der Physiologia noch einmal seine Bedenken zusammenzufassen: "what we are to explode, and what retain, in the opinion of Epicurus."[24] Atomistische Positionen, die nach Charletons christlichen Kriterien auf jeden Fall zu verdammen waren, sind die "ewige" Existenz der Atome wie eine ihnen inhärente Bewegungsfähigkeit und Fähigkeit zur "Deklination".[25] An die Stelle dieser epikureischen Lehrsätze sollen Charleton zufolge christliche Inhalte treten:[26]

(1) That Atoms were produced ex nihilo, or created by God, as the sufficient Materials of the World, in that part of Eternity, which seemed opportune to his infinite Wisdom;
(2) that, at their Creation, God invigorated or impraegnated them with an Internal Energy, or Faculty Motive, which may be conceived the First Cause of all Natural Actions, or Motions [...] performed in the World;
(3) that their Gravity cannot subsist without a Centre;
(4) that their internal Motive Virtue necessitates their perpetual Commotion among themselves, from the moment of its infusion, to the expiration of Natures lease.

Für den christlichen Atomisten ist die epikureische Physik also nur dann akzeptabel, wenn ein Weltschöpfer angenommen wird, der als prime mover auftritt (Punkt 1, 2 und 4), und wenn die Erde als Zentrum des atomistischen Universums begriffen wird (Punkt 3), es also keine Pluralität der Welten gibt.[27]

An dieser Stelle tritt Charletons methodisches Vorgehen klar zutage. Der methodische Aspekt ist in jedem Fall der Intention untergeordnet, nicht in Widerspruch zu Grundannahmen der christlichen Doktrin zu geraten. Diese Absicht schränkt natürlich den Spielraum jeder Theorienbildung spürbar ein. Folglich ist Charletons Methode als selektive Aufnahme und Weiterentwicklung epikureischen Gedankenguts zu beschreiben:[28]

Winnowing the chaffe from the wheat concealed in the former theory of Epicurus, and by the Corollary of some castigations, restrictions and additions, declaring the great advantages, that this Hypothesis of Atoms hath beyond any other.

Wenn Charleton in der Physiologia formuliert, "we may not dismiss our Reader without this short Animadversion,"[29] und dann einzelne epikureische Thesen verurteilt, so erinnern Stil und Inhalt dieser Anleitung eher an einen moraltheologischen Traktat als an eine naturwissenschaftliche Abhandlung. Und doch lag in dem beschriebenen Auswahlprinzip die einzige Möglichkeit, den epikureischen Atomismus überhaupt zu retten. John Evelyn etwa gab dem christlichen Leser mit einem Zitat aus Gassendis De Vita Epicuri zu bedenken, er solle Nachsicht gegen Epikur und Lukrez üben:[30]

Indignum profecto ob aliqua mala tam multa bona expungere, ac rosetum exscindere, quod spinas rosis intextas ferat.

Charleton selbst sprach schon in Darknes of Atheism von den "großen Vorteilen", die die gereinigte Atomlehre gegenüber anderen Modellen biete, und konkretisierte diese Behauptung in der Physiologia:[31]

For, by virtue of these Correctives, the poisonous part of Epicurus opinion, may be converted into one of the most potent Antidotes against our Ignorance: the Quantity of Atoms sufficing to the Materiation of all concretions; and their various Figures and Motions to the Origination of all their Qualities and Affections, as our immediately subsequent Discourse doth professedly assert.

Charleton trat also im Grunde mit Epikur gegen Epikur an. Das Zitat verrät auch, warum Charleton so sehr an einem christlichen Fundament für seine Naturphilosophie gelegen war: er sah in diesem Vorgehen die einzige Möglichkeit, nicht auf eine brauchbare, ihm einsichtige und nützliche Theorie verzichten zu müssen. Charletons "Zensur" atheistischer epikureischer Implikationen ist also keineswegs so "uneigennützig", wie es auf den ersten Blick scheinen mag. Die atomistische Lehre genießt im Grunde Priorität; sie erfordert jede nur mögliche Rechtfertigung.

Zu erwähnen ist allerdings, daß Charletons Restriktionen aus christlicher Sicht häufig noch enger sind als bei Gassendi, weil Gassendis eigene Legitimationsversuche offensichtlich nicht überzeugend genug erschienen.[32] Charleton versuchte stets aufs neue, den eigentlichen physikalischen Gehalt der Atomistik von ihrem latenten Atheismus zu trennen.[33] Er verfolgte eine doppelte Strategie: zum einen bemühte er sich, Vorurteile aus dem Weg zu räumen, die der Annahme des Epikureismus im Laufe der Geschichte im Wege gestanden hatten, und zum anderen beabsichtigte er, die Richtigkeit der epikureischen Atomtheorie zu beweisen.[34]

Obwohl Charleton so genau zwischen epikureischem und christlich gepräg-
tem Atomismus zu differenzieren suchte, geriet er nicht nur wegen seiner
Freundschaft mit Hobbes, sondern offensichtlich auch aufgrund der in der
Physiologia vertretenen Thesen in den Verdacht atheistischer Neigungen.[35]
In Immortality äußerte er sich erstaunt und verletzt über die nachteilige
Rezeption der Physiologia, die er doch in der besten Absicht verfaßt ha-
be:[36]

Instead of that Candor in the forgiveness of my lapses, and that approbation of my toyl and industry, which I look'd for from my Readers; I have
reaped no other fruit of all my labours in that long and difficult Work,
but most severe inhumane, uncharitable, unjust Censures.

Augenscheinlich waren Charletons Legitimationsversuche nicht ausreichend, vielleicht auch deshalb nicht, weil er ein Jahr vor Epicurus's Morals in Ephesian Matron eine epikureische Ethik der Leidenschaften veröffentlicht hatte, die man ohne weiteres als Loblied auf das epikureische
Lustprinzip (miß-)verstehen konnte. Aus diesen Gründen fühlte Charleton
sich offenbar veranlaßt, die in der Physiologia vertretene atomistische Position nachträglich noch einmal zu rechtfertigen.[37] Er hatte offenbar erkannt, daß es nicht genügte, nur die gefährlichen Stellen aus der Atomistik
auszumerzen. Die eigentliche Schwierigkeit lag in der über Jahrhunderte de-
nunzierten epikureischen Ethik. Charleton entschloß sich, das Übel an der
Wurzel zu packen und in Epicurus's Morals die Ethik Epikurs "zurechtzustut-
zen", um sie so dem christlichen Rezipienten schmackhaft zu machen.

Er gab zu, daß auch Epikur einige nicht akzeptable Theorien vertrete,
machte aber gleichzeitig deutlich, daß er ihn gegen alle ungerechtfertigten
Vorwürfe verteidigen werde. Das ist ein bei Charleton seit Darknes of Atheism bewährtes Verfahren:[38]

Nor could I have conceived it possible that so much of the Scholar, and so
much of the Fool could have at once met in one and the same brain.

Auch in der Physiologia hatte er den Leser dadurch für sich einzunehmen
versucht, daß er die "Unverständlichkeit" einiger epikureischer Thesen zu-
gestand. Gleichzeitig hatte er damit eine Paraphrase seinerseits begründet,
die aber häufig das epikureische Gedankengut so uminterpretierte, daß es
akzeptabel wurde.[39]

Der Hauptgrund für die Denunziation der epikureischen Ethik lag in Epikurs Begriff er Hedonie (lat. voluptas), in der epikureischen "philosophy
of pleasure".[40] Glücksbesitz war für Epikur identisch mit körperlichem und

geistigem Wohlbefinden, mit Vergnügen, die sich aber immer nur auf das
diesseitige Leben richteten und der christlichen Paradiesvorstellung wider-
sprachen. Von den Kritikern Epikurs wurde ein solcher Glücksbegriff schon
in der Antike als rein körperliches Lustprinzip interpretiert, dem jegliche
Orientierung auf geistige und geistliche Werte abginge.[41] Man warf Epikur
vor, sein Streben nach Glück sei solipsistisch und jeder Mäßigung und Tugend zuwider.[42]

Die Voraussetzungen für die Annahme der epikureischen Atomlehre waren
somit denkbar ungünstig. Wie sollte die Lehre eines Mannes, der nicht nur
als Fürst der Atheisten, sondern auch als Prophet des Sinnengenusses galt,
überhaupt im katholischen Frankreich Gassendis oder im puritanisch-anglika-
nischen England Fuß fassen können? Dies konnte nur dann gelingen, wenn man
zunächst Epikurs persönliche moralische Integrität nachwies, um so seiner
Atomistik einen "Vertrauensvorschuß" zu verschaffen.[43] Charletons Epicurus's Morals war ebenso wie Gassendis Apologie der epikureischen Ethik (De
Vita et Moribus Epicuri) deshalb so wichtig, weil sie die Rezeption der
epikureischen Atomistik stützen half.[44]

Charleton stellte seiner Paraphrase der epikureischen Ethik eine ausführliche Rechtfertigung Epikurs voran ("An Apologie for Epicurus, As to
the Three Capital Crimes whereof He is Accused"). Die Rehabilitierung der
epikureischen Moralphilosophie begann Charleton mit dem Argument, die Rede
von der Immoralität beruhe auf Mißverständnis und Unkenntnis der wahren
epikureischen Lehre. Epikur sei mangelnder Frömmigkeit, Völlerei, Trunk-
und Prunksucht und allgemein der Unmäßigkeit bezichtigt worden, sei in
Wahrheit aber ein Vorbild an Mäßigung, Nüchternheit, Enthaltsamkeit, Mut
und vielen anderen Tugenden gewesen.[45] Zwar erkannte Charleton Vergnügen
und Lust als "summum bonum" an, empfahl aber, "der Lust mit Vernunft und
Mäßigung zu folgen";[46] dies habe Epikur ursprünglich gemeint. Auch setze
Epikur Vergnügen nicht mit Prunk-und Verschwendungssucht ("luxury")
gleich, und der glückliche Ruhezustand, den die Befriedigung von Lust erzeuge, sei keineswegs mit Trägheit oder Faulheit ("sluggishness") zu verwechseln.[47] Außerdem preise Epikur in seiner Ethik Tugenden, die in der
christlichen Morallehre eine große Rolle spielten, Tugenden wie Mäßigung,
Bescheidenheit, Tapferkeit, Gerechtigkeit und Frömmigkeit.

Neid und Mißgunst sowie Unmenschlichkeit ("Inhumanity") hätten, so fährt
Charleton fort, später das Ihre dazu getan, Epikurs Philosophie der Lust in

Verruf zu bringen.[48] Schon in der Physiologia bezichtigte Charleton "unsere modernen Anti-Epikureer" der Leichtfertigkeit in ihrer Argumentation, die eigentlich bei so ernsthaften Philosophen verwunderlich sei, und diskreditierte damit geschickt die Glaubwürdigkeit seiner Gegner. Ihre Einwände beruhten allein auf der "boshaften Sophisterei" von Empiricus und anderen Feinden Epikurs.[49]

Wie notwendig es war, den Unterschied zwischen Epikurs eigentlicher Lehre und ihrer "Vermittlung" durch seine Schüler und Kritiker derartig hervorzuheben, verdeutlicht eine Stellungnahme von Alexander Ross:[50]

Sive vano publica fama. Sure there could not be so much smoke without some fire; and to say that his contemporary Philosophers, chiefly the Stoicks, should out of malice write untruths of him, is very improbable.

Gerade solchen Folgerungen wollte Charleton durch sein Argument vom historischen Mißverständnis, ja Unrecht vorbeugen. Gleichzeitig nahm er seine Einsicht in die Relativität geschichtlicher Epochen in dem Argument zuhilfe, daß Epikur schließlich "nur" ein Heide gewesen sei, der mit den ihm zur Verfügung stehenden Erkenntnismitteln Wertmaßstäbe geschaffen habe, die durchaus den christlichen vergleichbar seien.[51]

Als generelles Gesetz der epikureischen Ethik gelte, "fly Evil, pursue Good," und dagegen könne auch ein Christ kaum etwas einzuwenden haben.[52] Schon in Darknes of Atheism hatte Charleton als Vorbedingung für "das Gute" stets die Tugend angegeben; "the Rose of happiness grows on the prickly stem of Virtue."[53] Charleton hatte bereits hier den Begriff "pleasure" christlich umgedeutet: "content" ist "tugendhaftes Glück", "jener Stein der Weisen, das einzige Summum Bonum in der Natur."[54] Dieses Glück sah er nur mithilfe der Vernunft als erreichbar an.[55] In Epicurus's Morals knüpfte Charleton daran an und schrieb, Epikur sei eben nicht in der glücklichen Lage gewesen, seine Meinung anhand des "Lichtes der Vernunft" überprüfen zu können. In Darknes of Atheism hatte es geheißen, daß die Sinne - also Epikurs "Lustprinzip" in der Terminologie der Epicurus's Morals - kein "kompetentes Kriterium für die Wahl zwischen Gut und Böse" darstellten.[56]

Diese Entschuldigung gelte auch für die neben der "Philosophie der Lust" Epikur vorgehaltenen drei "Hauptverbrechen": das Festhalten an der Sterblichkeit der Seele, die Leugnung der göttlichen Vorsehung und die Billigung des Selbstmords im Unglück.[57] Außerdem sei Epikur, gab Charleton zu bedenken, bei weitem nicht der einzige heidnische Philosoph gewesen, der sich für die Sterblichkeit der Seele und das Recht auf Selbstmord ausgesprochen habe.[58]

Was schließlich die Anerkennung Gottes angehe, so sei Epikur zu einer Zeit, in der Religion praktisch identisch mit Aberglauben gewesen sei, eher dafür zu loben, daß er überhaupt Gottesverehrung gepredigt habe.[59] Epikur könne deswegen nicht als Atheist gebrandmarkt werden; er habe vielmehr zur Verehrung einer einzigen göttlichen Natur angeleitet.[60] Er habe überdies ein richtiges Gottesbild, da er Gott nicht einfach als Abbild menschlicher Eigenheiten und Leidenschaften konzipiere. Epikur habe die Verehrung Gottes um seiner selbst willen, nicht aus eigennützigem menschlichem Interesse gewollt. Deshalb dürfe der Gott Epikurs auch indifferent sein; sprich: ohne auf das Weltgeschehen wirkende Vorsehung.[61] Schließlich, so Charleton, werde die zweckfreie Gottesverehrung auch von Kirchenlehrern moralisch höher bewertet als die Verehrung aufgrund der Erwartung von Lohn oder Strafe.[62]

Offenbar hielt Charleton die Rechtfertigung Epikurs mit der Veröffentlichung von Epicurus's Morals für endgültig abgeschlossen. Jedenfalls blieb in der unmittelbar darauf publizierten Immortality die Behauptung unwidersprochen, Epikur sei einer der schärfsten und klügsten ("piercing and sublime") Geister der Antike überhaupt gewesen.[63]

3.4.2. PHYSIKO-THEOLOGIE UND NATURRELIGION

Charleton widerlegte atheistische Inhalte der Lehre Epikurs nicht nur mit physikalischen,[1] sondern auch mit theologischen Argumenten. Wenn er physikalischen epikureischen Thesen christliche Beschränkungen auferlegte, so griff er dabei häufig auf die christliche Lehre und die Autorität der Kirche zurück. So betonte er in Darknes of Atheism etwa, er wolle nur argumentieren "with permission from, and due Submission unto the Censure of the Church (from whose Fundamentals we humbly beseech the God of Truth we may never recede in the least)."[2]

Sich selbst stellte Charleton als treuen Sohn der Mutter Kirche dar, der getreu ihrer Lehre sich dem Kampf gegen den Atheismus verschrieben habe:[3] Omnes etenim, dum huncce Atheismi Tumulum essem meditatus, ingenioli mei nervos, mediusfidius, eò semper intendebam; ut recto, & suis genuinis filiis ab Matre Sancta Ecclesia in Canonicis praescripto, Veritatis tramiti insisterem.

In diesem Bemühen berief Charleton sich auf verschiedenste kirchliche Autoritäten, von den Kirchenvätern[4] und Kirchenlehrern[5] über verschiedene Konzilien, besonders das Laterankonzil unter Leo X.[6] bis hin zu zeitgenössischen Theologen und Vertretern der Kirche wie dem angesehenen anglikanischen Theologen Henry Hammond.[7]

Also nur innerhalb der von der Kirche gesetzten Grenzen ließ sich Charletons eigene theologische (und naturwissenschaftliche) Position abstecken: Erlaubt war, was der anerkannten Lehre nicht allzu offensichtlich widersprach.[8] Charletons theologische Position war also "orthodox" - er selbst bezeichnete sie so[9] - im Sinne der offiziellen Lehrmeinung der anglikanischen Hochkirche. Sie war manchmal sogar "orthodoxer" als die der Kirche selbst, wie er einmal voller Stolz in der Physiologia hervorhob.[10]

Der Grund, der Charleton seine Übereinstimmung mit der Kirche stets so betonen ließ, war sicherlich in erster Linie seine Erfahrung des Bürgerkriegs, den er gleichsam als Keil empfunden hatte, den Puritaner und Sekten zwischen Religion und Kirche zu treiben versuchten. Die Kirche als Institution war ihm daher äußerst wichtig. Wenn die Religion ihm als "Lebensgeist jeden Gemeinwesens" ("Commonweal") und als bindende Kraft ("sanction") aller menschlichen Gesetze erschien, so war die Kirche "der einzige eherne Schutzwall gegen jene Legionen von Irrtümern und Täuschungen ("Illusions"), die von dem gemeinen Feind der Menschen [dem Teufel] vorangetrieben werden."[11]

Aus dieser Haltung wird verständlich, daß Charleton sich immer wieder beeilte zu versichern, daß das Christentum für ihn die einzige und wahre Religion sei,[12] die allen anderen Religionen weit überlegene,[13] obwohl er andererseits schon den aufklärerischen Gedanken der Toleranz gegenüber anderen Bekenntnissen propagierte.[14]

Charleton bezog die orthodoxe Theologie in voller Absicht in seine Naturwissenschaft mit ein. Diese ist daher keine "reine" Naturphilosophie, sondern eine "Mischform", für die Charleton selbst den Begriff "Physiko-Theologie" prägte.[15] Schon im Untertitel ist Darknes of Atheism bezeichnet als "Physico-Theologicall Treatise". Derselbe Begriff taucht in der lateinischen Widmungsepistel auf, und im Vorwort an den Leser spricht Charleton von "diesem unseren physiko-theologischen Labyrinth".[16] Charleton legte also offensichtlich Wert auf diese Kennzeichnung seiner Naturphilosophie. Physiko-Theologie ist seine spezielle Bezeichnung für die in der zweiten Hälfte des siebzehnten Jahrhunderts aufblühende Naturtheologie (s.u.). Daß die beiden Begriffe (für Charleton und seine Freunde) identisch waren, belegt die Überschrift von Clement Barksdales Gedicht auf Darknes of Atheism: "Upon Dr. Charleton's Natural Theology".[17]

Der Begriff "Physiko-Theologie" für die besondere englische Form von Naturphilosophie, die Charleton hier vertrat, wurde jedoch eigentlich erst sehr viel später, gegen Ende des siebzehnten Jahrhunderts, unter englischen Naturwissenschaftlern und Theologen üblich. Der früheste Beleg - abgesehen von Charletons Darknes of Atheism - sind Samuel Parkers Tentamina Physica-Theologica (1668). Charletons Mentor John Wilkins verfolgte in seinen Büchern ähnliche Ziele (cf. etwa sein Buch Of the Principles and Duties of Natural Religion, 1675). In der Folgezeit waren es vor allem die Boyle Lecturers und John Ray, die die Tradition der Physiko-Theologie begründeten. Man denke nur an John Rays Wisdom of God Manifested in the Works of Creation (1691), seine Three Physico-theological Discourses (1692) und andere Werke dieses wohl berühmtesten Physiko-Theologen.[18]

Auf dem Hintergrund der großen Bedeutung dieser Literatur muß Charletons Prägung und Entwicklung des Begriffs Physiko-Theologie umso höher bewertet werden. Darknes of Atheism ist m.W. der früheste Beleg für einen ausdrücklich physiko-theologisch genannten Traktat.[19] Begriff und Programm der Physiko-Theologie werden hier bereits vorgegeben und detailliert entwickelt. Charletons Darknes of Atheism und in der Folge auch seine anderen naturwissenschaftlichen und theologischen Schriften, insbesondere die Werke der Spätphase, weisen Merkmale auf, die sich in kommenden Jahren als typisch physiko-theologisch herausstellten.

Kernsatz der Physiko-Theologie ist der Satz: "Nature [is] the Art of God."[20] Dieser Satz ist keineswegs leere Formel, sondern vielmehr bis in alle Einzelheiten zu befolgende Richtschnur. Jede Naturerscheinung hat in diesem Verständnis von Natur eigentlich nur Verweischarakter: Alles Geschaffene führt letztlich und unmittelbar auf den Schöpfer hin. Aus diesem Satz erwächst die Legitimation dafür, daß der Physiko-Theologe in allen Naturerscheinungen das Wirken Gottes ("divine significance") vermuten darf.

Auf dieser Prämisse baute das Hauptargument der Physiko-Theologie auf, das argument from design.[21] Es handelt sich dabei natürlich um die Wiederaufnahme und Fortentwicklung des teleologischen Gottesbeweises. Die Physiko-Theologen argumentierten, daß die Zweckmäßigkeit der Welt zur Annahme einer überweltlichen, zwecksetzenden Vernunft, also eines Gottes, nötige.[22] Ausgehend von der Vorstellung eines vollkommenen göttlichen Wesens[23] nahmen sie an, daß die Natur ein geordnetes Ganzes sei, das durch die göttliche Vorsehung in dieser Ordnung bewahrt bleibe.

Die Vollkommenheit und Harmonie der Schöpfung "beweist" die Existenz ihres Schöpfers.[24] So führen zum Beispiel die Erkenntnisse der Anatomie über den Menschen zu der Annahme, es müsse einen Schöpfer dieses so wunderbar funktionierenden Organismus geben.[25] Wie könnte ein so komplexes Wesen mit so vielen differenzierten Funktionen auch durch bloßen Zufall entstanden sein? Charleton wurde nicht müde, auf diesen Aspekt hinzuweisen und das argument from design zu elaborieren:[26]

Who can observe, that so magnificent a pile [i.e. Mans body] is rais'd only è luto, out of a little slime [...]. Who can, I say, observe this, without being forced to acknowledge the infinite Power of the Divine Architect[...] Who can look into the Sanctum Sanctorum of this Temple, the Brain, and therein contemplate the pillars that support it [...] and not discern an infinite Wisdom in the design and construction of them?

Wenn dieser "Beweis" der göttlichen Existenz allein aus dem menschlichen Körper abzuleiten ist, um wieviel mehr gilt er für das noch viel komplexere gesamte Weltsystem.

An dieser Stelle wird bereits deutlich, daß die typische Form des "Beweises" bei Charleton (und den nachfolgenden Naturtheologen) der Zirkel-

schluß ist. Wenn man von der in der Natur vorgefundenen wunderbaren Ordnung
und Finalität auf die Existenz eines Gottes schließt, der in seiner Weisheit diese Ordnung eingerichtet hat, so läßt umgekehrt die Existenz Gottes
den Schluß zu, er müsse als vollkommenes Wesen eine vollkommene Ordnung geschaffen haben. Ebenso kann man die Existenz der göttlichen Providenz mit
dem Argument "beweisen", ein komplexes System wie die Natur könne nicht ohne Plan entstanden sein. Die meisten Schlußfolgerungen sind also schon in
den Prämissen enthalten; Resultate von Beweisen erklären sich durch ihre
eigenen Voraussetzungen.

Das argument from design war für Charleton wie für andere Physiko-Theologen der überzeugendste Beweis für die Existenz Gottes. Anders als Descartes berücksichtigten sie den ontologischen Gottesbeweis so gut wie gar
nicht[27] und konzentrierten sich fast ausschließlich auf den teleologischen.
Im Unterschied zu den anglikanischen Rationalisten beriefen sich die Physiko-Theologen dabei nicht nur auf die Vernunft als Argument, sondern stellten das argument from design auf eine empirische Basis. Nach der aristotelischen Maxime "Nihil est in intellectu quid non prius fuerit in sensu"[28]
zogen sie alle Beweise für die Existenz Gottes aus der Natur als erfahrba-
rer Wirklichkeit und aus der Evidenz der Sinne.[29] Dieses Merkmal der Physiko-Theologie mußte für Charleton natürlich besonders attraktiv sein, konnte
er doch mit seiner epikureischen Bevorzugung der Sinneswahrnehmung unmittelbar hieran anknüpfen, das heißt, die von Physiko-Theologen geforderte
Empirie epikureisch unterwandern. Daß er dabei nicht in einen bloßen Sensa-
tionalismus verfiel, ist bereits deutlich geworden.

Auf welche Weise das argument from design die Verfahrensweise der Physiko-Theologie bestimmte, läßt sich besonders gut am Umgang mit der Bibel
aufzeigen. Die Bibel spielte bekanntlich seit jeher nicht nur in der theologischen, sondern gerade auch in der naturwissenschaftlichen Beweisführung
eine nicht zu übersehende Rolle.[30] Die Bibel verstand Charleton als direk-
tes Zeugnis göttlicher Aussagen; der Abfasser eines Bibeltextes ist für ihn
"the Pen-man of God".[31] Der Hintergrund für Charletons Sicht der Bibel ist
Bacons Metapher von den zwei Büchern, der Bibel als dem Buch der Worte Gottes und dem Buch der Natur. Die Lektüre beider Bücher führt letztendlich
zur Gotteserkenntnis, denn indem er im Buch der Natur liest, so Bacon, kann
der Mensch in den Geschöpfen die Macht und Weisheit Gottes erkennen.[32]

Auf der Basis dieses Bibelverständnisses deutete Charleton einerseits unklare Bibelstellen mithilfe naturwissenschaftlicher Annahmen, andererseits zog er "Beweise" für naturwissenschaftliche Theoreme aus der Bibel.[33] Beides waren für ihn legitime Verfahren. Der Versuch der physikalischen Beweisführung für biblische Aussagen sei nicht nur erlaubt, sondern (bis zu einem gewissen Grad) geradezu gefordert.[34] Zur Bibel als "Beweismaterial" für naturphilosophische Hypothesen schrieb Charleton:[35]

[...] Nor is there in truth any one branch of natural or moral law which may not be plainly and fully confirmed by the divine laws delivered in Holy Scripture.

Das Zitat läßt indes auch den Schluß zu, daß die "natürliche", vernunftgelenkte Moral oder die Naturgesetze dem biblischen Moralkodex durchaus gleichwertig sind. Ebenso sind metaphysische Wahrheiten wie die Unsterblichkeit der Seele nicht allein aus der Heiligen Schrift abzuleiten.[36] Bibel und Naturphilosophie sind argumentative Korrelate.

Charleton hielt zwar an der Bibel als göttlich inspirierter Quelle christlicher Wahrheit fest,[37] doch schien ihm diese Wahrheit umso gefestigter, je mehr sie von außer-theologischen, "vernünftigen" Beobachtungen gestützt wurde. Zwar nannte Charleton das Licht der Natur nur einen "fernen und blassen Stern", die Heilige Schrift dagegen einen "hellen Polarstern",[38] doch war ihm ein ausgewogenes Verhältnis zwischen Bibel und Naturphilosophie offenkundig am liebsten, wie etwa aus dem folgenden Beispiel hervorgeht, in dem Charleton gegen die Meinung polemisierte, die "antediluvische Erde" sei flach (und eine Sintflut daher möglich) gewesen:[39]

Therefore those wanton Wits, which affirm the Antediluvian earth to have had her face a meer Plane or level, without those protuberancies and rugosities, undertake not only a Paradox, but a manifest Absurdity, point blanck repugnant aswell to the Text [of Holy Scripture], as to the natural Necessity of those Inaequalities.

Von daher war es nur folgerichtig, wenn Charleton den biblischen König Salomo als "den größten Naturphilosophen" überhaupt bezeichnete[40] und noch in den viel späteren Enquiries den biblischen Schöpfungsbericht als Ausgangspunkt seiner (naturwissenschaftlichen) Überlegungen zum Ursprung des Lebens sah:[41]

From Holy Scripture then I begin, both from the Veneration due to those Divine Oracles, and because they are of all Books whatsoever, most likely to afford me hints of the abstruse thing after which I am serching.

Die Bibel also als Demonstrations-Arsenal für die Naturwissenschaft - diese Lesart setzte der Physiko-Theologe Charleton sehr direkt in die naturphilosophische Praxis um. Typisch sind Feststellungen wie diese: "The

Texts of Scripture, upon which this opinion is supported, are ...".[42] Mit
dieser Formel ließen sich Detailaspekte der Naturwissenschaft, aber auch
ganze Theorien bis hin zum gesamten mechanistischen Weltbild durch die Bibel begründen.[43] Wie sich dieser Grundgedanke konkret auf einzelne naturwissenschaftliche Hypothesen und Erkenntnisse auswirkte, zeigt sich vor allem im Spätwerk, so etwa in der Vorlesung über das Leben und seine Entstehung in den Enquiries. Hier verwendete Charleton Bibelpassagen, um seine
eigene Vorstellung vom Beginn des Lebens und den zentralen Lebensfunktionen zu verdeutlichen. Da diese Passage symptomatisch für den physiko-theologischen Umgang mit der Bibel ist, wird sie hier in voller Länge zitiert:[44]

The Writer of the Book of Genesis, in the short History of Mans Creation
(Cap.2.v.7.) expresses the manner of it in these Words, [...] Formavit igitur Dominus Deus hominem de limo terrae, & inspiravit in faciem ejus Spiraculum vitae, & factus est homo in animam viventem: and our latest Translation thus. 'And the Lord God formed Man of the Dust of the Earth, and brea-
thed into his Nostrils the Breath of Life; and Man became a living Soul.'
Here then by [...] Spiraculum vitae, Life is signified: but whether the Author by those Words intimated or not, that God kindled Life in the Heart of
Adam by a vital Breath blown by his Nostrils into his Blood, as fire is
propagated by blowing; or whether he meant only, that God gave to Adam
Life, as some have interpreted them; is not for me, who pretend not to interpretation of sacred Writ, to determine. Nevertheless I hope I shall not
be thought to usurp the Province of Theologues, if I take the innocent liberty of believing, that this admirable act of Vivification done by the Omnipotent Creator upon Adam, was done by way of Inspiration; by which, according to the genuine and proper Sense of the word, is to be understood, a
blowing in of some subtil and energetic substance, into a place where before it was not, viz. into the Nostrils of the human Body newly formed of
the Dust of the Earth. Which will perhaps be found somewhat the more reasonable, if the manner and circumstances of the miraculous Revivification
of the good Shunamites Son, by the Prophet Elipha (Kings 2.Cap.4) be well
considered. For, we read, that after the Prophet had layn some time, and
much bestirred himself upon the Body of the dead Child, putting his Mouth
upon his Mouth, and his Eyes upon his Eyes, and his Hands upon his Hands,
and stretched himself again and again upon him;[...] the Flesh of the Child
waxed warm, and he Neesed seven times, and opened his Eyes. So that from
thence it seems inferrible, that as the first Man was inlivened, so this
Child was revived by Inspiration. Both acts doubtless were done miraculously, because by the same divine Agent, God: yet with this difference, that
the former was performed immediately by God himself; the latter, mediately
by his Instrument, the Prophet; to whose Breath blown into the Childs
Mouth, and to whose Heat communicated to the Childs Flesh, and consequently to his Blood, the Author of Life was pleased to give a Virtue so Efficacious, as to restore and renovate the Vital motions of the Blood, Heart,
Lungs and Diaphragm of the Child, that had been stopped by the cold Hand of
Death: and those Motions being recommenced, and the Brain reinvigorated by
a fresh influx of arterial Blood, replete with vital Spirits; by strong

contraction of its Membranes, as it were by a Critical Motion, expell'd the material and conjunct cause of the Disease, by Sternutation seven times repeted, before the Child opened his Eyes. For that the Seat of that most acute Disease was in the Brain, is manifest even from the Childs complaint to his Father; my Head, my Head. I am not ignorant, there are some, who expresly affirm, that the word inspiration is in sacred Scriptures used only Metaphoricaly; whether truly or not, let Divines dispute. Meanwhile I am certain, the word Spirit, upon which inspiration depends, is in many places of the holy Bible used to express Life. In Job (c.27.v.3.) quamdiu spiritus Dei est in naribus meis, signifies, so long as I shall Live; or have Life. And in Ezech (c.1.v.20.) Spiritus vitae erat in rotis, seems to me to say, the Wheels were living. Other Instances I might easily collect, if these were not sufficient to my Scope, and if I were not obliged to hasten to other appellations and Characters of life less liable to controversy, and used by Philosophers.

Die Methode, die Bibel als Kommentar zur Naturwissenschaft zu benutzen, entbehrte allerdings nicht einer gewissen Problematik. Sicherlich stand es den Interpreten frei, wie Charleton nur solche Bibelbelege auszuwählen, die "in umfassender, eleganter und passender" Weise die eigenen naturwissenschaftlichen Beobachtungen stützten.[45] Man mußte jedoch damit rechnen, daß andere Interpreten dieselben Bibelzitate bereits als Beweise für die entgegengesetzte Meinung herangezogen hatten. Es kam mithin darauf an, die "richtige", also die physiko-theologische Beweisführung mithilfe der Bibel vorzuführen.

Unter diesem Druck entwickelte Charleton Richtlinien der physiko-theologischen Bibelinterpretation, die vor allem in Darknes of Atheism und Harmony sein Vorgehen bestimmten: Ausgehend von dem Faktum unterschiedlicher Lesarten für ein- und dieselbe Stelle[46] ist, so Charleton, darauf zu achten, daß die Bibel möglichst wörtlich gelesen wird.[47] Dabei ist es stets, besonders aber in Zweifelsfällen, empfehlenswert, möglichst auf die originalsprachliche, die hebräische Version der Bibel zurückzugreifen.[48] Manchmal kann auch ein Textvergleich zwischen den verschiedensprachigen Bibelausgaben hilfreich sein, um die wahrscheinlichste Bedeutung einer Stelle zu erschließen.[49] Immer aber ist, so fährt Charleton fort, der Kontext der jeweiligen Passage zu beachten, damit die naturwissenschaftliche These nicht in ein falsches Bezugsfeld gerät. Die richtige Auslegung muß der Intention des Textes gerecht werden; die Interpretation des einzelnen Wortes oder der einzelnen Stelle muß also inhaltlich nachvollziehbar sein.[50] Die Bibelauslegung muß logisch stringent sein, also im Grunde denselben Gesetzen wie eine naturwissenschaftliche Argumentation gehorchen.[51]

Überdies stellte Charleton Zusatzbedingungen auf, um zu verhindern, daß mit der biblischen Kommentierung naturwissenschaftlicher Thesen Mißbrauch betrieben wurde. Erster Grundsatz ist: Die Bibel hat immer recht. Das heißt: eine Auslegung, die zum Beispiel dem Dichter der Psalmen eine bewußte Irreführung unterschiebt, ist nicht legitim und daher als Beleg für eine naturphilosophische Hypothese von vorneherein nicht brauchbar.[52] Außerdem darf die Bibel, das Wort Gottes, nicht profanisiert werden.[53] Daraus folgt auch, daß die naturwissenschaftliche Bibelinterpretation nicht das Ansehen Gottes untergraben, seiner Würde und Allmacht zuwider laufen darf.[54]

Der naturwissenschaftliche Kommentar zu Stellen der Bibel resultierte aus einer Zwangslage, in der sich alle Physiko-Theologen befanden.[55] Da sie von ihren Prinzipien der Logik (s.u.) und Eindeutigkeit auch in metaphysischen Fragen nicht abzugehen gewillt waren, mußte ihnen die Unklarheit vieler Bibelstellen ein Dorn im Auge sein.[56] Eine Unklarheit sollte ihrer Meinung nach wenigstens verdeutlicht werden, wenn sie schon nicht erklärt werden konnte. Die Physiko-Theologen waren sich nicht bewußt, daß eine Erklärung häufig eher die in den dunklen Bibelworten verborgene Wahrheit verzerrte als verständlicher machte.[57]

Das Problem lag darin, daß man, so die Physiko-Theologen, annehmen mußte, Gott habe in seiner Vollkommenheit dem Menschen die Bibel auch als vollkommen eindeutige Offenbarung mitgegeben. Also mußte man versuchen, den verborgenen Sinn mancher Passage mit naturwissenschaftlichen Erklärungen hervorzuholen, wenn theologische nicht ausreichten. Das hatte in den meisten Fällen reine Spekulation zur Folge. Natürlich war die Bibel bei ihrer Niederschrift nicht als reiner Tatsachenbericht intendiert. Erklärter Gegenstand (fiktionale Bibelpassage) und Erklärungsmethode (empirische Naturphilosophie) klaffen in den physiko-theologischen Interpretationsversuchen also notwendig auseinander.

Überdeutlich zeigt sich die Unangemessenheit der Methode bei der Deutung der Wunder, von denen in der Bibel berichtet wird. Den allegorischen Charakter der biblischen Wundererzählungen ließ die Physiko-Theologie außer acht. Ein Beispiel für diese Art der Bibelauslegung bei Charleton findet sich anläßlich der Behandlung der Zeit in der Physiologia:[58]

If any yet doubt (which we cannot suppose, without implicite Scandal) of the Independence of Time on Coelestial Motion; or, that old Chronos must stand still, in case the Orbs should make a Halt: we advise him seriously to perpend that Supernatural Detension of the Sun in the day of battle betwixt the Israelite and the Amorthite; assuring our selves that his thoughts will soon light upon this Apodictical Argument. Either there was

no Time during the Cessation of the Suns motion on that day; or else Time
kept on its constant flux: for one of these positions must be true. That
the First is false, is manifest from the extraordinary Duration of the day,
the Text positively expressing, that no day was ere, nor should be so long
as that; and the word Long undeniably importing a Continued flux of time:
Ergo, the second must be most true; and upon Consequence, though the Deten-
tion of the Sun was miraculous, yet was the Duration of the day Natural,
because Time hath no dependence on Coelestial Motion.

Der Wunder-Charakter des Ereignisses wird in dem Wort "Supernatural" angedeutet. Wunder waren für Charleton demnach in der Bibel oder der Reli-
gionsgeschichte geschilderte Erscheinungen in der Natur, die nicht den normalen Naturgesetzen gehorchten. Wunder kommen dadurch zustande, daß Gott
die Naturgesetze außer Kraft setze.[59] Auf diese Weise lieferten die Wunder
gleichzeitig einen Gottesbeweis, zeigten sie doch das Wirken der göttlichen
Vorsehung.[60] Charleton behauptete hier im Gegensatz zu den meisten anderen
Virtuosi, daß das Zeitalter der Wunder noch nicht vorbei sei, daß also auch
in Zukunft Wunder geschehen könnten. Wenn Gott in der Vergangenheit Naturgesetze außer Kraft gesetzt habe, müsse man ihm diese Macht auch für Gegenwart und Zukunft zugestehen.

Als Hauptbeispiele für Wunder dienten Charleton neben der Flucht der Is-
raeliten durch das Rote Meer die Sintflut, der Niedergang der Orakel und
die Sonnenfinsternis beim Tode Christi.[61] Daß es sich in allen diesen Fällen um Wunder, also etwas "rein Übernatürliches" handelte, demonstrierte
Charleton jeweils mit "rein physikalischen Überlegungen" - er suchte so
lange nach natürlichen Ursachen, bis er zugeben mußte, daß es keine zu geben schien, um sodann auf eine übernatürliche Erscheinung zu schließen.[62]

Die Physiko-Theologie wird hier ihrem eigenen Anspruch nicht gerecht,
Naturwissenschaft und Theologie zu verbinden. Die Zuständigkeiten sind zwischen Physik und Theologie klar getrennt, oder anders: die Theologie wurde
ohne Umstände für das zuständig erklärt, was die Physik (noch) nicht plau-
sibel machen konnte. Und all dies vollzog sich nach dem Motto: Und die Bibel hat doch recht.

Wie fragwürdig die Methode ist, wird schließlich unmittelbar deutlich,
sobald naturwissenschaftliche Erkenntnisse offensichtlich der Bibel oder
der Allmacht Gottes widersprechen. Die naturwissenschaftlichen Erkenntnisse
wurden nicht etwa, wie man erwarten könnte, zurückgenommen, sondern in aller Regel mit der Schutzbehauptung versehen, sie entsprängen keineswegs
mangelnder Frömmigkeit. Die Kirchentreue wurde durch irgendein Dogma be-

legt, das aber einem ganz anderen Kontext entstammte und eigentlich gar nicht "paßte".[63] Das scheinbare Beweisverfahren ist aber im Grunde nur "Augenwischerei", keine sachliche Rechtfertigung.

An manchen Stellen gewann Charletons naturwissenschaftliches Interesse auch die Oberhand, so etwa anläßlich der Erklärung der Sintflut.[64] Die These einiger Naturphilosophen (Scheiner, Quirinus, de Salazar), es müsse einen "Abgrund von Wasser oberhalb des Firmaments" gegeben haben, werde, gab Charleton zu, von mehreren Bibelzitaten belegt. Nachdem er anfänglich ohne zu überlegen dieser These zugestimmt habe, so berichtet Charleton, hätten sich doch aufgrund seiner naturwissenschaftlichen Kenntnisse Zweifel bei ihm eingestellt. Zwar müsse der Bibeltext sicherlich in diesem Sinne interpretiert werden, dennoch seien damit seine eigenen (naturwissenschaftlichen) Einwände noch nicht aus dem Wege geräumt. Einen Ausweg fand Charleton nicht in der vorbehaltlosen Anerkennung der naturwissenschaftlichen Gründe, die g e g e n eine Sintflut sprachen, sondern gerade umgekehrt in der vorbehaltlosen Anerkennung des Wunders:[65]

I cannot yet drive my beleif beyond those two objections, and find it more ready to incline to this Conjecture (for tis yet gone no farther) of my own; That God miraculously created a sufficient supply of Waters purposely for the Deluge, and afterwards adnihilated them again. This, I am sure, was as easy to him, as any other course imaginable; less injurious to and inconsistent with the works of the former Creation; and renders the wonder most familiar to our Comprehension.

Gerade der letzte Teil des Satzes ist wohl eher als "frommer Wunsch" denn als Tatsache zu verstehen. Das Wunder selbst blieb unangetastet, da ja die naturwissenschaftlichen Zusammenhänge bewußt außer acht gelassen wurden. Stattdessen kommen plötzlich andere Kategorien in die scheinbare Erklärung hinein, so etwa wenn Charletons abschließender Kommentar zur Verfinsterung der Sonne beim Tode Christi lautet, es habe dem Geschöpf, der Sonne, wohl angestanden, Mitleid mit ihrem Schöpfer, dem toten Christus, zu zeigen.[66] Hinzu kommt, daß Charleton selbst zum Teil zu verstehen gab, man solle die Bibel nicht allzu wörtlich nehmen; vieles sei eben eher metaphorisch zu verstehen.[67] Er sah auch die Schwierigkeit, die sich für die Physiko-Theologen daraus ergab, daß die Bibel ja ursprünglich nicht als Tatsachenbericht konzipiert war, dem man Fakten über die Natur entnehmen konnte, sondern eher als eine Art moralisch-religiöser Traktat.[68] Aus diesem Grunde schien der physiko-theologische Ansatz der Bibelexegese nicht immer angemessen.

Warum hielten Charleton und spätere Physiko-Theologen trotzdem an Naturwissenschaft und Bibel als argumentativen Korrelaten fest? Ihr Beharren erklärt sich aus einer inneren Notwendigkeit des von ihnen vertretenen Ansatzes. Der Angelpunkt der Physiko-Theologie, der Satz von der Natur als
dem Kunstwerk Gottes, birgt nämlich eine weitere Konsequenz in sich. Wenn
die Natur als göttliches Werk aufgefaßt wird, so muß Naturerkenntnis unweigerlich zur Erkenntnis Gottes führen:[69]

Though it may commend our knowledge, to smile when the heavens frown: yet
it more commends it, if we look above them, and through those visible operations of Nature discover that invisible cause, that made, conserves, and
regulates her. [...] And though it be an honour to our Reason, to explore
the Abstrusities of Nature, and readily refer her most admirable effects to
their proper efficients: yet, at the same time, not to confess that omnipotent Agent, which is the soul of all energy, and the highest link in the
Chain of Causes; dishonours it even to the most odious shame of Atheisme,
which is the greatest ignorance.

Gotteserkenntnis durch Welterkenntnis ist also Charletons Anliegen; auf
die Möglichkeit stufenweiser Erkenntnis des höchsten Wesens durch ein Fort-
schreiten auf der Stufenleiter der niederen Lebewesen wies er eindrücklich
schon im Vorwort zu Darknes of Atheism hin.[70] Die Begründung, die Charleton
für den Zusammenhang zwischen Gottes- und Welterkenntnis angab, ist eng
verwandt mit dem historischen oder ethnologischen Gottesbeweis und findet
sich schon bei Charletons Vorbild Mersenne:[71]

We are all naturally disposed to form in our Minds such Notions of the Deity, as are proportionate to the discoveries we make of the Excellencies
thereof, in the Objects we contemplate.

Das Studium des Buches der Natur führt demnach ebenso zur Anerkennung
Gottes wie das Studium der Heiligen Schrift. Da jeder Gegenstand, jedes
einzelne Wesen in der Natur die göttliche Perfektion spiegelt, ist der
nächste Schritt folgerichtig die Bewunderung und Liebe des Menschen zu
Gott.[72]

Der Gedanke, daß das Studium der Natur zur Bewunderung der Natur und damit unweigerlich zur Bewunderung ihres Schöpfers führe, ist in Charletons
Werk durchgängig - von der frühen Darknes of Atheism bis zu den späteren
Three Anatomic Lectures und darüber hinaus - vertreten.[73] Er ist ebenfalls
eines der Hauptargumente von Physiko-Theologie und Naturreligion insgesamt
und geht wohl unter anderem auf Bacons Legitimierung der theoretischen Neugierde zurück.[74] Dies läßt sich vor allem deshalb vermuten, weil der Physiko-Theologe Charleton wie Bacon argumentierte, Gott habe den Menschen ja

geradezu dazu aufgefordert, die Grenzen seiner Erkenntnis so weit wie möglich auszudehnen; Welterkenntnis führe stets hin auf Gotteserkenntnis.
Charleton schrieb, Gott habe die Ordnung des Universums bewußt so eingerichtet, daß der Mensch gar nicht anders könne als sie zu bewundern, damit er auf diese Weise zum Glauben an die Allmacht Gottes finde.[75] Für dieses Verhältnis fand Charleton ein schönes Bild:[76]

There are in every part of the Universe certain marks or impresses of a Divine hand; and the smallest Insect that creeps upon the earth, the very grass whereon we tread [...] proclaim the Glory of their Maker, inciting us to venerate, praise and adore Him.

So deutlich sind in der Natur die Zeichen, die auf einen Gott hindeuten, daß es beinahe den Anschein hat, als reiche das Studium des Buchs der Natur schon aus und als sei das Studium der Heiligen Schrift für den rechten Glauben eigentlich gar nicht mehr nötig. Diese Konsequenz haben die Physiko-Theologen mit Sicherheit nicht gewollt; sie konnte aber (zumindest theoretisch) ohne weiteres gezogen werden. Auch Charleton hat die Gefahr nicht erkannt oder nicht erkennen wollen. So kommen Äußerungen wie diese zustande:[77]

For most certain it is, that profound Contemplation of the Works of Nature, is of it self powerful enough, even to compell Human Reason to admire, love, praise, and adore the Trancendant Perfections of the Author of Nature.

Damit ist der Boden bereitet für eine zentrale Aussage der Physiko-Theologie und der Naturreligion überhaupt, die dem Bedürfnis vieler Naturwissenschaftler nach Selbstrechtfertigung Rechnung trug. Wie Bacon zog Charleton den Schluß, daß die Naturphilosophie, weit entfernt davon die Religion zu untergraben, diese im Gegenteil bestätigt und stützt, immer vorausgesetzt natürlich, daß sich der Naturwissenschaftler in der "richtigen" Weise auf seinen Gegenstand einläßt.[78]

Requisite it is also to conduct even a Naturalist to the Knowledge of God. I mean the knowledge of not only the Existence of a Supreme Being in the World, but also of his Eternity, omnipotent Power, infinite Wisdom, and inexhaustible Goodness.

Charletons Position könnte mit dem Untertitel von Robert Boyles Christian Virtuoso (1690) zusammengefaßt werden: "Shewing That by being addicted to Experimental Philosophy, a man is rather assisted than Indisposed to be a good Christian."[79] Charleton selbst betrachtete Robert Boyle offensichtlich als Vorbild eines das Christentum engagiert verteidigenden Wissenschaftlers: "der edle Herr Boyl" sei nämlich ein "ganz hervorragender

Philosoph und Christ".[80] Das Ideal des Naturwissenschaftlers und Christen
in "Personalunion" wurde von Charleton stets aufs neue beschworen. Er reih-
te sich ein in den Bund der Naturwissenschaftler und Theologen, die gemeinsam zum Kampf gegen den Unglauben angetreten waren, "wir, die wir Christen
ebenso wie Naturphilosophen sind."[81]

Mit diesem Postulat, das sich den Anschein einer feststehenden Wahrheit
gab, war Charleton der entscheidende Schachzug in seinen Legitimationsbe-
mühungen gelungen: Wenn seine Behauptung, Naturwissenschaft diene der Aufrechterhaltung der Religion, nämlich anerkannt wurde, dann war in der Naturwissenschaft eigentlich "alles erlaubt", was nicht theologischen Positionen widersprach. Wissenschaft zog ihre Legitimation damit aus ihrem
"Zweck", die Religion zu stützen.

Indes brachte diese Ansicht auch Gefahren mit sich, wie die in vielen
Dingen nüchternere Margaret Cavendish schon 1663 konstatierte:[82]

Thus, Noble Readers, you will find, that this present Work contains Pure
Natural Philosophy, without any Mixture of Theology, for I have not Imita-
ted the Philosophers or Theologues of this Age, who do Mix one Sort with
the other, for in my Opinion this Mixture doth Disturb and Obstruct their
Works, wherein is neither Philosophy nor Theology Clearly Argued or Declared by the Writers, nor Clearly Understood by the Readers: Neither can
Theology and Natural Philosophy Agree, for Philosophy is Built all upon Human Sense, Reason, and Observation, whereas Theology is onely Built upon an
Implicit Faith, which is an Undoubted Belief of that, which the Nature of
the Creature cannot possibly Comprehend or Conceive, whilst it is in this
World.

Die Schlüsselbegriffe sind hier das Gegensatzpaar "Reason" - "Faith".
Margaret Cavendish machte damit deutlich, daß sie diese beiden Begriffe unterschiedlichen Bereichen zuordnete. Bei Charleton verhält es sich grundsätzlich anders. Er erklärte die Vernunft sowohl für die Naturwissenschaft
als auch die Theologie für zuständig[83] und schuf damit erst die Voraussetzung für die "Kompatibilität" beider Disziplinen.

Charleton wie auch seine physiko-theologischen Verbündeten wählte mithin
einen Mittelweg zwischen den Extrempositionen der Deisten und Fideisten,
eine moderate Position, die einer starken Tradition der katholischen wie
der anglikanischen Kirche entsprach und auf Thomas von Aquin zurückging.[84]
Während Deisten und Fideisten von derselben Prämisse ausgingen (allerdings
mit unterschiedlichen Konsequenzen), daß nämlich Vernunft grundsätzlich mit
Offenbarung oder "übernatürlicher" Religion insgesamt unvereinbar sei, behaupteten die Physiko-Theologen das Gegenteil: Das "Licht der Gnade" und

das "Licht der Natur" ergänzen sich, wirken zusammen bei der Erkenntnis der "Vortrefflichkeit übernatürlicher Gegenstände".[85]

Aus diesem Zusammenhang konstituiert sich die Bedeutung von "Naturtheologie" in Charletons physiko-theologischer Sicht.[86] Naturtheologie oder Naturreligion ist nach Charleton diejenige ideale Theologie oder Religion, die den Beweis essentieller Glaubenswahrheiten mithilfe des "Lichtes der Natur", also der Vernunft, antritt.[87] Symbolisch kommt das Ideal der Naturreligion, die Verbindung einer christlich geprägten Grundhaltung mit dem naturwissenschaftlichen Forschertrieb, in der Bezeichnung "Tempel der Naturtheologie" zum Ausdruck, mit der Charleton das Cutlerian Theatre, den neuen Anatomie-Saal des College of Physicians, charakterisierte.[88] Ziel der Naturreligion war es, durch die Vernunft den Glauben zu stützen. Dies gilt für Charletons ganzes Werk von Darknes of Atheism und Immortality bis zu Harmony.[89]

Zentrale, unabdingbare Glaubenssätze in Charletons "natürlicher" Theologie sind die Existenz und Vollkommenheit Gottes sowie die Unsterblichkeit der Seele - beides grundlegende christliche Lehren, die von allen Kirchen akzeptiert waren.[90] Hier hielt Charleton das Beweismittel der Vernunft für überaus geeignet.[91]

All I durst ever aspire unto, is only with pious humility to apply my Reason to such of the Articles in my Creed, as seem to be placed within the Sphere of its comprehension: Of which sort I conceive the First and Last Article to be; viz. the Being of God, as Father Almighty, and Maker of Heaven and Earth; and the Immortality of Mans Soul, or Life everlasting.

Charletons Argumentation verlief folgendermaßen: Die "Evidenz der Gnade" reiche gegenüber Heiden und Atheisten als einziges Kriterium des Gottesbeweises (und anderer Wahrheiten) nicht aus. Deshalb müsse man die Vernunft hinzunehmen, da sie ein allgemein anerkanntes Beweismittel sei.[92] Die Naturtheologie scheint also zunächst nur eine Art "Missionierungsinstrument" zu sein, das aus der Not geboren war. Zumindest erschien sie legitimationsbedürftig, gab es doch Stimmen, und darunter nicht wenige von Theologen, die es für eine Prophanisierung hielten, in theologischen Fragen mit der "natürlichen Vernunft" zu operieren. Charleton verwahrte sich gegen Vorwürfe dieser Art:[93]

Wee can perceive no weight in their opinion, who think any Principle of Religion either prophanely disparaged and debased, or implicitely convelled and staggered, when brought to the Test of Naturall Reason, though only for Confirmation; so neither have we any cause to fear, that the upper Form of Theologists will contract their browes, and frown upon this our Benevolent

and opportune [...] Treatise.

Zusätzlich sicherte sich Charleton durch die Berufung auf offizielle kirchliche Quellen wie das Laterankonzil unter Leo X. ab, das ebenfalls "den Beweis jener geheiligten Wahrheiten durch solide und physikalische Argumente", in Charletons Interpretation: durch Vernunftargumente, gefordert habe.[94]

Indem die Physiko-Theologie die Vernunft als Argument übernahm, um damit auch Heiden und Atheisten zu überzeugen, übersah sie jedoch, daß sie durch diesen Schritt eine eigene Position aufgab. Sie gestand nämlich zu, d a ß e s e t w a s z u b e w e i s e n g a b (cf. das verräterische Wort "Test" der eben zitierten Passage). Es wurde zumindest suggeriert, daß der Glaube allein nicht mehr ausreiche. Wie "gefährlich" für den wahren Glauben die Einführung des Kriteriums "reason" in Wirklichkeit sein konnte, wird besonders deutlich, als Charleton erklärt, w a r u m sich die "Ungläubigen" nur durch die Vernunft überzeugen ließen.[95]

Now, however it be indubitable, that the Existence of God ought firmly to be beleeved, because it is commonstrated in Sacred Writ; And, by conversion, that Sacred Writ ought to be beleeved, because it is desumed from God: yet cannot this kind of Argumentation, with probable hopes of Conviction, be proposed to an Infidell; who looks upon Reason onely, as the chief inducement of Beleef: b e c a u s e i t i s a m a n i f e s t C i r c l e , w h o s e p a r t s r e c i p r o c a l l y d e p e n d u p o n e a c h o t h e r f o r p r o b a t i o n , a n d t h e r e f o r e h e m a y l a w f u l l y e x c e p t a g a i n s t i t .

Charleton selbst sah also deutlich, daß sein Gottes"beweis" nichts als ein Zirkelschluß war. Das muß den Wert des Beweises nicht notwendig mindern; wenn man aber, wie das bei Charleton geschieht, die Vernunft gegenüber der Gnade plötzlich in einen höheren Rang erhebt, bedeutet das sehr wohl eine Herabsetzung der Beweiskraft.

Es scheint also nicht nur so zu sein, daß es etwas zu beweisen gab (was zuvor gar nicht zur Debatte stand), sondern sogar so, daß man das, was bewiesen werden sollte, mit Vernunftgründen gar nicht beweisen konnte. Der Zusatz Charletons vom Zirkelbeweis hat also große Bedeutung. Noch galt der Zweifel an der grundsätzlichen Beweisbarkeit der theologischen Grundpositionen nur beim "Ungläubigen" als berechtigt ("he may lawfully except against it"). Noch stufte Charleton grundsätzlich die Gotteserkenntnis durch das "Licht der Gnade" höher ein (obwohl er sich selbst damit eigentlich widersprach). Ein Mensch, der die Vernunft als Beweismittel benötigt, wird immer wieder bezeichnet als "meer Natural man".[96] Dennoch: Wie leicht

könnte auch ein Christ auf den Gedanken verfallen, dieselben Zweifel wie
der Ungläubige anzumelden. Deshalb, so schien Charleton zu denken, konnte
es sicherlich nicht schaden, gleichsam "vorbeugend" auch für diesen Fall
das Allheilmittel der Vernunft anzupreisen:[97]

Again, as it [the Light of Nature] is indispensably Necessary, in respect
of Infidels, so is it not Unnecessary, in respect to Beleevers, to prove
the Certitude of these two main Pillars of all Religion, and Morality:
since the Evidence of Reason, superannexed to that of Faith, must of necessity if not augment, yet Corroborate it: and that happy soul must, doubt-
lesse, have much a clearer perception of the verity of supernaturall Objects, who speculates them both by the Light of Nature, and of Grace.

Auch gläubige Christen sollten die Vernunft nutzen, um sich in ihrer
Überzeugung bestärken zu lassen. Nach Immortality[98] gibt es nämlich zwei
Arten gläubiger Christen, diejenigen, deren Glauben allein stark genug ist,
um alle "Mysterien der christlichen Lehre" zu begreifen und anzuerkennen,
aber auch diejenigen, die zwar den besten Willen haben, jeden Glaubensarti-
kel anzunehmen, deren menschliche Schwäche sie aber allzu oft ausrufen
läßt: "Lord I believe, Lord help my unbelief." Gerade diese seien nur allzu
froh, wenn die "Streitmacht der Vernunft" sie unterstütze beim Sieg über
ihre fleischlichen Schwächen.

Während der Physiko-Theologe Charleton also auf den ersten Blick mit dem
Vernunftkriterium den gewissen und endgültigen Gottesbeweis gefunden zu haben schien, ließe sich diese Lösung mit Grund auch als "Rückschritt" interpretieren, von der Sicherheit des unbedingten Glaubens zur Unsicherheit
menschlichen Vernunftdenkens. Wo vorher der Glaube ausreichte, war jetzt
eine Lücke entstanden, die mit der Vernunft "gestopft" werden sollte.

Für Charleton jedoch war der Einbezug der Vernunft eine überzeugende Lösung, da man im naturwissenschaftlichen Bereich mit der Vernunft offensichtlich gute Ergebnissse erzielen konnte und nichts dagegen zu sprechen
schien, sie auch im religiösen Bereich als Argumentationshilfe zu verwenden. Charleton bekräftigte seine Ansicht sehr geschickt. Der Naturphilosoph
hat, so sagte er, den göttlichen Auftrag, nach Erkenntnis der "natürlichen"
Zusammenhänge zu streben. Er ist den Umgang mit Vernunftargumenten gewohnt
und ist durch seine naturwissenschaftliche Vorbildung sogar besonders geeignet für die Beschäftigung mit der göttlichen Naturordnung und die Verehrung Gottes:[99]

The Sacrifice of Praises offer'd up to Heaven from the mouth of one, who
has well Studied what he commends, are more suitable to the Divine Nature,
than the blind applauses of the ignorant.

Unter allen Welterklärungsmodellen sei das atomistische deshalb prädestiniert als Stütze der Religion, weil es Naturphänomene am plausibelsten auf einfachste Prinzipien zurückführt.[100] Hier schließ sich erneut ein Zirkelschluß an: Die Natur beruht in ihren Funktionen auf mechanistischen Prinzipien, daher kann sie vom Naturphilosophen besser als vom Theologen gedeutet werden: "Those Verities [...] are best to be demonstrated by Philosophers, rather than Divines."[101] Eine solche Aussage ist nicht unproblematisch. Sicherlich erfüllt sie den Zweck, den Status des Naturphilosophen theologisch aufzuwerten und ihn damit vor möglicher theologischer Kritik zu schützen. Ebenso gut kann diese Absicht jedoch ins Gegenteil umschlagen. Bedeutet es nicht eine ungeheure Anmaßung, wenn hier der Naturphilosoph sogar über den Theologen gestellt wird? Und wird nicht die Physiko-Theologie ihrem eigenen Anliegen untreu, wenn sie den Naturphilosophen an die erste Stelle setzt?

Daß diese Befürchtung nicht unbegründet war, belegt ein Zitat aus Charletons eigener "radikaler" Vergangenheit:[102]

Whereupon Nature from thenceforth summoned not Divines to be the Interpreters of her nicer operations, but adopted Physicians onely to be her darlings, and none but such, who instructed by Pyrotechny, examine the proprieties of things, by sequestring the impediments or clogs of vertues ambuscadoed in their grosser materials [...]. Let the Divine enquire only concerning God, but the Naturalist concerning Nature.

Der Arzt oder der Naturphilosoph als der allein Zuständige für alles, was zuvor im Bereich des Theologen gelegen hatte, und noch dazu mit den Mitteln des von der neuen mechanistischen Wissenschaft bekämpften Animismus - deutlicher konnte die Gefahr für die leicht zu erschütternde Balance zwischen Theologie und Naturphilosophie kaum zum Ausdruck kommen.

Mindestens aber schreibt das Zitat aus Darknes of Atheism den Naturphilosophen die Beteiligung an einem Gebiet zu, das sonst den Theologen vorbehalten war. Diese Differenzierung ist äußerst wichtig. Einerseits dient die Naturwissenschaft in Charletons Verständnis der Theologie (ganz im Sinne des scholastischen Diktums, daß die Philosophie die Magd der Theologie sei), andererseits bedeutet das auch, daß der Theologie ein Gebiet entzogen wird, in dem sie bisher einen Alleinanspruch auf Gültigkeit stellen durfte. Die Naturwissenschaft dringt gewissermaßen in verbotene Gefilde ein.[103] Philosophie und Metaphysik kommen nicht mehr ohne die Naturwissenschaft aus, wie Charleton am Beispiel der Anthropologie verdeutlicht:[104]

No Mortal can attain to any profound knowledge of Himself, without long and

strict scrutiny into the mysterious Oeconomy of Human nature, which can be
no otherwise made, than by the helps and light of Anatomy.

Die begriffliche Trennung zwischen Naturphilosoph und Theologe, die man
eigentlich bei einem Physiko-Theologen nicht erwartet, hatte auch inhaltliche Konsequenzen. Es wurde möglich, ein und dieselbe Frage aus zwei verschiedenen Perspektiven zu beantworten, wie ein Beispiel aus der Physiologia bestätigt:[105]

Anti-Atomist, Whence had these minute and indivisible Bodies, called Atoms,
their original [...]?
Atomist; This inapposite Demand lyeth open to a double response. As a mere
Philosopher I return; that the assumption of Atoms for the First Matter
doth expressly praevent the pertinency of this Quaere. [...] As a profici-
ent in the sacred School of Moses, I may answer; that the fruitful Fiat of
God, out of the Tohu [...] called up a sufficient Stock of the First Matter.

Gleiches gilt auch in Fragen der Ethik:[106]

Self-Homicide [...], as a Christian, I hold to be a bloody and detestable
opinion, because expressly repugnant to the Law of God; and yet in the person of a meer Philosopher, I might, without being unreasonably Paradoxical,
adventure to dispute, whether it be so highly repugnant to the Law of Nature.

Charletons Physiko-Theologie ist also in sich widersprüchlich. In beiden
Beispielen gesteht Charleton der philosophischen Antwort Eigenständigkeit
zu; im zweiten Beispiel sogar ausdrücklich g e g e n die christliche Auffassung. Noch scheint das Gleichgewicht beider Perspektiven gewährleistet;
Charleton scheint den inneren Widerspruch nicht wahrzunehmen. Lucretius-
Evelyn in Immortality vollzieht dieselbe Trennung und betrachtet sie offensichtlich als praktikabel:[107]

Though I am an Epicurean, in many things concerning Bodies; yet, as a Christian, I detest and utterly renounce the doctrine of that Sect, concerning
Mens Souls.

Noch in Ternary of Paradoxes stellte Charleton in einer ähnlichen Frage
das Urteil des Christen eindeutig über das des Philosophen:[108]

Many wise men [...] have thought it no dishonor to their Creation, [...] to
opinion, that the Faculty of Discourse, though in a greater degree of obscurity, may be attributed to brute Animals. I presume, this hard saying
will, by the unisone vote of the multitude, be soon condemned to relish
more of the Philosopher, then the Christian, and so be exploded for conta-
gious and Ethnical.

Es fragt sich angesichts der Zitate aus Physiologia und Immortality nur,
wann die (epikureisch-)naturwissenschaftliche Position die Oberhand über
die christliche gewinnen wird. Für Charleton war es offenbar noch möglich,

beide Antworten nebeneinander bestehen zu lassen. Seine Trennung zwischen "Philosopher" und "Divine" ist aber die Voraussetzung für eine selbständige Entwicklung der (epikureischen) Physik.[109]

Trotz dieser möglicherweise für den Glauben gefährlichen Tendenzen gelang es Charleton, seine Physiko-Theologie überzeugend darzustellen. Er war der erste Virtuoso, der ein ausführliches naturtheologisches Modell entwikkelte.[110] Neben John Wilkins und Robert Boyle gehörte er zu den englischen Naturphilosophen, die die "neue Ideologie"[111] der Naturwissenschaft schufen und eine "Einigung" zwischen Naturwissenschaft und Theologie anstrebten, einen modus vivendi für diese beiden (scheinbar) so unterschiedlichen Disziplinen. "Neue Philosophen",offiziell vertreten durch die Royal Society, und Klerus schlossen sich so zum gemeinsamen Kampf gegen den "Atheismus" zusammen.[112] Ihr Ziel war, wie Charleton formulierte, "the vindication of [God's] injured majesty to man."[113]

3.4.3. GÖTTLICHE VORSEHUNG UND ORDNUNG DER NATUR

Die Existenz Gottes und die Unsterblichkeit der Seele waren für Charleton die Grundpfeiler der Naturtheologie.[1] Die Vorstellung eines vollkommenen göttlichen Wesens ist so grundlegend, daß mit ihr die gesamte Argumentation steht und fällt.[2] Alle anderen Vorstellungen wie Providenz oder Unsterblichkeit hängen von ihr ab. Deshalb soll zunächst von den Gott zugeschriebenen Attributen die Rede sein.

Allgegenwart und Allmacht Gottes sind die wichtigsten göttlichen Eigenschaften. Charletons Vorbild Epikur nahm zwar auch die Existenz von Göttern an, da alle Menschen Götter denken. Diesen Göttern aber war gleichgültig, was auf der Welt geschah.[3] Charleton kritisierte Epikur wegen dieser mangelnden Erfassung des göttlichen Wesens.[4] Der von Epikur und Lukrez festgestellte Widerspruch zwischen der in sich ruhenden Glückseligkeit des göttlichen Wesens und dem Zwang zur Geschäftigkeit, der sich durch beständiges Eingreifen in das Weltgeschehen, durch die Vorsehung, ergebe, war für Charleton nur scheinbar ein Widerspruch. Glück ("extreme beatitude") und tätige Vorsehung Gottes waren ihm durchaus vereinbar. Sicherlich treffe es zu, daß der Mensch durch zu viele Beschäftigungen in Unruhe, also in den dem epikureischen Ideal entgegengesetzten Zustand gerate; es sei indes eine Anmaßung zu schließen, daß dies auch für Gott gelte. Die "Vollkommenheit des göttlichen Wesens" sei durch nichts zu beeinträchtigen. Außerdem sei die Ausübung der Vorsehung für Gott keine "Arbeit", da er nicht an Ort und Zeit gebunden sei. Ein Gutteil der göttlichen Glückseligkeit bestehe vielmehr gerade darin, seine Göttlichkeit auch in der Providenz zu manifestieren.[5]

Charletons christlicher Gott ist dagegen vollkommen, allgegenwärtig, allwissend und allmächtig.[6] Es kann, so Charleton, keinen gleichgültigen Gott geben, da ein gleichgültiger Gott seiner eigenen Vollkommenheit widerspreche. Also sei ihm sowohl die Schöpfung der Welt als auch ihre Überwachung zuzugestehen.[7] Diese beiden Eigenschaften betonte Charleton immer wieder; andere werden kaum erwähnt.[8] Statt auf einzelne Eigenschaften Gottes einzugehen, zog Charleton sich auf die Position zurück, die Existenz Gottes könne zwar bewiesen, nicht aber sein "wahres Wesen" beschrieben werden. Zwar könne der Christ die hauptsächlichen Attribute Gottes erkennen; doch sei es ihm unmöglich, Gott zu beschreiben.[9]

Charletons Gott ist nur insofern auch gütig, als er seine Schöpfung durch die ständige Lenkung mittels der Vorsehung vor Chaos und Zerstörung bewahrt, denen sie unausweichlich ausgeliefert wäre, bliebe sie sich selbst überlassen. Betrachtet man aber die Kennzeichnung Gottes als "Oberaufseher" ("supervisor") genau, so ist darin kaum etwas enthalten, das auf einen gütigen Gott schließen ließe: Charleton nennt Gott "the Governour of Nature",[10] er spricht von "God's Right to Soveraign Dominion over all things in the World".[11] Weitere Synonyme für Gott sind "Gesetzgeber", "absoluter Monarch" und "Leiter ('superintendent') eines Commonwealth".[12]

Charletons Gott erinnert daher eher an einen vorchristlichen oder alttestamentarischen Gott, dem neutestamentliche Attribute wie Liebe oder Barmherzigkeit abgehen.[13] Sein Gott erscheint wie eine mächtige Gestalt, die über dem Menschen steht, ihn beherrscht und beurteilt, jedoch kaum Kontakt mit ihm aufnimmt. Der Aspekt des liebenden Vaters, der seinen Sohn für die Menschen opfert, fehlt fast völlig.[14] In Charletons Vorstellung kommt die Erlösung des Menschen von seiner "Sündenschuld", die doch zentraler Bestandteil christlichen Glaubens ist, überhaupt nicht vor. Die einzige Beziehung zwischen Mensch und Gott besteht darin, daß der Mensch Strafe oder Belohnung von Gott zu erwarten hat. Dieses Verhältnis diente Charleton gleichzeitig als Gottesbeweis:[15]

And, since in this life of Sensuality, the Encouragements and Invitations to vice, are both more and stronger, then those to virtue: most certain it is, that very few men would prefer the harsh dictates of Honesty and Right, to those more complacent ones of Pleasure and Profit; if they neither feared the just vindication of an All-observant Deity, nor expected a future Subsistence after Death.

Die "göttliche Gerechtigkeit" ist unerbittlich und wird jeden Schuldigen treffen; nicht umsonst verwendete Charleton den Ausdruck "göttliche Rache" als Synonym für "göttliche Gerechtigkeit".[16] Überdies erscheint es fast zweckmäßig, an einen Gott zu glauben. Von der Güte Gottes wird nicht gesprochen; vielmehr erinnert die Ausdrucksweise an den Vorwurf Epikurs, die Furcht habe erst die Götter erschaffen.[17] Es ist deshalb legitim, von einem "versteckten Epikureismus" in Charletons Gottesbild zu sprechen. Der Mensch verhält sich zu Gott, so will es Charletons Anschauung, wie ein respektvoller Sohn zu seinem Vater. Er kann nichts tun, als dessen Überlegenheit und Macht zu bewundern. Es ist deshalb gar nicht so verwunderlich, wenn Charleton darauf hinweist, daß die von Epikur geforderte Verehrung des göttlichen Wesens sich gar nicht so sehr vom Christentum (das heißt von seiner Auffassung vom Christentum) unterscheide.[18]

Der entscheidende Unterschied zu Epikur bleibt jedoch bestehen: Charletons Gott ist per definitionem niemals gleichgültig, sondern überwacht und leitet das Weltgeschehen kraft seiner Vorsehung wie "der Pilot eines Schiffes".[19] Die Vorsehung ist "die Gottheit selbst unter der Maske der Natur".[20]

Wie den Cambridge Platonists genügte es Charleton offenbar nicht, daß Gott nur Materie und Bewegung geschaffen und sodann die Natur ihrem Lauf überlassen haben sollte. Die Cambridge Platonists führten aus diesem Grunde den Begriff der "plastischen Natur" ein, eines Mediums zwischen Gott und der Welt: "There is an Artificial or Plastick Nature in the Universe, as a subordinate Instrument of Divine Providence, in the Orderly Disposal of Matter."[21] Durch dieses Medium wirkte Gott, so stellte man sich vor, indirekt auf Naturphänomene ein. In ihrer Eigenschaft als Organisationsprinzip der trägen Materie war die plastic nature - auch als spirit of nature oder vis formatrix bezeichnet - ein immaterielles, nicht wahrnehmbares und nicht rationales Wirkprinzip, das zwischen der "natürlichen" und der übernatürlichen Welt und Gott vermittelte. Insbesondere in Henry Mores Anschauung hat es große Ähnlichkeit mit der platonischen anima mundi.

Auch Charleton benutzte das Konzept, allerdings eher beiläufig und ohne daß es seine eigentliche Anschauung über die Vorsehung wesentlich geprägt hätte. Charleton interessierte vor allem der animistische Charakter des Begriffs, den er in seine Darstellung des Werdens und Entstehens von Leben einführte - und zwar jeweils an der Stelle, an der ihm die naturwissenschaftliche Einsicht in die näheren Zusammenhänge fehlte. So heißt es etwa über das "Wunder" der Entstehung tierischen Lebens:[22]

The seed of every Animal [is] confined to the procreation of its like in specie, for the most part; and [...] the Plastick Spirit thereof punctually observe[s] the modell, or pattern of that Fabrick of the body, from whence it came [...]. The Delineations of every Embryon, woven out by the subtile fingers of Archeus, or the Formative spirit [are exquisite].

Festzuhalten ist aber, daß das Konzept der plastic nature bei den Cambridge Platonists die detaillierte Ausführung der göttlichen Gesetze der Natur selbst überließ.[23] Auf diese Weise war zwar die Einwirkung Gottes im Gegensatz zur Gleichgültigkeit der epikureischen Götter gesichert, im Grunde aber blieb der Natur ein relativ großer eigengesetzlicher Spielraum.

Im Unterschied zu den Cambridge Platonists, zu Descartes,[24] und in gewissem Maße auch zu Gassendi[25] erstreckte sich die göttliche Vorsehung bei Charleton auch auf die dauernde Lenkung der Welt und trat nicht nur bei der Schöpfung selbst auf den Plan. Während sich bei Gassendi und etwa auch Digby[26] die Funktion der Providenz in einem einmaligen Akt erschöpfte, also nur während der Weltentstehung wirksam wurde, war sie in Charletons System auch zur Welterhaltung nötig:[27]

As nothing less than an infinite power and wisdom could contrive and finish, so nothing less than the incessant vigilancy and moderation of an infinite providence can conserve and regulate them [i.e. the excellencies of nature].

Der Akt der göttlichen Vorsehung ist nichts anderes als die Verlängerung des Schöpfungsaktes.[28] Charletons Betonung der Immanenz Gottes in der Welt führte notwendig zu einer anderen Definition von "Vorsehung" als bei den Cambridge Platonists. Vorsehung ist eine Kraft, die sich s t ä n d i g in der Welt bemerkbar macht:[29]

Providence Divine [is] the Act of Conservation of all things in their originary stations, and the perpetuall obedience of all second Causes, in their several motions, to the laws of his will, that elemented them; [...] the constant operation of an infinite Wisdom, and infinite Power, combined in the effusion of an infinite Goodness.

Charleton unterschied weiterhin zwischen einer allgemeinen Vorsehung, die die gesamten Geschicke der Welt lenkt, und einer speziellen Vorsehung, die sich besonders dem Menschen widmet.[30]

Indem er die ständige Gegenwart Gottes für erforderlich hielt, setzte Charleton sich eindeutig von der epikureischen Lehre ab, nach der die Götter keinen Einfluß auf das Weltgeschehen nehmen. Er bezeichnete sogar diejenigen als Atheisten, die zwar an einen Gott glaubten, ihm aber kein dauerndes Interesse am Lauf der Welt zugestanden.[31]

Den Beweis für die Notwendigkeit einer dauernden Providenz Gottes trat Charleton im wesentlichen mit vier Gründen an. Dabei lehnte er sich eng an bekannte, zum Teil cartesische Gottesbeweise an, die er in den ersten Kapiteln von Darknes of Atheism diskutiert hatte.

Den teleologischen Gottesbeweis nutzte er so: Ein so komplexes System, wie es das Universum sei, müsse einfach das Resultat einer Planung und wirkenden Vorsehung sein. Dies gelte nicht nur für den Schöpfungsakt an sich, sondern gerade auch für den Fortbestand der Welt:[32]

So immense are the bounds of this vast Empire, the World, so numerous and various its subdivisions, and those again dichotomized into so many myriads of Cantons, or Provinces, and each of those peopled with so many millions of different and discordant natures; that no reason can admit it so much as probable, that a constant correspondence could be maintained, and a general amity observed th[r]ough all, without the conserving influence of a Rector General, or Supervisor.

Der historische Gottesbeweis ex consensu gentium ließ sich aus Charletons Sicht ebenfalls für die göttliche Vorsehung nutzen: Die Providenz ist als Idee in allen Nationen, selbst primitiven Völkern, und zu allen Zeiten bekannt. Daher müsse sie tatsächlich auch vorhanden sein.[33] Basis dieses Gedankens ist der Satz: "There is no Nation but hath its Religion."[34]

In Anlehnung an den ontologischen Gottesbeweis führte Charleton an, aus dem Wesen Gottes ergebe sich die Notwendigkeit der allgemeinen Providenz.[35] Wenn Gott existiere, sei er auch "Bewahrer" der Natur; Gott sei die "Vollkommenheit an sich", also halte er auch die Welt in vollkommener Ordnung. Aus den göttlichen Attributen "Weisheit", "Macht" und "Güte" folge mit Notwendigkeit, daß es eine Vorsehung gibt. Göttliche Weisheit könne nur dann vollkommen sein, wenn sie "theoretische und praktische Intelligenz" in sich vereine, sich tatsächlich manifestiere. Gottes Macht könne sich nur in eingreifendem Handeln zeigen, und seine Güte schließlich erweise sich nur, indem sie sich mitteile, also in aktiver Anwendung.

Gemäß dem kosmologischen Gottesbeweis hängen alle sekundären Ursachen von einer ersten Ursache ab.[36] Gott könne, so Charleton, die Welt nicht sich selbst überlassen haben, sobald er sie geschaffen hatte. Das Universum habe nur so lange eine reale Existenz ("reality"), wie es als Ganzes ("Omniety") von Gott erhalten werde. Ohne das ständige Einwirken der Vorsehung fiele die Welt ins Nichts, ins Chaos zurück. Die Welt existiere überhaupt nur in Beziehung zu Gott, wie auch Licht nur durch einen Licht spendenden Körper existiere.

Ein "Sonderfall" der Einrichtung der Welt durch die Vorsehung ist die von Charleton so bezeichnete "spezielle Providenz", mit der Gott sich um die Menschen kümmert und die Angelegenheiten des Menschen, seines Meisterwerks, regelt.[37] Der Mensch ist für Charleton das einzige Objekt der "speziellen Providenz",[38] da er allein unter allen Lebewesen (Engel ausgenommen) fähig sei, Gott zu erkennen und zu verehren.[39] Mit Gassendis Worten formuliert Charleton, zwischen Mensch und Gott gebe es eine größere Verbindung ("Communion") als zwischen Gott und jedem anderen seiner Geschöpfe.[40] Vor allem dem Menschen gelte ja die göttliche Liebe.

Jedem Menschen sei außerdem die Vorstellung der göttlichen Vorsehung in-

härent, da seine Liebe zu Gott immer mit dem Gedanken verbunden sei, er möge von dieser Liebe profitieren.[41] Charleton verwandte in diesem Zusammenhang das dem Beweis ex consensu gentium verwandte Argument der "eingebore-
nen Vorstellung" ("innate idea"): Jeder Mensch habe eine angeborene Neigung
zur Religion und eine wenn auch noch so primitive Vorstellung von Gott.[42]
Der Mensch könne diese Neigung bei sich nicht "ausradieren" oder in Abrede
stellen; sogar Heiden und Atheisten gelänge dies nicht. Heidnische Opferga-
ben zeugten von der Hoffnung auf Belohnung und Zuwendung der göttlichen
Vorsehung; und die Reuebekundungen von Atheisten nach einem Schicksals-
schlag oder kurz vor dem Tode seien ebenfalls Anzeichen ihrer Anerkennung
einer Vorsehung.

An dieser Stelle verknüpfte Charleton den Gedanken der innate idea mit
dem de'ontologischen Gottesbeweis. Dieser Beweis gründet sich auf die Annahme, daß die Erfahrung von Forderungen des Gewissens den Schluß auf einen
absoluten Gesetzgeber erlaube.[43] Ein untrügliches Zeichen für eine "spezielle Providenz" ist demnach das Glücksempfinden nach einer Entscheidung zum
Guten oder die innere Not, das "schlechte Gewissen", das eine Entscheidung
zum Schlechten hervorruft.

Auch das Gegenargument, Gott sei das Schicksal der Menschen gleichgültig, kann diesen Beweis der "speziellen Providenz" nicht entkräften. Überdies gilt: Wenn Gott schon nicht der Welt im Ganzen gegenüber gleichgültig
sei, könne er seinem bevorzugten Geschöpf gegenüber erst recht nicht
gleichgültig sein. Vielmehr bestehe die Glückseligkeit Gottes gerade darin,
dem Menschen seine Gnade freigebig zukommen zu lassen.[44] Auch wenn es
manchmal den Anschein habe, als erhöre Gott die Bitten der Menschen nicht,
so müsse das kein Zeichen von Indifferenz sein: schließlich, so triumphiert
Charleton, wisse Gott am besten, was für den Menschen gut sei.

In diesem Zusammenhang sah Charleton sich gezwungen, die Theodizee-Frage
zu behandeln, also die anscheinend ungerechte Verteilung von Glück und Unglück in der Welt, die scheinbare Bevorzugung der "Bösen" und Ungläubigen.
Die Frage nach dem Glück der "schlechten" und dem Unglück der "guten" Menschen schien zunächst auf ein zufällig verteilendes Schicksal hinzuweisen -
auch Charleton gestand diese Folgerung zu.[45] Es war für ihn jedoch von
größter Wichtigkeit, diese Folgerung zu widerlegen, da sie das christliche
Gottesbild gefährdete. Dahinter stand expressis verbis natürlich der Vorwurf Epikurs, entweder müsse Gott die Leiden von den (unglücklichen) Guten

nehmen wollen, sei dazu aber nicht in der Lage, oder er könne es, wolle es aber nicht.[46]

Charleton versuchte, sich der Suggestivkraft dieser epikureischen Anschauung zu entziehen, indem er auf die Ambivalenz von "Gut" und "Böse" und "Glück" und "Unglück" verwies.[47] Diese Begriffe waren für ihn "though absolute Contraries, yet perfect Relatives, cosubsistent Twins".[48] Nur in Verbindung mit Tugend sei Gutes wirklich gut, Glück wirklich als Glück zu betrachten. Den schlechten Menschen dagegen verwandele sich das Gute sofort in Böses, da sie nicht mit ihrem eigenen Glück umgehen könnten. Das falsche Glück wende sich letztlich ins Unglück. In den Händen schlechter Menschen sei es in Wahrheit "Teufelswerk".[49]

Welche gedanklichen Umwege Charleton machen mußte, um die Idee der harmonischen, geordneten Schöpfung zu retten und die Ungerechtigkeiten dieser Welt zu erklären, zeigt sich in der anschließenden Argumentation, Gott wolle dadurch, daß er den Unfrommen Gutes zukommen lasse, diese dazu bringen, sich d e m Guten zuzuwenden, welches das rein sinnliche Gute transzendiert. Die Zuteilung von Glück solle also ein Anreiz sein, Gott schließlich doch anzuerkennen. Neben diesem "Vorteil" für die "Bösen" biete das göttliche "Verteilungssystem" auch Vorteile für die Guten: Durch die Unterdrückung der Guten von seiten ihrer Feinde gebe Gott den Guten Gelegenheit, ihre Tugend zu praktizieren. Überdies lasse die Betrachtung von Aufstieg und Fall der Ungläubigen die Frommen auf eine zukünftige göttliche Gerechtigkeit hoffen, die auch sie für ihre Tugend belohnen werde. Das den Guten von Gott zugefügte scheinbare Unglück sei also in Wahrheit ein blessing in disguise.[50] Selbst im tiefen Unglück unterwerfen sich die Guten, so behauptete Charleton, immer noch dem Willen Gottes, und das mache sie glücklich. Mit logischen Finessen dieser Art gelang es Charleton, wie ein theologischer Hexenmeister Unglück in Glück zu verwandeln. Den Unglücklichen spendete er den (billigen) Trost, daß die Glücklichen auch nicht lange ihr Glück würden genießen können. Die vom Glück Vernachlässigten müßten sich mit der (vagen) Hoffnung auf Gerechtigkeit im Jenseits zufriedengeben.

Charleton fand das Wirken der göttlichen Vorsehung nicht nur in allen, selbst den unbedeutendsten Vorfällen der Natur, sondern sah auch alle Ereignisse im einzelnen Menschenleben als Zeichen der Providenz an. Auf die allgemeine Providenz ließen sich so "die Gier wilder Tiere, das Gift der Schlangen, die Feuersbrunst durch Blitzschlag, die Ansteckung mit der Pest" und alle anderen Katastrophen zurückzuführen,[51] während die "spezielle Providenz" etwa verantwortlich war für eine Krankheit, die einen "schlechten" Menschen als Ausfluß göttlicher Gerechtigkeit traf; die Niederlage in einer Schlacht oder den Tod als Ende der festgesetzten Lebensspanne eines jeden Menschen.[52]

Den Einwand, ob nicht die Regelung kleinlicher Angelegenheiten eines vollkommenen Gottes unwürdig sei, beantwortete Charleton ablehnend.[53] Denn daß es sich um Trivialitäten, zum Beispiel das Leben häßlicher Würmer (im Bereich der allgemeinen Providenz) oder Vorkommnisse im Leben eines einzelnen Menschen (im Bereich der speziellen Providenz) handele, entscheide nur der Mensch subjektiv mit seinem begrenzten Verstand. Gott aber bestimme Schönheit und Wert daraus, daß jedes Wesen den ihm entsprechenden Platz im Universum ausfülle.[54] Überdies könne Gott ja "alle Dinge auf einmal" tun, bedürfe also nicht der menschlichen Unterscheidung zwischen Wichtigem und weniger Wichtigem. Weil Gott allgegenwärtig sei, könne er nicht irgendeinem Vorgang auf der Welt sein Interesse versagen.

Seinem mechanistischen Weltbild entsprechend ließ Charleton in diesem Konzept der Vorsehung also keinen Raum für Zufall oder Spontaneität ("fortune", "chance"). Die Ausschließlichkeit "seiner" Vorsehung betonte er natürlich vor allem mit Blick auf Epikur und Lukrez, die die bei der Schöpfung wirksamen Gesetze der Spontaneität und Zufälligkeit auch für den weiteren Verlauf der Weltgeschichte postulierten. Charleton widmete sich mit Eifer der Widerlegung der epikureischen Behauptung, die Welt "funktioniere" gemäß den Eigenschaften ihrer einzelnen Glieder, brauche also keinen "Superintendenten".[55] Die epikureische _fortuna_ brandmarkte Charleton als eine "Chimäre, die aufgrund eines Irrtums der Vernunft im menschlichen Gehirn ausgebrütet und durch allgemeinen Aberglauben genährt wird."[56]

Charleton blieb dabei, daß es für die Prädestination durch Gott keine zufälligen Ereignisse gebe. Dem Menschen freilich erschienen die von Gott vorherbestimmten Vorfälle oft wie Zufälle ("hitts of Fortune").[57] Gleichwohl dürfe der Mensch nicht aus seiner mangelnden Einsicht in Gründe und Zusammenhänge auf die Abwesenheit der Vorsehung schließen. Das sei nämlich unangemessener Hochmut, also Sünde im christlichen Verständnis.[58]

Ist also alles Geschehen in der Welt Resultat göttlicher Vorsehung, und bleibt kein Spielraum für Veränderungen? Ist Vorsehung gleich Prädestination? Obwohl Charletons Konzept der Vorsehung dies vermuten ließe, stimmte er der Idee der Prädestination nicht zu. Charletons Providenzbegriff bewegt sich nämlich zwischen verschiedenen Extrempositionen: dem epikureischen Zufall, dem stoischen Schicksal oder, anders ausgedrückt, der calvinistischen Prädestination, und schließlich der Betonung des freien Willens. Zwar gibt es bei Charleton keinen Raum für den Zufall, doch ist der von ihm verwendete Begriff "fate" auch nicht identisch mit dem Gegenbegriff, dem unabänderlichen _fatum_ der Stoiker.[59] Ebenso wendete Charleton sich gegen die Prädestination, die absolute Vorherbestimmung der Calvinisten und Lutheraner.[60] Charleton vertrat vielmehr einen "christlichen Determinismus".[61] Alle Ereignisse seien zwar von Gott vorausgesehen; doch damit sie tatsächlich eintreten, bedürfe es des Inkrafttretens seiner Providenz. _Fatum_ und _fortuna_ widersprechen sich im hier von Charleton propagierten christlichen Verständnis nicht. Beide sind vielmehr nur Manifestationen der ihnen übergeordneten Vorsehung:[62]

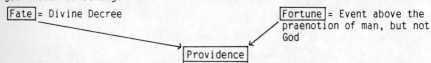

Fate = Divine Decree

Fortune = Event above the praenotion of man, but not God

Providence

Gott habe, so Charleton, die Naturgesetze auf dem Wege der Vorsehung eingesetzt,[63] er könne sie allerdings jederzeit wieder außer Kraft setzen.[64] Der Grund für diese Einschränkung liegt auf der Hand: Wären die Naturgesetze unveränderbar, wäre auch Gottes Allmacht in Frage gestellt. Gott muß sich aus Charletons Sicht das Recht zur Veränderung vorbehalten, weil er sonst an die "ehernen Fesseln des Schicksals gekettet" wäre.[65] Schließlich sei die Natur ja nur Gottes "Instrument", sein "mechanischer Stellvertreter" ("mechanique Vicegerent").[66]

An dieser Stelle zeichnet sich ab, wie ungeeignet im Grunde die physiko-theologische Vernunftargumentation für die Sicherung der christlichen Glaubenswahrheiten war. Charleton "räsonnierte" sich nämlich unausweichlich in eine Aporie: Einerseits manifestiert sich die göttliche Vorsehung für ihn darin, daß sie die Naturgesetze festlegt, andererseits muß sie eben diese Gesetze wieder aufheben können, widerspricht sich aber damit eigentlich selbst. Außerdem wirkt sich Charletons Argumentation auf die Glaubwürdigkeit seiner naturwissenschaftlichen Thesen aus. Sie zerstört nämlich "jede sinnvolle Vorstellung von Naturgesetz und Naturordnung."[67] Wenn Naturgesetze aufhebbar sind, gibt es kein einheitliches und sicheres Kriterium für natürliche Kausalzusammenhänge mehr. Alle Kausalzusammenhänge wären genaugenommen übernatürlich. Ein weiterer Widerspruch gefährdet die theologische Konsistenz von Charletons Beweisführung. Wieso nämlich, so ließe sich fragen, muß Gott überhaupt Naturgesetze außer Kraft setzen, also nachträglich seine Schöpfung verbessern? Hatte er seine Welt nicht gut und vollkommen geschaffen?

Während er diesen Widerspruch in Darknes of Atheism nicht auflöste, erkannte Charleton in der fünf Jahre später publizierten Immortality die Problematik einer solchen Position und suchte deshalb nach einer anderen Lösung. In Immortality betonte er, normalerweise hebe Gott die Naturgesetze nicht auf, und die Natur nehme ihren Lauf, so wie es bei der Schöpfung vorgesehen worden sei.[68] So müsse man beispielsweise Gott die Fähigkeit zugestehen, die Welt zu vernichten;[69] es sei aber ein logischer Fehler anzunehmen, daß er sie auch wirklich dem Untergang preisgeben wolle. Zudem habe Gott selbst zu Beginn dieser Welt seine Schöpfung als gut bezeichnet. Deshalb hieße es seine Weisheit anzweifeln, wenn man annehme, er müsse und wolle im Nachhinein daran etwas ändern.

Absolute Vorherbestimmung durch ein unerbittliches Schicksal und bloßer Zufall waren also für Charleton gleichermaßen "absurd". Sein Providenzbegriff liegt in der Mitte zwischen den Extremen.

Da die göttliche Vorsehung gleichsam einen Kommunikationsprozeß zwischen Gott und den Menschen in Gang setzt, genügte es aber nicht, die "Rolle" Gottes in diesem Prozeß möglichst widerspruchsfrei darzustellen. Vielmehr stellte sich auch die Frage, welche Rolle dem menschlichen Partner zugedacht war. Konnte es angesichts einer detaillierten göttlichen Planung überhaupt noch von Bedeutung sein, wie und wozu der Mensch sich im Einzelfall entschied? Anders: War der Providenz-Gedanke vereinbar mit der Vorstellung vom freien Willen des Menschen?[70]

Charleton verfolgte bei der Suche nach einer Antwort vor allem das Ziel, seinen Vorsehungsbegriff noch einmal deutlich gegen die calvinistische und lutherische Prädestination abzusetzen. Die Gefahr, die seiner Meinung nach im Glauben an eine absolute Prädestination lag, war die ignava ratio. Damit ist die Behauptung gemeint, daß es unnütz sei, nach dem moralisch Guten zu streben und körperliche Begierden zu mäßigen, auch zum Beispiel bei Krankheit einen Arzt zu Rate zu ziehen, wenn das eigene Schicksal auf jeden Fall prädestiniert sei. Am einmal vorgegebenen Lebensablauf sowie an seiner Erlösung oder Verdammung nach dem Tode könne der Mensch ohnehin nichts ändern.[71]

Im Bewußtsein dieser Gefahr wandte Charleton sich vor allem gegen zwei Thesen der Prädestinationslehre: gegen die Behauptung, Gott habe aus allen Menschen schon eine bestimmte Anzahl für die endgültige Erlösung ausgewählt, sowie gegen die Lehre von der "ausreichenden Gnade" ("sufficient Grace"), die für eine Entscheidung des Menschen zum Guten genüge. Charleton betonte dagegen, daß der Mensch selbst bei diesem Vorgang auch eine Rolle spiele, und bekräftigte, daß es tatsächlich einen freien Willen gebe. In einem zweiten Schritt zeigte er sodann, daß dieser freie Wille seiner Vorstellung von der Vorsehung nicht widersprach.

Am Beginn der Argumentation stand die Definition des freien Willens: "an Absolute power of electing what objects we please, Good or Evil, whereon to fix our Affections".[72] Der freie Wille war für Charleton eine Entscheidungsmöglichkeit zwischen moralischen Alternativen; gleichzeitig war er "absolut" - grundsätzlich immer vorhanden. Charleton mußte den freien Willen zulassen, wollte er seinen eigenen Prämissen nicht widersprechen.[73] Für ihn war der freie Wille ein notwendiges Produkt der Rationalität des Menschen.[74]

Das Privileg des freien Willens hilft dem Menschen nicht nur, seine Leidenschaften zu beherrschen, sondern erlegt ihm auch Verantwortung für sein Tun auf. So hat er grundsätzlich die Möglichkeit, sich den Versuchungen des Bösen zu widersetzen. Leugnete man den freien Willen, so würde dadurch das Prinzip menschlicher Schuldfähigkeit aufgehoben, und jede menschliche Entscheidung müßte außerhalb moralischer Kriterien beurteilt werden.[75] Wollte man dagegen annehmen, daß die calvinistische Lehre von den vorherbestimmten Auserwählten zuträfe, so hielt Charleton entgegen, hätte es weder für die Auserwählten Sinn, sich für das Böse entscheiden zu können, da dies ja folgenlos bliebe, noch für die Verdammten, irgendetwas Gutes zu tun, da dies doch nicht zu ihrer Rettung beitragen könnte.[76] Charleton dagegen möchte als Ursache von Erlösung oder Verdammung nicht die Gnade Gottes sehen, sondern den Menschen selbst.[77]

Obwohl der freie Wille also immer vorhanden ist, wird er, folgt man Charleton, trotzdem durch gewisse Regeln beschränkt, die Gott angesichts der Urteilsschwäche des Menschen gesetzt hat.[78] Intellekt und auch Wille seien schwach, weil sie Täuschungen über Gut und Böse unterliegen können.[79] Wenn der Mensch sich dessen bewußt ist, kann er wohl Vorsichtsmaßnahmen

treffen, etwa das cartesische cohibere assensum, den Urteilsaufschub.[80]
Dennoch, so gab Charleton zu bedenken, sei der Mensch trotz solcher Bemühungen so schwach, daß er der Unterstützung der göttlichen Gnade bedürfe.[81]
So verkünde Gott zum Beispiel Lohn oder Strafe, um den Intellekt auf das
Gute hinzuleiten.[82] Insofern wirkt die Vorsehung in den freien Willen hinein. Als göttliche Gnade ist sie in Charletons Konzept des freien Willen
integriert.

Charleton beeilte sich zu versichern, daß durch diese Einwirkung der
freie Wille an sich nicht in Frage gestellt werde. Charleton propagierte
einen modifizierten freien Willen: "Man hath a Freedom of Assent, but not
of Dissent; for who has resisted the Will of God?"[83] Auch einen weiteren
Einwand ließ Charleton nicht gelten. Selbst wenn es richtig sei, daß Gott
im voraus wisse, wie der Mensch sich entscheiden werde, so wisse der Mensch
dies jedoch nicht. Deshalb stelle sich eine Alternative dem Menschen als
wirkliche Wahlmöglichkeit dar.[84] Allerdings müsse der freie Wille immer
von der göttlichen Gnade unterstützt werden, wenn tatsächlich die "richtige" Entscheidung zum Guten fallen solle. Der Gedanke Luthers von der "ausreichenden Gnade" wird hier also an die Vorstellung von einem freien Willen
gebunden. Gemeinsam ermöglichen sie die "Erlösung" des Menschen:[85]

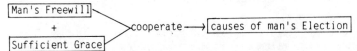

In diesem Punkt verwickelte Charleton sich erneut in einen Widerspruch:
Wie kann ein Wille wirklich frei sein, der sich nicht auch gegen eine vor-
hergewußte göttliche Bestimmung entscheiden kann? Auf diese Weise rückt
Charletons Anschauung von der Vorsehung trotz aller Absatzbewegungen doch
wieder in die Nähe der calvinistischen Prädestination.[86]

Das Konzept einer ständig eingreifenden Vorsehung wurde von der Charleton nachfolgenden Theologen-Generation übernommen, allerdings bald mit der
Einschränkung, daß Gott nur in besonderen Situationen tatsächlich (aktiv)
in den Lauf der Welt eingreife. Die Generation nach Charleton neigte damit
wieder der Meinung zu, das Wirken der Vorsehung allein bei der Schöpfung
reiche für eine Begründung der Güte Gottes aus. Allmählich verlagerte sich
so auch die Vorsehungsidee auf eine allgemeine Providenz, während der Gedanke der besonderen Providenz an Bedeutung verlor.[87]

Charletons Providenzbegriff hatte Konsequenzen für sein Bild von der Na-

tur insgesamt. Da Gott kraft seiner Providenz auf das Naturgeschehen einwirkt und es zu einem geordneten Kosmos formt, ist der Begriff "order" für
Charleton ein Synonym für die Natur selbst:[88]

By nature all wise men understand the order, method, and economy instituted
and established by God from the beginning of creation for government and
conservation of the world.

In Charletons Ordnungsbegriff mischen sich traditionelle Komponenten mit
typisch mechanistischen Vorstellungen. Als Synonyme für "Ordnung" wählte
Charleton "Harmonie", "das Gute", "Schönheit" auf der einen und "Symmetrie"
und "Geometrie" auf der anderen Seite.

Die der platonischen Tradition entstammenden Attribute "gut" und "schön"
werden immer wieder mit Ordnungsvorstellungen assoziiert. "Ordnung" ist mit
"Schönheit" identisch. Schön sei die Welt deshalb, weil sie ein Abbild der
göttlichen Idee, der Vorsehung sei. Da aber Gott gut ist, so Charleton, muß
auch das "Abbild Welt" gut sein.[89]

Das Attribut "harmonisch" nimmt eine Mittelstellung zwischen den anderen
Attributen ein. "Harmonie" bedeutet einerseits "Schönheit", andererseits
auch das aufeinander abgestimmte Gefüge von Einzelelementen. Die Natur ist
nicht nur Ordnung, sondern auch Harmonie: "Nature, or the Common Harmony of
the World".[90] Die Wahl des Synonyms "Harmonie" legt den Vergleich mit musikalischen Strukturen nahe:[91]

If it were possible for a man to see those subtle motions of the aer, caused by the strings of an instrument, harmonically played upon (as we may
the Circular Undulations, and Tremblings of water, raised by a stone thrown
into it, in a river or standing lake) the whole Tune would appear to him
like a well drawn Picture, ingeniously and regularly adumbrate with admirable variety of Colours, each one distinctly representing the particular
Condition of that string or sonant Body, that created it.

Der Vergleich mit Harmonien in der Musik scheint allerdings weniger auf
das Ergebnis abzuzielen, also auf das Erlebnis des Wohlklangs, sondern betont eher, wie dieser Wohlklang zustande kommt. In einem für Charleton charakteristischen mechanistischen Gedankengang wird Harmonie als das mechanische Zusammenspiel verschiedener Kräfte gedeutet. Charleton spricht von
"der ganzen Ökonomie der (menschlichen) Natur", die "wohlgestimmt und geordnet" sein müsse.[92] Interdependenz ist im mechanischen System von größter
Bedeutung:[93]

If any one happen to be put out of order or tune, all the rest sympathize
with it, and the whole harmony of functions is discomposed.

Beim Tier mit seiner "sensitiven" Seele, aber auch beim Menschen mit seiner rationalen Seele wird die Harmonie als Zusammenspiel von Leben, Sinnen und Bewegung beziehungsweise von Vernunft, Sinnen und Bewegung mit dem mechanistischen Bild einer Orgel verdeutlicht.[94]

Das Bild der mechanischen Harmonie wird ergänzt durch zwei Synonyme aus dem Bereich der Mathematik, "Symmetrie" und "Geometrie".[95] Daß "Ordnung" symmetrisch sei, ist ein zentraler Gedanke in Charletons mechanistischer Philosophie. Charletons Auffassung der geordneten Natur ging davon aus, daß alle Elemente der Natur mathematisch erfaßbar seien. In dieses Bild fügt sich die Äußerung, daß Gott die Welt nach den Prinzipien von Zahl, Gewicht und Maß geformt habe.[96]

Charletons Idee der Ordnung der Natur ist eine Prämisse seiner mechanistischen Philosophie. Sie ist Teil eines zirkulären Beweises, dessen anderer Teil die Existenz Gottes ist. Sie hat sich nicht aus einer Vernunftüberlegung (oder gar aus empirischer Beobachtung) ergeben. Gerade was ein Fundament seiner Theorie angeht, hat Charleton also seine Methode des Vernunftbeweises n i c h t angewandt.

Die Natur als geordnetes und zusammenhängendes Ganzes ist die Prämisse, die den Schluß erlaubt, Gott könne und wolle sie nach seinen Gesetzen lenken und nicht dem Chaos und der Zerstörung überlassen, denen sie auf sich allein gestellt ausgeliefert wäre.[97] Dieser Zustand gliche dem Chaos vor der Schöpfung.[98] In der christlichen Auffassung gilt das Chaos als Symbol des Bösen. Charleton kann aber die Welt nicht als böse ansehen, da sie von einem guten Gott gelenkt wird. Der Glaube, daß die Welt in sich gut sei, widerspricht indes der erfahrenen Wirklichkeit. Schon Lukrez hatte die Erschaffung der Welt durch die Götter mit dem Argument zu widerlegen gesucht, die vollkommenen Götter hätten doch sicherlich keine so unvollkommene Welt schaffen können.[99]

Charleton mußte sich mit diesem Widerspruch auseinandersetzen, weil auch er sich eingestehen mußte, daß Unordnung, Unregelmäßigkeit und Disharmonie in der Natur existieren. Diese stellten sich als Hindernisse für Charletons systematische Welterklärung heraus. Charleton konnte diese Diskrepanz jedoch nicht anerkennen, sondern mußte versuchen, sie um jeden Preis wegzu-"rationalisieren". Die Regel blieb für ihn die Ordnung; die Unordnung begriff er als Ausnahme. Erneut bemühte er eine Analogie aus der Musik: Die zeitgenössische Musiktheorie, die Charleton unter Berufung auf Descartes und Brouncker ausführlich diskutierte, unterschied zwischen Konsonanzen und

Dissonanzen.[100] Das Ideal war die Konsonanz als vollendete Harmonie, zu der
jedes Musikstück immer wieder zurückkehrt; die Dissonanz dagegen galt als
"Verzerrung", als vorübergehender, irritierender Zustand der "distrac-
tion".[101]

Ein vergleichbares Bild für den Zustand der Unordnung ist die Krankheit:
Sie wurde von Charleton als Ausnahme, als Störfaktor in der göttlichen Ordnung begriffen.[102] Die Unordnung, das Böse, ist in Charletons Denkmodell
also durchaus vorhanden - allerdings mit dem Zusatz versehen, daß es
eigentlich nicht vorhanden sein sollte. Auf das Verhältnis zwischen idealer
Ordnung und abweichender Unordnung gründete Charleton seine Argumentation
von der notwendigen Existenz des Bösen. Er führte hierfür hauptsächlich
drei Gründe an.

Als erstes beantwortete er den Einwand von Lukrez mit einer Gegenfra-
ge:[103]

Does not irregularity render order the more conspicuous and amiable, and
deformity, like the negro drawn at Cleopatra's elbow, serve as a foil to
set off beauty? [...] Does not the painter then show the most of skill when
he refracts the glaring luster of his lighter colors with a veil of sables,
and makes the beauty of his piece more visible by clouding it with a be-
coming shadow? [...] Though in the ears of man they may sound discords to
the music of particular natures, yet will they at last be found well composed airs necessary both to sweeten and fill up the common harmony of the
universe.

Disharmonie und Unordnung dienen als Folie, auf der die Ordnung umso
strahlender erscheint. Ein beliebtes und von Charleton häufig zitiertes
Beispiel sind die "Narren", "our common Ideots, in whom the light of Nature
is totally eclipsed, by some native distemper, or non-symmetrical configu-
ration [...] of the Intellect."[104] Diese armen Narren, verkündete Charleton, bilden nur den Hintergrund, von dem sich die Weisen umso kräftiger ab-
heben. Diesen Zustand habe die weise Vorsehung bewußt eingerichtet, ähnlich
wie ein Gärtner häufig wilde Pflanzen und Unkräuter neben seine schönsten
Züchtungen setze.[105]

Der Gegenpol zur Ordnung ist eine erkenntniskritische Notwendigkeit. Jede Unordnung hat für Charleton somit ihren Sinn; das "Böse" trägt zur Erkenntnis des Guten bei. Ohne die Erfahrung des Bösen, ohne das Erlebnis wi-
driger Umstände in seinem Leben, könnte der Mensch das Gute nicht erkennen
und seine Vernunft und seinen freien Willen nicht zur Entscheidung zwischen
Gut und Böse gebrauchen. Gäbe es das Böse nicht, wäre folglich die Vernunft

überflüssig. Das aber kann nicht sein, weil die Natur nach Charleton nicht vergebens handelt und nichts Überflüssiges schafft.[106]

Disharmonien sind notwendig. Ihr verborgener Sinn kann nur häufig vom Menschen ob seines beschränkten Verstandes nicht eingesehen werden.[107] Besonders augenfällig wird diese Sicht von Unordnung und Unregelmäßigkeit im Fall der von den Zeitgenossen so bezeichneten "Ungeheuer", "jener Monstrositäten oder außerordentlichen und ungeheuerlichen Erscheinungen, die die unwissende Menge Unregelmäßigkeiten, Perversionen oder Mißgestalten ('Deformities') der Natur nennt."[108] Gemeint waren zum Beispiel mißgestaltete Kinder und Erwachsene oder in irgendeiner anderen Weise "deformierte", als anomal betrachtete Wesen, darunter auch Fabelwesen, deren tatsächliche Existenz noch nicht angezweifelt wurde.[109] Anomalien bei Lebewesen sind jedoch, so versicherte Charleton, kein Argument für eine planlose Schöpfung, sondern nur Ausnahmen, die den normalen, regelmäßigen Spezifikationsakt der Natur bestätigen. Auf ihre Weise tragen sie zur Ordnung des Ganzen, zur "allgemeinen Melodie", bei.[110] Die Unregelmäßigkeit der "Monster" steht also nicht außerhalb der vorgegebenen Ordnung, sondern ist Teil davon und damit auch in die göttliche Vorsehung integriert.[111]

An diese Überlegung schließt sich ein weiterer Grund für die Notwendigkeit von Unregelmäßigkeiten an. Charleton behauptete, Anomalien würden auch deshalb von Gott zugelassen, weil Gott den Menschen deutlich zeigen wolle, daß er Herr über die Natur sei und mit ihr verfahren könne, wie es ihm beliebe.[112] Dieser Gedanke steht freilich deutlich im Widerspruch zu Charletons eigener Aussage, in der ständigen Vorsehung manifestiere sich die Güte Gottes. Charletons Überlegungen zum Guten und Harmonischen geraten immer wieder in Konflikt mit seinem im Grunde harten Gottesbild.

Theologischer Systemzwang ist auch Anlaß für den dritten Grund Charletons für die Notwendigkeit des Bösen: Es müsse im diesseitigen Leben Unordnung und Böses geben. Andernfalls wäre diese unvollkommene Welt das Paradies auf Erden.[113]

Die Aufzählung dieser Gründe "krönte" Charleton mit einer verblüffenden Behauptung: alle "Monstrositäten" erscheinen nur als solche; in Wahrheit hätten auch sie Schönheit und Wert, seien also gar nicht "monströs". Charleton führte hier den Gedanken weiter, daß auch Unregelmäßigkeiten ihren Sinn haben. Der Grund dafür, daß Ungeheuer als Ungeheuer erscheinen, lag für ihn erneut im unvollkommenen Erkenntnisinstrumentarium des Menschen.

Der Mensch empfinde bestimmte Erscheinungen lediglich als "monströs"; weder die Natur noch Gott kennen in Wahrheit Unregelmäßigkeiten:[114]

For those things which appear vile, despicable and ugly to the queazy judgment of man; are not so really to Nature: since she knowes no deformity, and therefore all her pieces must be amiable: not really so to the eyes of the Author of Nature, since he hath thought good to configurate them according to the most exact ideas in his own wise intellect.

Der Widerspruch ist offensichtlich: Einerseits sind Unregelmäßigkeiten tatsächlich vorhanden, sind sogar notwendig und dienen der Hervorhebung des Schönen; andererseits sollen sie aber "eigentlich" nicht vorhanden sein, da es nichts "Schlechtes", Unförmiges geben kann und darf. Charleton nahm seiner eigenen Argumentation letztlich die Überzeugungskraft, weil er versuchte, zwei unvereinbare Dinge miteinander zu vereinbaren: die "Ideologie" der Ordnung, des Schönen (ein Ideal) mit der vernunftmäßigen Beobachtung und Erklärung von Unordnung in der Welt (der Wirklichkeit). Er verwechselte also ein Postulat, eine Norm (die Natur ist gut und schön, beziehungsweise Gott hat sie so gemacht), mit einer Zustandsbeschreibung. Charleton wollte Ideal und Wirklichkeit zur Deckung bringen. Dies mußte ein vergebliches Unterfangen bleiben, weil er seinen Ausgangspunkt "falsch" gewählt hatte: Ein Ideal läßt sich niemals rechtfertigen oder beweisen, schon gar nicht durch Logik oder die Methode des Vernunftbeweises.

Charleton freilich hielt seine Position für genügend legitimiert. Für ihn stand die Ordnung der Natur prinzipiell fest. Diese Ordnung äußerte sich für ihn vor allem unter dem Aspekt der Zweckhaftigkeit: Gott habe die Welt so eingerichtet, wie es für seine Geschöpfe am besten sei. Jeder "Teil" der Welt, jedes Geschöpf, erfülle die ihm gemäße Aufgabe:[115]

The Wisdom of Nature [...] always constitutes certain and regular causes to produce certain and regular effects.

Das Prinzip der Zweckhaftigkeit gilt sowohl für den Makro- als auch für den Mikrokosmos. So heißt es etwa über die magnetische Eigenschaft der magnetischen Stoffe:[116]

[They were] conferred upon them, by the infinite Wisdom and Goodness of the Creator, i n   o r d e r   t o the conservation of the Earth, and all its genuine parts, in that position in the Universe, and that disposition among themselves, in which they are b e s t   s u p p o r t e d   and m o s t   c o n v e - n i e n t l y performe Actions c o n f o r m e and p r o p e r t o t h e i r N a t u r e.

Eine ebensolche Ausrichtung auf den Zweck läßt sich nach Charleton an der Stellung der Sonne zur Erde ablesen.[117] Gott habe hier gerade die richtige Entfernung vorgesehen; denn wäre die Sonne der Erde näher, würde alles verbrennen und ein Jahr auf kaum einen Monat verkürzt. Wäre sie dagegen weiter entfernt, so wäre es zu kalt auf der Erde und das Jahr wäre viel zu lang. Anstatt den Schluß zu ziehen, daß sich das Leben den vorhandenen Bedingungen anpaßt, nahm Charleton an, daß Gott die Bedingungen geschaffen habe, die dem vorgefundenen Leben angemessen sind.

Im Mikrokosmos macht sich diese Zweckgerichtetheit etwa in der genauen Bestimmung einzelner Organe zu einer ganz bestimmten und keiner anderen Funktion bemerkbar.[118] Das Gleiche gilt für die Fakultäten der Tiere:[119]

As they are diversly configurated, according to the several places in this great Theatre of the World, in which they are consigned to live and act their several parts: so we see their Souls are, by the wise bounty of the Creator, instructed with diverse inclinations, faculties, and appeties, directive to the ends to which they were predestined.

Bis in welche beinahe absurden Einzelheiten Charleton die Idee der Zweckbestimmung (im Rückgriff auf Aristoteles) zum Teil ausarbeitete, zeigt die folgende Begebenheit. Samuel Pepys berichtet über ein Treffen mit Charleton und William Brouncker, bei dem es um die Ausstattung der Tiere mit den ihnen gemäßen Zähnen ging. Charleton argumentierte dabei mit einer planvollen Schöpfung, die die Zähne von Anfang an genau so geformt habe, wie sie heute noch seien. Brouncker dagegen sprach ähnlich wie die heutige Evolutionstheorie von einer Anpassung der Tiere an ihre Umgebung, das heißt an die vorgefundene Nahrung.[120]

An diesem Beispiel wird auch klar, warum die natürliche Ordnung in Charletons Augen zweckgebunden war. In einem späteren Kommentar Charletons zu diesem Beispiel heißt es: Jedes Lebewesen ist von Geburt an durch einen natürlichen Instinkt auf diejenige Nahrung ausgerichtet, die seiner Natur am besten entspricht.[121] Die Zweckbestimmtheit dient also der Selbsterhaltung der Lebewesen, darüber hinaus aber auch der Erhaltung der Art.[122]

Freilich sollte man im Auge behalten, daß die natürliche Zweckhaftigkeit ebenso wie die Ordnung im Grunde "nur" ein Postulat Charletons war, mit dem er sich der eigentlichen Auseinandersetzung mit Zusammenhängen und Unregelmäßigkeiten entzog. Dahinter stand das Eingeständnis der Naturphilosophen, daß sie unfähig seien, einige Naturphänomene zu erklären. Deshalb zog man sich auf das Argument der Ordnung zurück, die einfach wegen ihrer Komplexität bewundert wurde. Die einhellige, oft emphatische Bewunderung der vielfältigen Funktionen der Natur, die alle einem spezifischen Zweck dienen,

war ein Gemeinplatz in der naturphilosophischen Literatur und wurde immer
wieder in ähnlichen Wendungen beschworen, von Epikureern gleichermaßen wie
von Anti-Epikureern. Diese Bewunderung war anscheinend die einzig mögliche
Reaktion des Naturwissenschaftlers, der fassungslos vor einer komplexen
Welt stand. Man müsse doch, so schrieb Charleton in Darknes of Atheism,
"niederfallen in einer Ekstase frommer Bewunderung".[123] Charletons beredte
Lobpreisungen der bewundernswerten natürlichen Ordnung füllen in Darknes
of Atheism ganze Seiten:[124]

For whoever [...] shall speculate the world in an Engyscope or magnifying
Glass, i.e. shal look upon it in the distinction of its several orders of
natures, observe the commodious disposition of parts so vast in quantity,
so infinite in diversity, so symmetrical in proportions, so exquisite in
pulchritude: shall contemplate the comeliness, splendor, constancy, conver-
sions, revolutions, vicissitudes, and harmony of celestial bodies: shall
thence descend to sublunary, and with sober admiration consider the necessary difference of seasons, the certain-uncertain succession of contrary
tempests, the inexhaustible treasury of Jewels, Metals, and other wealthy
Minerals concreted in the fertile womb of the earth; the numerous, usefull
and elegant stock of vegetables; the swarms of various Animals, and in each
of these, the multitude, symmetry, connexion, and destination of organs: I
say, whoever shall with attentive thoughts perpend the excellencies of
these unimitable Artifices [...] cannot, unless he contradict the testimony of his own Conscience, and invalidate the evidence of that authentique
Criterion, the Light of Nature, but be satisfied; that as nothing less then
an infinite Power and Wisdome could contrive and finish, so nothing less
then the uncessant vigilancy and moderation of an infinite Providence can
conserve and regulate them, in order to the mutual benefit of each other,
and all conspiring, though in their contentions, to the promotion of the
common interest.

Einer emphatischen Bewunderung dieser Art ist sicherlich Ernsthaftigkeit
nicht abzusprechen. Nichtsdestoweniger verwendete Charleton sie auch, um
seine eigene Position zu retten. Es handelt sich ja um eine Bewunderung,
die das Ergebnis mangelnder Einsicht in natürliche Ursachen ist. Charleton
scheint hier nach der Devise vorzugehen: je komplizierter der Gegenstand,
desto größer die Bewunderung, denn desto weniger Einsicht in die natürlichen Vorgänge ist vorhanden.[125] Eben diese mangelnde Einsicht, so wollte es
Charleton, sollte nicht zur Leugnung, sondern gerade umgekehrt zur Annahme
einer göttlichen Ordnung und Providenz führen:[126]

Nor is it an illegal process of our reason, but the best logick, as to su-
pernaturals; to conclude not only the excellencies, but even the necessary
being of some things, meerly from hence that we cannot fully comprehend
them: since their very being above our capacity, is argument both clear and
strong enough, that they are not only as so, but more perfect and far greater then we understand them to be; as he that sees but a small part of the
sea with a Telescope at distance, may safely conclude that tis exceeding

large.

Dieser auf den ersten Blick verblüffend überzeugende Beweis weist bei näherer Betrachtung natürlich Brüche auf, wird hier doch mit der Vernunft gegen die Vernunft argumentiert. Die Vernunft soll das Vorhandensein gerade d e r Dinge anerkennen, die sie selbst nicht beweisen kann. Wer derart mit der Vernunft "umspringt", gerät in die Gefahr, sie von einem unabhängigen Erkenntniskriterium zu einem beliebig verwendbaren Beweismittel zu degradieren. Damit wird auch Charletons eigentliches Vorhaben, Glaubensinhalte durch die Vernunft zu beweisen, unglaubwürdig.

3.4.4. UNSTERBLICHKEIT DER SEELE

Neben der Existenz Gottes war die Unsterblichkeit der Seele für Charleton der wichtigste Glaubenssatz.[1] In The Immortality of the Human Soul (1657) betonte er immer wieder aufs neue, wie entscheidend der Nachweis der Unsterblichkeit der Seele für die christliche Religion sei: "upon that hangs all the weight of the businesse."[2] Gelegentlich verstieg sich Charleton sogar zu der Behauptung, nicht die Existenz Gottes, sondern der Glaube an Unsterblichkeit sei "das Fundament aller Religion".[3] Fehle dieser Glaube, so sei dies für alle "tugendhaften Menschen" eine "unangenehme Anschauung, die offenkundig dem Christentum und wahrhaftig der Begründung jeder Religion zuwider sei".[4] Charleton stellte also eine unauflösliche Bindung zwischen der Existenz Gottes und der Unsterblichkeit der menschlichen Seele her. Er bezeichnete diese beiden Setzungen auch als "jene zwillingshaften proleptischen Vorstellungen".[5] Anders: Wer die Unsterblichkeit der Seele nicht anerkannte, leugnete in Charletons Augen die Existenz Gottes und mußte daher als Atheist verurteilt werden.[6]

In Charletons theologischem System war die Korrelation zwischen der Unsterblichkeit der Seele und der Existenz Gottes eine notwendige Bedingung. Die Existenz Gottes war ihm die Voraussetzung für die Unsterblichkeit; an die Unsterblichkeit wiederum knüpften sich sämtliche Heilserwartungen des Menschen und damit auch der Glaube an einen guten und gerechten Gott.

Durch die Unsterblichkeit werde die Verbindung zwischen Gott und Mensch erst hergestellt: die Seele sei Vermittler göttlicher Vollkommenheit im Menschen, ein "himmlischer Gast in unserem schwachen und dunklen Tabernakel des Fleisches".[7] Durch die Unsterblichkeit der Seele sei dem Menschen die Teilhabe am göttlichen Wesen garantiert.[8] Die Seele übt ihre "göttlichen Vermögen" zum Lobe ihres Schöpfers aus;[9] sie ist das einzige Wesen, "das die transzendente Würde seines Ursprungs begreift, indem sie über die höchste Idee reflektiert, die sie von ihrem Schöpfer hat."[10]

Angesichts der Bedeutung, die Charleton der Seele zuspricht, verwundert sein emphatischer Lobgesang auf dieses höchste menschliche Gut nicht:[11]

That immaterial Empress, which keeps her invisible court somewhere within us, [...] that Paradise of the World, that bright shadow of the All-illuminating and yet invisible Light, that Noble Essence, which we know to be within us, but do no understand because it is within us.

Charleton hielt es für wichtig, daß Unsterblichkeit ein wesenmäßiges und nicht ein erworbenes Attribut der menschlichen Seele sei.[12] Was aber heißt Unsterblichkeit? Charleton definierte sie so:[13]

The proper Notion of Immortality, is, the eternal existence of a thing in the selfe same nature, and per se.

Charleton war sich natürlich bewußt, daß diese Definition den Widerstand von Philosophen und Theologen auf den Plan rufen mußte. Bevor er deshalb im einzelnen den Beweis für die Unsterblichkeit der Seele antrat, faßte er die Position seiner Gegner zusammen, um sie danach umso besser widerlegen zu können. Charleton unterschied im wesentlichen zwei "falsche" Meinungen zur Unsterblichkeit, die aristotelische und die epikureische. Aristoteles warf er vor, er stelle sich die Seele als "Act", Form oder untrennbare Qualität, das heißt, als eine bestimmte Modifikation von Materie vor.[14] Der Hauptvorwurf aber galt Epikur und Demokrit und im übrigen auch den Stoikern Marcus Antoninus und Seneca. Die Epikureer hielten, so Charleton, den Tod für endgültig, weil ihnen zufolge die Seele aus körperlichen Partikeln bestehe, die nach dem Tod des Menschen in den ewigen Wirbel der Atome zurückfielen.[15]

Dem stellte Charleton die Überzeugung entgegen, daß die vernunftbegabte Seele des Menschen aus der sonst gültigen materialistischen Welterklärung herauszunehmen sei, da sie nicht aus Atomen bestehe:[16]

The Reasonable Soul of Man is Immaterial; and therfore Immortal. [...] The Reason therefore, why what is Immaterial, must also be Immortal, is deduceable from hence; that what wants Matter, wants likewise parts, into which it might be distracted and dissolved; and what is uncapable of being dissolved, must of perfect necessity always continue to be what it is.

Dieser Passus läßt zwei wichtige Folgerungen zu: Die Voraussetzung für die Unsterblichkeit der Seele war ihre Immaterialität. Deswegen war zuerst zu beweisen, daß die Seele nicht stofflich sei;[17] Voraussetzung für eine immaterielle Seele war wiederum die Immaterialität Gottes.[18]

Wie aber konnte die Immaterialität der Seele "bewiesen" werden? Einiger Aufschluß über sein Vorgehen läßt sich zunächst an Charletons Umgang mit der Gegenposition ablesen. Immortality ist ja als Dialog angelegt. Freilich ist die Dialogstruktur in diesem Fall äußerst simpel. Im Gegensatz zum klassischen Dialog werden Wahrheiten, die demonstriert werden sollen, nicht in echter Rede und Gegenrede sowie in logischer Abfolge auseinander entwickelt. "Lucretius" als Vertreter der Gegenposition kommt immer erst dann zu Wort, wenn "Athanasius" schon eine in sich abgeschlossene These dargestellt

hat. Außerdem räumte Charleton der Gegenposition im Dialog meist geringeren
Raum ein; Athanasius, der Sprecher des Autors, erhält die längste Redezeit
und die besseren Argumente. Er ist es auch, der letztlich die Entscheidung
über den Ausgang des Disputes fällt, da es ihm gelingt, den neutralen Richter Isodicastes zu überzeugen.[19]

Abgesehen von dieser manipulativen Regie der Gesprächsführung war Charleton bemüht, wie schon im Falle der Existenz Gottes und seiner Providenz
den Gegner inhaltlich mithilfe des "Lichtes der Natur", also mit Vernunft-
beweisen, für sich einzunehmen.[20] Dieser Versuch erinnert methodisch an
Gassendis Eigenart, die epikureische Erkenntnistheorie zum Beweis von Thesen zu benutzen, die Epikur selbst zurückgewiesen hatte, also Epikur mit
Epikur zu kontern. Wie Charleton sein Vorhaben in die Tat umsetzte, zeigt
ein Schema, das eine Übersicht über die von Charleton angeführten Vernunft-
gründe gibt:[21]

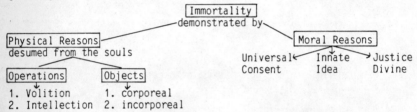

Charletons Unterscheidung zwischen "physikalischen" und "moralischen"
Gründen bedarf der Erläuterung. Physikalische Gründe sind solche, die sich
aus dem Wesen ("Nature") der Seele selbst ergeben,[22] also nicht Gründe naturwissenschaftlicher Art, sondern aus philosophischen Erkenntnistheoremen
abgeleitete Argumente. Moralische Gründe sind entweder Setzungen und Ableitungen aus Erfahrungstatsachen oder entstammen theologischem Gedankengut.

Bevor Charletons Argumentation im einzelnen verfolgt werden kann, ist
das Seelenkonzept zu skizzieren, das dieser Argumentation zugrunde liegt.
Das von Charleton selbst entworfene Schema setzt nämlich ein bestimmtes
Bild von der Seele stillschweigend voraus: die rationale menschliche
Seele als eigenständig existierende Substanz (s.u.).

Während Charleton seine "physikalischen" und "moralischen" Argumente für
die Unsterblichkeit in der Hauptsache von Gassendi übernahm, diente ihm die
cartesische Erkenntnislehre als Fundament seiner Seelenlehre.[23] Dies kann
zunächst an der Bestimmung der Tierseele nachgewiesen werden, die sich eng

an die Vorstellung von Descartes anlehnt. Descartes begriff den tierischen Körper als eine Maschine, die deutlich von der Seele getrennt war.[24] Charleton baute darauf auf und behauptete (gegen Aristoteles) eine eigenständige Existenz der "vegetativen" Seele, die von außen in den Körper eintrete und ihn belebe. Solange es sich dabei "nur" um eine Tierseele handelte, stellte Charleton alle seelischen Vorgänge mit materialistischer Logik dar. Die Seele der Tiere bestand für ihn wie deren Körper aus Atomen, freilich aus Atomen einer besonderen Art:[25]

This Corporeal Soul [of Brutes and Animals] is divisible; composed of particles extremely samll, subtil and active; diffused through or coextens to the whole body wherein it is contained, produced at first by generation out of the seed of the parents; perpetualy recuited or regenerated out of the purest and most spirituous part of the nourishment; [...] and finally dissolved or extinguished by death.

Indes galten völlig andere Kriterien, wenn es um die menschliche Seele ging. Eines aber darf dabei nicht übersehen werden: Für Charletons Vorstellung von der menschlichen Seele gilt dieselbe cartesische Konzeption von der eigenständigen Existenz dieser "Substanz" wie für die Tierseele auch; ja die Unsterblichkeitsthese wird sogar darauf begründet.[26] Obwohl Charleton wußte, daß diese Idee ursprünglich nicht von Descartes, sondern von Plato stammte,[27] machte er den Leser ausdrücklich auf die mechanistische Prägung der Idee durch Descartes aufmerksam. In dem folgenden Beispiel zeigt sich deutlich, wie Charleton die eigenständige Existenz der Seele mit seiner mechanistischen Grundanschauung in Einklang brachte und gleichzeitig theologisch legitimierte:[28]

The body of Man [is] a System of innumerable smaller Machines or Engines, by infinite Wisdom fram'd and compacted into one most beautiful, greater Automaton: all whose parts are [...] ordain'd and adjusted to one common End, namely, to compose a Living Ergasterium or Work-house, in which a Reasonable and Immortal Soul may, not only commodiously, but also with delight, exercise all her divine Faculties, to her own felicity, and to the praise and glory of her Omnipotent Creator.

Deutlich erkennbar ist hier der Gedanke, daß die Seele dem Körper von außen "zugefügt" wird, eine Vorstellung, die sich ohne weiteres in die christliche Lehre einfügen läßt:[29]

The Word of God plainly teaches, that the Soul of the first man was created immediately by God himself, and united to the body then already perfectly formed and prepared to receive it.

Charleton scheute sich also nicht, die cartesische These mit der Bibel zu belegen.

Die These von der eigenständigen Existenz der Seele ist, so Charleton,
allerdings nicht in der Weise mißzuverstehen, daß die Seele des Körpers
nicht mehr bedarf. Sie sei im Gegenteil angewiesen auf das ordnungsgemäße
Funktionieren der körperlichen Organe, der Sinne und der Vorstellungskraft
("Imagination").[30] Durch diese Konzession beugte Charleton dem überaus be-
liebten Gegenargument von Epikureern vor, die die Immaterialität und Unsterblichkeit mit dem Hinweis unglaubwürdig zu machen suchten, daß doch bei
trunkenen oder geistesschwachen Menschen kaum von einer Seele mit "göttlichen Funktionen" die Rede sein könne. Die stärker von Epikur geprägte
Ephesian Matron belegt, daß Charleton diesem Einwand nur schwer begegnete:[31]

Though we deny not, but the rational Soul [...] is in some degree subject
to the Laws of Matter; [...] especially in weak-minded persons, who make no
use of the arms of their reason, to encounter and subdue the insurrections
and assaults of sensual appetites: Yet cannot we grant, that the impres-
sions which the body makes upon the mind are such, as suffice to question
either the Immortality, or derogate from the Soveraignty of the Soul over
the Body.

Charleton bestand also auf einer klaren Trennung von Körper und Seele.
Dies ist besonders deswegen wichtig, weil Charleton sich hier erneut mehr
von Descartes als von seinem eigentlichen Lehrmeister Gassendi beeinflußt
zeigt.[32] Während Gassendi nämlich die Lehre von der "doppelten Seele" vertrat,[33] lehnte Charleton diese Doktrin ab und stimmte mit Descartes überein, daß der Mensch nur eine einzige Seele besitze. für Gassendi gab es
zwei Seelen: die Tieren und Menschen gemeinsame anima corporalis und die
nur dem Menschen zukommende anima rationalis. Zwar beanspruchte auch Gassendi für diese beiden Seelen absolute Wesensverschiedenheit - die körperliche Seele wurde von den Eltern bei der Zeugung mit dem Samen übertragen,
die rationale dagegen jedem Menschen bei der Geburt von Gott eingegeben[34] -
doch hielt er die körperliche Seele immerhin als Medium zwischen der rationalen Seele und dem Körper für notwendig.[35] Charleton dagegen beteuerte:
"Each individuall man hath one and onely one soul."[36] Eine sensitive Seele
als Mittler zwischen der "spirituellen" Seele und dem schwerfälligen
("gross") Körper erachtete er nicht als notwendig, weil das Blut diese
Funktion übernehme.[37]

As for the remainder, viz., what is the Common Medium, Cement, or Glew, by
which two such different natures are married and united into one Composi-
tum, I answer, that I conceive it to be the Blood, especially the spiritual
and most elaborate or refined part thereof.

Einige Jahre später jedoch kehrte Charleton in Natural History of the Passions zu seiner ursprünglichen Meinung zurück, daß der Mensch doch über zwei unterschiedliche Seelen verfügen müsse. Er begründete diesen Widerruf mit neuen anatomischen Erkenntnissen: Die Struktur der von Descartes als Sitz der Seele postulierten glandula pinealis lasse einen Schluß auf eine einzige Seele nicht zu. Diese Kritik an Descartes werde durch Bacon, Gassendi und Willis belegt.[38]

Das Descartes, Gassendi und Charleton gemeinsame Problem war der Nachweis der Immaterialität der Seele. Wie konnte etwas tatsächlich existieren und dennoch nicht stofflich gebunden sein? Lucretius-Evelyn faßt stellvertretend für viele Zweifler zusammen:[39]

To deal freely with you, I find the Notion of Immaterial Substance, to be somwhat too sublime for the comprehension of so humble and shortsighted a reason as mine is.

Charleton hatte diesem Einwurf jedoch auf effektive, wenn auch wenig höfliche Weise vorgebeugt:[40]

What if there were a few, who could not elevate their minds so high, as to conceive any thing Incorporeal, besides Inanity, doth it therefore follow, that those many, and great men, who did conceive the contrary were fools, and that I, who likewise affirm the Existence of Incorporeal Natures, doe run myself upon an Absurdity.

Charletons Haupt"argument" für die Immaterialität der Seele ist in ihrer Wirkweise ("operations") zu suchen. Ebenso wie Gott selbst kann in Charletons Verständnis die gottähnliche Seele nicht durch materialistische Deutung in ihrer Komplexität begriffen werden. Jemand, der Witz und Scharfsinn besitze wie Evelyn (Lucretius), gab Charleton zu bedenken, könne doch nicht so blind sein gegenüber den wunderbaren und beinahe göttlichen "Operationen" dieses edlen Wesens (der Seele), als daß er von Epikur für die Überzeugung gewonnen werden könnte, daß diese Seele nur ein Gewebe aus feinsten Atomen sei.[41]

Auf eben dieses "Argument" antwortete Henry Layton in seiner Kritik an Charletons Buch. Seiner Meinung nach war der Beweis nicht stichhaltig, da er erstens ein Gemeinplatz sei und zweitens mangelndes Vorstellungsvermögen in physikalischen Dingen verrate:[42]

Our Doctor in this Place, walks in the common Trod, and pretends to supply the want of Power in such Matter and Motion, by the Introduction of an Intelligent, Self-subsisting Spirit into the Person, for the effecting of such Operations in Man; not enough considering the Wisdom and Power of God, [...] who can by Matter and Motion, fitly Organized, Modified and Moved, produce such Acts and Powers as Men are not able to comprehend the quomodo of, and therefore to their Reason, such things may seem impossible.

Charletons "Beweis" war also eigentlich gar keiner. Das zu Beweisende
wurde, wie auch an anderer Stelle, vorausgesetzt: Die Seele sollte nicht
stofflich sein, folglich nahm man an, daß die "edlen und sublimen Operationen", die sie ausführte, nicht von einem rein körperlichen Gebilde hätten
ausgeführt werden können.

Die "Handlungen" ("operations") der Seele, die nach Charleton für ihre
Immaterialität sprechen, sind vor allem Abstraktionsvermögen, daneben Bewußtsein und Selbsterkenntnis.[43] Die Fähigkeit zur Abstraktion schließt die
Fähigkeit zur Begriffsbildung und zum logischen Denken ein.[44] Zu dieser Ansicht Charletons äußerte sich etwa Henry Layton getreu seiner Prämisse:[45]

The Doctor says, That whatsoever can frame abstracted Notions and form Uni-
versals must be above Matter, and be Immaterial [...]. In this Argument I
deny his Major, and say that the Man himself who is a Material Agent, can
form Abstractive Notions, [...] and that the Intellect without the Man, can
perform no such Matters, nor be, nor act in any kind whatsoever.

Ähnlich argumentierte auch Margaret Cavendish. Sie stellte fest, selbst
psychologische Phänomene hätten ihren Ursprung in Atombewegungen: "The operations of the mind are nothing but the local motion of vapours in the
brain."[46]

In der Frage von Bewußtsein und Selbsterkenntnis des Intellekts und damit der Seele waren die Positionen Laytons und Charletons ebenso konträr.
Charleton behauptete, daß der Intellekt seine Fähigkeit, sich selbst zu erkennen, keinesfalls materiellen Bedingungen verdanken könne.[47] Layton dagegen beharrte wie zuvor darauf, daß auch diese Fähigkeit des Menschen auf
seiner materiellen Existenz beruhe und daher niemals "für sich" wirken könne.[48]

Hinzu kommt, daß Charleton zufolge auch der Wille als weitere "Operation"
der Seele in der Regel das Bonum Honestum und nicht (ein rein körperliches)
Bonum Delectabile verfolgt. Aus dieser Regel läßt sich, so Charleton, auf
die Immaterialität des Willens schließen. Auch wäre der freie Wille hinfällig, solange er sich nur von materiellen Interessen leiten ließe.[49]

Worauf aber richtet sich die Seele in ihren "Operationen"? Als Gegenstände dieser Vorgänge betrachtete Charleton sowohl körperliche als auch
unkörperliche Dinge:[50]

The Intellect alone is that, which hath for its Object, omne verum, and
[...] Ens ut Ens, every Being in the Universe.

Schon das Wissen um die Existenz und das Wesen materieller Objekte be-

legt, folgt man Charleton, die immaterielle Natur des Intellekts selbst.
Erst recht aber beweisen nicht-stoffliche Objekte die Immaterialität des
Verstandes und demzufolge der Seele, ja nicht-materielle Objekte sind so-
gar der eigentlich angemessene Betrachtungsgegenstand für die Seele.[51]

Layton und auch Margaret Cavendish beharrten demgegenüber darauf, daß
Intellekt und Seele nur in Verbindung mit dem Körper des jeweiligen Menschen solche Gedanken entwickeln könnten.[52]

An diese Argumentation schließen sich zum Teil schon aus dem Providenzbeweis bekannte Folgerungen Charletons an. Nur körperliche Substanzen seien
der Auflösung unterworfen; die Seele aber könne nun wohl als immateriell
gelten und müsse daher unsterblich sein.[53] Da im Gegensatz zu Darknes of
Atheism in Immortality galt, daß Gott die einmal geschaffenen Naturgesetze
nicht mehr ändert, wird er Charleton zufolge auch eine einmal immateriell
geschaffene Substanz in diesem Zustand belassen.[54] Ohnedies könnte eine immaterielle Substanz nicht von einem "stofflichen Handelnden" ("material
agent"), sondern nur von einem immateriellen Wesen, also von Gott selbst,
zerstört werden. Dies sei jedoch angesichts der Güte und Weisheit Gottes
undenkbar. Gott habe selbst alles von ihm Geschaffene als gut bezeichnet.[55]

Der zweite Beweisstrang der moralischen Gründe wiederholt ebenfalls bekannte Argumente.

Das erste ist der Verweis auf die Übereinstimmung aller Menschen in
puncto Unsterblichkeitsvorstellung. Der Glaube an die Unsterblichkeit sei
so alt wie die Menschheit selbst, heißt es in Socrates Triumphans; und in
Immortality weist Athanasius-Charleton Evelyns Einwand zurück, der Glaube
an die Unsterblichkeit sei nicht der ganzen Menschheit eigen, sondern nur
von den Herrschenden zu Beginn der Menschheitsgeschichte erfunden worden,
um den Bestand der Gemeinschaft nicht durch Gesetzesübertretungen zu gefährden.[56] Im Gegensatz dazu hält Charleton fest:[57]

There ever hath been and stil is an Universal concurrence among them in
this Tenent, that it [the Soul] doth survive the body, and continue the
same for ever. Now, as Cicero judiciously observeth, [...] in every thing
the general consent of all Nations is to be accounted the Law of Nature:
And consequently the Notion of the Soul's Immortality must be implanted, by
Nature's own hand, in the Mind of every man; and who so dares to deny it,
doth impugne the very principles of Nature.

Das zweite "moralische" Argument, die These von dem den Menschen einge-
borenen Verlangen nach ewigem Leben, schließt sich eng an diese Überlegung
an:[58]

There is no man who doth not desire to subsist Eternally, nay not those
very persons, who seem to impugne and disavow that desire, by a contrary
opinion (as Epicurus and all his Sectators) could ever suppress or extin-
guish it from glowing perpetually in their breast [...]. It is apparent, we
have an Appetite of Immortality in the General.

Charleton glaubte also, daß es Unsterblichkeit geben muß, weil es ein
Verlangen nach Unsterblichkeit gibt. Für Charleton wäre es eine absurde
Vorstellung gewesen, daß das Verlangen sich auf etwas richten könne, was es
nicht gibt.

Charleton bemühte sich, seinen "Beweis" durch die Angabe von drei Gründen abzusichern.

1. Jeder Mensch strebe nach Ewigkeit und Ruhm über den Tod hinaus. Als Beispiele dienen ihm etwa Testamente, Chroniken oder Denkmäler als Versuche,
sich Unsterblichkeit zu verschaffen.[59] Hierher gehört auch das von Charleton konstatierte "unstillbare Verlangen nach Verbesserung", also das Streben jeder Organisationsform von Leben nach dem nächsthöheren Seinsstatus.
Dieses Verlangen könne sich freilich auf dieser Erde nicht erfüllen und sei
daher auf ein Leben nach dem Tode gerichtet.[60]

2. Das Verlangen nach Unsterblichkeit der Gattung werde im Akt der Zeugung
deutlich; warum also solle Unsterblichkeit nicht auch für das Individuum
gelten?[61]

3. Die von Charletons Gegnern häufig angeführte Furcht vor dem Tode stehe
keineswegs der Unsterblichkeit als eingeborener Idee entgegen, weil in den
meisten Fällen unmittelbar Bevorstehendes (im diesseitigen Leben) mehr
"Lustgewinn" ("Pleasure") verspreche als Zukünftiges (Leben nach dem Tode).

Das dritte "moralische" Argument erwächst auf dem Boden der Vorstellung
einer göttlichen Gerechtigkeit, die nach dem Tode Strafe und Belohnung aus-
teilt. Da im diesseitigen Leben große Unordnung und Ungerechtigkeit herr-
sche, heißt es etwa in Socrates Triumphans, müsse es im Jenseits eine aus-
gleichende Gerechtigkeit geben. Diese sei indes ohne ein "Objekt", auf das
sie sich richten könnte -nämlich den unsterblichen Menschen - nicht vorstellbar.[62] Gebe es jedoch keine göttliche Gerechtigkeit, so würden die
Menschen nicht nach den Kriterien von Ehrlichkeit ("honesty") und Recht
("Right"), sondern nach Lust ("Pleasure") und Gewinn ("Profit") handeln,
weil sie ja keine Strafe nach dem Tode zu fürchten hätten. Die Lehre von
der Unsterblichkeit "funktioniert" als Anreiz zu tugendhaftem Leben.[63]

An dieser Stelle tritt die enorme Bedeutung der Unsterblichkeit für den

Bestand der christlichen Doktrin deutlich hervor. Charleton selbst erkannte
diese Konsequenz:[64]

I have sometimes thought the single position of the Immortality of the Human Soul, to be the Grand Base of Religion [...]. For, if the soul be mortal, & subject to utter dissolution [...] to what purpose doth all Piety
and Religion serve?

Die Theologie steht also unter der Forderung, unter allen Umständen die
Unsterblichkeit aufrechtzuerhalten und nach Kräften zu beweisen, sonst ver-
löre sie ihre Legitimation. Mehr als das: Jede Frömmigkeit hätte ein Ende,
dem Unglauben wären Tür und Tor geöffnet, alle Religion untergraben, alle
Ehrlichkeit zerstört und die menschliche Gesellschaft aufgelöst.[65]

Religion erscheint hier weniger als persönliche Überzeugung Einzelner,
als privater Weg zu größtmöglichem Glück mithilfe der göttlichen Gnade,
sondern unverblümt als gesellschaftsstabilisierendes Instrument. Charleton
durchschaute diesen "Wirkmechanismus" der Unsterblichkeitslehre, war aber
weit davon entfernt, sie aus diesem Grunde abzulehnen. Im Gegenteil: Er be-
wertete die ordnende und harmonisierende Wirkung der Lehre unbedingt positiv. In diesem Zusammenhang fällt auf, daß Layton, der ansonsten Charleton
kritisch gegenüberstand, mit Charletons These von der göttlichen Gerechtigkeit völlig übereinstimmte (wenn er auch nach wie vor auf der Erweckung des
ganzen, körperlichen Menschen bei der Auferstehung beharrte).[66]

Gegen die Überzeugung von der Gerechtigkeit Gottes, der Layton wie Charleton huldigten, konnten auch lukrezische Einwände nichts ausrichten. In
Immortality etwa ließ Charleton Lucretius-Evelyn fragen, ob die Menschen
denn nicht Unsterblichkeit und göttliche Gerechtigkeit als Kompensationsme-
chanismen erfunden hätten, um ihr eigenes Unglück besser ertragen zu können. Charletons Antwort war, daß solches unmöglich sei, weil der Glaube an
die Unsterblichkeit älter als jegliches Bewußtsein von Unglück und als alle
Erinnerung sei. Dem einsichtigen Argument von Lucretius, gerade die christliche Lehre müsse doch Tugend als Belohnung in sich und Laster als Strafe
definieren, begegnete Charleton eher ausweichend, aber seiner Meinung nach
schlüssig:[67]

That virtue is not a sufficient recompence to itself, may be naturally collected from hence; that all virtuous persons have an eye of Affection constantly levelled at somewhat beyond it.

Mit einem Argument, das Mandevilles Bienenfabel antizipiert, verweist
Charleton darauf, daß die meisten Menschen nicht nur Tugend, sondern zum
Beispiel mit ihren tugendhaften Taten auch Ruhm erreichen wollten.

Obwohl Charleton grundsätzlich der Überzeugung war, daß der Mensch gut
sei und Tugend anstrebe, rechnete er also hier doch mit der menschlichen
Schwäche. Dies ist nur ein weiteres Beispiel für die Widersprüchlichkeit
seiner Beweisführung, eine Widersprüchlichkeit, die sich freilich notwendig
aus dem Dilemma ergab, daß Charleton letztlich unbeweisbare Glaubensinhalte
mit den Mitteln der Vernunft bestätigen wollte.

Charleton war sich dieser Problematik bis zu einem gewissen Grad bewußt.
Obwohl er eindeutig als Anwalt einer vernunftbestätigten Unsterblichkeit
auftrat, ließ er verschiedentlich durchblicken, daß auch er seine Zweifel
an der Gültigkeit des Vernunftbeweises hatte. Am Ende von Immortality steht
ein verräterischer Satz des "Schiedsrichters" Isodicastes:[68]

Though Athanasius [Charleton] hath not precisely (according to the rigorous
acceptation of the word) Demonstrated the Immortality of Mans Soul; yet
forasmuch [...] He hath proved it by good and important Reasons, aswell
Physical as Moral, such as are not much inferiour to absolute Demonstrations.

Und an anderer Stelle heißt es, Spiritualität und Vollkommenheit ("excellency") der Seele ließen sich zwar mit "physikalischen" Gründen beweisen, nicht aber zweifelsfrei ihre Unsterblichkeit.[69] Selbst wenn feststehe,
daß die Seele immateriell sei ("a pure Spirit"), sei es doch beinahe unmöglich, Aussagen über sie zu machen, und erst recht, ihre Unsterblichkeit
daraus abzuleiten.[70] Gerade die Immaterialität der Seele ist es, die letztlich dem Begreifen im Wege steht. Eben weil die Seele nicht stofflich sei,
auch nicht den Gesetzen der Materie unterliege, der Mensch aber selbst diesen Gesetzen zu gehorchen habe, könne kaum Endgültiges über die Seele gesagt werden.[71] Der Schluß, den Charleton in Epicurus's Morals zog, kann
auch für seine anderen Werke zum gleichen Thema gelten:[72]

The light of Nature, is scarce strong enough by its own single force, to
dispel all those thick mists of difficulties, that hinder our discernment
of the full nature of the human soul, and scarce bright enough clearly to
demonstrate the immortality of that noble Essence, so, as to leave no room
for diffidence or contradiction.

Was soll man aus einer Aussage schließen, die doch Charletons eigenen
Ansatz wie seine Zielvorstellung untergräbt? Warum versucht jemand überhaupt einen Vernunftbeweis der Unsterblichkeit, obwohl er sich darüber im
klaren ist, daß er von vornherein zum Scheitern verurteilt ist?

Für einen solchen Widerspruch gibt es jedoch verständliche Gründe. Zunächst ist der Hintergrund zu berücksichtigen, vor dem Charletons (theologische) Werke entstanden. Auf der einen Seite war Charleton von der "Rich-

tigkeit" der neuen epikureischen Physik überzeugt, wollte aber auf der anderen Seite soviel von der herkömmlichen Theologie retten wie eben möglich. Sowohl Darknes of Atheism als auch Immortality wurden im Bewußtsein eines zunehmenden Atheismus geschrieben, dem Charleton aus Überzeugung eine Alternative entgegensetzen wollte. Wie viele seiner Zeitgenossen hielt Charleton den Vernunftbeweis für das einzige Mittel, um Heiden oder Atheisten (oder wie immer man sie nannte) zu bekehren. Allein aus diesem Grunde war ein "Bedarf" für einen Vernunftbeweis vorhanden - selbst wenn man das Risiko einging, daß der Beweis nicht ganz gelang. Diese Befürchtung traf jedoch, davon war Charleton überzeugt, zumindest für den angestrebten Zweck nicht zu. Charleton sagte unmißverständlich, daß der cartesische Vernunftbeweis der unsterblichen Seele ausreiche, um Atheisten und Epikureer für die Unsterblichkeit zu gewinnen.[73]

Der zweite Grund für Charletons Aufrechterhaltung des oben benannten Widerspruchs liegt in einer Motivation begründet, die hinter der von Charleton selbst angegebenen Motivation, Bekehrung der Atheisten, zum Vorschein kommt. Natürlich ging es in Wahrheit nicht nur um Atheisten und die "armen Heiden", sondern auch um die eigene GLaubenssicherheit, wie Lucretius-Evelyn in Immortality auf entwaffnend naive Weise bezeugt. Er sei zwar nur ein bloßer Heide ("a meer Natural man"), dennoch glaube er an die Unsterblichkeit. In diesem Punkt unterscheide er sich daher in keiner Weise von einem Christen. Und doch, so fährt er fort,[74]

I believe the Soul to be Immortal, as firmly as you, or any person living can; Yet I should account it no small felicity, to see a perfect Demonstration of it; such as might for ever silence all Doubts and Contradictions, and make a convert of my old Master Epicurus.

Damit nimmt Evelyn die Haltung des zweifelnden Christen ein.[75] Auch Charleton selbst legte dafür Zeugnis ab, daß im "christlichen Lager" ein Bedürfnis nach einem (endgültigen) Vernunftbeweis der Unsterblichkeit vorhanden war. Er schrieb:[76]

I confess then, that tho I have read [...] many Discourses professedly composed for, and speciously promising a sufficient eviction of the sempiternal Existence of the Rational Soul after death, by reasons drawn only from her own excellent nature, faculties, operations, & c. yet I could not perceive, that any one of them, taken single, or all put together, had the force of a perfect Demonstration.

Die Tatsache, daß Charleton diese Zeilen Jahre n a c h der Veröffentlichung seines Buches über die Unsterblichkeit, Immortality, niederschrieb, zeigt deutlich, daß der Vernunftbeweis immer noch als Desiderat galt.

Lucretius-Evelyns (und damit auch Charletons) Wunsch`nach einem klaren Be-
weis ist als Symptom einer auch unter Christen zunehmenden Unsicherheit
über essentielle Glaubenswahrheiten zu werten.

Wie reagierte Cnarleton auf eine Unsicherheit, die auch seine eigene
war? Seine Reaktion verdeutlicht, daß der Widerspruch zwischen Charletons
Beharren auf dem Vernunftbeweis und seiner Einsicht, daß dieser Beweis keine letzte Sicherheit zeitigen könne, daß dieser Widerspruch also "systemimm-
manent" war, das heißt unter Charletons Voraussetzungen nicht aufgelöst
werden konnte. In einem "theologischen Rückzugsgefecht" versuchte Charleton
den christlichen Standpunkt zu retten und nahm dabei einen Umschlag seiner
Ausgangsposition ins genaue Gegenteil in Kauf. Mit der Behauptung, der Vernunftbeweis reiche für Atheisten und Epikureer, nicht aber für Christen,
hatte Charleton diesen Rückzug schon vorbereitet. Seine eigenen Erfahrungen
mit dem Vernunftbeweis zeigten jedoch überdies, daß dieser letztlich ungeeignet war. Charleton zog daraus die Konsequenz, den Vernunftbeweis in seiner Bedeutung abzuwerten. Stattdessen wertete er den "Glaubensbeweis" wieder auf. An die Stelle des Vernunftbeweises trat die göttliche Offenbarung
als letztlich entscheidender "Beweis" für die menschliche Unsterblichkeit:[77]

Here then we find our selves left in the dark by human reason; so that were
it not for the brighter beams of Revelation Divine, how fair soever our
hopes might be of Immortality, we should want a full assurance of it.

Die Vernunft, so scheint Charleton seinem Leser nahezulegen, brauche man
eigentlich gar nicht - viel besser lasse sich die Unsterblichkeit mit der
göttlichen Offenbarung "beweisen", zumindest komme ein Unsterblichkeitsbe-
weis ohne die Offenbarung nie aus. Damit ist der Ansatz des Vernunftbeweises endgültig ad absurdum geführt. Ähnlich wie schon beim Providenzbeweis
zog Charleton aus der mangelnden Beweiskraft der Vernunft nicht etwa den
Schluß, sich über die zu beweisenden Wahrheiten getäuscht zu haben. Vielmehr seien diese Wahrheiten gerade deshalb so sicher, weil man sie n i c h t
mit der Vernunft, sondern mit der Offenbarung demonstrieren könne.

Kasuistik dieser Art war von Charleton gefordert, weil ihm die eigene
religiöse Überzeugung wie die theologische Tradition Schranken auferlegten.
Er hätte ja nicht zu dem Ergebnis kommen d ü r f e n , daß der Vernunftbeweis
praktikabel und vollständig war. Ein solches Ergebnis hätte ihn wie von
selbst in Gegensatz zur christlichen Lehre gebracht, ja sogar die Grundfe-
sten dieser Lehre erschüttert, insofern ein gültiger Vernunftbeweis den

"anderen" Teil der christlichen Lehre, den Glauben aus Überzeugung, überflüssig gemacht hätte.

In diesem Umfeld läßt sich unterstellen, daß es Charleton im Innersten gar nicht darum ging, tatsächlich einen Vernunftbeweis der Unsterblichkeit zu erbringen. Man könnte Immortality sogar gegen den Strich lesen und behaupten, eigentlich diene das ganze Unternehmen des Vernunftbeweises nur dazu, dem Leser die Vergeblichkeit dieses Ansatzes vor Augen zu führen. Zumindest aber sollte, so scheint es Charleton zu wollen, der Vernunftbeweis sich nur wie ein ornamenteller Schnörkel um den durch die Offenbarung fundierten Glaubens"beweis" der Unsterblichkeit ranken. Das, was bewiesen werden sollte, stand erneut als Voraussetzung schon fest. Henry Layton beschrieb die Umstände, die zu Charletons Vorgehen führten, auf einleuchtende Weise:[78]

It seems to me, that he was resolved to maintain the subsistence of the Soul after the Death of the Person, altho' the Nature and Reason which he pretends to follow, convinced him not so to do, or that he found any natural need of his so doing; but because he thought it might be proved by Scripture, and was maintain'd by the Divines, That the Soul of Man had a Seperate Subsistence after death of the Person, and therefore was Immortal. [...] I collect, That his Belief of the souls Immortality, was grounded first upon Faith and Divine Authority, as he thought; and being thus fully perswaded of the Truth of that Opinion, he set himself on work to maintain it, by such Deductions as he was able to make from the Principles of Nature and Reason; his Performances wherein have before been examined, and shewn not to be of so great weight, as he perhaps conceived them to be.

Layton selbst hatte aus der schwachen Beweiskraft der Vernunftargumente auf die Materialität der Seele geschlossen, die seiner Anschauung zufolge zusammen mit dem Körper nach dem Tode auferstehen würde. Aus dem Vergleich mit Laytons Standpunkt ergibt sich eine wichtige Aussage über Charletons Verhältnis zur Religion. Es gibt keinen Grund anzunehmen, daß Charleton nicht die Möglichkeit gehabt hätte, zu demselben Schluß wie Layton zu kommen. Die Tatsache, daß Charleton gleichwohl auf der Unsterblichkeit der Seele beharrte, hat daher umso größeres Gewicht. Offensichtlich war Charleton die Unsterblichkeit der Seele wie die Existenz Gottes so selbstverständlich, daß er sie gar nicht anzweifeln konnte. Wie beim Gottesbeweis war auch beim Nachweis der Unsterblichkeit das Resultat bereits in der Prämisse impliziert.

An der Einstellung Laytons, der seine Schriften immerhin rund vierzig Jahre nach Charleton veröffentlichte, läßt sich im übrigen verfolgen, in welche beiden Richtungen sich die (Natur-)Theologie seit 1657 entwickelt hatte. Während die eine Richtung, vertreten etwa von Richard Bentley, Richard Baxter und anderen, Charletons Argumentation fortsetzte, nicht aber fortentwickelte, konzedierte die andere, als deren zwar wenig bedeutender Vertreter auch Henry Layton anzusehen ist, ohne Gewissensbisse die Materialität der Seele, hob damit die von Descartes initiierte deutliche Trennung der Seele vom Körper auf und behauptete, der ganze Mensch werde in seiner Materialität bei der Auferstehung zum Leben erweckt. Dies war jedoch ein bedeutender Schritt auf eine materialistische Weltsicht hin, den Charleton niemals vollzogen hätte.

4. SCHLUSS

In Walter Charleton vereinigen sich die charakteristischen Züge des Virtuoso der zweiten Hälfte des siebzehnten Jahrhunderts. Der Arzt und Anatom, der Naturphilosoph, der politisch interessierte Laie mit archäologischen, psychologischen wie theologischen Ambitionen, der engagierte Mitarbeiter in wissenschaftlichen Gruppen und Institutionen war zeit seines Lebens ein wacher Beobachter der Wissenschaftsentwicklung. Charletons gesamte naturwissenschaftliche "Laufbahn" läßt sich aus der frühen Integration in die englische naturwissenschaftliche "Szene", in Royal Society und College of Physicians, herleiten. Politische Schwierigkeiten mit den Machthabern des Interregnums - Charleton blieb sein Leben lang der Monarchie und der Hochkirche treu - konnten seine naturwissenschaftliche Entwicklung nicht behindern.

Nach einem kurzen iatrochemischen "Zwischenspiel" - freilich konnte Charleton seine einstigen Bindungen an van Helmonts Ideen nie ganz verleugnen - erwiesen sich sowohl Charletons Kontakt zum Newcastle Circle als auch seine Frankreichreisen als seiner atomistisch-mechanistischen Neuorientierung förderlich. Charleton hatte damit seine eigentliche Bestimmung gefunden: die Aufnahme, Adaptation und Modifikation sowie Weitergabe der von Pierre Gassendi propagierten epikureischen Naturphilosophie.

Der Boden, auf dem Charletons "neue Wissenschaft" wachsen konnte, war die Kritik am Unfehlbarkeitsanspruch der Aristoteliker an den Universitäten, eine Kritik, die Charleton mit vielen Zeitgenossen teilte. An die Stelle blinder Autoritätsgläubigkeit setzte Charleton neue Werte: die Orientierung am Fortschrittsideal, eine utilitaristische Ausrichtung jedweder Wissenschaft und eine auf empirisches Vorgehen bedachte "praktische" Wissenschaft in Verbindung mit der epikureischen Betonung der sinnlichen Wahrnehmung.

Charletons wissenschaftliche Verdienste liegen in erster Linie auf dem Gebiet der (theoretischen) Physik und der (mechanistischen) Medizin. Anders als manche Zeitgenossen befürwortete Charleton die These von der Unendlichkeit des Universums (nicht aber die von der Pluralität der Welten) und von Raum und Zeit als absoluten komplementären Prinzipien. Er propagierte die epikureische duale Lehre von Materie und Vakuum unter Berücksichtigung der

Bewegung als bestimmendem mechanistischen Prinzip. Charletons besondere
Leistung in diesem Bereich ist die ausführliche Ausarbeitung der berühmten
Thesen Torricellis zum Vakuum. Ferner zeichnet sich Charletons Physik durch
eine detaillierte Qualitätenlehre mit zahlreichen eigenen Hypothesen und
Beispielen aus, die den Versuch einer mechanistischen Deutung okkulter Qua-
litäten einschließt. Charletons mechanistische Medizin schließlich umfaßt
Thesen zu Blutkreislauf und Herz in der Nachfolge Harveys, und zu Gehirn,
Nerven und Muskeln.

Der "christliche Vorbehalt", der Charletons Umgang mit Epikur und dessen
Philosophie stets bestimmte, ließ ihn eine in den fünfziger Jahren neue
Form der Naturtheologie entwickeln, die Physiko-Theologie. Ein zentraler
Gedanke dieser Theologie war die Anwendung der Vernunft auf religiöse Wahrheiten. Anlaß für die theologischen Schriften Charletons waren auf der
einen Seite der in den vierziger und fünfziger Jahren des siebzehnten Jahrhunderts zunehmende "Atheismus" und auf der anderen Seite die Notwendigkeit
der christlichen "Reinigung" der epikureischen Physik. Charletons Versuch
der "Christianisierung" Epikurs legte vor allem auf Epikurs moralische Integrität Wert. Unter der Voraussetzung eines gereinigten Epikureismus, so
argumentierte Charleton, stütze die atomistische Naturphilosophie die Religion, statt sie zu gefährden.

Charletons eigene Leistung gegenüber Gassendi besteht vor allem darin,
die christliche Legitimation des epikureischen Systems auf ein gesicherte-
res Fundament zu stellen.[1] Charleton nahm eine wesentliche Veränderung der
gassendistischen Lehre vor. Während Gassendi zur Versöhnung von Atomismus
und Christentum vor allem auf der Unsterblichkeit und dem Ursprung der Bewegung in Gott bestand, erklärte Charleton zusätzlich eine stets wirksame
Providenz für unerläßlich, betonte die naturphilosophische Absicht der Verehrung Gottes und berief sich ausdrücklich auf die Autorität der Kirche.
Offenbar reichten diese Zugeständnisse aus, den Atomismus relativ unver-
dächtig zu machen. Den Widerspruch zwischen dem von ihm geforderten Vernunftbeweis und dem Beweis aus der Offenbarung oder dem Glauben konnte
Charleton aber nicht auflösen.

Charletons große Leistung liegt auf dem Gebiet der Naturphilosophie. Er
war der erste, der in Gassendis Animadversiones eines der wichtigsten naturwissenschaftlichen Werke seiner Zeit einem breiten englischen Publikum
zugänglich machte. In gleicher Weise kann Epicurus's Morals als eine sehr

frühe ausführliche Darlegung der epikureischen Ethik in einer modernen
Sprache gelten.

Charleton übernahm also eine wichtige Vermittlerrolle für die englische
Naturwissenschaft. Die Bedeutung dieser Funktion ist nicht zu unterschät-
zen. Diese Rolle ergab sich aus Charletons biographischem Hintergrund, also
aus der Kenntnis der verschiedenen naturwissenschaftlichen Richtungen und
der wichtigen Vertreter der Naturphilosophie seiner Zeit. Charleton selbst
sah sich als Vermittler der epikureischen Philosophie für den englischen
Bereich, wie etwa aus der handschriftlichen Widmung von Epicurus's Morals
an Viscount Fauconberg hervorgeht:[2]

The good, pious, & temporate EPICURUS has now been at length, after almost 2000 years enterrment, revived, & by my means brought into England.

Charletons Vermittlerrolle bedingte auch seinen Umgang mit den Werken
und Ideen der führenden Naturphilosophen seiner Zeit. Es liegt in der Natur
der Sache wie auch in Charletons christlicher Grundhaltung begründet, daß
er in seiner Adaptation der epikureischen Philosophie eklektisch und selek-
tiv vorging.[3] Da Charleton selbst in der Absicht schrieb, als Vermittler
und christlicher Apologet zu wirken, kann man es ihm nicht verübeln, wenn
er diese Absicht auch in die Tat umsetzte.

Überdies war Charleton in dem von anderen Naturphilosophen abgesteckten
Rahmen durchaus fähig, selbständig Thesen zu entwickeln und mit eigenen
Versuchen zu bestätigen. Er suchte eigene Hypothesen an dem für ihn vor-
bildhaften Vorgehen der "Großen" zu orientieren. Charleton leistete dann am
meisten, wenn er von bereits vorhandenen Thesen ausgehen konnte. Er selbst
bekannte sich zu diesem Verfahren: "I [...] set my dull Brain on work to
reform [this hypothesis]."[4] Diese Äußerung ist kein Topos der Bescheidenheit, sondern entspricht der Wahrheit.

Am Beispiel Charletons lassen sich im wesentlichen drei Kriterien für
die Bedeutung "sekundärer" Gestalten der Wissenschaftsgeschichte gewinnen.
Der "Wert" scheinbar zweitrangiger Wissenschaftler liegt zum einen in ihrer
Vermittlung, in der von ihnen betriebenen "Transmission" von Ideen. Diese
Funktion verdeutlicht die Prozeßhaftigkeit der Wissenschaftsgeschichte sowie die wechselseitige Beeinflussung innerhalb der Wissenschaftlergemeinschaft. Wissenschaftsgeschichte erscheint nicht als Abfolge deutlich unter-
scheidbarer Phasen und/oder Modelle, sondern als eine langsam und in unre-
gelmäßigen Sprüngen sich vollziehende Entwicklung.

Von großer Bedeutung ist daneben die Sensibilität gerade weniger bedeutender Wissenschaftler wie Charleton für neue Entwicklungen in der Wissenschaftsgeschichte. Charletons Adaptation der mechanistischen Physik ist ein hervorragendes Beispiel für die schnelle Rezeption neuer Ideen. Ein weiteres Beispiel ist Charletons Umgang mit der Baconschen Metapher vom "Hause Salomos", die zeitgenössische Wissenschaftler benutzten, um ihre Pläne neuer wissenschaftlicher Gesellschaften zu kennzeichnen. Indem Charleton die Verwirklichung dieses Ideals (etwa im College of Physicians) gleichzeitig konstatierte und postulierte, half er die Gründung entsprechender Gruppen beschleunigen. Die Ansicht Charletons als eines "Barometers" seiner Zeit trifft tatsächlich zu.

Aus diesen beiden Tatsachen läßt sich folgern, daß "sekundäre" Wissenschaftler des siebzehnten Jahrhunderts einen entscheidenden Anteil an der Durchsetzung und Popularisierung neuer Ideen hatten.

Schließlich machen Laufbahn und Werk dieser Forscher die Rahmenbedingungen für das Entstehen und das Verständnis der Ideen der "Großen" deutlich, ja die "sekundären" Wissenschaftler sind vielleicht selbst Katalysatoren für das Werk der "Genies". Diese These wird etwa durch die Tatsache belegt, daß Boyle, Locke oder Newton die gassendistische Philosophie über Charleton rezipierten (s.u.).

Charleton und insbesondere seine Physiologia übten sowohl auf die Zeitgenossen als auch die unmittelbar folgende Generation einen beachtlichen Einfluß aus. Die frühe englische Rezeption von Charletons Werk berücksichtigte sowohl die physikalischen als auch die theologischen Ansichten Charletons. Margaret Cavendish besprach bereits sehr früh die Physiologia in ihren Philosophical Letters.[5] John Evelyn übernahm Charletons Rechtfertigung der epikureischen Lehre zusammen mit ihren christlichen Beschränkungen und erkannte insbesondere Charletons Lehre vom Vakuum an.[6] Mit Charletons Vakuum-Vorstellung setzte sich ebenfalls Henry Power in New Mercurial Experiments (1663) auseinander.[7] Ein Beispiel für die zeitgenössische Rezeption der Physiologia sind William Brounckers handschriftliche Anmerkungen zu diesem Werk. Außerhalb Englands führte der Niederländer Theodoor Craanen Charletons mechanistische Philosophie in Leiden ein.[8]

John Dryden stellte Charleton 1663 in eine Reihe mit den Erneuerern der englischen Wissenschaft, Bacon, Gilbert, Boyle, Harvey und Ent.[9] Ebenso nannte Clement Barksdale den Autor von Darknes of Atheism den "Gassendi,

den Descartes, den großen Sennert Englands."[10] Charletons naturwissenschaftliche Bedeutung wurde auch an den schottischen Universitäten anerkannt. In Marischal College dominierte etwa im Jahre 1669 die Neue Philosophie die naturwissenschaftliche Diskussion: Man studierte Descartes, Gassendi, Charleton und Henry More.[11]

Robert Boyle war durch Charleton vom gassendistischen Atomismus beeinflußt. Durch die Physiologia erhielt er Kenntnis über die epikureische Atomistik. Ein Vergleich etwa zwischen bestimmten Passagen der Physiologia und
Passagen aus Boyles History of Fluidity und History of Firmness zeigt häufig sogar wörtliche Übereinstimmungen.[12] Überdies beschäftigte Boyle sich
mit den Annahmen der Epikureer zum Vakuum und zum Versuch Torricellis, wie
sie durch Charleton vermittelt wurden.[13]

Durch Boyle wurde möglicherweise John Locke auf Charleton und Gassendi
aufmerksam. Charletons Theorie des Raumes findet sich zum Teil in Lockes
Werken wieder.[14]

In der Generation nach Charleton war es vor allem Isaac Newton, der seine Atomistik rezipierte. Newton hatte Charletons Physiologia gelesen.[15] In
den noch zur Studienzeit Newtons (ab 1664) entstandenen Quaestiones basiert
die Passage über prima materia auf der Physiologia (Kap.III, Section 2);
manche Definitionen sind fast wörtlich übernommen.[16] Außerdem sind die
Überschriften Newtons zu einzelnen Themen weitgehend Transkriptionen von
Charletons Kapitelüberschriften in Physiologia. Newton scheint auch von
Charletons Experimenten und Problemstellungen zu eigenen Experimentplänen
angeregt worden zu sein. Da Newton die in der Jugend entwickelten atomistischen Ansichten später in den Lectiones Opticae ausführte, kann man unter
anderem Charletons Einfluß auch hier annehmen. Eventuell rezipierte auch
Newtons Lehrer Isaac Barrow die gassendistische Physik über Charleton.[17]

Neben John Evelyn, der Charletons theologische Leistung hervorhob,
glaubte auch Clement Barksdale, daß Charleton die Widerlegung des Atheismus
gelungen sei:[18]

Your Physick has done Miracles: But sure,
TH'ATHEIST CONVERTED's, your Divinest Cure.

Später war es, abgesehen von dem weniger bedeutenden Henry Layton, vor
allem Richard Bentley, der sich mit Charletons physiko-theologischer Position auseinandersetzte. Bentley übernahm einige Argumente Charletons zum
Beweis der Providenz.[19]

Charletons medizinisches Werk fand ebenfalls ein breites Publikum unter den Zeitgenossen. Charleton selbst nannte Marcello Malpighi, Anton Deusing, Thomas Bartholin, William Croon, Charles Goodall, Conrad Victor Schneider, Robert Plot und Georg Horst als Autoren, die sich über seine medizinischen Schriften geäußert hatten.[20] Schon Teile der Helmont-Trilogie wurden von der Fachwelt freundlich aufgenommen, besonders Spiritus Gorgonicus und Deliramenta Catarrhi.[21] Die mechanistische Medizin Charletons in Natural History of Nutrition und Oeconomia Animalis fand ebenfalls Beachtung. So zollte etwa George Ent der Natural History of Nutrition Beifall:[22]

He [Ent] dissented but in very few points [...]. He pronounced the whole work to have been undertaken upon mature consideration, and done with singular Care, Industry, and Circumspection.

Oeconomia Animalis wurde in ganz Europa als medizinisches Lehrbuch verwandt.[23] Borelli und Malpighi diskutierten das Buch 1662 in ihrer Korrespondenz. Borelli lobte Charleton: "Mi piaccino le notizie e la liberta del suo filosofare."[24] Charletons anatomische Arbeit wurde von Auzout und Huygens rezipiert.[25]

Von den übrigen Werken Charletons wurde in der Hauptsache Onomasticon Zoicon und Chorea Gigantum Aufmerksamkeit zuteil.

Im Widmungsbrief von Exercitationes de Differentiis, der dritten Auflage von Onomasticon Zoicon, sprach Charleton von der positiven zeitgenössischen Rezeption von Onomasticon Zoicon, das nicht nur von Studenten, sondern auch von älteren profilierten Naturwissenschaftlern sehr wohlwollend aufgenommen worden sei. Auch sei er durch die ständige Nachfrage seiner Freunde zu einer erweiterten Neuauflage bewegt worden.[26]

Chorea Gigantum, das von Robert Howard und John Dryden in ihren Widmungsgedichten gelobt sowie von James Howell ebenfalls in einem Gedicht gewürdigt wurde,[27] war weithin unter den Zeitgenossen bekannt, wenn auch nicht unumstritten.[28] Insbesondere diejenigen Zeitgenossen, die sich für die antiquarische Bewegung interessierten, setzten sich mit Chorea Gigantum auseinander.[29] Dieses Werk war lange Zeit das bekannteste unter Charletons Büchern.

Freilich fand Charleton im England der "neuen Wissenschaftler" und Virtuosi nicht nur wohlmeinende Kritiker. Skeptische Beobachter der englischen Wissenschaftsszene waren unter anderen Samuel Butler und Thomas Shadwell. In seiner "Occasional Reflection upon Dr. Charleton's Feeling a Dog's Pulse" machte sich Butler über den typischen Virtuoso und Vertreter der

Royal Society lustig, wie er ihn in Charleton zu erkennen glaubte.[30] Mechanistische Philosophen wie Charleton waren ebenfalls das Ziel der Satire in
Shadwells Virtuoso. Charletons Neigung zu einer umständlichen, metaphern-
reichen Prosa ließ ihn wahrscheinlich zum "Vorbild" für Shadwells Sir
Formal Trifle werden.[31]

Außerhalb Englands kannte man Charleton zu seinen Lebzeiten in Frankreich, Italien, Holland, Dänemark und Deutschland. Den Kontakt zur Acadêmie
Montmor, besonders zu Montmor selbst und zu Sorbière, hatte Charleton während seiner Frankreichreisen geknüpft. Sorbière machte Charleton in seiner
Relation d'un Voyage en Angleterre dem französischen Publikum bekannt.[32]

Daß Charleton in Italien kein Unbekannter war, geht aus dem Ruf an die
Universität von Padua hervor. Die Italiener Borelli und Malpighi rezipierten Charletons medizinisches Werk (s.o.).

Der Holländer Craanen setzte sich mit Charletons mechanistischer Philosophie auseinander; sein Landsmann Huygens las die medizinischen Schriften
Charletons ebenso wie Anton Deusing.[33]

Die Dänen Ole Worm, Ole Borrich und Thomas Bartholin äußerten sich in
Briefen hauptsächlich zu Charletons medizinischen Ansichten. In Deutschland
waren Charletons lateinische Schriften, also wohl in der Hauptsache die medizinischen Werke, im siebzehnten Jahrhundert erhältlich.[34]

Charleton gewann durch seine Schriften schon zu Lebzeiten die Achtung
und Anerkennung seiner Zeitgenossen in England und im Ausland. Auch gegen
Ende seines Lebens und unmittelbar nach seinem Tode fand Charletons Werk
weiterhin Beachtung. Zu Beginn des achtzehnten Jahrhunderts erschienen anonym die Lives of the Ancient Philosophers, die ihre Information über den
Epikureismus unter anderem aus Charletons Werken nahmen.[35] Charleton wurde
in den Lives auf eine Stufe mit Gassendi gestellt:[36]

Some later Authors have gratified the world with particular Lives and ac-
counts of particular Systemes of Philosophy, drawn with great diligence out
of all the remains of Antiquity; Gassendus, and after him Charleton wrot
Epicurus's Life and Philosophy.

Während die Lives sich auf eine Übernahme der epikureischen Atomistik
Charletons konzentrierten, benutzte John Digby 1712 in Epicurus's Morals
Argumente zur Rehabilitierung Epikurs und seiner Ethik, die seit Charleton
schon längst zu Gemeinplätzen geworden waren.[37]

Kurz nach Charletons Tod glaubten seine Bekannten und Freunde offenbar
noch daran, daß Charletons Ruhm auch über seinen Tod hinaus erhalten blei-

ben werde. So schrieb Thomas Smith zu dieser Zeit an Hearne:[38]

As to what concernes Dr. Charleton, short Memorials of whose life, I believe, wil be written by some one or other of his surviving friends, I can
only tell you at present very briefly ...

Smiths Vermutung erfüllte sich jedoch nicht, und Charleton und sein Werk
gerieten bis zur Mitte des achtzehnten Jahrhunderts immer mehr in Vergessenheit.[39] Diese Feststellung bestätigt sich bei einem Blick auf die seit
Beginn des achtzehnten Jahrhunderts aufkommenden philosophischen Wörterbü-
cher.[40] In vielen wird Charleton überhaupt nicht erwähnt, obwohl Gassendi
fast immer aufgenommen ist. Wenn überhaupt ist Charleton meist nur namentlich aufgeführt, oder mit einer kurzen Lebensbeschreibung und seinen wichtigsten Werken. Die Physiologia ist nur in wenigen Fällen darunter; in
einem einzigen Fall, in Morhofs Polyhistor, wird Charleton mehrmals erwähnt, und zwar auffallenderweise als Exponent lukrezischer Philosophie.
Auch scheinen Charletons medizinische Schriften im achtzehnten Jahrhundert
bereits als überholt gegolten zu haben,[41] obwohl sie - im Gegensatz zu anderen Schriften Charletons - zumindest im achtzehnten und neunzehnten Jahrhundert noch bekannt blieben.

Die Rezeption Charletons war offensichtlich eng an seine Person und die
persönliche Bekanntschaft mit ihm gebunden. Es muß überdies in Charletons
Philosophie ein Element gegeben haben, das dem Interesse und der Mentalität
seiner Zeitgenossen und unmittelbaren Nachfolger in besonderem Maße entsprach. Worin diese Entsprechung bestand, ergibt sich aus dem, was über
Charletons selektive und eklektische Rezeption der epikureischen (Natur-)
Philosophie gesagt wurde. Sie setzte eine große Belesenheit in den verschiedensten Wissensgebieten voraus. Damit kam Charleton dem Ideal der Zeit
vom Virtuoso oder Universalgelehrten entgegen. So war es nur folgerichtig,
wenn John Dryden in seinem Widmungsgedicht für Chorea Gigantum Charletons
einigende Kraft und Fähigkeit zur Synthese verschiedener wissenschaftlicher
Hypothesen hervorhob, die ihn den Zeitgenossen keineswegs als jenen "obskuren Charleton"[42] rscheinen ließen, sondern als ernstzunehmenden, ver-
dienstvollen Naturphilosophen:[43]

Nor are You, Learned Friend, the least renòwn'd;
Whose Fame, not circumscrib'd with English ground,
Flies like the nimble journeys of the Light;
And is, like that, unspent too in its flight.
What ever Truths have been, by Art, or Chance,
Redeem'd from Error, or from Ignorance,

Thin in their Authors, (like rich veins of Ore)
Your Works unite, and still discover more.
Such is the healing virtue of Your Pen,
To perfect Cures on Books, as well as Men.

ANMERKUNGEN

Es werden Kurztitel zitiert; für die vollen Titel vergleiche das Literaturverzeichnis.

ZU KAP. 1.

[1]Hierher gehören etwa Reiner Tacks Untersuchungen zum Philosophie- und Wissenschaftsbegriff bei Pierre Gassendi (1974) auf der einen und die über Jahre hinweg geführte Diskussion um die Ursprünge der Royal Society auf der anderen Seite.

[2]Es soll dabei vermieden werden, die wissenschaftlichen Gruppen, denen Charleton angehörte, als intellektuell und wissenschaftlich einheitliche Gruppierungen und nicht als Teil einer Entwicklung und von Meinungsverschiedenheiten und unterschiedlichen Richtungen geformte Vereinigungen zu begreifen. Die detaillierte Darstellung der Beziehungen Charletons zu anderen Wissenschaftlern soll einen Beitrag zur Verwirklichung des Postulats liefern, das sich in den Worten K.Th. Hoppens ausdrückt:
"Views which see a single, logically consistent conception of the nature of the scientific enterprise informing the work and outlook of the Royal Society and its members involve a serious oversimplification of the complexity of natural philosophy in the late seventeenth century. Despite some important work published in recent years, we are still far from achieving a satisfactory understanding of the complicated web of traditions, sources, and intellectual systems. [...] Until we can present a more three-dimensional picture of what the 'scientific movement' was in fact all about, and until wider agreement has been reached as to satisfactory definitions of various types of socio-theological attitude and behaviour, such studies are no more than attempts to tie together two unknowns by means of a rope of sand" (Hoppen, "Early Royal Society," 1).

[3]Webster, Great Instauration, pp.278, 495. Cf. ähnlich Pagel, "Reaction to Aristotle," 497; und schon Biographia Britannica, vol.III, p.448.

ZU KAP. 2.1.

[1]Zur Biographie Walter Charletons sind in der Sekundärliteratur bisher nur vereinzelt Aufsätze erschienen. Die ausführlichste und genaueste Darstellung seines Lebens stammt von Lindsay Sharp, "Early Life". Wie andere Autoren vor ihm (Rolleston, "Walter Charleton"; Kargon, Atomism, pp.77-92; id.,ed., Physiologia, "Introduction"; Gelbart, "Intellectual Development") beschäftigt sich aber auch Sharp hauptsächlich mit der ersten Lebenshälfte Charletons. Das mag damit zusammenhängen, daß über Charletons Leben nach 1670/80 nur wenige gesicherte Fakten bekannt sind. Dies wiederum erklärt sich zum Teil daraus, daß es kaum ausführliche zeitgenössische Quellen zu Charletons Biographie gibt, die zudem von späteren Autoren, besonders in

Lexika und Philosophiegeschichten, teilweise ungeprüft übernommen wurden.
Die ältesten Quellen sind John Aubreys Brief Lives (1669ff.), Anthony Woods
Athenae Oxonienses (1691) und Thomas Hearnes Remarks and Collections. Wood
gibt 1695 als Datum seiner Eintragung zu Charleton an (cf. col.752). Hearnes erster Eintrag zu Charleton datiert aus dem Jahr 1705. In der modernen
Sekundärliteratur werden die älteren Quellen - neben Aubrey und Wood vor
allem die seit Anfang des achtzehnten Jahrhunderts publizierten Philosophiegeschichten - nur teilweise rezipiert. Aufgrund dieser Forschungslage
soll die biographische Darstellung im Sinne von Sharps Neuauswertung biographischer Einzelheiten und unter Benutzung von im Werk selbst enthaltener
Information als Basis für die Bewertung von Charletons intellektueller Entwicklung und für die darauffolgende Werkanalyse dienen. Cf. Sharp, "Early
Life," 312: "For in Charletons's case the question of his activities, of
where he travelled and whom he met, has a crucial bearing on the conception
and growth of his ideas." - Die vorliegende Arbeit geht dabei insofern über
den Ansatz Sharps hinaus, als sie weitere im Werk Charletons enthaltene
Quellen nutzt und auf diese Weise zu einem differenzierteren Bild von Charletons Aktivitäten und Bedeutung auf dem Hintergrund des intellektuellen
Klimas der vierziger und fünfziger Jahre gelangt.

[2]Aubrey, Genitures, fol.66. - Walter Charleton (sein Vater trug denselben Namen) ist nicht zu verwechseln mit den nicht mit ihm verwandten William Charleton (1642 - 1702), dessen richtiger Name William Courten war, und
Rice Charleton (1710 - 1789), eine Verwechslung, die in der Literatur zum
Teil zu falschen Angaben geführt hat. Cf. Rolleston, "Walter Charleton,"
403.

[3]Zur Literatur zu einzelnen Freunden und Bekannten Charletons cf. Kap.
2.2.1. dieser Arbeit.

[4]Normalerweise erforderte die Qualifikation als Arzt in Oxford ein vier-
jähriges Studium (B.A.), ein weiteres dreijähriges Studium für den M.A.,
dann drei Jahre für den ärztlichen M.B. und vier für den Doktor der Medizin. Cf. Mallet, History of University, vol.II, p.325.

[5]Cf. Rolleston, "Walter Charleton," 404. Charleton hatte wie sein Freund
Edward Greaves auch den Titel eines "travelling physician". Cf. Hearne, Peter Longtoft, pp.LXXXVI-VII.

[6]Athenae Oxonienses, col.752; Biographia Britannica, vol.III, p.444:
Hier ist von Neid und Eifersucht die Rede, die Charleton seit diesem Ereignis begleitet hätten.

[7]Zu Helmont cf. das grundlegende Werk von Pagel, J.B. van Helmont, und
Kap. 3.2.

[8]Cf. Sharp, "Early Life," 318. Dagegen nennt Rolleston, "Walter Charleton," 404sq., 1650 als Ende der Oxforder Periode. Sharps Angabe ist jedoch
wahrscheinlicher, da Charleton sich schon Mitte 1649 als praktizierender
Arzt beim College of Physicians registrieren ließ. Cf. Kap. 2.2.1.

[9]Cf. Biographia Britannica, vol.III, p.444.

[10]Cf. Munk, Roll, p.390sq.

[11]Cf. Sharp, "Early Life,", 320; C. Barksdale, Cotswold Muse, p.40. - In
dem handschriftlich überlieferten, von Lord Brouncker gestellten Horoskop
Charletons findet sich übrigens der Eintrag: "21. yeares, the Natiue was
married." Cf. MS. Aubrey 23, fol.54 (Bodleian Library).

[12]Cf. Gunther, Early Science in Oxford, vol.X, p.135.

[13]Zum Newcastle Circle und zum Frankreichaufenthalt Charletons cf. Kap. 2.3. dieser Arbeit.

[14]Cf. Kargon, Artikel "Charleton", in: Dictionary of Scientific Biography, 209.

[15]Cf. Aubrey, Brief Lives, ed. Dick, p.LIV. Dies war noch J. Granger nicht bekannt; cf. History of England, vol.IV, p.14.

[16]Charleton scheint eine Art "Modearzt" gewesen zu sein, wenn man Samuel Butler glauben darf (cf. "Occasional Reflection", p.343). Eine Stelle aus Charletons Chorea Gigantum belegt seine geschäftige ärztliche Tätigkeit (p.7).

[17]Cf. de Beer, "Earliest Fellows," 180.

[18]Cf. Kap. 2.2.1. und 2.2.2. dieser Arbeit.

[19]Cf. Hunter, "Membership of Royal Society," 14. - Der letzte Eintrag in Thomas Birchs History, in dem Charleton zur fraglichen Zeit erwähnt wird, stammt vom 21. März 1665/66 (vol.II, p.69). Eine andere Passage bei Birch belegt, daß Charleton nicht unter den wenigen Ärzten war, die die Pest zu bekämpfen versuchten (vol.II, p.166). Zu diesen gehörten zum Beispiel Charletons Freunde Peter Barwick, Francis Glisson und Thomas Wharton. Cf. Clippingdale, "Medical Roll of Honour," 351-3.

[20]Zu 1671 cf. Charleton, "Letter to John Aubrey," 4.2.1671 (MS. Aubrey 12, fol.166, Bodleian Library). Zu 1674 cf. Wood, Historia et Antiquitates, vol.II, p.377.

[21]Cf. Kargon, Atomism, p.84. Zu den näheren Umständen dieser Verzögerung cf. Kap. 2.2.3. dieser Arbeit.

[22]Munk, Roll, p.391; Hooke, The Diary 1672 - 1680, p.402.

[23]Cf. O'Malley, "John Evelyn," 229.

[24]Besonders Charletons erste Oratio Harveiana wurde von den Zeitgenossen mit großem Interesse aufgenommen. So schreibt etwa Sir Thomas Browne im November 1680 an seinen Sohn in London: "I have perused D.C. oration wch is good, but long ..." (Works, vol.IV, p.169).

[25]Cf. Kap. 2.2.2. und 4. dieser Arbeit.

[26]Zu Padua cf. Frank, "The Physician as Virtuoso," p.63.

[27]"Adhaec, neq. familiae meae persuadere adhuc potui, ut meria mecum transmittere audeant; nec nisi aegerrimè divelli me patiar ab uxore carissima, & tot communium liberorum parente" (Charleton, Miscellanious Papers, fol.100-119). Cf. Hearne, Remarks and Collections, vol.IV, p.196. Diese Quellen kennt etwa Sharp nicht. Überhaupt herrscht über diesen Ruf in der Literatur eine relativ große Unsicherheit. So heißt es in Kargons Artikel in Dictionary of Scientific Biography, 209: "He was reported to have received [...] an offer of a professorship." Dies ist angesichts der Abschrift der Antrittsrede und des Briefwechsels zwischen Charleton und der Universität von Padua in Charletons eigener Handschrift in den Miscellaneous Papers nur aus einer Unkenntnis dieser Quelle zu erklären. Feller, Biographie Universelle, vol.II, p.565, behauptet zwar, Charleton habe sich zwei Jahre in Italien aufgehalten, doch habe ich dafür keinen Beleg gefunden. Die vorhan-

denen Belege sprechen im Gegenteil gegen eine Italienreise.

[28]Cf. etwa Birch, History, vol.IV, pp.9,544,546.

[29]Cf. etwa ENQ, sig.a4r: " This book has been form'd in haste, and in the declining age of its Author."

[30]Cf. Biographia Britannica, vol.III, p.448; DNB, vol.IV, p.117.

[31]Wie aus INQ II, sig.a5v, hervorgeht, war Charleton im Dezember 1692 bereits auf Jersey. 1695 bemerkt Wood in Athenae Oxonienses, col.752, Charleton lebe jetzt auf Jersey (cf. hierzu auch Miscellaneous Papers, Nr.55). Dort blieb er bis zur Rückkehr nach London; für einen zwischenzeitlichen Aufenthalt in Nantwich gibt es keinen Beleg. Munk, der dafür plädiert, nimmt fälschlich an, die in Fußnote 20 zitierte Aussage Woods über Charleton beziehe sich auf die neunziger Jahre. Historia et Antiquitates erschien aber schon 1674.

[32]So trägt zum Beispiel das 1703 von William Musgrave veröffentlichte Buch De Arthride Symptomatica das "Imprimatur" Charletons.

[33]Cf. Rolleston, "Walter Charleton," 407. Alle diese Angaben sind schon in Biographia Britannica unbekannt.

[34]Cf. Hearne, Remarks and Collections, vol.II, p.6. Noch im April 1707 schreibt Hearne: "He is now very old, & in great want." Hearne erwähnt auch, daß Charleton Schulden gehabt habe (vol.II, p.35). Cf. Hearne, Peter Longtoft, p.LXXXV.

[35]Über das genaue Todesdatum herrschte relativ lange Unsicherheit. Zum Teil nahm man sogar an, daß Charleton schon auf Jersey gestorben sei. Wood in Athenae Oxonienses schreibt seinen Artikel zu Charleton 1695 und gibt an, dieser befinde sich zu diesem Zeitpunkt auf Jersey; er, Wood, habe nichts Weiteres über ihn gehört. Schon in der zweiten Ausgabe von Chorea Gigantum (1725) ist dann der Irrtum über den Tod Charletons auf Jersey enthalten, wie Hearne berichtet (Peter Longtoft, Sect.XX).

[36]Remarks and Collections, vol.II, p.10.

[37]Ibid., p.17.

[38]Ibid., p.6.

[39]Nach Charletons Tod wurde zum Beispiel sein eigenes Exemplar der Exercitationes de Differentiis von seinem Testamentsvollstrecker für fünf Pfund an die Universität verkauft (cf. das Exemplar der Bodleian Library, Vorsatzblatt, S.M. Vet.A3.c.36). Cf. auch Huston, "Physician as Bibliographer," pp.92-4. Zu Charletons "Bibliothek" cf. das Verzeichnis der Primärwerke.

[40]Cf. Hearne, Remarks and Collections, vol.III, p.87: "It shews him to have been a Man of a sharp Look."

[41]In der Reihenfolge der Zitate bei: Wood, Athenae Oxonienses, col.752; Biographia Britannica, vol.III, p.444; Rolleston, "Walter Charleton," 403; Kargon, ed., Physiologia, p.XV; Sharp, "Early Life,", 313.

[42]P.444.

[43]Cf. etwa DA, sig.b3r, sig.b4v-c2r; PHYS, pp.3-5; NHP, sig.bb6r, sig. cc1v.

288

[44] TP, sig.A3r. Cf. auch ENQ, p.102.

[45] DC, sig.A3r.

[46] DA, sig.c1v.

[47] TP, sig.A3r-A3v. Cf. auch DC, sig.A2r. Der Verzicht auf irdischen Ruhm war mit Sicherheit von Charletons epikureischer Einstellung geprägt. Cf. etwa EM, p.61: "To hunt after Glory, by the ostentation of Virtue, of Science, of Eloquence, of Nobility, of Wealth, of Attendants, of rich Cloths, of Beauty, of Garb, and the like: seriously it is altogether the Fame of ridiculous Vanity."

[48] Cf. zum Beispiel TP, p.101: "We confess that after a tedious search of Paracelsus, Severinus, Dorneus [...] we cannot receive positive satisfaction [...], but must acquiesce in a contented ignorance." Cf. ibid.: "We must with smiles rejoyn, that a sober and well ordered belief can [not] soon swallow down ..."

[49] DA, p.191.   [50] IM, p.12.

[51] Cf. EM, p.71: "External Evils are either Publique, of which sort are Tyranny, Wars, destruction of ones Country, Pestilence, Famine, and the like; or Private, of which sort are Servitude, Banishment, Imprisonment, Infamy, Loss of Friends, Wife, Children, Estate, etc." Eben diese Mißgeschicke beklagte Charleton auch in IM, p.11, als seine eigenen: "I have been driven from my Country, House, Familiy, Books, Friends, and Acquaintance ..."

[52] Cf. EM, pp.3,38sq.,59,65; IM, p.13; TD, p.77; ST, p.72; Miscellaneous Papers, Nr. 17, 18, 54, 61, 72. - Zum Thema der Einsamkeit und des Rückzugs ins Privatleben im siebzehnten Jahrhundert cf. Rostvig, Happy Man; Wright, "Theme of Solitude".

[53] IM, p.11.   [54] Cf. ST, p.248sq.

[55] Cf. ibid.; EM, pp.19sq.,79-88; IM, pp.13,15. Ebenso begriff Charleton Arbeit als positiven Wert, als "solace of the mind" (DA, p.92).

[56] NHP, p.187sq.; cf. sig. A2r-A2v.

[57] PHYS, p.5.

[58] Zum Beispiel eine lebensgefährliche Ruhr: cf. DA, sig.*2v. An anderer Stelle spricht Charleton von "those Decays in the Weather-beaten Vessel of my Body" (PHYS, "Conclusion", sig.P3r).

[59] Charleton selbst spricht von "despair" (PHYS, p.5). Die restlichen Zitate stammen aus Wood, Athenae Oxonienses, col.752.

[60] IM, p.13. Cf. DA, sig.c2v. Cf. auch Robert Burtons Anatomy of Melancholy (1621). In einem erweiterten, fast schon klischeehaften Sinn verwendet Charleton den Begriff in PHYS, p.104.

[61] Athenae Oxonienses, col.752.   [62] DA, p.234.

[63] HAR, p.16.

[64] DA, p.234. Auf Charletons große Frömmigkeit wird in der Literatur immer wieder hingewiesen. Cf. Gelbart, "Intellectual Development," 163; Kargon, Atomism, p.84.

ZU KAP. 2.2.1.

[1]Zumindest die 1645 Group und die Oxford Group gelten als nuclei der Royal Society. Welche der beiden Gruppen als direkter Vorläufer der Gesellschaft betrachten werden kann, ist in der Kritik umstritten. Während eine Gruppe von Kritikern sich für die 1645 Group ausspricht und sich dabei auf Aussagen von John Wallis stützt, glaubt eine kleinere Gruppe erst die Oxford Group als Vorgruppe ansehen zu können und beruft sich dabei auf Thomas Sprat. Angemessen erscheint aber eher eine pluralistische Lösung dieser Streitfrage: Die Ursprünge der Royal Society sind in beiden Gruppen zu suchen. Die Darstellungen von Wallis und Sprat widersprechen einander nicht, sondern ergänzen sich. - Eine Übersicht über die verschiedenen Auffassungen in der Kritik findet sich bei: Boas-Hall, "Sources for the History," 62-65; Frank, "John Aubrey," 193sq.; Stimson, "Dr. Wilkins," 544sq. Zum Entstehen wissenschaftlicher Gesellschaften im siebzehnten Jahrhundert cf. von Brockdorff, Gelehrte Gesellschaften; H. Brown, Scientific Organisations; Hall, Scientific Revolution.

[2]Gerade wegen des informellen Status der frühen Wissenschaftlervereinigungen ist es wichtig, den Akzent nicht so sehr auf die jeweilige Gruppe als Ganzes zu legen, sondern eher die individuelle Rolle und das Wirken der Mitglieder zu untersuchen: "Questions about the more distant background of the Royal Society should be examined in terms of the intellectual biographies of the active nucleus of twelve members of the Royal Society,[Charleton among others], rather then with reference to larger groups" (Webster, Great Instauration, p.91). Cf. auch id., "Origins of Royal Society," 126. Der hier von Webster vorgeschlagene Weg soll am Fall Charletons exemplifiziert werden. Dabei geht es mir vor allem darum, aus der Perspektive eines einzelnen Wissenschaftlers zu zeigen, wie die Bildung von Gruppen sich vollzog. Am Beispiel von Charletons wachsendem Freundeskreis läßt sich verdeutlichen, wie die wissenschaftliche Zusammenarbeit in solchen Gruppen konkret entstand und wie sich die Kontakte auch nach der Auflösung fest umrissener Gruppen (zum Beispiel des Harveian Circle) fortsetzten. Damit das Geflecht der Beziehungen zwischen Charletons forschenden Freunden klarer hervortritt, gebe ich im folgenden Kurzviten der einzelnen Wissenschaftler.

[3]Frank, "The Physician as Virtuoso," p.92. Cf. dagegen Hill, "The intellectual Origins," 146.

[4]Brief Lives, ed. Clark, vol.II, p.301. Zu John Wilkins cf. Shapiro, Wilkins. Shapiro bestätigt Aubreys Urteil (p.2).

[5]Zur Biographie Wilkins' cf. ibid., pp.12-29.

[6]Aubrey, Brief Lives, ed. Clark, vol.II, p.300.

[7]Wood, Athenae Oxonienses, col.752.

[8]Cf. Shapiro, Wilkins, pp.14-16,125sqq. Cf. auch Frank, Harvey, pp.45-8. In Kap. 2.2.2. gehe ich ausführlicher auf die Universitätscurricula ein.

[9]Cf. Shapiro, Wilkins, p.14.

[10]Cf. Frank, Harvey, p.64.

[11]Cf. Tabelle I.A im Anhang.

[12]So zum Beispiel in EXD, p.41. Zu Goddard cf. Frank, Harvey, p.24u.ö.;

Rolleston, "Jonathan Goddard," 91-7; Webster, Great Instauration, p.154u.ö.

[13]Zu Greaves cf. Keynes, Harvey, p.299; zu Greaves und Charleton: Frank, Harvey, p.82sq. und passim.

[14]So standen beide noch in den neunziger Jahren in engem Kontakt. Cf. MS. Sloane 3962 (British Library), das einen Brief Evelyns an Charleton vom 18. Juli 1695 enthält. Evelyn konsultierte Charleton offensichtlich bei der Abfassung seiner Bücher. Cf. Keynes, Evelyn, p.232.

[15]IM, p.2.

[16]Zu Evelyn cf. de Beer, "John Evelyn".

[17]DA, sig.b1v.

[18]Cf. ibid., p.343.

[19]Zu Prideaux cf. Sharp, "Early Life," 314.

[20]"The other [motive for my publishing this Book is] your Animadversion and careful influence bestowed upon each sheet of this Work, succeßively, before the Ink could be fully dry" (TP, sig.B3v).

[21]PHYS, p.226.

[22]Charleton überließ Brouncker ein Exemplar der Physiologia, das dieser mit Anmerkungen versah. Dieses Exemplar befindet sich in Cambridge University Library (S.M. Adv.a.27.7.). Das Zitat steht auf der Titelseite.

[23]Cf. Charletons Urteil über Brouncker in einem Brief an John Aubrey vom 4. Februar 1671 (MS. Aubrey 12, Bodleian Library): "If you would make him your Patron raiser, you have no other way to doe it, but by bribing his mercenary - who by that means alone became his, after she had passed through almost as many hands, as the R.S. hath members, & many more than she has teeth in her gumms of Natures setting." Offensichtlich gab es zu dieser Zeit auch andere Mitglieder der Royal Society, die Brouncker nicht besonders schätzten (cf. Carré, "Formation of Royal Society," 567). Brouncker wurde 1677 als Präsident der Gesellschaft abgesetzt. Zu Brouncker cf. außerdem Sharp, "Early Life," 317,322.

[24]Cf. EXD, sig.e1r; pp.68,103.

[25]TD, p.205. Beide hatten ihre Ausarbeitungen 1662 der Royal Society vorgetragen. Cf. Birch, History, vol.I, p.126.

[26]EXD, sig.e1r. Zu Merrett cf. Frank, "The Physician as Virtuoso," p.79; Raven, English Naturalists, p.305.

[27]NHN, p.149.

[28]Zu Joyliffe cf. Webster, Great Instauration, p.167; Frank, "The Physician as Virtuoso," pp.74,79,87.

[29]Cotswold Muse, pp.33,88.

[30]Clement Barksdale ist ein typisches Beispiel für den geistlichen Virtuoso, dessen Beziehung zur Neuen Wissenschaft hauptsächlich in seinen Beziehungen zu verschiedenen ihrer Vertreter zu suchen ist. So hat er in seiner Cotswold Muse neben Charleton auch Thomas Browne, Christopher Merrett, John Prideaux und vielen anderen Gedichte gewidmet. Zu Francis Barksdale cf. Frank, Harvey, p.79sq.; zu Clement Barksdale, cf. DNB, vol.I. Ein weiterer möglicher Freund Charletons aus dieser Zeit ist Francis Potter (1594

- 1678), den John Wilkins aus seiner Zeit als Tutor in Magdalen Hall kannte. Obwohl Potter Pfarrer von Kilmanton in Wiltshire war, hielt er sich in den dreißiger und vierziger Jahren sehr häufig in Oxford auf. Ein Kontakt mit Charleton über Wilkins ist zu vermuten. Cf. Frank, Harvey, p.170; id., "John Aubrey," 194sq.

[31] IM, p.3.

[32] Cf. die Beschreibung der wissenschaftlichen Diskussionen, an denen Charleton Ende der vierziger und Anfang der fünfziger Jahre teilnahm, in DA, p.119sq.

[33] Zu Harvey cf. Keynes, Harvey.

[34] Cf. Frank, Harvey, pp.22,72; id., "The Physician as Virtuoso," p.78.

[35] DA, sig.c2r. Cf. auch: "our Democritus Londinensis, that incomparable indagator of Natures Arcana, Dr Harvey"; "That oraculous Secretary of Nature"; "Hippocrates the Second, the immortal Dr. Harvey"; "the true Oedipus in all abstrusities of this kind" (ibid., pp.131, 295; NHN, pp.28,40).

[36] Cf. Kap. 3.3.3.1. und 3.3.4., Exkurs.

[37] Verweise auf Harvey sind durchgängig von DA (1652) bis INQ M (1686).

[38] Harvey hatte am 24. Juli 1656 dem College of Physicians seinen Besitz vermacht und gleichzeitig verfügt, daß jedes Jahr eine Festrede mit dem Ziel gehalten werden sollte, die Kommunikation unter den Mitgliedern und die experimentelle Naturphilosophie des College zu fördern. Fortan wurde die Rede unter folgendem Titel vorgetragen: "Oratio anniversaria ... in commemorationem beneficiorum à Doctore Harveo, aliisque munificis viris eidem Collegio praestitorum." Unter den alljährlichen Rednern waren viele Freunde und Bekannte Harveys und Charletons, so zum Beispiel Edward Greaves und Charles Scarburgh. Zur Einrichtung der Oratio Harveiana cf. Frank, "The Physician as Virtuoso," p.89.

[39] "The emergence of Harvey's group indicates how close experimental science had come to the threshold of scientific organisation" (Webster, Great Instauration, p.130). Zum Harveian Circle cf. Keynes, Harvey, pp. 298-313; Frank, Harvey, pp.25-30,45-50; Frank, "The Physician as Virtuoso," pp.75-80; Robb-Smith, "Harvey at Oxford;" Bylebyl, William Harvey; Pagel, New Light on Harvey. - Ich gehe auch deshalb so ausführlich auf die Beziehung Charletons zu Harvey und zu dem Kreis um Harvey ein, weil Charletons Mitgliedschaft bisher in den Darstellungen des Harveian Circle fast immer unerwähnt geblieben ist.

[40] Cf. Sharp, "Early Life," 315; Webster, Great Instauration, p.129.

[41] Aus Gründen der Übersichtlichkeit erwähne ich nur die Mitglieder des Harveian Circle, die Charleton aller Wahrscheinlichkeit nach kannte. Cf. auch die Übersicht in Tabelle LB im Anhang.

[42] Zitiert bei: Frank, "The Physician as Virtuoso," p.77. Harvey eigene Forschungstätigkeit während seines Aufenthalts in Oxford richtete sich hauptsächlich auf die Embryologie. Ungefähr zwei Drittel von De Generatione (1651) entstanden in dieser Zeit. Natürlich beeinflußte er die Interessen der Studenten und Kollegen seines Kreises in dieser Richtung.

[43] Cf. Birch, History, vol.I, p.166.

[44] Cf. M. Hunter, John Aubrey, p.45.

[45] MS. Aubrey 12, fol.166 (Bodleian Library).

[46] Cf. Powell, John Aubrey, pp.295-303. Aubrey besaß auch Charletons heute im Besitz der Bodleian Library befindliche Two Discourses; er habe sie, wie er auf dem Einbanddeckel vermerkt, für einen Shilling erstanden. - Zu Aubrey cf. die Bücher von Hunter und Powell, außerdem Frank, "John Aubrey."

[47] Zu George Bathurst cf. Frank, Harvey, p.80.

[48] Zu Ralph Bathurst cf. ibid., pp.68sq.,106-13. Eine Verbindung zu Charleton ergibt sich im übrigen auch über den gemeinsamen Bekannten Hobbes. Cf. ibid., p.107.

[49] Es sei denn durch die Tatsache, daß Charleton in PHYS 1654 sich mit demselben Thema befaßte (Buch IV, Kap.I: "On Generation"), das auch Highmore 1651 in seiner History of Generation behandelt hatte. Daß Charleton Highmores Arbeit kannte, ist umso wahrscheinlicher, als auch Highmore einen atomistischen Ansatz benutzte. Zu Highmore cf. Frank, Harvey, pp.64sq.,97-101.

[50] Zu Whistler cf. ibid., pp.28,78sq.; Keevil, Medicine and Navy, vol.II, pp.13-20.

[51] Cf. Webster, "Origins of Royal Society," 123; zu Scarburgh außerdem Keevil, "Charles Scarburgh."

[52] Clarke war im übrigen ein gemeinsamer Bekannter von Charleton und Brouncker: In Brounckers Exemplar der Physiologia findet sich ein handschriftlicher Vermerk Brounckers über ein Treffen mit Clarke und Lawrence Rooke, bei dem sie über ein von Charleton beschriebenes Experiment diskutierten (cf. S.M. Adv.a.27.7., C.U.L., p.61). Zu Clarke cf. Frank, Harvey, p.68sq.

[53] Cf. Munk, Roll, vol.I, p.309sq.; Dewhurst, Thomas Sydenham. - Zwei weitere Freunde Charletons aus dem Harveian Circle waren wahrscheinlich William How (1620-1656) und Thomas Johnson (gest. 1645). How ist hauptsächlich als Botaniker hervorgetreten; in dieser Eigenschaft erwähnt Charleton ihn in seiner Beschreibung der Aktivitäten der Oxford Group (cf. IM, p.41; außerdem Webster, "College of Physitians," 402; Raven, English Naturalists, p.298sqq.). Zu Johnson cf. Webster, "College of Physitians," 402.

[54] Cf. NHP, p.41. Zu Willis als Mitglied des Harveian Circle cf. Webster, Great Instauration, p.130. Cf. auch Wing, Bibliography of Willis.

[55] Cf. etwa den Brief Mayernes vom 19. September 1648, in: CSP: Domestic Series, Addenda, 1625 - 1649, p.717.

[56] In zweiter Auflage als Praxis Medica, Genf 1692. Cf. auch Moore, Study of Medicine, p.109.

[57] Sig.A4r.

[58] Cf. Tabelle IC.

[59] IM, p.20. Zur Identifikation des hier sprechenden Isodicastes als Pierrepoint cf. Kap. 3.1. dieser Arbeit.

[60] Cf. IM, passim. Dieses Buch enthält einen langen Widmungsbrief an Pierrepoint.

[61] Cf. "Epistola Dedicatoria," sig.*3rsqq.

[62]Cf. IM, p.19,sig.A4r,sig.b1r,sig.b1v.

[63]Cf. sig. A1v,p.25. Charleton als Präsident des College ordnete 1691 den Kauf eines Porträts von Pierrepoint an, wie aus einem Brief an den Schatzmeister Thomas Burwell hervorgeht. Das Manuskript befindet sich in der Bibliothek des College. - Zu Pierrepoint cf. auch Sharp, "Early Life," 337,339.

[64]Cf. Keynes, Harvey, p.310; Sharp, "Early Life," 317sq. Sharps Hypothese läßt sich allerdings nicht beweisen. Übrigens zählte Charleton auch andere Dichter und Schriftsteller zu seinen Freunden (Dryden, Robert Howard, Clement Barksdale). Einige seiner eigenen literarischen Versuche sind in den Miscellaneous Papers enthalten (Nr. 9, 36, 38, 48, 62, 72, 75, 77, 78).

[65]Cf. Frank, Harvey, p.100sq.

[66]TP, "Prolegomena," Subsection 10.

[67]Cf. Kap. 3.2.1. dieser Arbeit.

[68]EM, sig.c2v; TP, sig.E3v. Zu Digby cf. Peterrson, Sir Kenelm Digby; Dobbs, "Studies in Sir Kenelm Digby."

[69]Cf. TP, sig.F2v. Zu Cardonnel findet sich kein Eintrag in den gängigen biographischen Lexika.

[70]Cf. DNB, vol.15. Eines von Philipots zahlreichen Werken ist dem gemeinsamen Freund Francis Prujean gewidmet.

[71]Cf. Kap. 2.2.2. dieser Arbeit.

[72]TP, sig.F3r.

[73]EM, sig.d3v. Auch unter den Zeitgenossen erfuhr Ross nicht nur Ablehnung. Cf. McColley, "Ross-Wilkins Controversy," 154; zu Ross auch: Baker, Wars of Truth, p.355sqq.; Hill, Intellectual Origins, p.212.

[74]Wilkins war ab 1644 in London und schloß sich der Gruppe an, die sich wöchentlich in Gresham College traf, um neueste wissenschaftliche Entwicklungen zu diskutieren und gemeinsam Experimente durchzuführen. Eines der frühesten Mitglieder der Gruppe war John Wallis. Er war 1645 nach London gekommen; die Gruppe selbst hatte sich aber schon früher konstituiert. Cf. Hall, Scientific Revolution, p.193; McKie, "Origins of Royal Society," p.14 sq.; Syfret, "Origins of Royal Society," 75-77; Webster, Great Instauration, pp.54-7.

[75]Die Gruppe wird auch bezeichnet als Wadham Group, Oxford Clubbe oder Experimental Philosophical Club.

[76]1652 beispielsweise hatte die Gruppe dreißig Mitglieder. Während der ganzen Zeit ihres Bestehens gehörten ihr circa fünfzig verschiedene Wissenschaftler und Studenten an. Cf. Shapiro, Wilkins, p.128, und die Liste von Webster, Great Instauration, pp.166-69.

[77]Die Regelung, daß die Mitgliedschaft in der Oxford Group formeller Art war und die Mehrheit der Stimmen der Mitglieder erforderte, wurde erst mit der Satzung von 1651 eingeführt, als Charleton Oxford schon verlassen hatte (cf. Webster, Great Instauration, pp.153-72; McKie, "Origins of Royal Society," p.25). In der ersten Zeit war die Mitgliedschaft wohl wie im Fall Charletons inoffiziell. Auch für die Zeit nach 1651 gilt im übrigen: "Inspite of the idea of membership expressed in the rules, it is probable that

no definitive list of members was prepared" (Webster, Great Instauration, p.157).

[78]Cf. Tabelle I.E im Anhang.

[79]Unter den insgesamt fünfzig Mitgliedern gibt es nur dreizehn, für die keine Belege für eine Beziehung zu Charleton vorliegen. Das muß aber nicht heißen, daß Charleton sie nicht gekannt hat. Die Information über die einzelnen Mitglieder entnehme ich der in Anmerkung 76 erwähnten Aufstellung von Webster. Über die Bekanntschaft oder den ersten Kontakt Charletons mit einzelnen Mitgliedern liegen teils eigene Aussagen Charletons vor, teils lassen sich die Daten indirekt erschließen. Die Belege im einzelnen anzugeben würde hier zu weit führen.

[80]IM, pp.43-48. Cf. auch Seth Wards Darstellung der naturwissenschaftlichen Lehre in Oxford Anfang der fünfziger Jahre, zu der Wilkins das Vorwort verfaßte: Vindiciae Academiarum (1654). Cf. außerdem den meines Wissens in der Kritik bisher noch nicht berücksichtigten Bericht über die aktuelle natuwissenschaftliche Diskussion in den fünfziger Jahre in Oxforder Colleges, verfaßt von Charletons Freund Clement Barksdale: An Oxford-conference of Philomathes and Polymathes (1660).

[81]IM, p.43sq.

[82]Ibid., p.45sq.

[83]Ibid., pp.46-48.

[84]Ibid., p.45.

[85]Cf. Webster, Great Instauration, p.162; Frank, Harvey, p.57. Es gibt aber keinen eindeutigen Beleg.

[86]Es ist also keinesfalls gerechtfertigt zu behaupten: "Charleton was not a member of the Oxford 'Clubbe'" (Davis, Circulation Physiology, p.17). Selbst wenn Charleton nicht persönlich die ganze Zeit über in Oxford war, weist ihn sein Werk doch als "geistiges Mitglied" der Gruppe aus.

[87]Cf. Shapiro, Wilkins, pp.114,116,137.

[88]Cf. Tabelle I.F und I.G.

[89]George Bathurst, Clayton und Thomas Johnson waren tot; Willis, Ralph Bathurst und Timothy Clarke blieben bis zur Restauration in Oxford.

[90]So zum Beispiel Anfang 1656. Cf. Shapiro, Wilkins, p.116.

[91]Cf. IM, p.20sqq; Sharp, "Early Life," 337.

[92]Cf. Young, Dryden, p.22, und Kap. 2.2.3. dieser Arbeit.

[93]Cf. DNB, s.v. Eventuell hat Charleton Villiers schon zwischen 1642 und 1646 in Oxford getroffen.

[94]Cf. "Epistle Dedicatory," sig.A3r-A3v.

[95]Dies geht aus einem handgeschriebenen Widmungsbrief auf dem Vorsatzblatt des Exemplars vonEM hervor, das sich heute in der Bodleian Library befindet: "To the right Hon. Lord Viscount Faulconberg" (datiert vom 14. Februar 1656). Der Ton des Briefes ist respektvoll, aber vertraut und verrät eine genaue Kenntnis von Fauconbergs Wesen und Interessen.

[96]Cf. zum Beispiel NHN, sig.A4v: "I have taken this Way of Testifying

the extraordinary Respect and Honour I bare to your Person and Virtues." Zu
Fauconberg cf. DNB, s.v.

[97] Cf. Webster, "College of Physitians," 409,411.

[98] Die Annalen des College weisen für den 6. Juni 1649 den Eintrag auf:
"Walter Charleton, Doctor of Medicine in the University of Oxford, as he
said, appeared and promised to obey the College in all matters in the future." Zitiert bei: Sharp, "Early Life," 319.

[99] Ibid., 320.

[100] Cf. DA, sig.*2r.

[101] Cf. Kap. 2.3.

[102] Cf. auch Webster, "College of Physitians," 408: "While Fellows domi-
nated at the College meetings, others were not excluded."

[103] Biographia Britannica, vol.III, p.444.

[104] Cf. Purver, Royal Society, p.185.

[105] IM, pp.34-43. Im einzelnen erwähnt Charleton dort folgende Mitglieder
des College und ihre Forschungstätigkeiten: Francis Glisson, George Ent,
Charles Scarburgh, Christopher Merrett, Peter Barwick, George Joyliffe,
Thomas Wharton, Daniel Whistler, Thomas Browne, Samuel Collins, Christopher
Bennet, Maurice Williams, Baldwin Hamey; und von den älteren Harvey und
Mayerne (cf. Tabelle I.F im Anhang). Charleton nennt zwar die meisten Wissenschaftler nicht mit Namen, sie sind aber durch ihre Werke oder durch die
genaue Zuordnung einzelner Forschungsbereiche eindeutig identifizierbar.
Ich beziehe mich bei der Identifikation auf den Aufsatz von Webster, "College of Physitians," besonders 398-407. Von den in IM nicht genannten Mitgliedern des College kannte Charleton John Greaves, Sydenham und Goddard
von früher her; auch über seine Beziehung zu Prujean und Yerbury gibt es
Belege aus den fünfziger Jahren.

[106] Dies ist bisher in der Literatur zur Geschichte des College zum Teil
vernachlässigt worden. Cf. aber die richtungsweisenden Untersuchungen von
Gillispie, "Physick and Philosophy;" und Webster, cf. Anmerkung 105.

[107] Cf. IM, p.34, und Kap. 2.2.2.

[108] Im übrigen ist es 1657 nicht das erste Mal, daß Charleton sich lobend
über das College äußert. Cf. DA (1652), sig.q3rsqq; PHYS (1654), p.32.

[109] Cf. Gillispie, "Physick and Philosophy," 215.

[110] ENQ, p.492. Cf. OH I, p.16, wo Charleton das College als einen "Tempel der Philosophie" bezeichnet.

[111] Cf. Webster, "Origins of Royal Society," 123.

[112] Cf. Tabelle I.K; Journal Book of the Royal Society, zitiert in: Mc-
Kie, "Origins of Royal Society," p.31.

[113] Cf. Birch, History, vol.I, p.4. Daß Charletons Name nicht auftaucht,
kann durchaus ein Versehen sein, denn er hat ab 1660 schon an zahlreichen
Sitzungen teilgenommen (s.u.). Deshalb halte ich es für unwahrscheinlich,
daß Charleton aus anderen Gründen nicht auf der Liste erscheint, wie Webster behauptet: "As an opportunist and populariser he was not particularly
well-liked" (Great Instauration, p.91).

[114] Cf. Birch, History, vol.I, pp.13,19.

[115] Ibid., p.239.

[116] Schon in der Liste der möglichen Mitglieder, die bei der Gründung 1660 aufgestellt worden war, waren von vierzig vorgeschlagenen Kandidaten vierzehn Ärzte (darunter Glisson, Ent, Scarburgh, Merrett, Whistler, Clarke, Willis). Nach der zweiten, endgültigen königlichen Charta wuden elf weitere Ärzte, darunter Charleton, genannt. In den nächsten Jahren kamen weitere Oxforder Ärzte hinzu: Ralph Bathurst, Richard Lower, Thomas Millington. Cf. Frank, "The Physician as Virtuoso," p.99; Hall and Boas-Hall, "Intellectual Origins of Royal Society," 163; Gillispie, "Physick and Philosophy," 217; Hunter, "Membership of Royal Society," 34,37.

[117] Cf. Birch, History, vol.I, passim; cf. Tabelle I.N. Tabelle I.P zeigt als Ergänzung die Teilnahmefrequenz Charletons an Sitzungen der Society im gesamten Berichtszeitraum von Birchs History.

[118] Webster, "Origins of Royal Society," 121,128.

[119] Cf. Webster, Great Instauration, pp.90,94.

[120] Cf. Birch, History, vol.I, p.25.

[121] Zur genauen Reglementierung gehörte auch die Aufnahmegebühr und ein wöchentlicher Beitrag. Davon war Charleton jedoch befreit (cf. Birch, History, vol.I, p.241). Der Grund hierfür lag wohl darin, daß Charleton auf anderem Gebiet aktive Beiträge leistete, das heißt zum Beispiel Ausgaben für bestimmte Experimente hatte (cf. ibid., pp.373,415). - Ein Beispiel dafür, wie streng die Regeln in der Gesellschaft gehandhabt wurden, ist die harte Verurteilung Charletons durch die Mitglieder, als er unerlaubt eine Dose mit Gift mit nach Hause genommen hatte (cf. ibid., pp.23,28).

[122] Cf. ibid., passim.

[123] Auffällig ist allerdings, daß Charleton nie in den "Vorstand" ("council") der Gesellschaft gewählt wurde, obwohl er einer der aktiven fellows war: " This must mean that they [Charleton and some others] were not considered suitable for the office by the members voting on St Andrew's Day. The reasons for this are not entirely clear. It may have been felt that members like Charleton, Collins and Paget, who were exempt from subscriptions, were unfit for membership of a body which had to deal with financial questions among others" (Hunter, "Membership of Royal Society," 46sq.). Der von Hunter angeführte Grund ist aber wohl hinfällig, denn die Befreiung von der Gebühr hinderte Charleton keineswegs daran, als Mitglied des Komitees zur Prüfung der Berichte des Schatzmeisters nominiert zu werden.

[124] Anfang der sechziger Jahre gab es übrigens Pläne in der Royal Society, für Charleton und andere Ärzte der Gesellschaft eine Professur für Anatomie einzurichten. Dies scheiterte aber an mangelnden finanziellen Möglichkeiten. Cf. Hunter, Science and Society, p.41.

[125] Cf. Birch, History, vol.I, pp.125,166,415,476.

[126] Cf. Tabelle I.Q zur intensiveren Zusammenarbeit Charletons mit einzelnen Mitgliedern der Gesellschaft.

[127] Dies ist nur die Zahl der in Birch dokumentierten Beziehungen; die tatsächliche Zahl liegt sicherlich höher.

[128]Es sind zwar nur zwei gemeinsame Projekte dokumentiert, doch trafen sich Wilkins und Charleton sehr viel häufiger, als aus der Tabelle hervorgeht.

[129]Cf. Shapiro, Wilkins, p.198. Cf. zu den Experimenten mit Hunden auch Samuel Butlers satirische Darstellung "An Occasional Reflection on Dr. Charlton's Feeling a Dog's Pulse at Gresham College."

[130]Birch, History, vol.I, p.27.

[131]P.82. Zu Sorbière cf. Guilloton, "La Relation"; Morize, "Samuel Sorbière".

[132]Ole Borrich an Thomas Bartholin, in: T. Bartholinus, Epistolarum Centuria Quatuor, p.539; englisch zitiert in: Seaton, Literary Relations, p.178.

[133]Bartholin an Philip Jacob Sachs, 16. August 1662, in: Epistolarum Centuria Quatuor, p.63.

[134](M. Cavendish), Letters and Poems, p.111.

[135]Charleton ist durchaus kein Einzelfall; das Phänomen eines schwindenden Engagements der Gründungsmitglieder nach 1668 ist allgemein zu beobachten. Cf. Hunter, "Membership of Royal Society," 24sqq.

ZU KAP. 2.2.2.

[1]Zur Scholastik cf. Grabmann, Mittelalterliches Geistesleben; Copleston, History of Medieval Philosophy; Kristeller, "Renaissance Aristotelianism."

[2]Der Laudian Code war das Werk von William Laud (1573 - 1645), Bischof von London und seit 1629 Kanzler. Cf. Davies, Early Stuarts, p.351sq., Kearney, Scholars and Gentlemen, p.91; und die Titel von Curtis und Costello in Anmerkung 6.

[3]Bei der Beschreibung der Lehrinhalte beziehe ich mich auf: Allen, "Scientific Studies"; Clarke, Classical Education, pp.61-73.

[4]Cf. Kap. 2.2.1.

[5]Cf. Callus, "Introduction of Aristotelian Learning."

[6]Wenn in der Sekundärliteratur diskutiert wird, in wieweit die Universitäten vor 1648 oder vor 1660 für die Neue Wissenschaft offen waren, darf dies nicht vergessen werden: Zwar war das Studium neuerer Autoren optativ und blieb dem Einzelnen überlassen, es lag aber zumindest im Bereich des Möglichen. Deshalb ist weder der Meinung, vor 1648 habe die Entwicklung in Oxford völlig stagniert (cf. Hill, Intellectual Origins, pp.301-14; und in gemäßigter Form Tyacke, "Science and Religion at Oxford") noch der Ansicht vorbehaltlos zuzustimmen, schon vor 1660 habe die Neue Philosophie einen festen Platz an der Universität gehabt (cf. Curtis, Oxford and Cambridge, pp.227-260). Cf. das ausgewogenere Urteil von: Webster, Great Instauration,

pp.115-29; Costello, Scholastic Curriculum.

[7]Cf. Webster, Great Instauration, p.129; Mallet, History of University, vol.II, p.299.

[8]Allen, "Scientific Studies," 223.

[9]Da nicht sicher ist, wann genau Charleton sein Medizinstudium begann, muß auch in Betracht gezogen werden, daß er zunächst vielleicht den M.A. anstrebte.

[10]Webster, "Curriculum 1500 - 1660," 59.

[11]Cf. id., Great Instauration, p.120.

[12]Cf. Allen, "Medical Education," 115-43.

[13]Ibid.

[14]Miscellaneous Papers, Nr. 15, fol.40,45. Der Wert dieses bisher nicht bekannten Textes liegt darin, daß er eine Bestandsaufnahme der Aristoteles-Kritik um 1660 bietet.

[15]Charleton benutzt häufig Aristoteles' Argumente, um eigene Thesen zu stützen, so zum Beispiel in PHYS, pp.110,192,316sqq.,438sq. Aristoteles ist einer der meistgenannten Autoren in Charletons Werk: Allein in DA wird er dreiundzwanzigmal ausführlich zitiert, in PHYS neunundfünfzigmal. Dieser doppelte Standard ist für viele Zeitgenossen charakteristisch. Einerseits wird gegen Aristoteles polemisiert, andererseits baut man aber auch auf seinen Lehren auf. Vielfach will man, wie schon Bacon, Aristoteles mit Aristoteles die Stirn bieten.

[16]Zur Kritik an der Terminologie cf. PHYS, pp.93,423; NHP, p.52. Charleton greift hier die Aristoteles-Kritik van Helmonts auf. Helmonts gesamtes Werk zielte auf die Demontage der aristotelischen entia rationis-Setzungen des "besserwisserischen" und allen Täuschungen offenen menschlichen Verstandes und der darauf aufbauenden Konstrukte der Aristoteles-Schüler. Cf. etwa DC, sig.A4r-A4v, und A. Browne, "Helmont's Attack on Aristotle."

[17]PHYS, p.72.

[18]Cf. TD, p.10. Cf. auch DA, p.259: "that we may maturely prevent all Logomachy or Sophistical contention impendent from ... ambiguous sense."

[19]Man vergleiche die beiden folgenden Zitate:
"How unsafe it is for the Schools to recurr to that superstructure, as a Sanctuary impraegnable, whose Foundation is only sand, and depends for support upon no other but a praecarious supposition" (PHYS, p.63).
"That the Aer is the Pabulum, or Fewel of Fire, which though no private opinion, but passant even among the otherwise venerable Sectators of Aristotle, [...] is yet openly inconsistent to Reason and Experiment" (PHYS, p.28). Zu den Kriterien von Vernunft und Erfahrung in Charletons wissenschaftstheoretischem Ansatz cf. Kap. 3.3.3.

[20]Zu diesem Gedanken bei Bacon cf. Advancement of Learning, ed. Johnston, p.128sq.

[21]Cf. DA, p.94sq. Charletons Verhältnis zu den Aristoteles-Schülern wird durch seinen Ausdruck "our Dissenting B r o t h e r , the Peripatetick" charakterisiert (PHYS, p.63).

[22]DA, p.265.

[23]Cf. zum Beispiel PHYS, p.79sq. Im übrigen gibt es auch viele Beispiele für eine bereitwillige Übernahme aristotelischer Begriffe. Formulierungen wie "as the Schoolemen precisely speak" oder "as the Schoolemen well define" sind recht häufig (cf.DA, pp.181,241,243,336).

[24]Cf. etwa PHYS, pp.112,296.

[25]PHYS, p.296.

[26]Ibid., pp.139,183,275. Cf. auch den sehr drastischen Vergleich, ibid., p.2sq. und p.90. Cf. auch Drydens Widmungsgedicht an Charleton in CH, sig. b2r: "The longest Tyranny that ever sway'd,/Was that wherein our Ancestors betray'd/Their free-born Reason ot the Stagirite,/And made his Torch their universal Light./So Truth, while onely one suppli'd the State,/Grew scarce, and dear, and yet sophisticate./Until 'twas bought, like Emp'rique Wares, or Charms,/Hard words seal'd up with Aristotle's Armes." - Zu anderen Argumenten gegen Aristoteles cf. Miscellaneous Papers, Nr. 15, fol.42,43sq.,50, 43****.

[27]Ibid., fol.48.

[28]TP, p.96. Cf. PHYS, p.65: "Young and paedantique Praetenders to Science, such as having once read over some Epitome of the Commentaries upon Aristotles Physicks, and learned to cant in Scholastick Terms, though they understand nought of the Nature of the Things signified, believe themselves wise enough to rival Solomon."

[29]Cf. zu Bacon: Larsen, "Aristotelianism of Bacon's Novum Organum;" de Magalhaès-Vilhena, "Bacon et l'Antiquité." Für Gassendi cf. seine Exercitationes Paradoxicae adversus Aristoteleos (1624), besonders die "Praefatio". Charleton beruft sich in Miscellaneous Papers auf Gassendi als Vorbild in der Aristoteles-Kritik (Nr. 15, fol.44/46). Stellvertretend für die Literatur zu anderen Aristoteles-Kritikern seien genannt: Gilbert, "Renaissance Aristotelianism;" Hellman, "Gradual Abandonment of Aristotelian Universe;" Butterfield, Origins, Chapter IV.

[30]Charleton, "Letter to Margaret Cavendish," 5 July 1667, in: (M. Cavendish), Letters and Poems, p.112.

[31]Miscellaneous Papers, Nr. 15, fol.49.

[32]Cf. Blumenberg, Prozeß der theoretischen Neugierde.

[33]"This our inquisitive age" (TAL, p.1).

[34]PHYS, p.6.

[35]"My constant and sincere Zeale to the Encrease of Knowledge" (PHYS, "Conclusion," sig.P2v.

[36]IM, p.6.

[37]Ibid.

[38]Cf. Kap.3.4.3.

[39]NHP, p.88.

[40]Cf. DA, sig.b2v.

[41]Diese gegen Ende des Jahrhunderts extrem virulente Konfrontation begann sich zu Charletons Zeit bereits abzuzeichnen. Gegenstand der Auseinan-

dersetzung war die potentielle und faktische Überlegenheit der Moderne über die Antike, die von den moderni behauptet, von den antiqui aber bestritten wurde. Zu dem als Querelle des anciens et des modernes bezeichneten Streit cf. zum Beispiel: Jauss, "Ästhetische Normen in der 'Querelle';" Jones, Ancients and Moderns.

[42] "This Age of Light" (IM, sig.b1v); "this most curious age" (TD, p.42); "this our most illuminate Age" (ENQ, p.497); "the Genius of this our age is more curious & Examining than that of elder times" (Miscellaneous Papers, Nr, 15, fol.48).

[43] Cf. TP, p.104. Zu dieser Metapher cf. Merton, On the Shoulders of Giants.

[44] IM, pp.51-3.

[45] PHYS, p.307.

[46] Advancement of Learning, ed. Johnston, pp.239-47. Cf. Wigfall Green, Sir Francis Bacon; James, Dream of Learning.

[47] Die Autoren dieser Modelle waren etwa: Samuel Hartlib mit seinem "Office of Address" (cf. Description of the Famous Kingdom of Macaria, 1641); William Petty (cf. The Advice of W.P. to Mr. S. Harlib for the Advancement of Some Particular Parts of Learning, 1648); Henry Wilkinson (cf. A Modell for a Colledge Reformation, 1659); Abraham Cowley (cf. Proposition for the Advancement of Experimental Philosophy, 1661), daneben John Evelyn und J.A. Comenius. Cf. Hall, Scientific Revolution, p.193sq.; Stimson, Scientists and Amateurs, Chapter II; Webster, Great Instauration, p.96ssq; Cope, "Dr. Wilkinson's School." - Charleton selbst hat keinen detaillierten Plan für eine Gesellschaft entwickelt; in seinen Werken aus dieser Zeit finden sich aber Hinweise darauf, wie er sich die ideale Form wissenschaftlichen Forschens vorstellte.

[48] Cf. Eurich, Science in Utopia, Kap. V.

[49] IM, p.34. Cf. New Atlantis, ed. Johnston, p.229: "Amongst the excellent acts of that king, one above all hath the preeminence. It was the erection and institution of an Order or Society which we call Salomon's House; the noblest foundation (as we think) that ever was upon the earth." Ähnlich wie Charleton verwendet die Metapher auch "P.M.", der Autor des Vorworts zu Cimmerian Matron, das an Charleton gerichtet ist (p.76): "Let us therefore [...] repose ourselves in the newly mention'd Island of Bensalem, (where though we be not advanced to the honour of being Fellows or Brethren of Salomon's House; yet we may be well received into the House of strangers)." Charleton war zu dieser Zeit (ca. 1655) noch nicht fellow des College of Physicians. - Weitere Beispiele bei Evelyn (cf. Diary and Correspondence, ed. Bray, vol.III, p.92sq) und Glanvill (cf. Scepsis Scientifica, ed. Owen, p.LXV; Plus Ultra, ed. Medcalf, sig.CIV). Bei der Beurteilung des Wahrheitsgehalts solcher Aussagen, das heißt wenn man wissen möchte, wie "Baconianisch" die so charakterisierten Gruppen und Institutionen wirklich waren, ist Vorsicht geboten. Zu berücksichtigen ist, daß solche Formulierungen mit einiger Wahrscheinlichkeit nicht nur Feststellungen von Tatsachen waren, sondern ebensosehr auch programmatisches Wunschdenken und Legitimationsformeln. Cf. Webster, Great Instauration, p.99; Hill, "The Intellectual Origins," 159sq; Hunter, Science and Society, pp.8-21,37.

[50] Cf. New Atlantis, p.245sq.; und Biermann, "Science and Society;" id.,

"The New Atlantis;" id., "New Atlantis Revisited."

[51]Cf. etwa New Atlantis, ed. Johnston, p.246; Biermann, "Science and Society," 498sq.

[52]TP, p.98. Cf. auch Formulierungen wie "many heads cooperating" und "multiplied Observations" (ibid.; NHP, p.181). Cf. Biermann, "Science and Society," 498sq. Zu den Schwierigkeiten, die sich in der praktischen Arbeit aus diesem Ideal ergaben, cf. Hunter, Science and Society, p.43.

[53]Cf. NHP, p.181; PHYS, p.342.

[54]ENQ, sig.E1v. Das Zitat bezieht sich zwar auf die Anatomie, ist aber ohne weiteres übertragbar auf die Naturwissenschaft insgesamt. ENQ wurde 1679 geschrieben; das Zitat weist also darauf hin, daß der Organisationsprozeß wissenschaftlichen Forschens mit der Gründung der Royal Society noch längst nicht abgeschlossen war. Cf. Birch, History, vol.I, p.376 (27. Januar 1664): "Dr. Charleton was solemnly thanked for his pains in the late dissection of the muscle; and it was ordered, that all the physicians [...] shall be a committe henceforth to order and manage dissections for the society upon every execution-day, and therein to divide the work among themselves, and to give notice what parts they intend chiefly to dissect and to treat of."

[55]IM, p.43. Das College war mit den Leistungen, die es durch gemeinsame Anstrengungen seiner Mitglieder erbracht hatte, ein hervorragendes "lebendes Vorbild" für die zu gründende Royal Society. Cf. Gillispie, "Physick and Philosophy," 220.

[56]Cf. New Atlantis, ed. Johnston, p.245sq.

[57]IM, pp.41,38,43; TP, p.7.

[58]Diese Feststellung dürfte im übrigen für die Diskussion von Interesse sein, die von einigen Kritikern um das Ausmaß der Orientierung damaliger Wissenschaftlergruppen am utilitaristischen Telos (Bacons) geführt wird. Cf. die in Anmerkung 49 angegebene Literatur.

[59]Cf. Stephens, Francis Bacon, p.VIII, Chapter II; Jardine, Francis Bacon, Chapter IX. Zu den folgenden Vorstellungen Charletons s.o. meine Ausführungen zu seiner Kritik an der aristotelischen Terminologie. Ich greife den Komplex "Sprache" hier erneut auf, um zu zeigen, wie eng Charleton sich an den Katalog der Forderungen Bacons für eine ideale wissenschaftliche Gemeinschaft anlehnte.

[60]NHP, p.5. Cf. HAR, sig.a6v, mit den Kriterien "plainness" und "simplicity". Dies waren auch die Forderungen von John Wilkins und der Royal Society. Cf. Wilkins, Mercury, Or the Secret and Swift Messenger, 1641; Sprat, History of Royal Society, p.112sq.

[61]Cf. etwa PHYS, pp.377,326,256,354.

[62]Cf. den Brief Charletons an Margaret Cavendish vom 7. Mai 1667, in: (M. Cavendish), Letters and Poems, p.110. Cf. TP, sig.B2v-B3r.

[63]Cf. Sprat, History of Royal Society, p.112sq.; Shapiro, Wilkins, p.206 sqq.; Thompson, "Restoration Concepts of Language;" Christensen, "John Wilkins;" Salmon, "Language-Planning;" id., Study of Language.

[64]IM, p.45sq. Gemeint ist Seth Wards Buch Vindiciae Academiarum mit dem Vorwort von John Wilkins.

[65]Zur Aufgabe der Faktensammlung gibt es keine nennenswerten theoretischen Äußerungen, obwohl Charleton dieses Ziel in seinen Werken durchaus umsetzt, da er seine Thesen stets mit allen möglichen ihm bekannten Einzelheiten auffüllt und mit zahlreichen Fallbeispielen belegt oder die Meinung verschiedener Autoren zu einem Thema anführt. - Zur Systematisierung der durch Experimente erreichten Ergebnisse, der Baconschen "Induktion", sei hier nur kurz erwähnt, daß Charleton grundsätzlich der "ständigen, ausdauernden Reflexion" der erzielten Einzelergebnisse große Bedeutung beimißt (cf. TAL, p.23).

[66]Cf. die Stichworte "open", "calm", "free", "liberal", "noble" (Kap. 2.2.1. und IM, p.43).

[67]Die systematische Organisation der Korrespondenz der Royal Society beispielsweise war das Anliegen von Henry Oldenburg. Briefe ausländischer oder von London abwesender Wissenschaftler über ihre Arbeit wurden angeregt, der Gesellschaft vorgetragen und in verkürzter Form ins "Brief-Buch" der Gesellschaft übertragen. Cf. Boas-Hall, "The Royal Society's Role;" Hall and Boas-Hall, eds. Correspondence of Oldenburg. Für ein Beispiel eines Briefes an Charleton, der der Gesellschaft mitgeteilt wurde, cf. Birch, History, vol.IV, p.9.

[68]Cf. die Liste seiner Korrespondenten in Tabelle I.S im Anhang.

[69]Cf. Adelmann, Correspondence of Malpighi, vol.I, pp.120.122sq.

[70]Cf. Miscellaneous Papers, Nr. 53.

[71]Cf. Hunter, Science and Society, p.49sqq.; Manten, "European Scientific Journal Publishing," besonders pp.2-7.

[72]MS. Aubrey 12, fol.166 (Bodleian Library).

[73]TAL, p.23.

[74]Zum Empirismus bei Charleton cf. Kap. 3.3.3.2.

[75]TAL, p.23. Cf. auch ENQ, sig.E1v: "by secret instinct disposed"; IM, p.43: "each one according to the inclination & delight of his own private genius".

[76]Cf. Allen, "Scientific Studies," 233.

[77]Cf. Tabelle II. bis IV. im Anhang.

[78]New Atlantis, ed. Johnston, p.243; IM, p.46sq. Cf. hierzu Houghton, "English Virtuoso," 203. Zur hohen Einschätzung der Optik im Urteil der Zeitgenossen cf. auch die Tatsache, daß John Dryden in seinem Loblied auf Charleton (CH, sig.b2r) eine Metapher aus dem Gebiet der Optik wählte, womit er offensichtlich darauf anspielte, daß Charleton selbst zur Theorie des Lichtes einiges beigetragen hatte: "[You, Charleton] Whose Fame, not circumscrib'd with English ground,/Flies like the nimble journeys of the Light,/And is, like that, unspent too in its flight." Cf. zur Rolle der Optik in PHYS Kap. 3.3.3.2. dieser Arbeit unter dem Stichwort "Sehen". Schon in PHYS, pp.199,203, bezeichnete Charleton zahlreiche "Opticomathematicians" seiner Zeit als vorbildlich.

[79]Cf. Tabelle III.A im Anhang.

[80]Cf. McKie, "Origins of Royal Society," p.28. [81]Cf. Tabelle III.B.

ZU KAP. 2.2.3.

[1] Hunter, Science and Society, p.6.

[2] Cf. die von J.R. Jacob für Robert Boyle vorgetragene These, daß auch naturwissenschaftliche Erkenntnisse die von Wissenschaftlern erfahrenen gesellschaftlichen Bedingungen reflektieren (Robert Boyle, p.3sq). Der Zusammenhang zwischen naturwissenschaftlicher und politischer oder gesellschaftlicher Entwicklung darf freilich nicht aus ideologischen Gründen oder aus Gründen der Vereinfachung eingeschränkt, das heißt auf ein einfaches Ursache-Wirkung-Prinzip zurückgeführt werden. Cf. Hunter, Science and Society, p.113, und die weiter unten behandelte These vom Zusammenhang zwischen Puritanismus und Naturwissenschaft. Ebenso müssen historische Personen in ihrer Eigenart erkannt und ernstgenommen werden und dürfen nicht für Theorien vereinnahmt oder mißbraucht werden.. Cf. etwa die m.E. nicht haltbare Auffassung Christopher Hills, Charleton sei ein "Neutraler mit royalistischen Sympathien" gewesen (Intellectual Origins, p.118). Es gibt keinen Grund, Charletons eigenen Äußerungen über seinen Royalismus keinen Glauben zu schenken und ihm - wie Hill - heimliche puritanische Neigungen zu unterstellen. Cf. auch Hunter, Science and Society, p.26.

[3] Die Fakten entnehme ich Kluxen, Geschichte Englands, p.287sqq.

[4] Wie im folgenden gezeigt werden wird, hat Charleton stets eindeutig auf der royalistischen Seite gestanden, selbst als er im Commonwealth versuchte, sich durch Cromwell nahestehende Mäzene abzusichern. Für Charleton gilt also nicht, was Webster für andere Royalisten feststellt: "It is notable that during the final years of the Protectorate even staunch royalists were coming to accept the new settlement" (Great Instauration, p.85).

[5] Cf. Sharp, "Early Life," 315. Auch andere Gelehrte und Royalisten aus Oxford nahmen aktiv am Bürgerkrieg teil: cf. Robb-Smith, "Harvey at Oxford," 71sq.

[6] Cf. DA, p.191, wo Charleton von "meinem königlichen Herrn und seinen treuen Armeen" spricht.

[7] "[Charles I.] qui tam innocenter vixit, tam justè regnavit, tam sanctè finivit, (gloriosissimo Martyrio, à proditoribus nefariis, & plusquam Molossicae feritatis regicidis immaniter irrogato, coelis tandem redditus) ut Principum aetatis suae verè Christianissimus aeternùm audire mereatur" (OH I, p.18sq). Karl I. wurde von vielen Zeitgenossen als "Märtyrerkönig" betrachtet. Cf. Kluxen, Geschichte Englands, p.319.

[8] Das Buch wurde noch im selben Jahr unter dem Titel Character of His Most Sacred Majesty Charles II. wiederaufgelegt und fortan unter diesem Titel verzeichnet.

[9] Auch Margaret Cavendish widmete das Life ihres Mannes, des Duke of Newcastle, das Charleton übersetzte (1668), Karl II. Die schon zu Lebzeiten Cavendishs erschienene Biographie legte besonderes Gewicht auf die Ereignisse unmittelbar vor der Restauration und auf William Cavendishs unbedingte Ergebenheit dem König gegenüber.

[10] Cf. etwa die gemeinsame Reise nach Avebury und Bath, Kap. 3.1.

[11] Miscellaneous Papers, Nr. 2. Es ist nicht ganz klar zu erkennen, ob diese Äußerung tatsächlich von Goodall stammt, der Kontext legt es aller-

dings nahe.

[12]Cf. Shapiro, Wilkins, p.87.

[13]Ein Betrag von £100, den Charleton Lord Abergavenny geliehen hatte, sollte auf Anordnung des Committe vom 14. September 1649 beschlagnahmt werden. Charleton selbst wurde vor das Komitee geladen, um sich als "Delinquent" zu verantworten (als Delinquenten wurden alle tatsächlichen und scheinbaren Gegner Cromwells bezeichnet). Offenbar gelang es Charleton, das Komitee von seiner "Unschuld" zu überzeugen, so daß die Beschlagnahme am 5. Januar 1650 wieder rückgängig gemacht wurde. Cf. hierzu Sharp, "Early Life," 320.

[14]Cf. Webster, "College of Physitians," 397.

[15]"The Narrowness of our present Fortunes, the Thinness of our Library, our taedious attendance on Committees (all the sad effects of our late Intestine Warres) together with some other private Remora's" (sig.c3r).

[16]Cf. Webster, Great Instauration, p.310.

[17]Cf. Sharp, "Royal College," 114sq.

[18]Charleton erwähnt dieses Labor übrigens lobend in IM, p.42.

[19]Three Exact Pieces, "Short Animadversions upon Noah Biggs."

[20]Cf. hierzu und zum folgenden Sharp, "Royal College," 113-118; G. Clarke, History of Royal College, vol.I, p.281sq.; Webster, Great Instauration, p.309.

[21]Cf. auch die mangelnde Klarheit in der Begründung, mit der die Entscheidung am 3. Mai 1655 vertagt wurde: "Dr. Charleton was also proposed as a Fellow, but since there were certain things brought forward in objection, less than worthy in a future fellow, more generally, however, than would merit absolute confidence, it pleased us to defer the matter" ("Annals of the Royal College of Physicians," zitiert bei: Sharp, "Royal College," 315).

[22]P.10. Das College hatte offensichtlich die Anklage eines anderen Arztes als Vorwand benutzt, der Charleton unlauterer Praktiken bezichtigt hatte.

[23]Der Status des "Honorary Fellow" war 1647 eingeführt worden; das erste Ehrenmitglied war Charletons Freund Henry Pierrepoint. Ehrenmitglied konnte auch werden, wer nicht fellow des College war.

[24]Miscellaneous Papers, Nr. 86, fol.163; cf. Nr. 1, 51, 88.

[25]Nicht zu vergessen ist auch der den Parlamentariern nahestehende und im Commonwealth einflußreiche John Wilkins, der 1657 Cromwells jüngste Schwester heiratete.

[26]Anglesey hatte relativ gemäßigte Ansichten und spielte bei der Restauration Karls II. eine nicht unbedeutende Rolle (s.u.). Spätere royalistische Mäzene Charletons waren wiederum Anglesey (cf. die Widmungsbriefe zu ST, EXD, TD und NHP), William und Margaret Cavendish (cf. Kap. 2.3.) und Sir John Cutler (cf. ENQ, sig.a1v,sig.a2v).

[27]IM, sig.b2v. Cf. ganz ähnlich 1654 in der Widmungsepistel an Elizabeth Villiers (PHYS, sig.A2v-A3r). Solche Vorsichtsmaßnahmen waren angesichts der politischen Lage für royalistische Autoren durchaus nicht übertrieben.

Charletons Freund Clement Barksdale beispielsweise verwahrte sich in seiner
Übersetzung eines Buches von Hugo Grotius ebenfalls gegen mögliche Anschul-
digungen: "If it be objected (as a friend of mine conjectured it might)
that the work is in any way opposite to the present Government, speaking so
much of Kings and Emperors: The answer is, That the Judicious Author [i.e.
Grotius] distinguisheth between Kings absolute, and such as are confined or
bound up by Laws; and cannot act without or against a Parliament. ...
This treatise doth not presume to dispute the States Authority" (Of the
Authority of the Highest Powers, London, 1651, "An Advertisement to the
Stationer").

[28]Cf. etwa DA, sig.c3r.

[29]So zum Beispiel im Falle Pierrepoints: "Your Favour of Schollars is
become so notorious, that I have heard it urged as a chief Cause, why Learning hath of late found such admirable Advancement in our Nation" (IM, sig.
b2r; cf. TP, p.98.

[30]Cf. ENQ, sig.a1v,sig.a2v.

[31]Cf. EM, sig.c1r. Ein ähnliches Verhältnis bestand zwischen Charleton
und Elizabeth Villiers. Cf. PHYS, sig.A2v.

[32]Cf. ST, sig.A4v,sig.A5v. Cf. auch EXD, sig.a2v-b1r: "Et memoria teneo,
olim Te [i.e. Anglesey] hactenus de sublimi Nobilitatis culmine descen-
disse, ut consuetudinem inter nos literariam familiariter institueres."

[33]Cf. CH, "To the King's Most Excellent Majesty," sig.a1v-a2r: "Almighty
God [...] miraculously delivered You out of the bloody Jaws of those Monsters of Sin and Cruelty, who taking Counsel onely from the Heinousneß of
their Crimes, sought Impunity in the highest Aggravation of them; despe-
rately hoping to secure Rebellion by Regicide, and by destroying their Soveraign, to continue their Tyranny over their Fellow-Subjects."

[34]CHAR, p.18sq. Cf. auch Clarendon in seinem Life: "an impious, wicked,
unnatural rebellion" (zitiert bei: Watkins, Hobbes, p.14).

[35]Ich gehe nicht auf die Unterscheidung einzelner religiöser Gruppen
(Anglikaner, Puritaner, Presbyterianer, Independenten u.a.) und auf die
Frage ein, in wieweit sie sich mit den politischen Gruppen (Royalisten,
Parlamentarier, Armee) deckten. Im allgemeinen sind Puritaner eher Parla-
mentarier, Anglikaner eher Royalisten. Cf. zu diesen Unterscheidungen Kems-
ley, "Religious Influences," 215sqq.

[36]Miscellaneous Papers, Nr. 7. Cf. auch die von Charleton verwandte politische Metaphorik anläßlich des Angriffs von Thomas Hobbes auf das Bil-
dungsprivileg und die wissenschaftliche Geltung der Universität: "A certain mathematical Problem that hath [...] of late very neere t u r n e d
t h e b r a i n of even the great Leviathan himself, who a r r o g a t i n g
the solution of it to himself, thought thereby not a little to justifie his
p r e t e n c e s t o t h e M o n a r c h y o f K n o w l e d g e, and Reforma-
ton of not only the Arts and Sciences, but also of the Universities that
teach them" (IM, p.45; Hervorhebung von mir).

[37]HAR, p.176. Cf. auch die Anspielung Charletons auf rechtmäßige politische Zustände in seiner Analyse der Leidenschaften: "Sometimes it happens
that the victory falls to the right side; and the Princess [the reasonable
Soul] overpowring the Rebell [the sensitive soul] reduces her to due submission and conformity" (NHP, p.59).

[38]Auch Thomas Hobbes schrieb den Niedergang der "falschen Theologie" der Puritaner zu. Cf. Watkins, Hobbes, p.14.

[39]DA, sig.a1r-a1v; cf. sig.*1v-*2r. Cf. auch Cavendish, World's Olio, p. 53sq.: "War brings Atheisme, cruelty, hardheartednesse, [...]; it destroys laws and religion."

[40]Cf. DA, sig.a1v.

[41]Cf. Kargon, Atomism, p.80, der sich auf einen zeitgenössischen Geistlichen beruft. Dieser habe Mitte der vierziger Jahre nicht weniger als sechzehn ketzerische Sekten gezählt.

[42]CHAR, p.18sq.

[43]Cf. Watkins, Hobbes, p.15.

[44]TP (1650), sig. E3r-E3v.

[45]Cf. die ganz ähnliche Reaktion des Anglikaners Thomas Vaughan, der sich nach der Exekution Karls I. verzweifelt dem Hermetizismus verschrieb. Auch Charletons TP ist paracelsisch-hermetisch. Cf. Burnham, "More-Vaughan Controversy," 39; zu ähnlichen Reaktionen cf. auch Rattansi, "Paracelsus and Puritan Revolution," 26,30sq.

[46]Cf. Hunter, Science and Society, p.25; Gelbart, "Intellectual Development," 149-68; Easlea, Witch Hunting, p.89sqq.

[47]Zu den Levellers cf. Hill, Century of Revolution, p.109sqq.; Brockway, Britain's First Socialists; und die Artikel von Davis, Howell, Brewster und Aylmer, in: Webster, ed., Intellectual Revolution, pp.70-123.

[48]P.85sq. Es folgt eine ausführliche Widerlegung auf pp.86-93.

[49]Sig.E3r.

[50]Cf. ibid., sig.E3r, sig.F1v.

[51]Cf. ibid.

[52]DA, p.70. Die Ranters waren nach Hill eine der exzentrischen radikalen Randgruppen ohne großen Einfluß außerhalb Londons und der Armee; daß Charleton sie dennoch eigens erwähnt, scheint auf eine gewisse Bedeutung zumindest vor 1652 hinzuweisen. Die Ranters glaubten beispielsweise, die Gnade Gottes habe sie unfähig gemacht zu sündigen, oder forderten sexuelle Promiskuität als religiöse Pflicht. Cf. Hill, Century of Revolution, pp.144, 147.

[53]DA, p.61.

[54]Cf. etwa Robb-Smith, "Harvey at Oxford," 70sqq.

[55]"The check of our unhappy Civill Warres," IM, sig.b2r.

[56]TP, p.98.

[57]"We may [...] solace our selves, with recalling to mind our ancient caresses, in the dayes of youth, innocence and peace, and mutually congratulate each others health and safety, after so many troubles, dangers, and changes of Fortune, as the late Civill Warres in England hath driven us upon" (IM, p.3). Hill in Century of Revolution, p.120, spricht in diesem Zusammenhang von einer "nostalgischen Sehnsucht nach 'Normalität'" unter der Gentry.

[58] DA, p.191.

[59] Cf. Hobbes' Motivation zur Abfassung von Leviathan (1651): "[it was] occasioned by the disorders of the present time" (Leviathan, O.U.P. 1929, p.556).

[60] Charletons Interesse an der Staatslehre drückt sich in den Schriften "Reflections upon the Athenian Laws" (Anhang zu ST) und "Of Right and Law in General" (HAR, Chapter I) aus. Er bezieht sich auf Hobbes (cf. etwa DA, p.90; HAR, p.9) und den Juristen und Staatstheoretiker John Selden. Da Charleton seine Thesen des öfteren auf Argumente aus dem Leviathan oder De Cive stützt, ist anzunehmen, daß er der Staatslehre von Hobbes Sympathie entgegenbrachte.

[61] Cf. Hill, Century of Revolution, p.122.

[62] Cf. TD, p.94sq.

[63] Ein von Hobbes benutzter Begriff.

[64] "If those Laws and Constitutions be once taken away, we should lead the life of Wild Beasts, and the stronger would at least despoil, if not devour the weaker" (EM, p.41). Cf. auch IM, p.136sq., NHP, p.58.

[65] Ich übernehme den Begriff von Hobbes. Cf. EM, p.94sq. Zu Epikur cf. Haas, Einfluß der epikureischen Staats- und Rechtsphilosophie, p.22sq. Auch Gassendi unternahm übrigens eine Adaptation der epikureischen Rechtsphilosophie, die große Ähnlichkeit mti der von Hobbes aufweist. Cf. Haas, pp.51, 95sqq. Zur epikureischen Staatslehre cf. auch das marxistisch orientierte Buch von R. Müller, Epikureische Gesellschaftstheorie. Zum Gesellschaftsvertrag bei Hobbes cf. Leviathan, O.U.P., pp.128sqq., besonders p.131.

[66] TD, p.40.

[67] Cf. EXD, p.94.

[68] TD, pp.38,40sq. Dieses Argument ist ein gutes Beispiel für den Zusammenhang zwischen naturwissenschaftlicher These und "ideologischem Überbau": eine aus der naturphilosophischen Erkenntnislehre stammende Position (die Verschiedenheit der Vermögen) wird gleichsam zweckgebunden (die Vermögen m ü s s e n verschieden sein, d a m i t ein Staat entstehen kann) und damit "ideologisiert".

[69] Cf. genauer Kap. 3.4.3. dieser Arbeit.

[70] Cf. EM, pp.88,94-100.

[71] DA, p.181.

[72] HAR, p.1. Cf. auch die Darstellung der verschiedenen Untergruppen von Gesetzen, ibid. p.4sqq.

[73] EM, p.53sq.

[74] Ibid., p.95sq.

[75] Ibid., p.100. Der Kontext dieses Begriffs ließe sich durchaus als Kommentar zu Oliver Cromwells impulsivem politischen Handeln lesen: "The Vulgar sort of men stood in need of something [i.e. law] to restrain even their Heedlessness, that so they might be kept from doing, out of rashness, any action, that should not conduce to the Publick Utility, or Security."

Cromwell war für seine impulsiven Entscheidungen bekannt.

[76]NHN, sig.A3r-A3v.

[77]Ibid., sig.A3v. Etwas später belegt Charleton seine Ansicht durch eine Äußerung Bacons (sig.A4r).

[78]Cf. DA, sig.a1v.

[79]Cf. ibid. Auch Hobbes hielt eine einheitliche Religion zur Erhaltung der Einheit des Staates für notwendig. Cf. Watkins, Hobbes, p.164.

[80]HAR, p.104.

[81]Cf. EM, p.113. Ganz ähnlich hatte Karl I. vor seiner Enthauptung argumentiert. Cf. Kluxen, Geschichte Englands, p.318; Hill, Century of Revolution, p.119.

[82]Cf. HAR, p.104. Cf. Dryden, "To My Honour'd Friend Dr Charleton," CH, sig.b2r: "Kings, our Earthly Gods."

[83]Die epikureische Forderung, daß es einer gewissen Kontrolle königlicher Macht bedürfe, um Tyrannei und Willkür zu verhindern (cf. EM, p. 96sq.), hat Charleton aber sicherlich auch für seine eigene Zeit unterschrieben.

[84]Cf. Wassermann, "Dryden's Epistle to Charleton," 203,206; und zur Absage an einen kontinentalen Absolutismus J.R. Jacob, "Restoration Ideologies," 26sqq.

[85]Cf. CH, p.36sq.; Wassermann, "Dryden's Epistle to Charleton," 207sq.

[86]Cf. Shapiro, Wilkins, p.20sqq.

[87]IM, p.50.

[88]Cf. D. Grant, Margaret the First, p.145sq.

[89]Zitiert bei: Shapiro, Wilkins, p.25.

[90]Cf. Webster, "College of Physitians," 40sq.

[91]Cf. Hunter, Science and Society, p.27.

[92]Cf. Greaves, "Puritanism and Science," der auch Literatur pro und contra die These vom Zusammenhang von Puritanismus und Wissenschaft bespricht. Die Kontroverse zwischen den Vertretern (D. Stimson, R.F. Jones, R.K. Merton, C. Hill) und den Gegnern der These (T.K. Rabb, S.F. Merton u.a.) scheint inzwischen zugunsten einer gemäßigten Ansicht entschieden zu sein. Cf. auch die Übersicht und Kritik von Kemsley, "Religious Influences," und die neueren Arbeiten von Morgan, "Puritanism and Science;" Mulligan, "Civil War Politics;" Webster, Great Instauration, pp.84sq.,95-9,482-520; und dazu die Kritik von Mulligan, "Puritans and English Science;" schließlich Hunter, Science and Society, pp.24-9,113-35,210sqq.

[93]Cf. Mulligan, "Puritans and English Science," 457: "The intellectual properties Webster isolates as peculiarly informing for Puritan scientists - millenarianism, providentialism, utilitarianism, rational empiricism - were the common property of a wide range of Protestants, including those Webster does not wish to claim as Puritan." Cf. auch Jacob and Jacob, "Anglican Origins of Modern Science," 251sq.

[94]Dieser Ansicht sind auch Hunter, Science and Society, p.21, und Web-

ster, Great Instauration, p.50. Cf. auch die politisch bedingte Einteilung in die zweite und dritte Schaffensphase Charletons, Kap. 3.1.

[95]P.49.

[96]IM, sig.b2r. Cf. Seth Ward in Vindiciae Academiarum (cf. Kap. 2.2.2.).

[97]Bei der Bewertung der folgenden Aussagen Charletons ist zu berücksichtigen, daß das Konzept des Fortschritts immer gleichzeitig deskriptiv und präskriptiv ist.

[98]CHAR, Untertitel.

[99]Ibid., p.19. Ebenso enthusiastisch äußerte sich Charleton über die Rolle, die sein Gönner, der Earl of Anglesey, bei der Rückkehr Karls gespielt hatte: "That Wise head [is Anglesey] of w.ch chiefly Providence made use, to amuse the counsels of the late Usurpurs, to their destruction & the preservation of all good men; & then to restore Religion, Peace & Laws to three languishing Kingdoms, by restauration of his Ma.tie to his throne, in a manner almost miraculous" (Miscellaneous Papers, fol.12). Zur Rolle Angleseys cf. DNB, s.v.

[100]Cf. CH, "Epistle Dedicatory," sig.a1r-a2r. Dryden verglich in seinem diesem Buch vorangestellten Gedicht die von Charleton in CH vorgenommene "Restauration" von Stonehenge als Denkmal und Krönungsort der Dänenkönige mit der Restauration des Stuartkönigs (sig.b2r). Cf. hierzu Wassermann, "Dryden's Epistle to Charleton," und die kritische Auseinandersetzung mit Wassermanns These in Roper, Dryden's Poetic Kingdoms, pp.141-8. Das CH ebenfalls vorangestellte Gedicht Robert Howards zielt in die gleiche Richtung wie Drydens Gedicht. Cf. besonders die dritte Strophe (sig.b1r).

[101]CH, sig.b2r. Zur Legitimität dieser Interpretation cf. Wassermann, "Dryden's Epistle to Charleton," 204.

[102]Cf. den Exkurs zu Kap. 3.1. und Robert Howards Ausdruck "we, who are so blest with Monarchy" (CH, sig.b1r).

[103]Cf. Wassermann, "Dryden's Epistle to Charleton," 210.

[104]CHAR, p.20. Cf. auch Francois Bernier in Abrégé, sig.a7v, der den gleichen Zusammenhang zwischen Monarchie und Wissenschaftsblüte für den Fall Gassendis herstellt: "La Posterité en jugera, & nos Neveux dans mille ans d'icy douteront si Gassendi eut jamais son pareil [...]. Il semble que la nature ait pris plaisir de faire paroitre du temps du plus grand des Rois le plus grand des Philosophes; Gassendi écrivoit sous le Regne de LOUIS LE GRAND."

[105]Cf. etwa DA, p.54.

[106]IM, p.4. Cf. Fabian, "Naturwissenschaftler als Originalgenie," p.52, der von einem "naiven Fortschrittsgedanken" spricht: "In der Vorstellung des Zeitgenossen drang der Naturwissenschaftler [...] in immer weitere Bereiche ein, und wie bei einer Landnahme schritt er von Erkenntnis zu Erkenntnis fort. Der Zuwachs an Wissen stellte sich als Eingliederung von 'Neuem' dar, und die Leistung des Naturwissenschaftlers bemaß sich nach der Menge des 'Neuen', das er zu einem gemeinsamen Fundus beisteuern konnte."

[107]"There is nothing in the world too vast for the comprehension of mans understanding, nothing too small for its discernment" (IM, p.125). Cf. auch Miscellaneous Papers, Nr. 15, fol.49.

[108]IM, p.33. Zum Begriff "advancement" cf. etwa PHYS, p.343, sig.P2r
sqq.; IM, sig.b2r. Charleton zitiert Bacons Advancement of Learning recht
häufig.

[109]Cf. PHYS, p.342. - Das Konzept des linearen naturwissenschaftlichen
Fortschritts muß im Rahmen einer umfassenderen, von Francis Bacon entscheidend beeinflußten und im siebzehnten Jahrhundert erstmalig formulierten
Fortschrittstheorie gesehen werden. Die vorherige Vorstellung eines zykli-
schen oder eines immanent religiösen, seelischen Fortschreitens zu Gott
wird abgelöst von einem zukunftsgerichteten, nicht umkehrbaren, emanzipato-
rischen und auf Beherrschung der Natur gerichteten Fortschritts. Dieser
wird ein entscheidendes Argument in der Querelle des anciens et des modernes, indem eine Überlegenheit der Moderne, das heißt des siebzehnten Jahrhunderts, über die Antike grundsätzlich als möglich angesehen und faktisch
postuliert wird, da die Moderne sich auf zunehmende Erfahrung und die Einsichten der Vorgänger stützen kann (cf. Bacons "Veritas filia temporis non
autoritatis"). Cf. Ritter, ed., Historisches Wörterbuch der Philosophie,
Artikel "Fortschritt"; Zilsel, "Concept of Scientific Progress;" Crombie,
"Attitudes to Scientific Progress," der einen Überblick gibt und weitere
Literatur nennt. Zu Bacon cf. Guibbory, "Bacon's View of History;" Mazzeo,
Renaissance and Revolution, pp.161-234; Steadman, "Beyond Hercules."

[110]TAL, p.69.

[111]Ibid., p.9.

[112]IM, sig.b2r,p.33sq. Cf. das Zitat auf p.61 dieser Arbeit.

[113]Cf. IM, p.52.

[114]Ibid., p.51. Charleton bezieht sich dabei auf die offensichtlich aktuelle Diskussion um den Nationalcharakter und den Beitrag John Barclays zu
dieser Diskussion (Argenis, 1621; in der englischen Übersetzung London,
1625). Die andere, wesentlichere Ursache ist der bereits besprochene, von
der "englischen Revolution" in Gang gesetzte Prozeß der Veränderung.

[115]p.15sq. Charleton selbst bekannte sich zur "feinen englischen Art":
"my Genius, which is so averse to all contests and passionate Altercations,
and which alwaies brings me to Philosophicall Discourses only as to Enquiries, not final Determinations, and with perfect indifferency to either
side" (ibid.). Cf. zu diesem Problem H. Brown, "Utilitarian Motive," 182-4.

[116]CH, "Epistle to Charleton," sig.b2r; Memorials of Hugo Grotius, sig.
Xx1r.

[117]Cf. Kap. 2.2.2.

[118]Birch, History, vol.I, p.27 (1661).

[119]Cf. ibid., p.27; CH, sig.b2r; NHP, sig.bb4v-bb5r.

[120]Cf. ENQ, p.497: "In this our more illuminate Age, Fate has brought
forth some Physicians of this Nation and Colledge, of most profound Learning, and admirable sagacity of spirit."

[121]Cf. Rattansi, "Social Interpretation of Science," p.27. Cf. auch
Kemsley, "Religious Influences," 218sq., der nachweist, daß "for the benefit of mankind" keine spezifisch puritanische Formel ist, und Greaves, "Puritanism and Science," 347-9. Die entgegengesetzte These vertreten Stimson,

Merton, Jones und Hill. Cf. zu der Formel "for the benefit..." auch Bury, Idea of Progress, pp.58-63.

[122]Sig.A4r-A4v.

[123]Im folgenden verwende ich die eigentlich inhaltlich verschiedenen Begriffe des gesellschaftlichen Nutzens, des Wohls für die Menschheit und des Gemeinwohls synonym, weil Charleton sie ohne erkennbaren Unterschied gebraucht.

[124]Cf. Bacon, Works, ed. Spedding, vol.IV: Great Instauration, "Preface". Allerdings steht auch bei Bacon der soziale Nutzen wissenschaftlicher Erkenntnisse nicht unbedingt immer an erster Stelle. Cf. Biermann, "Science and Society," 498,500. Cf. auch Adams, "Social Responsibilities of Science."

[125]TP, p.98. Ganz ähnlich PHYS, sig.P2v: "my constant and sincere zeale to the Encrease of Knowledge." Ironischerweise knüpft dieser Gedanke an Aristoteles an. Für Aristoteles war dies die edelste Form von Wissen.

[126]IM, p.48u.ö.

[127]Cf. DA, p.153.

[128]Cf. zum Beispiel EM, pp.3,20sq.,79-88. Cf. Blumenberg, Legitimität der Neuzeit, p.207: "Die Philosophie Epikurs war wesentlich eine Therapie der menschlichen Beunruhigung durch die Erscheinungen der Natur."

[129]IM, p.18.

[130]Cf. PHYS, sig.P2r-P2v.

[131]Cf. IM, p.33.

[132]Ibid., p.52.

[133]Allerdings würde ich zumindest für den Fall Charletons und seiner Freunde nicht so weit gehen zu behaupten, daß der Nützlichkeitsaspekt in jedem Fall die Themenauswahl in den Naturwissenschaften diktierte (cf. Merton, Science, Technology and Society, p.6). Gerade die von Charleton in IM beschriebenen Tätigkeiten der Oxford Group sind durchaus nicht immer an ihrem praktischen Wert orientiert. Man denke etwa an die Geometrie des John Wallis.

[134]Cf. TD, p.91.

[135]Ibid., p.90. Charleton beruft sich hier auf Bacon.

[136]PHYS, "Conclusion," sig.P2r. Cf. auch TD, p.97sq.

[137]Cf. EM, pp.36,40. Auch Charletons späteres Werk HAR ist mit der Absicht geschrieben, das Gemeinwohl asl erste Pflicht hervorzuheben. Cf. etwa p.187.

[138]Sicherlich sind die wenig präzisen inhaltlichen Auffüllungen des utilitaristischen Konzepts häufig auch darin begründet, daß man den wahren Wert mancher Entdeckungen zunächst noch gar nicht absehen konnte. Cf. etwa William Temples Beurteilung der Blutkreislaufthese in Essay upon Ancient and Modern Learning, ed. Spingarn, p.55.

[139]ENQ, sig.B1r. Cf. den Titel der Royal Society "for and improving of Natural knowledge ... to the glory of God, and the good of mankind" (Sprat, History of Royal Society, p.134); und Glanvill, Plus Ultra, p.91,

der sagt, die Royal Society "strebe das Wohl der gesamten Menschheit an."
[140]"Restoration scientists were obsessed by the usefulness of their studies" (Hunter, Science and Society, p.87, und das folgende Kap. 4).
[141]Jacob and Jacob, "Anglican Origins of Modern Science," 253.

ZU KAP. 2.3.

[1]Circa zwanzig Prozent der Gründungsmitglieder der Royal Society waren
Royalisten, die im Exil gewesen waren. Cf. Hardacre, "Royalists in Exile,"
366.

[2]Die Wissenschaftshistoriker waren in dieser Frage bisher auf Vermutungen angewiesen (cf. etwa Webster, "College of Physitians," 396sq; Sharp,
"Early Life," 319,324sq.,335; Frank, Harvey, p.30). Charletons Frankreichaufenthalt ist indes durch neues Beweismaterial gesichert. Präzise Angaben
über die Dauer der einzelnen Reisen sind allerdings nicht möglich, da häufig nur indirekt aus textinterner Evidenz oder anderen Quellen auf Daten
geschlossen werden kann.

[3]Cf. p.136: "I have seen young Lads at Paris, for sport, take the skin
of a Snake ...".

[4]Cf. dagegen Webster, "College of Physitians," 396, und Great Instauration, p.94, der für einen Frankreichaufenthalt zwischen September 1648 und
Juni 1649 plädiert. Die in Tabelle V. im Anhang aufgeführten Belege für
eine kontinuierliche Anwesenheit Charletons in London bis 1650 schließen
jedoch diese Möglichkeit aus.

[5]Man vergleich etwa SP, pp.5,151, mit TP, pp.101,103,sig.E3r-F1v, und
DC, sig.A4r-A4v. Cf. auch Kap. 3.2. dieser Arbeit.

[6]In TP, sig.B3r, erwähnt Charleton René Descartes' zu dieser Zeit auch
in England schon bekannten Discours de la Méthode (1637). In DC, sig.a1v,
zitiert er aus Hobbes' Of Human Nature (s.u.). Das Interesse an Hobbes war
auch unter Charletons Oxforder Freunden um diese Zeit weit verbreitet. Cf.
Frank, "John Aubrey," 207.

[7]Die frühe englische atomistische Tradition etwa des Northumberland
Circle hat für Charletons Atomismus keine Rolle gespielt. Seine atomistische Lehre leitet sich allein von Gassendi, Lukrez und Epikur her.

[8]Ich widerspreche deshalb der Ansicht, daß die Wende in Charletons naturwissenschaftlicher Weltanschauung sich ohne einen Frankreichaufenthalt
in derselben Weise vollzogen hätte. Cf. dagegen Sharp, "Early Life,", 327;
Kargon, Atomism, p.84; Gelbart, "Intellectual Development," 158sq.; Rattansi, "Intellectual Origins of Royal Society," 135-7.

[9]Vom August 1651 datiert der in London abgefaßte Widmungsbrief (sig.
*3r). In diesem Widmungsbrief spricht Charleton davon, daß er vor einem
Jahr an der Ruhr erkrankt sei (sig.*2v). An anderer Stelle (sig.c3r) gibt
er an, seine Arbeit an DA sei durch diese Krankheit "in der Mitte" unterbrochen worden. Schließlich bezeichnet er DA im eigentlichen Text als "this

our cold and dull Decembers Exercise" (p.200). Cf. auch Sharp, "Early Life," 324sqq. Zwischen dem 6. Dezember 1650 und dem 5. März 1652 gibt es keinen Eintrag in den Annalen des College of Physicians über eine Teilnahme Charletons an den Sitzungen. Charleton kann also in der fraglichen Zeit in Frankreich gewesen sein. - Zu der Frage, welche Naturwissenschaftler Charleton jeweils bei seinen Reisen nach Frankreich antreffen konnte, und wo sich die Wissenschaftler von 1640 bis 1660 aufhielten, cf. Tabelle VI.

[10]Hobbes' Einfluß, und durch ihn vermittelt auch der Einfluß Gassendis und Mersennes, ist in DA deutlich spürbar. Ein persönlicher Kontakt Charletons zu Hobbes noch vor der Abfassung von DA kann sich aber nur in Frankreich ergeben haben, da Hobbes erst im Dezember 1651 nach England zurück kam (cf. Sharp, "Early Life," 325), zu einer Zeit also, als Charletons Buch im Manuskript bereits fertiggestellt war.

[11]Zu Hobbes cf. die in Kap. 2.2.3. angegebene Literatur und Kargon, Atomism, Chapter VI; Mintz, Hunting of Leviathan.

[12]Cf. den Brief Charles Cavendishs an John Pell, in: Halliwell, Collection of Letters, p.85.

[13]DA, Chapter I,4. Cf. "Objectiones Tertiae," in: Renati Des-Cartes Meditationes, pp.233-71.

[14]Cf. etwa DA, p.90, und Kap. 2.2.3. dieser Arbeit. Die schnelle Rezeption des Leviathan durch Charleton legt ebenfalls eine persönliche Bekanntschaft nahe.

[15]Cf. Leviathan, ed. Fetscher, p.XIV.

[16]Cf. zu einem Vergleich zwischen Charletons und Hobbes' Atom-Auffassung Kargon, Atomism, pp.58sq.,77sqq.

[17]Cf. Tabelle X. im Anhang.

[18]Elementorum Philosophiae Sectio Prima de Corpore (London, 1655). Ein erster Entwurf war bereits 1642 bis 1645 entstanden; seit 1646 arbeitete Hobbes an der endgültigen Fassung. Cf. Brandt, Hobbes' Mechanical Conception, p.167sqq. Der dritte Teil von De Corpore behandelt die Bewegung.

[19]Cf. S.M. Adv.a.27.7, C.U.L., p.34.

[20]DC, sig.a1v.

[21]Cf. etwa TD, pp.55,114sq.,142; NHP, sig.cc1v, p.89. Cf. auch Thorpe, Aesthetic Theory of Hobbes, p.176sqq.

[22]Davis, Circulation Physiology, p.66, spricht von einer Korrespondenz zwischen Charleton und Hobbes in den fünfziger Jahren, für die ich aber keinen Beleg gefunden habe.

[23]MS. Aubrey 9, fol.53 (Bodleian Library). Cf. auch die folgenden Lobesworte Charletons für Hobbes: "that Noble Enquirer into Truth" (1650); "our eminent Mr Hobbs" (1652); "the great Leviathan" (1657); "our incomparable Mr Hobbs" (1669). Cf. DC, sig.a1v; DA, sig.b3r; IM, p.45; TD, p.13.

[24]"M.D. scriptis & Praxi clarus" ("Vitae Hobbianae Auctarium," in: Thomae Hobbes Philosophi Vita, p.186).

[25]Zur "Académie Mersenne" cf. H. Brown, Scientific Organisations, Chapter III; Lenoble, Mersenne; Hermelinck, "Marin Mersenne."

[26]Cf. Hermelinck, 242.

[27]DA, p.326.

[28]Ibid., Chapter I, Section IV.

[29]Ibid., pp.205,241.

[30]Cf. Quaestiones Celeberrimae in Genesim (1623), in denen etwa die erste "Frage" sich mit der Möglichkeit eines Gottesbeweises angesichts der atheistischen Gegenargumente auseinandersetzte; cf. auch L'Impieté des Déistes (1625).

[31]P.35; cf. p.43 und EXD, p.67.

[32]Die von Charleton erwähnten Reflexiones Mathematicae sind offenbar identisch mit den Cogitata. In Miscellaneous Papers, Nr. 13, hat Charleton im übrigen Teile aus den Cogitata ins Englische übertragen. Die positive Mersenne-Rezeption unter den englischen Naturwissenschaftlern ist bisher nicht ausreichend gewürdigt worden. Man vergleiche mit Charletons Angaben etwa die folgenden Mersenne-Zitate bei John Wallis, Due Correction, p.130: "Hydraulic. prop.25.Cor.2., Ballistic. prop.32, Mechanic., praef.punct.3&4, Reflex. Physico-Math. cap.1 art.5." Auch Charletons Freund Brouncker hatte Mersenne gelesen; cf. S.M. Adv.a.27.7, C.U.L., p.34.

[33]PHYS, pp.403,410.

[34]Ibid., pp.327,61.

[35]Cf. Tönnies, Thomas Hobbes, p.51.

[36]Cf. Hervey, "Hobbes and Descartes;" Jacquot, "Sir Charles Cavendish;" Foerster, Hobbes, p.63sqq. Zu Margaret Cavendish, cf. D. Grant, Margaret the First.

[37]Zu den Lebensdaten von Digby und Evelyn cf. Kap. 2.2.1.

[38]Cf. Halliwell, Collection of Letters, pp.72,84,76sq.; Jacquot, "Sir Charles Cavendish," 22,25sqq.

[39]Die Atmosphäre der Pariser Zeit spiegelt sich in einer Anekdote, die Margaret Cavendish über ein solches Tischgespräch mit Hobbes erzählt. Cf. Life of William Cavendishe, p.143.

[40]Cf. Sharp, "Early Life," 329.

[41]Cf. den Brief Charletons an Cavendish vom 1. Januar 1655, in: (M. Cavendish), Letters and Poems, p.145. Da Cavendish im Mai 1653 England wieder verließ, muß Charleton sie schon vor diesem Zeitpunkt gut gekannt haben.

[42]Außerdem war auch im Kreis der Cavendishs die von Charleton zuvor vertretene Lehre van Helmonts diskutiert worden. Cf. M. Cavendish, Life of William Cavendishe, p.145, und Philosophicall Letters, pp.1,234.

[43]Cf. Sharp, "Early Life," 329.

[44]Cf. ibid., 330.

[45](M. Cavendish), Letters and Poems, p.146.

[46]Cf. Kargon, Atomism, pp.73-5; Sharp, "Early Life," 330sq.; Grant, Margaret the First, pp.116sq.,196-8,222, und Kap. 3.3. dieser Arbeit.

[47]Margaret Cavendish selbst beklagte sich über ihr fehlende Grundvoraus-

setzungen zum wirklichen Verständnis mancher Positionen; cf. Grant, Margaret the First, p.195sqq.

[48]"A Young, Noble, Beautiful, Witty, and Sprightly Lady, one on whom all the Pleasures of the World seem to be Enamoured, and in throngs offer themselves to be accepted and commanded by her" (Letters and Poems, p.148).

[49]Cf. den Brief Charletons an Cavendish vom 3. Mai 1663, in: Letters and Poems, pp.91-3.

[50]Brief vom 1. Januar 1655, Letters and Poems, p.143sq.

[51]Cf. ibid., p.142sq.; Brief vom 3. Mai 1663, ibid., p,91; Brief Charletons an Cavendish vom 7. Mai 1667, ibid., p.108. Auch im Kreise von Charletons Bekannten wurden Cavendishs Thesen besprochen: cf. Brief vom 1. Januar 1655, ibid., p.146.

[52]Ibid., und Brief vom 7. Mai 1667, ibid., p.111sqq. Dieser Vorwurf ist Cavendish auch von vielen Wissenschaftshistorikern gemacht worden. Cf. Grant, Margaret the First, p.195sqq.

[53]Philosophicall Letters, pp.451-6. Cf. Kap. 3.3.1. dieser Arbeit.

[54]Philosophicall Letters, p.452.

[55]Cf. Kargon, Atomism, p.91.

[56]Cf. Real, Lukrez-Übersetzung von Thomas Creech, p.14.

[57]Cf. DA, pp.42,78sq.,97sq.,153,159; PHYS, pp.16,20,385sq. PHYS enthält außerdem einundzwanzig längere lateinische Lukrez-Zitate und zahlreiche kürzere Passagen.

[58]Cf. Real, Lukrez-Übersetzung von Thomas Creech, pp.13-17; Keynes, Evelyn, p.42.

[59]Cf. die demnächst erscheinende, von H.J. Real und H.J. Vienken herausgegebene Übersetzung von De Rerum Natura durch John Evelyn.

[60]Cf. Tabelle VII.A im Anhang; zu einem genauen Textvergleich cf. Tabelle VII.B.

[61]Cf. PHYS, Book I, Chapter 2-6; Book II, Chapter 1-3.

[62]Cf. Evelyn, Essay on De Rerum Natura, "Preface," sig.A8v, p.172. Hier weist Evelyn auf Charletons beispielhafte Argumentation in dieser Frage hin. Cf. DA, Chapters II-V, X; PHYS, p.125. Evelyn besaß übrigens beide Bücher Charletons. Cf. Catalogus Evelynianus 1687, pp.6,137 (Evelyn MS. 20^d, Christ Church Library).

[63]Essay on De Rerum Natura, p.108. Kargon, Atomism, p.90, der diese Stelle ebenfalls zitiert, glaubt offenbar, daß sie sich auf PHYS bezieht. Richtig ist aber, daß Evelyn auf eine Passage in DA anspielt (pp.83-5). Dort heißt es: "Lucretius also would not be exempted from acting a part in this tragical scene; but scorning to come behind the most adventurous Bravo, that had bid defiance to Divinity, or be outdone by any in the feats of Atheisme: he not only sucks all the venome in the former Arguments, but adds much of his own also, and distills it together through his quill into 8 reasons."

[64]Essay on De Rerum Natura, p.135. Cf. PHYS, p.21sqq. Es handelt sich hier um den "Beweis" des vacuum disseminatum durch die Analogie zu einem

Haufen Weizenkörner, in dem sich kleine Zwischenräume (vacuola) befinden, obwohl er etwa mit der Hand zusammengepreßt wird. Cf. Kap. 3.3.1.3. Wie Charleton identifiziert auch Evelyn das Vakuum mit dem biblischen Tohu. Cf. Essay on De Rerum Natura, p.170; PHYS, p.11sq.

[65] Cf. Kap.3.1.

[66] Cf. PHYS, p.376. Hier erwähnt Charleton seinen Besuch in Holland. Im Juli 1654 wurde dieses Buch abgeschlossen (cf. sig.A4v). Da Charleton PHYS im Haus der Villiers in England schrieb (cf. Kap. 2.2.1.), und mit diesem Haus vermutlich "Siluria Estate" in Knighton, Co. Radnor, gemeint war (cf. Cokayne, The Complete Peerage, vol.IV, p.687), vermute ich, daß die Reise Charletons eher 1653 als 1654 erfolgte. Zu berücksichtigen ist auch, daß Charleton von März 1652 bis Mai 1655 nicht in den Annalen des College of Physicians erwähnt wird (cf. Sharp, "Early Life," 325sqq.). Dieses Faktum könnte auf eine Abwesenheit von London verweisen.

[67] Cf. Grant, Margaret the First, pp.193-5,235. Constantijn Huygens hatte zahlreiche Verbindungen nach England; er besuchte es 1671. Sein Bruder Christian kam 1661 zu einem Besuch der Royal Society nach London, wo er sicherlich auch Charleton begegnete (cf. Bell, Christian Huygens, p.44sq.).

[68] Cf. Kap. 3.1. In der PHYS werden auch verschiedene Thesen Digbys, "unseres edlen Landsmannes", diskutiert; so etwa zum Vakuum und zur magnetischen Anziehungskraft, zur Optik und zur sinnlichen Wahrnehmung. Cf. pp. 233,39sq.,124,410,412,152.

[69] Zu Gassendi cf. Actes du Congrès de Gassendi; O.R. Bloch, Philosophie de Gassendi; Centre de Synthèse: Pierre Gassendi; Detel, Methodologische Studien zu Gassendi; Pancheri, "Pierre Gassendi;" Rochot, Travaux de Gassendi; Sortais, "Pierre Gassendi;" Tack, Philosophie- und Wissenschaftsbegriff bei Gassendi.

[70] DA, pp.55,326; cf. sig.*1v; PHYS, pp.4,142,331.

[71] Cf. etwa ibid., pp.61,307,sig.P2r. Sein Freund Barksdale bezeichnete Charleton schon 1652 als "englischen Gassendi" (DA, sig.c4v).

[72] "His most judicious and copious Interpreter" (PHYS, p.185).

[73] Cf. ibid., pp.4,185,450u.ö.

[74] So etwa schon in DA, p.293, und in PHYS, pp.144sq.,307sq.450.

[75] Cf. Charles Cavendishs Brief an John Pell, in: Hervey, "Hobbes and Descartes," 84.

[76] Cf. Sharp, "Early Life," 327.

[77] August 1651 ist das Datum des Widmungsbriefes von DA. In diesem Buch spricht er davon, daß er die Animadversiones besitze und mehrmals gelesen habe (sig.b4v).

[78] P.315. Cf. PHYS, p.4: "the immortal Gassendus, who, out of a few obscure and immethodical pieces of him [Epicurus], scattered upon the rhapsodies of Plutarch and Diogenes Laertius, hath built up the despised Epicurus again, into one of the most profound, temperate, and voluminous among Philosophers."

[79] DA, sig.b4v.

[80] Zu dem folgenden Vergleich cf. Tabelle VIII.-X. im Anhang. Nimmt man

einen persönlichen Besuch Charletons bei Gassendi vor 1654, dem Erscheinungsdatum der PHYS an, so kommen als weitere Quellen sicherlich auch Gassendis unveröffentlichte Manuskripte in Frage (cf. die Vermutung von Guerlac, Newton et Epicure, p.15), die erst 1658 posthum in den Opera Omnia gedruckt wurden. Webster, "College of Physitians," 396, hält die Schriften des späteren ersten Bandes der Opera Omnia für eine Quelle von Charletons PHYS. Wie im folgenden gezeigt werden wird, läßt sich diese Behauptung nicht beweisen. Es ist durchaus legitim, eine Kenntnis der Manuskripte Gassendis für Charleton anzunehmen; diese Kenntnis hat sich jedoch m.E. nicht signifikant in PHYS niedergeschlagen.

[81] Cf. Kargon, Atomism, p.86.

[82] Zählung von mir.

[83] IM behandelt Artikel 38-46 der Animadversiones; DA mindestens vier weitere Artikel, nämlich 49, 55-57.

[84] Cf. Tabelle IX. und Webster, "College of Physitians," 396. Die Behauptung Pavs ("Gassendi's Statement," 26), Charleton habe aus Gassendis Opera Omnia wörtlich übersetzt, muß endgültig zurückgewiesen werden, da alle entsprechenden Textstellen der PHYS nachweislich bereits in den Animadversiones Gassendis enthalten sind.

[85] Cf. etwa NHP, sig.bb7r; ENQ, pp.377,391. - Als weitere, allerdings weniger umfangreiche Quelle sind neben den Animadversiones die 1642 und 1646 in Paris herausgegebenen Briefe Gassendis über verschiedene Themen der Physik zu nennen: Epistolae IV de Apparente Magnitudine Solis; Epistolae III de Motu Impresso à Motore Translato (beide 1642); Epistolae III de Proportione (1646). Charleton zitiert aus den Briefen etwa in PHYS, pp.145,164 sq.,202,286,450,457-9,460.

[86] Cf. Rochot, Travaux de Gassendi, passim.

[87] Zu den Gassendi-Schülern cf. Pintard, Le Libertinage Erudit, p.331 sqq.; Spink, French Free-Thought, p.138sqq.; Mongrédien, "L'Influence sur le Milieu Contemporain," in:Centre de Synthèse: Pierre Gassendi, pp.117-40.

[88] Zur Académie Montmor cf. H. Brown, Scientific Organisations, Chapters IV-VI.

[89] Cf. Kap. 2.2.1. Es darf nicht ganz ausgeschlossen werden, daß die Bekanntschaft mit Montmor erst von Charletons drittem Frankreichaufenthalt herrührt.

[90] Cf. H. Brown, Scientific Organisations, p.132sq.

[91] Cf. PHYS, p.35; Petit, Observation Touchant le Vuide (1647). Petit hatte 1648 in Rouen mit Pascal an der Quecksilbersäule experimentiert. Cf. Brown, Scientific Organisations, p.86.

[92] IM, p.38. Charleton meinte offensichtlich Pecquets Experimenta Nova Anatomica (1651).

[93] Zu Sorbière cf. Pintard, Le Libertinage Erudit, pp.334-43,425.

[94] Petri Gassendi Diniensis ... Opera Omnia in Sex Tomos Divisa (Lugdunum, 1658); Syntagma Philosophiae Epicuri (Amstelodami, 1684).

[95] Cf. Kap. 2.2.1. Charleton erwähnt die hier zitierte Passage aus Sorbières Relation in Miscellaneous Papers, Nr. 2. Charleton und Sorbière nah-

men gemeinsam an Sitzungen der Royal Society teil: cf. Birch, History, vol. II, pp.256,317.

[96] Allerdings gibt es für diese Annahme keinen Beleg. Zu Bernier cf. Pintard, Le Libertinage Erudit, p.328sq., und Mongrédien, "L'Influence sur le Milieu Contemporain," pp.122-4.

[97] Abrégé de la Philosophie de Mr. Gassendi (1674).

[98] Cf. ibid., sig.a1r.

[99] Cf. etwa Sorbière, ed. Petri Gassendi Opera Omnia (1658); Legrand, Dissertationes in Epicuream Philosophiam Gassendi (1658); Bernier, Abrégé (1674); Saint-Romain, La Science Naturelle (1679); Lamy, De Principiis Rerum Libri Tres (1680); Sorbière, Syntagma Philosophiae Epicuri (1684). Cf. auch Adam, "L'influence Posthume," pp.158-70.

[100] Cf. O.R. Bloch, Philosophie de Gassendi, p.493; Mongrédien, "L'Influence sur le Milieu Contemporain," p.119sq.

[101] Cf. Abrégé, sig.a7v.

[102] "Until the middle of the century, neither country [England or France] knew much about the work of the other. The influence of Descartes and Gassendi appears in England only in the late 1650's" (Hall and Boas-Hall, "Anglo-French Scientific Communication," 65-9).

[103] The Mirrour of True Nobility and Gentility: Being the Life of the Renowned Nicolaus Claudius Fabricius Lord of Peiresk (London, 1657). Das Original ist Gassendis Nicolai Peiresc Vita (1641), von Charleton zitiert in EXD, p.16, und INQ M, p.41.

[104] Cf. Essay on De Rerum Natura, p.105: "the admirable Gassendus, who for being so great an Assertor of Epicurus's Institution, the Doctrine delivered by our Carus, and a person of such excellent erudition, deserves highly to be remembered by Posterity." Cf. Stanley, History of Philosophy, vol.I, "Dedication": "The Learned Gassendus was my Precedent; whom nevertheless I have not follow'd in his Partiality."

[105] Zu Gassendis Syntagma bei Boyle cf. sig.b8r.

[106] Cf. O.R. Bloch, "Gassendi and the Transition," 43; Driscoll, "Influence of Gassendi on Locke," 91,110; Westfall, "Foundation of Newton's Philosophy," 171-82.

[107] Cf. Anmerkung 99.

[108] Als Beispiel für eine beinahe wörtliche Übersetzung und eine von Gassendi übernommene Zeichnung cf. PHYS, p.458sq., mit Gassendis Brief an Petrus Cazraeus, in: Opera Omnia, vol.III, p.565.

[109] Cf. Lasswitz, Geschichte der Atomistik, vol.II, pp.183,517; Bernier, History of the Late Revolution (1672); und Letter to Chapelle (1672), pp. 14,16,19,32.

[110] Cf. ibid., p.16.

[111] Charleton stellte EM dasselbe Porträt Epikurs voran, das Gassendi in den Animadversiones verwandt hatte (cf. Sharp, "Early Life," 322, n.72).

[112] Cf. Mayo, Epicurus in England, p.38.

[113] Die Animadversiones enthalten neben dem "Pars Ethica" als Anhang zum

zweiten Band das sogenannte "kleine Syntagma" (Philosophiae Epicuri Syntagma), im Unterschied zum "großen" Syntagma Philosophicum, dem ersten Teil der Opera Omnia.

[114] Gemeint sind wohl in der Hauptsache folgende Schriften: die stoischen Selbstbetrachtungen An sich selbst von Marc Aurel; die Moralia und Vitae Parallelae Plutarchs; Ciceros De Finibus Bonorum et Malorum und De Natura Deorum; und Senecas Epistolae Morales.

[115] Cf. das Datum des handschriftlichen Widmungsbriefes an Fauconberg im Exemplar der Bodleian Library: 1. Februar 1656 (S.M. 4°.Rawl.49).

[116] Cf. Sharp, "Early Life," 335.

[117] Cf. IM, sig.b4r. Zur Frage der Autorschaft dieses Vorworts s.u.

[118] Cf. IM, pp.24,27-30,15sq.

[119] Ibid., p.11sq. Wenn man berücksichtigt, daß in eben diese Zeit die endgültige Ablehnung durch das College of Physicians fällt (14. Juli 1655), so ist es umso wahrscheinlicher, daß Charleton vor der allzu harten Kritik nach Frankreich floh, um dort abzuwarten, bis die Streitigkeiten um seine Person etwa in Vergessenheit geraten waren.

[120] Cf. Osborn, John Dryden, p.190sq. Herringman ließ IM am 16. Februar 1657 in das Stationer's Register eintragen; zu dieser Zeit hat Dryden Charleton also wahrscheinlich schon gekannt.

[121] "To My Honour'd Friend Dr Charleton," CH, sig.b2r, cf. besonders die zweite Strophe. "To My Honored Friend, Sir Robert Howard," in: Dryden, Works, ed. Hooker and Swedenberg, vol.I, pp.17-20. Cf. besonders die folgenden Zeilen: "Sure that's i.e. fortune not all; this is a piece too fair/To be the Child of Chance, and not of Care./ No Atoms casually together hurl'd/Could e're produce so beautifull a World."

[122] Charletons Freund Alexander Ross, der streitbare Schotte und Gegner der epikureischen Philosophie, belustigte sich allerdings schon 1645 über die "französische Philosophie" des Emigranten Kenelm Digby: "Here you may see what odds there are between naturall gems, and counterfeit stones; between solid wholsome meats, and a dish of Frogs or Mushrooms, though made savoury with French Sauce, to which that ingenious rather then judicious Knight doth invite us: who, breathing now in a hotter climate, cannot digest the solid meats of Peripatetick verities [...] and therfore entertaines us with a French dinner of his owne dressing, or with an airie feast of Philosophicall quelque choses: a banquet fitter for Grashoppers and Camelions, [...] then for men" (Philosophicall Touchstone, "Epistle Dedicatory").

[123] Diary, ed. de Beer, vol.III, p.509.

[124] Cf. ibid., pp.424,446.

[125] So etwa über TD; cf. Miscellaneous Papers, Nr. 2, fol.vii.

[126] Cf. etwa TD, p.114sq.

[127] Belege cf. Kap. 3.4.1. dieser Arbeit.

[128] Cf. Skinner, "Thomas Hobbes and the Royal Society;" Birch, History, vol.I, p.78.

[129] Sitzung vom 23. Mai 1667; cf. Birch, History, vol.II, p.175sq.;

Mintz, "The Duchess of Newcastle's Visit," 168-76.

[130]Miscellaneous Papers, Nr. 12. Aus Birchs History geht nicht hervor, ob Charleton tatsächlich diese Rede gehalten hat.

[131]Cf. auch den Brief Charletons an Margaret Cavendish aus dem Jahre 1667 (in Anmerkung 51).

ZU KAP. 3.1.

[1]Die von Lindsay Sharp 1973 getroffene Feststellung, es gebe keine vollständige Bibliographie der Werke Charletons, hat bis heute ihre Gültigkeit nicht verloren ("Early Life," 311, n.1). Ich verweise daher auf meine eigene Zusammenstellung aller mir bekannten gedruckten Werke und Manuskripte. Das gedruckte Werk umfaßt fünfunddreißig Titel.

[2]Vol.III, p.444. Dieses Urteil bestätigen auch spätere Philosophielexika. Cf. etwa Granger, History of England, vol.IV, p.13: " Charleton was one of the most universal scholars of his time." Cf. Dezeimeris, Dictionnaire Historique, vol.I, p.671: "Charleton ne fut pas seulment célèbre comme médecin, il fut également renommé pour ses vastes connaissances en philosophie, en histoire et en antiquités."

[3]Dies gilt in besonders starkem Maße für die Frühphase in der Entwicklung der Neuen Wissenschaft, die noch mehr dem Wissenschaftssystem von Mittelalter und Renaissance verpflichtet war, wo einerseits die Theologie eine Vormachtstellung innehatte, es andererseits aber keine ausgesprochene Zuordnung von Zuständigkeitsbereichen zu einzelnen Wissenszweigen gab. So konnte Charleton 1650 am Anfang von SP feststellen, daß sich Angehörige der verschiedensten Sparten der Wissenschaft als zuständig für ein bestimmtes Phänomen erachtet hatten: "Petrifactorum [...] exempla pene infinita apud Theologos, Historicos, Physiologos, mineralogos, medicosque extant legenda" (p.3).

[4]Cf. Shapiro, "History and Natural History," pp.3,38.

[5]Cf. den Exkurs zu diesem Kapitel.

[6]Vol.III, p.448.

[7]IM, "Epistle Dedicatory," sig.b1v-b2r. Cf. auch TD, p.101: "The most Absolute Wit is that, which [...] is capable of any Form, and can with equal facility employ it self in all kinds of Studies; having an Universal Acuteness."

[8]TD, p.115.

[9]Cf. PHYS, pp.229sq.,232.

[10]Obwohl der Begriff meist in einer umfassenden Bedeutung benutzt wurde, ließen sich doch zunächst zwei Formen unterscheiden: "the amateurs or dilettantes, and the'sincere' inquirers into nature [i.e. the universal scholars]" (Houghton, "English Virtuoso," 54). Houghtons Aufsatz ist auch heute noch die grundlegende Literatur zum Thema. Zum Niederschlag und zur Kritik

der Virtuosc-Vorstellung in der Literatur cf. McCue Jr., "Science and Literature."

[11]Cf. TAL, p.1: "The Virtuosi of this our inquisitive age." Cf. TD, p. 50; ENQ, pp.81,425.

[12]Cf. Houghton, "English Virtuoso," 71sq.

[13]Dies geschah vor allem unter dem Einfluß Harveys, dessen eigene Studien durch eine bemerkenswerte Interessenvielfalt gekennzeichnet waren.

[14]DC, sig.A2v. Er orientierte sich damit unbewußt noch an dem für den adligen Virtuoso vorgegebenen Ideal, das die professionelle Ausübung von Wissenschaft eher mit Herablassung registrierte.

[15]Cf. TAL, p.37, und IM, p.5.

[16]PHYS, sig.a3v. Cf. die in Kap. 2.2.1. erwähnte Tatsache, daß Charleton und viele andere Ärzte den Kurs der neugegründeten Royal Society mitbestimmten: "The Royal Society [...] allowed physicians to exercise their new avocations as virtuosi without having the subjects of their interests confined to the strict bounds of medical sciences" (Frank, "The Physician as Virtuoso," p.66).

[17]Es ist anzumerken, daß die unter die Rubriken Naturphilosophie und Medizin fallenden, von Charleton bearbeiteten Spezialgebiete so gut wie identisch sind mit den Wissenschaften, die er selbst in IM als besonders wichtig für den Stand der Wissenschaft in den fünfziger Jahren bezeichnete. Cf. Tabelle III. im Anhang.

[18]Naturgemäß überschneiden sich einige Themenbereiche, so daß einige Titel mehreren Rubriken zuzuordnen wären. Zum Bereich Literatur cf. den bibliographischen Anhang, Miscellaneous Papers.

[19]Cf. Tabelle XI. im Anhang. Die Einteilung in Schaffensphasen ist natürlich nicht mit mathematischer Genauigkeit möglich; es gibt fließende Übergänge, und Ausnahmen sind inbegriffen. Dennoch glaube ich, daß meine Einteilung aus den im folgenden erläuterten Gründen gerechtfertigt ist.

[20]Daneben ist für die vierte Phase eine weitere Parallele (zumindest im Ansatz) vorhanden. Gemeint ist die Verlagerung der Aufmerksamkeit auf theologische und ethisch-moralische Fragestellungen, die der generellen philosophischen oder ideengeschichtlichen Entwicklung gegen Ende des Jahrhunderts entspricht.

[21]Im Jahre 1665, auf dem Höhepunkt seiner Karriere, bezeichnet Charleton sich als Leibarzt Karls II., Mitglied des College of Physicians und der Royal Society (cf. das Titelblatt von INQ II). Die auffällige Koinzidenz mit Commonwealth und Restauration läßt sich mit der schon in Kap. 2.2.3. vertretenen These erklären, daß die Aufnahme neuer naturwissenschaftlicher, in diesem Fall mechanistischer Ideen der "Renormalisierung" der politischen Verhältnisse vorausging. Während in den vierziger und fünfziger Jahren vieles in Bewegung geriet, die Situation durch Umwälzungen und Gärungsprozesse auf vielen Gebieten gekennzeichnet war und so ein fruchtbarer Boden für neue Modelle entstand, waren diese Neuerungen in der Naturwissenschaft zu Beginn der sechziger Jahre bereits fest etabliert, so daß einer Institutionalisierung nichts mehr im Wege stand. Charletons Werk spiegelt diese Entwicklung getreu wieder.

[22]Die ersten drei Werke wurden zwar erst 1650 veröffentiicht, sind aber

das Ergebnis der Studien aus den vorangegangenen Jahren. Die "Prolegomena" von TP sind vom November 1649 datiert; als Entstehungszeit ist also 1649 anzunehmen.

[23]Diese Reihenfolge des Erscheinens wird zum Teil falsch angegeben. Cf. bei Kargon, ed., PHYS, "Introduction," p.XVsq.

[24]Die erste englische Übersetzung des Gesamtwerks durch John Chandler kam erst 1662 unter dem Titel Oriatrike Or Physick Refined heraus. Eine französische Übersetzung erschien 1670, eine deutsche 1683. Cf. Partington, "Joan Baptist van Helmont," 365sq.

[25]Die zweite Auflage dieses Buches erschien später zusammen mit der zweiten Auflage von TP.

[26]Der Helmont-Trilogie ist aus diesem Grund ein eigenes Kapitel gewidmet (3.2.). Daß dem Frühwerk Charletons bisher wenig Beachtung geschenkt worden ist, stellt schon Gelbart, "Intellectual Development," 149, fest. Auch insgesamt hat die Alchimie und Iatrochemie dieser Zeit in der Wissenschaftsgeschichte nicht immer die Aufmerksamkeit gefunden, die sie verdient (cf. Debus, "Renaissance Chemistry," p.6).

[27]Cf. Sharp, "Early Life," 334n. Anders als Sharp möchte ich diese Phase bis 1659/60 ausdehnen und die mechanistische OEC und eventuell EXP mit einbeziehen. Die zugrundeliegende Systematik läßt sich durch eigene Aussagen Charletons belegen. Charletons Absicht ist in der Sekundärliteratur nicht immer wahrgenommen worden. Die Mehrzahl der Kritiker widmet sich jeweils nur einem Werk oder einem Teilaspekt und übersieht, daß eine Zusammenschau aller dieser Aspekte der Schriften der fünfziger Jahre ein durchaus kohärentes epikureisch-atomistisches System zeigt. Man vergleiche nur die beiden folgenden konträren Aussagen:
"In England war die gassendische Philosophie durch WALTER CHARLETON eingeführt worden in einem Werke, von welchem jedoch nur der erste, die allgemeine Physik behandelnde Teil [i.e. PHYS] erschien" (Lasswitz, Geschichte der Atomistik, vol.II. p.500).
"Charleton's work [i.e. EM] is the closest approach made by an English Scholar in the early days of the new philosophy to the voluminous Syntagma of Gassendi. Its scope, however, is severely limited in comparison with Gassendi's, for it is without mention of atomistic physics" (Harrison, "The Ancient Atomists and English Literature," 21).
Solche Aussagen zeugen von Unkenntnis und der mangelnden Bereitschaft, sich ausführlicher mit einer als sekundär "verrufenen" Persönlichkeit der Wissenschaftsgeschichte zu beschäftigen.

[28]DA, sig.a2v,p.90.

[29]Cf. DA, p.5, und Kap.3.4.1. und 3.4.2. dieser Arbeit.

[30]Ich wende mich hier ausdrücklich gegen Kargons Ansicht: "It was the Physiologia, on the contrary, which was Charleton's first important attempt to establish Epicureanism" (Atomism, p.89).

[31]Cf. etwa die wichtigen Passagen pp.43-7,307sq.,314.

[32]Cf. "Epistle Dedicatory," sig.A3v-A4r.

[33]"Epistle Dedicatory," sig.a3v, cf. sig.P3r; IM, p.9. Cf. auch die Titelseite von PHYS, wo diese ausdrücklich als erster Teil eines größeren Werks bezeichnet wird. Charleton war im übrigen nicht der erste und einzi-

ge, der den Zusammenhang zwischen der physikalisch zu untersuchenden Materialität mit ihren kleinsten Teilchen und der theologisch postulierten Immaterialität mit ihrem Prinzip der unsterblichen Seele ausdrücklich betonte. Neben Nicholas Hill in Philosophia Epicurea (1601) war Kenelm Digby mit seinen Two Treatises, in the One of Which, the Nature of Bodies, in the Other, the Nature of Mans Soule is Looked into (1644) einer der ersten Autoren, die in dieser Weise verfuhren. Auch hier galt der physikalische Teil als Grundlage, die geklärt sein muß, bevor man die Unsterblichkeit beweisen konnte (cf. Two Treatises, sig.u1r).

[34] Die Reduktion auf den rein physikalischen Gehalt der PHYS ist in der Kritik durchaus keine Seltenheit, so daß eine Äußerung Guerlacs als symptomatisch gelten kann: "Dans cet ouvrage, son but fut moins physico-théologique que purement physique" (Newton et Epicure, p.17).

[35] Cf. hierzu genauer in Kap. 3.4.1. dieser Arbeit.

[36] Cf. EM, sig.c2v-d1r. Im folgenden stelle ich die wichtigsten Werke dieser Phase kurz vor.

[37] Cf. ähnlich Henry More in Antidote Against Atheism (1653).

[38] Cf. Fulton, "Origin of the Term 'Physiology'," 59-62.

[39] "The speculation of natural Causes" (DA, p.153). Naturforscher sind dementsprechend "physiologi" (SP, p.3). Der erste, der den Bedeutungsgehalt des Begriffs auf eine Sparte der Medizin reduzierte, war der erwähnte Fernel in seinem Buch Medicina (1554). Cf. Singer, Short History of Scientific Ideas, p.211sq. Seither setzte sich auch diese Bedeutung durch. Charleton wiederum war m.W. der erste, der mit NHN (1659) ein physiologisches Handbuch in englischer Sprache veröffentlichte.

[40] Cf. etwa Nicholas Hill, Philosophia Epicurea (1601); Thomas Browne, Pseudodoxia Epidemica (1646); J.A. Comenius, Naturall Philosophie (1651). Die PHYS als erste englische systematische Darstellung gassendistischer Physik ist in der Kritik allgemein anerkannt. Cf. Kargon, "Walter Charleton," 186; McKie, "Englische Vertreter der Atomlehre," 14.

[41] Wood gibt in Athenae Oxonienses 1653 als Datum an, daneben 1658. In der Folge herrscht Unklarheit in der Sekundärliteratur über die Datierung der ersten Ausgabe; keiner der Kritiker hat die erste Auflage tatsächlich in Händen gehabt. Gesichert ist erst eine (zweite) Auflage von 1659 (cf. Wing, STC, C3671). Aus Gründen einer inneren Logik in der Werkreihenfolge möchte ich das Publikationsdatum aber auf jeden Fall vor 1656 annehmen, weil nach dem Erscheinen von EM wohl kaum mehr eine solche relativ unverstellte Übernahme der "reinen Lehre" Epikurs auf dem Gebiet der Ethik für Charleton möglich gewesen sein kann. Charleton veröffentlichte das Buch zunächst anonym, bekannte sich aber später zur Autorschaft (cf. Scripta jam in Lucem Emissa, 1680). Außerdem erschien 1665 bereits eine lateinische Übersetzung von Bartholomew Harris, der Charleton als Autor nannte (Matrona Ephesia, sive Lusus Serius de Amore).

[42] Die beiden Schriften wurden erstmals 1668 zusammen publiziert. Obwohl auch darüber Unklarheit besteht, ist wohl eher anzunehmen, daß Charleton nicht der Autor der zweiten Schrift ist. Das Titelblatt von Cimmerian Matron gibt "P.M. Gent" als Autor an; eventuell ist dies ein Arzt und Zeitgenosse Charletons namens Patrick Malan. Cf. Katchen, "Comus Once More," 46; und Mish, ed. Restoration Prose Fiction, p.145sq.

[43]Cf. Kap. 3.4.1.

[44]Cf. EM, sig.c2v-d4r.

[45]Cf. genauer in Kap. 3.4.4.

[46]Daß auch die teilnehmenden Personen keineswegs als fiktive konzipiert waren, geht daraus hervor, daß in dem "Advertisement to the Reader" angenommen wird, die Personen seien zumindest für die Zeitgenossen ohne weiteres identifizierbar (IM, sig.b4r). Diese These wird umso wahrscheinlicher, wenn man weiß, daß das Vorwort wahrscheinlich von John Dryden unter dem Namen des Verlegers Herringman geschrieben ist, und Dryden zu dieser Zeit mit Charleton persönlich bekannt war. Cf. Kap. 2.3.

[47]Herringman-Dryden identifiziert Charleton als Athanasius; außerdem enthält der eigentliche Text einen Hinweis darauf, daß Athanasius eine Physiologia verfaßt habe (p.31). Athanasius von Alexandrien, das Vorbild für das Pseudonym, hatte auf dem Konzil von Nicea 325 n.Chr. die nach ihm benannte Lehre von der Göttlichkeit Christi verteidigt. Cf. DA, p.3: Hier spricht Charleton vom christlichen Glauben als "dem Glauben des Athanasius".

[48]Wer hinter Lucretius steckt, ist in der Literatur umstritten. Webster, "College of Physitians," 397, hält Lucretius für Hobbes, führt aber keinen Beleg an. Ich habe mich für Evelyn entschieden, da es im Text heißt, Athanasius und Lucretius hätten sich schon zur Studienzeit in Oxford kennengelernt (IM, p.3); zu dieser Zeit kannte Charleton Hobbes noch nicht. Außerdem wird dem Lucretius genau die relativ radikale Position zugeschrieben, wie sie zu dieser Zeit durch Evelyn zwar nicht vertreten, so aber doch in seiner Lukrez-Übersetzung vermittelt wurde (cf. Sharp, "Early Life," 315). Man beachte auch die Aufmerksamkeit von Lucretius für die Anlage des Luxemburgischen Gartens, die mit Evelyns tatsächlich botanischen Interessen übereinstimmt (cf. IM, p.27sq.). Auf keinen Fall handelt es sich, wie Multhauf fälschlich annimmt, um den wiedererstandenen historischen Lukrez (cf. "Some Nonexistent Chemists," p.39).

[49]Über Pierrepoint als Isodicastes besteht relative Einigkeit, cf. Norman Moores Artikel im DNB und Rolleston, "Walter Charleton," 414. Nur Multhauf hält ihn in Unkenntnis der Hintergründe für einen französischen Virtuoso, der er gar nicht sein kann, da er ausdrücklich als Engländer und Studienfreund der beiden anderen bezeichnet wird. Cf. IM, p.20, und Multhauf, "Some Nonexistent Chemists," p.39.

[50]Vol.III. p.446. Der Begriff "Physick" meint hier übrigens sowohl Medizin als auch Physik.

[51]Auf die einzelnen Werke dieser Phase gehe ich an dieser Stelle nicht ein; Näheres etwa in Kap. 2.2.3., dem Exkurs zu Kap. 3.1. und dem Exkurs zu Kap. 3.3.4.

[52]Dies tut beispielsweise Sharp: "After 1660, [...] the output and value of his new work declined" ("Early Life," 311).

[53]Der Hinweis auf mehrere Bände mit Manuskripten findet sich in Biographia Britannica (vol.III, p.450). Näheres zum Verbleib dieser Manuskripte cf. im bibliographischen Anhang. Zur nicht zu gering zu veranschlagenden Bedeutung des Spätwerks cf. den Kommentar der Biographia Britannica zu INQ PH (1685): "That [there] was not any decay of parts, or loss of under-

standing, is very apparent from hence; that the very last of his books was, in point of various learning, equal to any that he had formerly published, more exact in its method, more correct in its style, and in every circumstance more highly finished than any of his former" (vol.III, p.448).

[54]Cf. Miscellaneous Papers, Nr. 32, und Kap. 3.3., passim.

[55]ENQ, p.421.

[56]Cf. Kap. 3.3.4. und besonders den nachfolgenden Exkurs zu Charletons mechanistischer Medizin. Cf. auch Jourdan, Dictionnaire des Sciences Médicales, vol.III, p.222: "Il établit la physiologie toute entière sur les bases d'une doctrine mécanique absolue." Ein weiteres Beispiel ist die Analyse der Farben, die Charleton in PHYS aus der Sicht des epikureischen Atomisten vornahm (pp.182-97). In EXD (1677) griff er das Thema aus einer kritischeren Haltung zu Epikur wieder auf, dessen Ansicht er durch die "moderneren Erklärungen von Gassendi, Ent und Hobbes" korrigierte (pp.61-78).

[57]Cf. Kap. 3.4.2.

[58]Cf. Shapiro, "History and Natural History," p.21sq. Religiösen Bräuchen, Gesetzen und Institutionen widmete man dabei besondere Aufmerksamkeit. Hervorragendes Beispiel ist John Seldens Historie of Tithes (1618). Charleton benutzt in HAR Seldens De Jure Naturali et Gentium (1640) als Quelle. HAR enthält im Anhang einen weiteren religionsgeschichtlichen Beitrag: "A Short History of the Jews Talmud." Die neue Richtung in der Kirchengeschichte beeinflußte die Entwicklung der Theologie nachhaltig. Noch 1747 hatte HAR für die Biographia Britannica nichts von seiner Aktualität verloren, während andere Schriften Charletons längst in Vergessenheit geraten waren (cf. vol.III, p.448). Außer den medizinischen Schriften gibt es in dieser Phase noch ein weiteres Werk, Life of Marcellus. Dies ist eine Übersetzung eines Teils von Plutarchs Vitae Parallelae, die John Dryden 1683 neu herausgab unter dem Titel Plutarch's Lives: Translated from the Greek by Several Hands. Charletons Beitrag findet sich in dem zweiten, 1684 erschienenen Band.

ZUM EXKURS ZU KAP. 3.1.

[1]Zum Begriff "antiquarian"/"antiquary" cf. Houghton, "English Virtuoso," 66-8,190; Shapiro, "History and Natural History," p.22sq. Es gab allerdings auch Ausgrabungen, also "praktische Archäologie". Cf. DA, p.296sq.

[2]Cf. CH, p.5.

[3]Cf. HAR, p.20.

[4]Brief Lives, ed. Dick, p.LIV. Später gab Charleton der Royal Society eine genaue Beschreibung von Avebury, das er als weiteres Argument für seine These zu Stonehenge zu nutzen gedachte. Dies geht aus einem Brief Robert Hookes an Boyle vom Juli 1663 hervor. Cf. Boyle, Works, ed. Birch, vol.VI, p.486; und Birch, History, vol.I, p.272.

[5]Charleton benutzte außerdem Worms Monumenta Danica (1643). Cf. Seaton,

Literary Relations, p.236sqq.

[6]Alle drei Bücher wurden 1725 noch einmal zusammen aufgelegt. Zu dem Hintergrund von CH cf. Wood, Athenae Oxonienses, vol.IV, p.754sq.

[7]Es gibt nämlich Belege für die Existenz von Stonehenge schon vor dem Einfall der Dänen. Cf. Biographia Britannica, vol.III, p.447.

[8]Cf. Athenae Oxonienses, vol.IV, p.754. Cf. auch Seaton, Literary Relations, p.239sq.

[9]Biographia Britannica, vol.III, p.450.

ZU KAP. 3.2.1.

[1]Mittelstraß, ed., Enzyklopädie Philosophie, vol.I, Artikel "Alchemie". Das Wort "Alchemie" (auch "Alchimie", "Alchymie") leitet sich her von arab. "alkimiya" = Vermischung, Vermengung. Für die folgende Darstellung benutze ich die Lexikonartikel "Alchimie" in: Wiener, ed., Dictionary of the History of Ideas, vol.I; Ritter, ed., Historisches Wörterbuch der Philosophie, vol.I. Cf. außerdem die detaillierte Geschichte der Alchimie bei Thorndike, History of Magic, 8 vols.

[2]Zur Alchimie im siebzehnten Jahrhundert cf. Debus, Chemical Philosophy, besonders vol.I, Chapters I-III; Debus und Multhauf, Alchemy and Chemistry; Geiseler, "Chemie und Alchemie;" Read, Prelude to Chemistry; id., Through Alchemy to Chemistry.

[3]Im Gegensatz zur Iatrophysik, die ihr Welterklärungsmodell aus physikalischen Prinzipien ableitet. Charleton gebraucht in DA, p.302, den Begriff "Iatrophilological".

[4]Cf. Kap. 2.2.3. dieser Arbeit und Rattansi, "Paracelsus and Puritan Revolution," 24-32; id., "Helmontian-Galenist Controversy;" Webster, "English Medical Reformers."

[5]Gegenüber der dritten Partei im Streit um die richtigen Heilmethoden, den Apothekern, war Charleton im Einvernehmen mit dem College of Physicians recht kritisch. Cf. IM, p.41sq., und noch Miscellaneous Papers, Nr. 29: "Dissuasives from Writing Medical Counsels to be executed by Apothecaries in the Country" (1674). Cf. auch Rattansi, "Helmontian-Galenist Controversy," 2-5. Ebenso übte Charleton Kritik an ärztlichen Quacksalbern, die nicht die individuelle Konstitution des Patienten berücksichtigten und die Vorschriften des College of Physicians mißachteten (cf. PHYS, p.32; DA, p.250 sq.). Die Apotheker und nicht zugelassenen Ärzte bedrohten zunehmend das Monopol der Arzneiverordnung und zum Teil auch -herstellung, das die zugelassenen Ärzte innehatten.

[6]Cf. TP, p.105, und PHYS, p.32.

[7]In TP, sig.E3r, bespricht Charleton etwa Sennerts De Consensu Chymicorum cum Galenicis.

[8]Cf. ibid., "Prolegomena," Subsection 10.

[9]Zu Mayerne cf. Keynes, Harvey, p.136sq., Moore, Study of Medicine, p. 109.

[10]Er stellte zum Beispiel eine Liste alchimistischer Rezepte zusammen. Cf. Taylor, "Chemical Studies of Evelyn," 285-92.

[11]Seine Bedeutung liegt vor allem in zahlreichen Einzelbeobachtungen zu Organfunktionen und Krankheitssymptomen oder -ursachen, zum Teil auf empirischer Basis. Cf. zum medizinischen Werk Pagel, J.B. van Helmont.

[12]Cf. etwa noch Singer, Short History of Science, p.269, der Helmonts Bekenntnis zur Alchimie unzulässig vereinfacht. Es ist im wesentlichen das Verdienst Walter Pagels, Helmont für die Wissenschaftsgeschichte rehabilitiert zu haben. Cf. Pagel, "Religious and philosophical Aspects;" id., "Reaction to Aristotle;" id., "Helmont: seine Lehre und seine Stellung in der heutigen Wissenschaftsgeschichte." Zu Helmont im weiteren Kontext der alchimistischen Philosophie cf. Debus, Chemical Philosophy, vol.II, Chapter V. - Eine ausführliche Bibliographie enthält Partington, "Joan Baptista van Helmont."

[13]Pagel, "Helmont: seine Lehre und seine Stellung," p.IX. Cf. die Kennzeichnung Helmonts durch Charleton im Titel von TP: "That great Philosopher by Fire". Diese Bezeichnung leitet sich von der beim alchimistischen Prozeß angewandten Technik ab: Stoffe wurden der Hitze ausgesetzt, bis die Auflösung in die drei Prinzipien sulphur, mercurius und sal erfolgte (s.u. zu dieser Sulphur-Merkur-Theorie).

[14]In der Chemiegeschichte gilt er als Entdecker der Gase - er selbst hat den Begriff "Gas" geprägt - und als Begründer der pneumatischen Chemie, der indirekt Robert Boyle beeinflußte. Cf. Pagel, "Helmont: seine Lehre und seine Stellung," p.III. Außerdem führte Helmont die quantitative Bestandsanalyse von Stoffen ein, um die sich die klassische Alchimie nur wenig bekümmert hatte.

[15]Die vier Teile dieses Werkes tragen die Überschriften "De Lithiasi", "De Febribus", "De Humoribus Galeni", "De Peste".

[16]Die Vorlage für SP lieferte Helmonts De Lithiasi von 1644; SP ist eine Paraphrase der darin enthaltenen Gedanken. Den größten Teil von TP nimmt die Übersetzung dreier Traktate van Helmonts ein, deren wichtigster und umfangreichster 1621 in Paris als De Magnetica et Vulnerum Naturali et Legitima Curatione erschienen war. Der englische Titel lautet "The Magnetick Cure of Wounds". Die anderen beiden Texte sind "The Nativity of Tartar in Wine" und "The Image of God in Man". "The Nativity of Tartar" basiert wie SP auf De Lithiasi.

[17]DC ist eine Übersetzung von Helmonts "Catarrhi Deliramenta", eines Unterkapitels von Ortus Medicinae.

[18]DC, p.75. Auch später lehnte Charleton den direkten Einfluß der Sterne auf das Leben der Menschen zwar ab, erkannte aber an, daß eine Beziehung vorhanden war. In DA, p.321, nennt er die Astrologie eine "abergläubische Überheblichkeit".

[19]Cf. Artikel "Alchimie", Historisches Wörterbuch der Philosophie.

[20]TP, p.7. Die angeführten Operationen beziehen sich auf die verschiedenen Stufen des alchimistischen Prozesses: calcinatio, solutio, putrefactio,

reductio, sublimatio, coagulatio, fermentatio, lapis, multiplicatio, projectio, destillatio, extractio.

[21] Zu diesem Begriff schon bei Bacon cf. Jardine, Francis Bacon, pp.80, 89-96,217.

[22] Im übrigen hat diese Analogie auch außerhalb der Alchimie eine lange Tradition. Cf. auch Norford, "Microcosm and Macrocosm;" Coulter, The Literary Microcosm; Heninger, Touches of Sweet Harmony.

[23] Cf. TP, p.72sq.: "Man, why a Microcosm."

[24] Cf. Pagel, "Helmont: seine Lehre und seine Stellung," p.V; Debus, Chemical Philosophy, vol.II, pp.314-19.

[25] Ibid., pp.340sqq., 359-62; cf. Partington, "Joan Baptista van Helmont," 380sq.; TP, p.58.

[26] Die helmontisch-paracelsische Theorie, daß Krankheiten in einzelnen Organen "lokalisierbar" und daher auch wesensmäßig verschieden seien, ist ein entscheidender Fortschritt gegenüber der lange vorherrschenden antiken Auffassung vom Ungleichgewicht der Säfte im Körper als Krankheitsursache. Cf. Debus, English Paracelsians, p.30, und Pagel, J.B. van Helmont, p.12.

[27] Cf. TP, sig.E2v: "I found; that the onely Gorgon, or Lapidifactory Principle, to which all concreted substances ow their Coagulation, [...] is a Saline Fixative Spirit."

[28] SP, p.26sq. Diese These Helmonts ist auch im Rahmen seiner Entdeckung des Verdauungsprinzips zu sehen, wo er richtig als Ursache der Verdauung im Magen eine (Salz-)Säure annahm und demzufolge Säuerlinge als steinverhütende Getränke pries. Cf. Pagel, "Helmont: seine Lehre und seine Stellung," p. V.

[29] Cf. Pagel, Paracelsus, pp.50,104sq.; id., Das medizinische Weltbild des Paracelsus.

[30] Helmont lehnte etwa für einige Substanzen die Transmutation ab oder hielt den Stein der Weisen nicht wie Paracelsus gleichzeitig für das Lebenselixir. Zu diesen Begriffen s.u.

[31] SP, p.155.

[32] Cf. TP, p.101,102: "An Argument drawn from the printed sheets of Paracelsus [is] of no considerable validity, in reagard he is so ridiculously subject to self-contradiction, through all his works, that a witty Adversary might easily beat him out of the Schools with his own weapons."

[33] Cf. ibid., pp.99,103. Cf. auch PHYS, p.28, wo Charleton Helmont "Wildheit der Vorstellungskraft" vorwirft.

[34] DC, p.73. Cf. das endgültig vernichtende Urteil in PHYS, p.3: "that Fanatick Drunkard".

[35] Cf. Kap. 2.2.2.

[36] Sig.c4v. Cf. SP, pp.43,9,45,55,154sq. Die nach dem ägyptisch-hellenistischen Gott Hermes Trismegistos benannte Philosophie (eine Verschmelzung gnostisch-hellenistischer, platonisch-pythagoreischer und mystisch-kabbalistischer Elemente) beeinflußte die Alchimie und insbesondere Paracelsus. Im Jahre 1614 wurde das sogenannte Corpus Hermeticum von Isaac Casaubon als

Fälschung entlarvt. Dies war Charleton 1650 noch nicht (cf. TP, sig.E3v), wohl aber 1657 bekannt (cf. IM, p.77; HAR, pp.112,123). Zur Hermetik cf. Historisches Wörterbuch der Philosophie, vol.III; Dictionary of the History of Ideas, vol.II; Yates, Giordano Bruno, pp.437-40.

[37]Cf. DC, p.86,sig.a1r,p.54sq.

[38]Cf. die bereits zitierten Passagen aus DC und SP.

[39]Cf. sig.*6v:

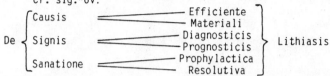

De { Causis ——— Efficiente / Materiali ; Signis ——— Diagnosticis / Prognosticis } Lithiasis ; Sanatione ——— Prophylactica / Resolutiva

[40]Dies läßt sich unter anderem daraus entnehmen, daß Charleton in seinem nächsten Werk angibt, er habe seither einige Versuche gemacht und daher einen kritischeren Abstand zu Helmont gewonnen, als dies noch in SP der Fall gewesen sei (TP, "Prolegomena," cf. auch p.97). Cf. Moore, Study of Medicine, p.114. Im Kapitel über Diagnose ist die einzige "Fallstudie" die Erwähnung eines Mr. Pinckay, der Charleton fünfzig Nierensteine gezeigt hatte, die bei ihm abgegangen waren und die er seitdem in einem Elfenbein-kästchen bei sich trug.

[41]TP, sig.E2v. Cf. ibid., p.140: "In such [sensitive creatures] there is an emanative or effluxive power collaterally annexed to their virtues; whereby their Souls are more or less propense to the exercises of their element, benign, and wholsom, or wilde and destructive endowments or qualities essential."

[42]Ibid., p.73.

[43]Cf. Mittelstraß, ed., Enzyklopädie Philosophie, vol.I, 68.

[44]Cf. die Ausführungen von Debus zu Helmonts Originalschrift, in: Chemical Philosophy, vol.II, pp.303-06.

[45]Cf. TP, p.32.

[46]Cf. Pagel, "Reaction to Aristotle," 494. Die hier geforderte "Natürlichkeit" sollte im übrigen nicht nur für die magnetische Heilung gelten, sondern auch auf alle anderen "okkulten" Qualitäten übertragbar sein: "He is tacitely Guilty of pride, who from an ignorance of the cause, beleeves a Naturall effect to be Diabolicall" (TP, p.7).

[47]Ibid., p.59. Cf. auch sig.c4r. Cf. Biedermann, Handlexikon der magischen Künste, p.311. Der Begriff "natürliche Magie" findet sich schon bei Paracelsus (cf. Pagel, Paracelsus, pp.62-5) und wird auch von anderen Alchimisten (Porta, Roger Bacon) in diesem Sinne als nicht identisch mit schwarzer Magie oder Zauberkunst verwandt. - Die Forderung nach einer natürlichen Magie steht im Einklang mit der im sechzehnten und siebzehnten Jahrhundert zunehmenden Tendenz, supranaturalistische Deutungen durch "Erklärungen" mittels natürlicher, oft sogar physikalisch-chemischer Zusammenhänge zu ersetzen oder zumindest zu ergänzen. Cf. Rothschuh, Iatromagie, p.8.

[48]TP, "The Translator's Landskip, Or Abstract of Helmont's Theory of Magnetism," p.109.

[49] Ibid., p.79.

[50] Cf. hierzu Gelbart, "Intellectual Development," 152.

[51] TP, sig.E4r.

[52] Ibid., sig.F3v.

[53] Ibid., p.98. Deshalb auch ist für Charleton der von den französischen Mechanisten Mersenne und Gassendi zu dieser Zeit schon wegen seiner Nähe zu Mystik und Rosenkreuzern angegriffene Robert Fludd (1574 - 1637) noch ein großes Vorbild: "that Torrent of Sympathetical Knowledge" (TP, sig.E3v).

[54] Ibid., p.59. Diese Hypothese fand Charletons ausdrückliche Zustimmung; cf. "The Translator's Supplement," p.96sq.

[55] Cf. ibid., pp.101-07. Bartholomäus Corrichterus war Astrologe und Arzt Maximilians II.

[56] Cf. Gelbart, "Intellectual Development," 154sq. Zu berücksichtigen ist auch die im Gegensatz zu mystisch-alchimistischen Erklärungen mehr auf materieller Wirkung ("Atomen") beruhende Hypothese Charletons zur Wundenheilung. Cf. Kap. 3.3.2.2. dieser Arbeit. Cf. auch die von okkultem Beigeschmack gereinigte Rezeptur Kenelm Digbys für den sympathetischen Puder (Dobbs, "Studies in Sir Kenelm Digby," 7sqq.).

[57] TP, p.105sq.

[58] Ibid., p.99. Cf. Read, Through Alchemy to Chemistry, p.195: "Magnesia, strictly magnesium oxide; but alchemically, a vague term including such diverse substances as pyrites, pyrolusite, magnetite, and possibly magnesia itself."

[59] Cf. Jung, Psychologie und Alchimie, p.265.

[60] S.u. in diesem Kapitel.

[61] DA, p.298sq.

[62] Mit seiner Befürchtung hatte Charleton offenbar nicht ganz unrecht, denn in dem folgenden letzten Teil der Helmont-Trilogie, DC, verteidigte er sich gegen die Vorwürfe von Kritikern von TP, er habe zu viele alchimistische Termini verwendet und einige davon überdies nicht ins Englische übersetzt (sig.a2rsqq.). Cf. auch M. Cavendish, Philosophical Letters, p.234: "That famous Philosopher and Chymist Van Helmont [...] I find more difficult to be understood then any of the forementioned, not onely by reason of the Art of Chymistry, which I confess myself not versed in, but especially, that he has such strange terms and unusual expressions as may puzle anybody to apprehend the sense and meaning of them." Cf. auch die späteren Urteile über SP, etwa bei Jourdan, Dictionnaire des Sciences Médicales, vol.III, p. 222: "Ouvrage bizarre, dont le style, fort obscur, est encore défiguré par le jargon de Van Helmont et de la philosophie spagyrique."

[63] TP, p.99. Im einzelnen handelt es sich um die Begriffe "Bismuthum" (s.o.), "Throni", "Thereniaben", "Nostoch", "Nebulgea" und "Laudanum". Der noch heute verwendete Begriff "Laudanum" für die opiumhaltige Substanz ist von Paracelsus geprägt worden.

[64] TP, p.97.

[65] Ibid., sig.E3r.

[66]Wörtlich. "Cognition by Reason, Fallacious and Non-scientifical," TP, sig.E3v,sig.E4v,p.5sq.

[67]Auf die Bedeutung des Skeptizismus in Helmonts und Charletons Ansatz weist Pagel, " Reaction to Aristotle," 490sqq., hin: aus der Einsicht in die Unvollständigkeit des menschlichen Verstandes entsteht die Notwendigkeit, alle Naturerscheinungen sorgfältig zu untersuchen und Fakten zu sammeln, um so wenigstens ein annähernd richtiges Bild zu erhalten. Das heißt: die Skepsis wird zur Motivation eines empirischen Ansatzes und führt damit zu der überaus bedeutenden Stellung hin, die die "neuen Wissenschaftler" der Empirie einräumten. Cf. Kap. 3.3.3.2. dieser Arbeit.

[68]"An ecstatical rapture" (TP, p.138).

[69]S.o. und ibid., sig.C1r.

[70]Dieser Gedanke findet sich schon bei Paracelsus, Cf. Pagel, Paracelsus, p.50.

[71]Helmonts Philosophie läßt sich also auch als eine "stark symbolorientierte Lehre von unbewußten Entwicklungsvorgängen" charakterisieren (Mittelstraß, ed., Enzyklopädie Philosophie, vol.I, 67). Diese Deutung der alchimistischen Zielvorstellung, die von der Psychoanalyse und vor allem von C.G. Jung übernommen und weiterentwickelt wurde, versteht die Schilderung chemischer Prozesse als Einkleidung seelischer Vorgänge in Allegorien und den Prozeß selbst somit als Ausdruck der Persönlichkeitsentwicklung. Da im sechzehnten und siebzehnten Jahrhundert eine immer größere Bewußtwerdung dieser seelischen Natur alchimistischer Wandlungsprozesse festzustellen ist, kann Helmonts Beschäftigung mit der Seele als symptomatisch gelten. Cf. Silberer, Probleme der Mystik; Jung, Psychologie und Alchimie, besonders pp.542,266.

[72]Genesis 1, 26f.

[73]TP, pp.122,126-8. Cf. Rahner, ed., Theologisches Taschenlexikon, vol. V, Artikel "Mystik".

[74]TP, pp.139-41. Diese Vorstellung weist Ähnlichkeiten mit der psychologischen Trinitätslehre des Augustinus auf. Cf. Schmaus, Die psychologische Trinitätslehre.

[75]Gemäß dem von der Mystik angestrebten Ziel der "Bewußtwerdung der Erfahrung der ungeschaffenen Gnade als Offenbarung und Selbstmitteilung des dreifaltigen Gottes" (Rahner, ed., Theologisches Taschenlexikon, "Mystik").

[76]"Chymistry of the last day" (TP, p.98).

[77]P.3. Debus bezeichnet diese Vorstellung als "priest-physician concept" (Chemical Philosophy, vol.I, pp.96-109,357-9).

[78]Cf. TP, sig.c1v.

[79]Cf. Jung, Psychologie und Alchimie, p.404; Debus, English Paracelsians, pp.24-6.

[80]"Prosphonema," sig.*2r-*5r; Titelblatt. Cf. auch Anfang und Ende von TP, besonders die das Buch beschließende Gebetsformel.

ZU KAP. 3.2.2.

[1]So etwa in ENQ, p.440. Allerdings ist die Ablehnung Galens - wie übrigens bei vielen anderen zeitgenössischen Ärzten - häufig eher theoretischer Natur. In der Praxis scheinen nur allzu häufig die alten Vorstellungen durch, und Charleton greift auf die Säfte zurück. So heißt es, Melancholie verursache Geschwüre, Haß erzeuge Aussatz oder Gicht, Tarantelstiche wirkten unterschiedlich auf Choleriker und Melancholiker, und Gallensäfte liessen dem Fiebernden alle süßen Speisen bitter erscheinen (DA, p.176; PHYS, pp.372,246; Rolleston, "Walter Charleton," 415). Ähnliche Beispiel in TD, p.51.

[2]OEC, p.18sq. Auch Charletons Freund Ralph Bathurst wies die galenische Theorie der Verdauung durch Hitze zurück und ging stattdessen von Säure im Magen aus. Er belegte seine Ansicht im übrigen nicht nur mit Helmonts, sondern auch mit Gassendis Argumenten. Cf. Frank, "John Aubrey," 207. Für weitere Beispiele cf. Davis, Circulation Physiology, p.70.

[3]OEC, p.86.

[4]DA, pp.207-10,224. Cf. IM, p.168sq.; NHP, p.26.

[5]Cf. Knight, "The Vital Flame."

[6]Cf. Pagel, "Philosophy of Circles," 140,156. Zu Charleton, Harvey und Helmont cf. Davis, Circulation Physiology, pp.65-73.

[7]TAL, p.104. Cf. auch DA, p.289: " Man is [the sun] in the Microcosme." Die Sonne ist ein typisch alchimistisches Symbol. Die alchimistische Kreismetaphorik findet sich im übrigen auch in der atomistischen PHYS wieder (p.431).

[8]Ibid. p.32.

[9]Cf. ibid., p.379: "Like may be cured by like." Der Satz similia similibus curantur stammt von Paracelsus. Cf. auch Debus, Chemical Philosophy, vol.II, p.541sq.

[10]PP.377-80.

[11]P.42.

[12]Cf. den Exkurs zu Kap. 3.3.4.

[13]Cf. Mittelstraß, ed., Enzyklopädie Philosophie, vol.I, 72.

[14]PHYS, p.109. Charleton verwies im übrigen darauf, daß auch Marin Mersenne, ein überzeugter Mechanist, in seinen mathematischen Forschungen alchimistische Ansätze nicht verachtet und sogar darauf aufgebaut habe (ibid., p.4). Cf. auch Hooykaas, "Experimental Origin of Chemical Atomic Theory."

[15]Cf. Kap. 3.3.3.3.

[16]Cf. Debus, Chemical Philosophy, vol.II, pp.543-6; Hoppen, "Early Royal Society," 2,10sqq., 242sqq.; Morse, "Boyle as Alchemist;" Rattansi, "Intellectual Origins of Royal Society," 131sqq.,139; id., "Social Interpretation of Science;" Webster, "The Helmontian George Thomson," besonders 154-7; West, "Importance of Alchemy to Modern Science;" Westfall, "Influence of Alchemy on Newton." Diese Autoren belegen den Einfluß helmontisch-alchimi-

stischen Gedankenguts auf Petty, Mayow, Boyle, Newton und andere.

[17]Cf. etwa pp.201sq.,143,221,208,321.

[18]Cf. PHYS, p.58: "hairbrain'd and contentious Helmont". Andererseits finden sich in demselben Buch mehrere Passagen, in denen Charleton Ansichten Helmonts ausdrücklich bejaht (cf. etwa p.310).

[19]Deshalb ist Gelbarts Schlußfolgerung ("Intellectual Development," 150), Charleton sei nie ein "richtiger" Mechanist gewesen, so nicht richtig. Es reicht auch nicht aus, wie Gelbart anhand des Charletonschen Atomkonzeptes die Emanzipation aus der Alchimie aufzuzeigen. Vielmehr muß man die helmontischen Reste in Charletons atomistischen Büchern als integrale Bestandteile seines Werks anerkennen.

[20]Cf. TP, p.98.

[21]Cf. etwa auch Clement Barksdales Widmungsgedicht für DA, in dem er den Helmontismus Charletons keineswegs kritisiert, sondern ihn neben dem Atomismus als gleichberechtigte Phase in Charletons Schaffen darstellt (sig. c4v).

[22]"Exemplified in sundry Chymical Experiments" (PHYS, p.133sq.).

[23]Ibid. Hervorhebungen von mir.

[24]Jeder Transmutation geht in der alchimistischen Anschauung eine Verwandlung der beteiligten Stoffe in eine "schwarze" Materie voraus, eine Urmaterie, von der man annahm, daß sie selbst keine Qualitäten besitze, jedoch die Eigenschaft zur Vervollkommnung (oder zur Verwandlung in Gold) in sich trage.

[25]DA, p.135.

[26]IM, p.187.

[27]"We ought not to require absolute Demonstrations, where the Condition of the subject doth exclude them" (ibid.).

[28]PHYS, p.96.

[29]Cf. hierzu Merchant, Death of Nature, Chapter IV, und besonders p.235.

[30]DA, p.120; zum Blas s.o. und TP, p.79.

[31]Cf. DA, p..53,55,63; PHYS, p.186.

[32]Cf. ibid, p.351.

[33]Cf. ibid., p.366.

[34]Ibid., p.433. Die von mir hervorgehobenen Wörter entstammen der Alchimistensprache.

[35]DA, p.54sq.

[36]Ibid., p.63.

[37]Ibid.

[38]Cf. etwa NHN, pp.1-3, und PHYS, p.381, wo Charleton die Gleichung "Vital=Animal=Vegatative Faculty" aufstellt.

[39]PHYS, p.105. Auf pp.103-06 listet Charleton Argumente und Gegenargumente für die Atomtheorie auf.

[40] S.o. und NHN, pp.12,137.

[41] Cf. p.129: "The infinite or congenite Constitution [...] consisteth in the Temperament, in the Habit, in the Tone, and chiefly in the implanted spirit (as the Galenist calls it) or (as the Chymists and Helmontians) Archeus."

[42] Cf. Kap. 3.3.4.

[43] PHYS, pp.375,387.

[44] Ibid., pp.364-270-72 ("Therefore is the Motive Faculty not more generally, than rightly conceived, to reside chiefly in the spiritual, or (as vulgar Philosophy) AEthereal Parts of all Concretions [...]. The Faculties of an Animal [...] are Identical with the Spirits of it, i.e. the most subtile, most free, and most moveable or active parts of its materials.")

[45] Ibid., pp.464,351,165sq., NHP, p.24sq.

[46] NHN, p.21, cf. p.84.

[47] Cf. p.124.

[48] "If any such there be" (p.42).

[49] P.497; cf. p.502.

[50] ENQ, p.393.

[51] Ibid., p.401: "Heat is a certain Motion, expansive, direct or repuls'd, striving, quickned or incited by opposition, perform'd by minute Particles, and with conflict and some impetuosity." Cf. Kap. 3.3.3.2.

[52] Ibid., p.402.

[53] Cf. etwa PHYS, pp.294,296,309,315,426-8sq. An zwei Stellen beruft Charleton sich bezeichnenderweise auf Erkenntnisse Helmonts.

[54] S.o. und DA, p.63.

[55] PHYS, p.115.

[56] Charletons Lösung des Problems war bei weitem nicht so weit hergeholt, wie es vielleicht scheinen mag. Sein Freund Brouncker ging nämlich in seinem Kommentar zu PHYS noch weiter und setzte das von Charleton für die Wärme favorisierte Atomprinzip druch ein "Geist"-Konzept außer kraft. Für ihn war der Geist ("subtle Element") sogar identisch mit den (Feuer-)Atomen ("Particles of Fire"); cf. S.M. Adv.a.27.7., C.U.L., p.26sq. - Im übrigen ließ auch Gassendi einige nicht nur aktive, sondern auch mit Wahrnehmungsvermögen ausgestattete Atome zu. Cf. Carré, "Pierre Gassendi," 117,119.

[57] DA, p.122.

[58] Cf. PHYS, p.273sq. Bezeichnend ist an dieser Stelle wiederum der "Beweis" mit einer Beobachtung Helmonts.

[59] Ibid., pp.401,405. Cf. p.389: "As well the Loadstone, as its beloved Mistress, Iron, seems to be endowed with a Faculty, that holds some Analogy to the sense of Animals."

[60] DA, p.193. Cf. auch das verräterische Wort "pyrotechny" als Äquivalent fur "Chemie" in PHYS, p.243.

[61] Ibid., p.173.

[62] ENQ, sig.B1v.

[63] Diese Darstellung ist stark verkürzt; cf. Charletons ausführliche Begründung in PHYS, p.368sq. Im übrigen spielt hier auch die Humoralpathologie mit hinein: Jeder von der Tarantel Gestochene macht nämlich entsprechend der "Mischung seiner eigenen Säfte" eine besondere Art von Musik zur Heilung erforderlich, ebenso wie sich die Krankheit je nach Art des Giftes und unterschiedlicher Zusammensetzung der Säfte des Patienten in unterschiedlichen Symptomen bemerkbar macht. Cf. PHYS, p.371sq. Charletons Diskussion der Tarantel ähnelt der Gassendis, ist aber länger und detaillierter. Cf. Thorndike, History of Magic, vol.VII, p.463. Cf. auch Mora, "Appraisal of Tarantism," 417sqq.

[64] PHYS, p.373.

[65] "That Effect [...] among the Ignorant and Superstitious hath ever passed for meerly praestigious and Diabolical. [...] They are easily deluded into a belief [...] of a Miracle" (ibid.). Derselbe, beinahe hilflos anmutende Versuch einer materialistischen Erklärung prägt auch Charletons Beispiel der "Antipathie" zwischen Wölfen und Schafen (PHYS, p.363). Selbst die Erklärung durch "körperliche Absonderungen" wird noch als "the Magick of those Hostile and Fermenting Aporrheae's" bezeichnet (ibid., p.365). Allerdings findet sich stellenweise auch Kritik an den "Darksom Authors of Magick Natural", dem "Champion of secret Magnetism" (ibid., p.350). Eine klare Ablehnung von Sympathien und Antipathien erfolgt erst in ENQ (cf. p. 99sq.) und TAL (cf. p.13).

[66] PHYS, p.337. Allerdings kritisierte Charleton drei Jahre später die "impostures of Pseudo-chymists, that pretend to the mysterious Art of Transmutation of Metalls, and making the Philosophers stone, as they call it" (IM, p.19). Charleton nennt diese Versuche "folly and knavery" und die Alchimisten "Bastards of Hermes".

[67] PHYS, p.267. Helmont bezeichnete den Alkahest als "ignis aqua". Er ist wahrscheinlich mit der Salpetersäure identisch (cf. Partington, "Joan Baptista van Helmont," 362). Sogar Boyle erkannte die Verwendbarkeit des Alkahest bedingt an (cf. Rattansi, "Helmontian-Galenist Controversy," 13; und ausführlicher Reti, "Van Helmont, Boyle and the Alkahest," pp.1-19).

[68] Cf. PHYS, p.267; IM, pp.15,20. Das Elixir als Mittel der Lebensverlängerung oder gar der Unsterblichkeit tat er allerdings schon 1652 mit einem ironischen Augenzwinkern ab: "Nor can the records of the world afford us the story of any impudence, that durst rant so high, as to promise [immortality], except that of a certain Mountebanck Greek, derided by Galen, and our late Nugipolyloquides, Paracelsus; both which experimentally confuted their own unpardonable Arrogance, before their sands had run out 50 years."

[69] Die sogenanntenparacelsischen tria prima. Cf. Pagel, Paracelsus, pp. 100-05; Read, Through Alchemy to Chemistry, pp.17-27. Unter den drei Begriffen verstand man jedoch nicht die Elemente Schwefel und Quecksilber sowie die Verbindung Salz, sondern die Prinzipien "Brennbarkeit", "Flüchtigkeit", "Schwere".

[70] Cf. PHYS, pp.184,267,426.

[71] Ibid., p.244.

[72] DA, p.143: "Nor need any man despair to perswade his credulity, that

Helmonts ridiculous Romance of the Cause of Earthquakes (viz. that an Angel or minister of Divine revenge, descends into the Centrals of the Earth, and there with a great Clapper or Sledge giving a mighty Thump against the feet of Rocks, makes a hoarse or grave kind of Bom, which enlarging its sound, rends the foundations thereof, and puts the percussed mass into a rigor, a shaking fit of an Ague.) is a solid and philosophical Verity." Cf. ganz ähnlich die Zurückweisung der Regenbogen-Erklärung Helmonts als "Delirium" und "most ridiculous whimsy" (PHYS, p.58).

[73] Ibid., p.304.

[74] "Now, having furnished our Reader with this faithfull Narrative; we leave it to his owne determination: Whether it be not more probable..." (ibid.).

ZU KAP. 3.3.1.1.

[1] Cf. Kargon, Atomism, p.24sq. Zur Auffassung des Universums bei Aristo-teles und den Epikureern cf. Böhme, "Unendlichkeit und Kontinuität;" Fur-ley, "Aristotle and the Atomists on Infinity." Ein Standardwerk ist Koyré, From the Closed World to the Infinite Universe; daneben auch Sambursky, Physical World of the Greeks, Chapter III.

[2] Cf. Lukrez, De Rerum Natura, II, 1048-1089.

[3] Cf. Stimson, Gradual Acceptance of the Copernican Theory.

[4] Cf. Johnson and Larkey, "Thomas Digges."

[5] Sig.c2r.

[6] IM, p.44.

[7] TAL, p.104.

[8] PHYS, p.285, bezogen auf seine Mitgliedschaft in der Accademia dei Lin-cei in Rom (ca.1601 - 1630); dann aber auch allgemein als Bezeichnung für einen hervorragenden Wissenschaftler verwandt (cf. etwa PHYS, p.51).

[9] PHYS, p.3.

[10] Cf. etwa PHYS, pp.276sq.,289.

[11] Cf. allerdings noch PHYS, p.63: "The lowest heaven, or Lunar Sphere." Charletons Annahme der kopernikanischen Vorstellungen zeigt sich - abgese-hen von den im folgenden aufgeführten Grundtatsachen der Lehre des Koperni-kus - besonders in PHYS in der Diskussion zahlreicher Einzelprobleme wie etwa des Firmaments, der Eigenschaften der Sonne und des Mondes, der Fix-sterne und der Berechnung von Entfernungen und Kreisbewegungen verschiede-ner Himmelskörper. Cf. zum Beispiel pp.194,201,207,278,286sq.,352,462,466.

[12] Cf. ibid., p.288. Um eine Begriffsverwirrung in den folgenden Ausfüh-rungen zu vermeiden ist darauf hinzuweisen, daß "Welt" bei Charleton zum Teil identisch mit "Universe", zum Teil aber auch mit "Erde" ist.

[13] IM, p.51sq. Cf. im selben Sinne DA, p.150. Kopernikus hatte die These

in De Revolutionisbus Orbium Coelestium (1543) aufgestellt.

[14] Cf. DA, p.62.

[15] PHYS, p.466. Vor Galilei hatte man eine lineare Bewegung der Erde als einzig mögliche angesehen.

[16] PHYS, p.286sq. Im geostatischen Weltbild waren die einzelnen Bestandteile des Universums (Erde, Wasser, Luft, Feuer) nach Gewicht geordnet: der schwerste, die Erde, war gleichzeitig das Zentrum.

[17] Cf. Greenberg, The Infinite in Bruno, pp.14,53,u.ö.

[18] Cf. hierzu Rossi, "Nobility of Man;" Blumenberg, "Der kopernikanische Umsturz."

[19] Zu Gassendis und Charletons Auffassung cf. Dick, Plurality of Worlds, pp.53-60.

[20] DA, p.62.

[21] IM, p.119.

[22] PHYS, p.11. Das Argument, daß die Schöpfung der adäquate Ausdruck der Kreativität Gottes sei, hatte auch Giordano Bruno vorgebracht. S.u. zur Pluralität der Welten.

[23] PHYS, p.12.

[24] Das Zugeständnis eines unendlichen Raumes und Vakuums mußte Charleton im übrigen auch deshalb machen, weil sonst kein Raum für die Bewegung der Atome bliebe.

[25] Zur Frage der Pluralität der Welten cf. McColley, "Doctrine of a Plurality of Worlds;" Munitz, "One Universe or Many?;" und besonders das neue Standardwerk von Dick, Plurality of Worlds, das auch Charletons Beitrag zu dieser Theorie würdigt (cf. besonders p.58sq.).

[26] Cf. PHYS, p.10.

[27] Cf. ibid., p.11.

[28] Philosophical and Physical Opinions, p.97sq.

[29] Abrégé, p.15 (meine Hervorhebung).

[30] PHYS, p.11. Auch Campanella, John Wilkins und Henry More betonten diesen Zusammenhang zwischen der Allmacht Gottes und der Pluralität der Welten. Sie zogen aber im Gegensatz zu Charleton den Schluß, daß es tatsächlich mehrere Welten gebe. Cf. Dick, Plurality of Worlds, p.50sqq.

[31] PHYS, p.11.

[32] Gassendi argumentierte in derselben Weise. Cf. Animadversiones, vol. II, pp.232-6; Opera Omnia, vol.I, p.141. Im folgenden zitiere ich in den meisten Fällen aus den Opera Omnia, weil sie die von Gassendi autorisierte, endgültige Fassung seiner Philosophie darstellen.

[33] PHYS, p.15, cf. p.12.

[34] Noch strenger urteilt im übrigen William Brouncker, der beides, sowohl die Möglichkeit als auch das wirkliche Vorhandensein einer unendlichen Zahl ausschloß und allein die Möglichkeit einer begrenzten Zahl von Welten anerkannte. Brouncker kritisierte auch, Charleton habe die Plurali-

tät der Welten nicht genügend klar widerlegt. Dies ist sicher richtig, da Charleton ja die Möglichkeit einer Pluralität nicht ausgeschlossen hatte. Cf. PHYS, S.M. Adv.a.27.7, C.U.L., pp.11,14.

[35]PHYS, p.14. Ebenso Gassendi, in Opera Omnia, p.141. Cf. dagegen etwa Campanella, der mit demselben Verfahren zu genau dem entgegengesetzten Ergebnis kommt (cf. The Defense of Galileo, transl. McColley, p.64sq.).

[36]PHYS, p.14. Diese Art der Argumentation - Epikur habe es ja nicht besser wissen können - ist charakteristisch für zeitgenössische Versuche, Epikur für das Christentum zu legitimieren.

[37]PHYS, p.12; cf. p.121.

[38]Cf. ibid., p.12sq.; Animadversiones, vol.II, p.235; Dick, Plurality of Worlds, pp.53,57sq.

[39]Dieselbe Argumentation findet sich noch 1697 bei Thomas Creech. Cf. Mayo, Epicurus in England, p.68sq.

[40]PHYS, p.13. Gassendi brachte dasselbe Argument vor, zog aber nicht dieselben Schlüsse wie Charleton (cf. Rochot, Travaux de Gassendi, pp.145-7). Comenius wiederum benutzte das Argument, um die Existenz eines Vakuums zu widerlegen: "God produced so great a mass of this matter, as might suffice to fill the created Abysse[...]lest we should imagine any Vacuum" (Naturall Philosophie, p.30sq.).

[41]PHYS, p.13.

[42]Ibid.

[43]"But I may with good reason demand, how they can be assured, that in the imaginary space, without the circumference of the world, there is such an inexhaustible abyss of matter, as sufficeth to the generation not onely of this world, but of an infinite multitude of others[...]? Sure I am, no man ever saw the outside of the world; and if so, is it not a meer Rhodomontado of phansie, or [...] a high madness, to imagine such an infinite abyss of matter?" (p.62).

[44]PHYS, p.15. Cf. auch ibid., p.121: "As it [an infinite number of Atoms] is unnecessary to Nature: so likewise to her Commentator, the Physiologist; to whom it sufficeth [to have] exploded this delirium of Infinity."

[45]PHYS, p.9. Die Skepsis Charletons wurde von Francois Bernier geteilt, der seine Gedanken weiterverfolgte: "A Philosopher ought to avoid, as much as is possible, to dive into Infinity, that being a deep and dark Abyss, which often serveth men for nothing else but to hide themselves, and in which the wit of man is at a perfect loss" (Letter to Chapelle, p.12).

ZU KAP. 3.3.1.2.

[1]Cf. Johnson, "Three Ancient Meanings of Matter," 6; Sambursky, "Raum-vorstellungen der Antike;" id., Physical World of the Greeks, Chapter IV. Cf. allgemein zu diesem Problem von Aster, Raum und Zeit; Ariotti, "Toward Absolute Time."

[2]PHYS, p.65sq.

[3]Ibid., p.75. Cf. Gassendi, Animadversiones, vol.II, p.614: "Place no more than Time is neither Substance nor Accident" (zitiert bei: Pancheri, "Pierre Gassendi," 456). Auch Newton folgte dieser Ansicht in De Gravitatione; cf. McGuire, "Body and Void," 233. Nach McGuire sind Kapitel VI und VII der PHYS entscheidend für Newtons Ansicht zu Raum und Zeit. Zu Gassendis Konzept von Raum und Zeit neben dem gesamten Aufsatz von Pancheri auch Rochot, "Sur les Notions de Temps et d'Espace," 97-104.

[4]Anmerkungen zur PHYS, S.M. Adv.a.27.7, C.U.L., p.66. Brouncker wie Charleton verwendeten "place" zum Teil synonym mit "space". Noch deutlicher wird Brouncker in seinem Kommentar zu p.73 der PHYS: "I take time to be an Accident, Existent in & dependent on substances, As a part of Duration ..."

[5]Cf. PHYS, p.66: "Yet are they notwithstanding Realities, Things, or not-Nothings." Cf. p.73. Cf. Gassendi, Opera Omnia, vol.I, p.189: "Constat quoque esse ea posse, etsi Intellectus non cogitet, ac non quemadmodum Chimaeram merum esse opus imaginationes." Cf. schon Animadversiones, vol.II, p.614: "They Place and Time are both something, and not nothing; they are precisely the place and time of all substances and all accidents" (zitiert nach Pancheri, "Pierre Gassendi," 456. Hobbes dagegen leugnete die Existenz des Raumes außerhalb der Geistesvorstellung (English Works, ed. Molesworth, vol.I, p.94).

[6]PHYS, p.73. Cf. Tabelle XII. im Anhang, die die einzelnen Parallelen zwischen Raum und Zeit auflistet. Cf. Gassendi, Opera Omnia, vol.I, p.182. Im siebzehnten Jahrhundert wurden Raum und Zeit häufig als wesensgleich angesehen. Cf. E. Grant, Much Ado About Nothing, p.392. Mit der Entdeckung der Zeit als eigenständige Größe wurde im übrigen in der Wissenschaftlichen Revolution auch der Begriff der Wahrheit relativiert. Zeit wurde zum Mittel der Erkenntnis; Wahrheit war nunmehr denkbar als Ergebnis einer (sukzessiven) Akkumulation von Wissen, getreu dem Satz Bacons: "veritas filia temporis" (cf. Panofsky, Studies in Iconology, pp.69-93; Saxl, "Veritas Filia Temporis," pp.197-222). Cf. PHYS, p.342: "Our Designe is only to explain sundry admired Effects, by such Reasons, as may appear not altogether Remote and Incongruous, but Consentaneous and Affine to Truth; that so no mans judgement may be impeached by embracing them for most Probable, untill the [...] wheel of Time shall have brought up some more worthy Explorator, who shall wholly withdrawe that thick Curtain of obscurity, which yet hangs betwixt Natures Laboratory and Us, and enrich the Commonweal of Letters, by the discovery of the Real Verity." Cf. auch von Leyden, "Antiquity and Authority."

[7]Abrégé, p.20.

[8]Philosophical Letters, p.454: "That Learned Author [i.e. Charleton] is pleased to say in his chapter of Time, that Time is the Twin-brother to Space; but if Space be as much as Vacuum, then I say, they are Twin-no-

things; for there can be no such thing as an empty or immaterial space, but that which man calls space, is onely a distance betwixt several corporeal motions."

[9]PHYS, p.62. Cf. auch anon., Lives of the Ancient Philosophers, die bewußt auf Charleton zurückgreifen: "Void or intangible space [...] when fill'd with a body is call'd Place, when destitute of a body Vacuum" (p. 441). Cf. Bernier, Abrégé, p.16: "L'Espace, dis-je, qui est appellé vuide quand il est privé de tout Corps, & Lieu quand il est rempli." Gassendi war also derselben Auffassung.

[10]"Space is a change of division, as Place is a Change of magnitude; but division and magnitude belong to body; therefore Space and Place cannot be without body, but wheresoever is body, there is place also: neither can a body leave a place behind it" (Observations, p.143).

[11]PHYS, pp.68,75.

[12]Cf. Gassendi, Opera Omnia, vol.I, p.182: "ideò videntur Locus, & Tempus non pendere à Corporibus, corporeáque adeò accidentia non esse." Bei Gassendi ist die Priorität aber auch zeitlich: "Vnum est, Spatia immensa fuisse, antequam Deus conderet Mundum" (ibid., p.183). Cf. Capek, "Gassendi a Predecessor of Newton?", 81.

[13]Cf. PHYS, p.25. Dies gilt noch für Newtons De Gravitatione (cf. McGuire, "Existence, Actuality and Necessity," 474).

[14]PHYS, p.68.

[15]Cf. ibid,. pp.66,68,77sq.; cf. Gassendi, Opera Omnia, vol.I, p.224sq.

[16]Cf. De Sensu Rerum (1620), I, C.12; zitiert in: Jammer, Concepts of Space, p.88.

[17]Cf. PHYS, p.17; Bernier, Abrégé, p.4; Jammer, Concepts of Space, p.91.

[18]PHYS, pp.73,76.

[19]Philosophical Letters, p.455. Brouncker stimmte seinerseits Charleton in diesem Fall zu. Cf. seine Anmerkungen zu PHYS, S.M. Adv.a.27.7, C.U.L., p.75.

[20]PHYS, p.75. Ebenso Giordano Bruno. Cf. Pagel, "Reaction to Aristotle," 493sq.

[21]Cf. Kargon, "Walter Charleton," 191. Denselben Vorwurf mußte sich Gassendi von Leibniz gefallen lassen. Cf. Jammer, Concepts of Space, p.91. Zu Boyle cf. auch Sander, "Boyles Raumanschauung."

[22]Philosophical Letters, p.453 (Hervorhebung von mir). Cavendish bezieht sich hier auf PHYS, p.67. Sie bezeichnet Charletons Raum-Konzept ("space") fälschlich mit dem Begriff "Vacuum".

[23]PHYS, p.68. Cf. Gassendi, Opera Omnia, p.183sq. Gassendis Termini sind hier "improductum" und "independens", beides in Bezug auf Gott. Charleton übernahm diese Terminologie direkt ins Englische. Auch Gassendi betonte, daß viele berühmte Theologen seiner These zustimmten (cf. ibid.).

[24]IM, p.119.

[25]Im Sinne von in Analogie zu vorhandenen Dimensionen vorgestellt. Cf. PHYS, p.68.

[26] Opera Omnia, vol.I, p.183.

[27] Cf. E. Grant, Much Ado About Nothing, p.393,n.191.

[28] Cf. Jammer, Concepts of Space, p.82.

[29] Cf. Burtt, Metaphysical Foundations, pp.143-8; McGuire, "Existence, Actuality and Necessity;" E. Grant, Much Ado About Nothing, p.211sq.

[30] Zitiert bei: Anderson, "Descartes' Influence," 119. Zur möglichen Beeinflussung Newtons durch Gassendi in dieser Hinsicht cf. Capek, "Gassendi a Predecessor of Newton?;" Westfall, Force in Newton's Physic, pp.15-17,325 sqq.; McGuire, "Existence, Actuality and Necessity," 469sqq. Zu Newtons Konzept des absoluten Raums cf. Fierz, "Lehre Newtons vom absoluten Raum;" Westfall, "Newton and Absolute Space."

[31] PHYS, p.81.

[32] Ibid., p.79. Eine Definition von Boethius.

[33] "That God is not subject to the restraint of Time, is manifest from his Eternity; for that is indivisible, and knows no distinction of tenses" (DA, p.118).

[34] Cf. McGuire, "Existence, Actuality and Necessity," 481.

[35] PHYS, S.M. Adv.a.27.7, C.U.L., p.75.

ZU KAP. 3.3.1.3.

[1] PHYS, p.16. Die beiden Begriffe, "Body" und "Inanity", sind korrelativ und antithetisch. Dies akzeptierte auch Newton im Rückgriff auf Gassendi und Charleton. Cf. McGuire, "Body and Void," 224sq. Cf. dagegen Brounckers Kommentar (PHYS, S.M. Adv.a.27.7, C.U.L., p.16): "How Inanity or nothing can be a part of the World or nature or a thing, I know not."

[2] PHYS, p.16; cf. De Rerum Natura, I, 419sq. Zu Gassendis Aussagen über Materie und Vakuum cf. Opera Omnia, vol.I, pp.229-82. Cf. Detel, "Einführung atomistischer Grundsätze;" Solmsen, "Epicurus on Void."

[3] Zu Aristoteles cf. Johnson, "Three Ancient Meanings of Matter." Charleton kritisierte die aristotelische Trennung zwischen Substanz und Quantität in PHYS, p.251. Zu Descartes cf. Principia Philosophiae (1644): "The nature of matter or body [...] in general does not consist in hardness, or gravity or colour or that which is sensible in another manner, but alone in length, width and depth" (zitiert bei: Kargon, Atomism, p.64).

[4] PHYS, p.16sq. McGuire, "Body and Void," 235, weist darauf hin, daß Charleton an dieser Stelle ein korruptes Lukrez-Zitat von Gassendi übernimmt: "Tangere enim & tangi sine Corpore nulla potest res." Cf. Gassendi, Opera Omnia, vol.I, p.231. Richtig müßte es heißen: "Tangere enim & Tangi, nisi Corpus nulla potest res." Das Merkmal "Undurchdringlichkeit" behält Charleton auch im Spätwerk noch als entscheidend für Materie bei. Cf. Miscellaneous Papers, Nr. 32, fol.81. Allerdings gestand er konkret vorhan-

denen Ausprägungen von Materie, das heißt den Körpern, Ausdehnung als Merkmal zu (cf. PHYS, p.85). Noch in DA freilich machte sich der Einfluß Descartes' auf Charleton ungleich viel stärker bemerkbar: "By a Body is im-
plied that Substance which is the immediate subject of extension local,
and o t h e r a c c i d e n t s , which p r e s u p p o s e e x t e n -
s i o n , as Figure, Situation, local Motion, &c." (p.23; Hervorhebung von
mir).Ausdehnung ist hier eindeutig als primäres Merkmal von Körperlichkeit
definiert. Im Spätwerk wiederum sah Charleton auch Ausdehnung als wesensbe-
stimmend für Materie an -vielleicht ein Indiz dafür, daß Descartes' Mechanistik im letzten Drittel des Jahrhunderts zunehmend dominierte. Cf. Miscellaneous Papers, Nr. 32, fol.81.

[5]PHYS, p.262.

[6]Ibid., p.211sq.

[7]Ibid., p.18. Cf. auch die Übersetzung der entsprechenden Stelle in De
Rerum Natura, I, 422-5 (cf. Tabelle VII.B, 3).

[8]PHYS, p.85. Auch in DA, p.307, ist bereits die Rede von einer universellen prima materia in Form von Atomen. Cf. Gassendi, Opera Omnia, vol.I,
p.280: "Posse autem subinde admitte esse Atomos primam Materiam, quam Deus
initio finitam crearit; quam in aspectabilem hunc Mundum formarit; quam su-
as deinceps obire vices & praescripserit, & permiserit, ex qua demùm corpora omnia, quae sunt in rerum natura, constent." Im Spätwerk äußerte sich
Charleton noch in gleicher Weise: "Unam eandemque esse corporum quorumcun-
que in rerum universitate existentium Materiam; [...]. Quae ad Epicuri Atomorum indolem quàm proximè accedere videtur" (Miscellaneous Papers, Nr. 32,
fol.81).

[9]IM, p.154.

[10]Ibid. und PHYS, p.103, p.12sq. Dies war schon ein Grundsatz Gassendis.
Nur unter der Voraussetzung, daß Atome auf einen göttlichen Schöpfer zu-
rückgingen, konnte Gassendi sie überhaupt als prima materia akzeptieren.Cf.
Opera Omnia, vol.I, p.280.

[11]DA, p.41; PHYS, pp.47,103. Charleton beschreibt hier die Auffassung
Epikurs. Auch Brouncker hielt Charletons Rückgriff auf das biblische Tohu
offensichtlich für nicht ganz überzeugend. Er bemerkte zu PHYS, p.13:
"Where lieth the impossibility of an eternal, selfe-principiate, or incre-
ate Chaos of Atoms?" (S.M. Adv.a.27.7, C.U.L.).

[12]DA, p.43.

[13]Cf. ibid., p.44: "With the advantage of these restrictions, the Atoms
of Epicurus have more of probability, and hold rational through most of
these operations, which occur to the curiosity of the Philosopher, [...]
then the impossible Materia Prima of Aristotle, then the Substantial Principle of Plato, the Hyle of the Stoicks, or, indeed, then any other imaginable Praeexistent in the immense space."

[14]PHYS, p.88.

[15]Cf. ibid., p.252; Miscellaneous Papers, Nr. 32, fol.81.

[16]Abrégé, p.25. Cf. ebenso den französischen Gassendi-Schüler und Popularisator Saint-Romain: "Il y a dans le monde une matiere premiere qui a
esté produite dés le commencement, & qui se trouve dans toutes les genera-

tions, & les corruptions que nous observons dans la nature, quoique cette matiere ne change jamais dans tous ces changemans" (La Science Naturelle, p.113).

[17] P.431. Die Kreislaufmetapher verweist auf einen animistischen Hintergrund. Cf. Kap.3.2.

[18] Cf. noch ganz deutlich in Miscellaneous Papers, Nr. 32, fol.85. Cf. auch M. Cavendish, Observations, p.46sq.: "Neither can anything be lost in Nature; for even the least Particle of Nature remains as long as Nature herself."

[19] PHYS, pp.13,29; cf. Kap. 3.4.3. dieser Arbeit.

[20] So schon DA, p.61sq. Margaret Cavendish allerdings, wiederum radikaler als Charleton, hielt die Materie für unendlich. Cf. Philosophical Letters, pp.5,11.

[21] P.47. Cf. PHYS, p.13. Die Argumentation, die schon als Gegenbeweis gegen die Pluralität der Welten diente, verwendete auch Gassendi in diesem Zusammenhang. Cf. Rochot, Travaux de Gassendi, p.146sq.

[22] DA, p.62. William Brouncker stimmte Charleton hierin zu; er bezeichnete die These von der unendlichen Zahl von Atomen als "preposterous" (PHYS, S.M. Adv.a.27.7, C.U.L., p.12). Im übrigen hielt er wie Charleton nur eine begrenzte Zahl von Atomen für nötig, weil er ja ein vacuum disseminatum anerkannte, oder anders formuliert: "Yet if not as I conceive the Authors Disseminate Vacuities of necessity, for the freedom of motion; yet for conveniency at least as to [...] avoide an infinite or indefinite variety of Atoms both in figure & number; otherwise necessarily [...] impos'd upon us by Des-Cartes, & Hobs, in their fluid substance" (ibid., p.34).

[23] Observations, p.371.

[24] "Ex nihilo nihil fieri;" cf. bei Charleton etwa in PHYS, p.416; DA, p. 9.

[25] "A contradiction, or implication in termes, and an impossibility in nature" (Two Treatises, p.158sq.).

[26] Observations, p.58.

[27] So ordnete ihn denn auch Johann Georg Walch in seinem Philosophischen Lexikon, p.1618, richtig neben Gassendi, Bernier und Lamy als epikureischen Vertreter des Vakuums ein.

[28] Dies geschieht zum Beispiel bei Sharp, "Early Life," 330; Mayo, Epicurus in England, p.116.

[29] Die Möglichkeit eines Vakuums mußte zumindest theoretisch geklärt sein, damit der Weg frei war für die Entwicklung der klassischen Mechanik. Cf. Schmitt, "Conceptions of Vacuum," 340. Zur großen Bedeutung dieser Frage im siebzehnten Jahrhundert cf. E. Grant, "Medieval and Seventeenth-Century Conceptions." Cf. auch das neue, grundlegende Buch von E. Grant, Much Ado About Nothing.

[30] Pp.16-61.

[31] Animadversiones, p.169; zum Vakuum in den Opera Omnia cf. vol.I, pp. 185-216.

[32] PHYS, p.21.

[33]Zitiert nach einem Brief Sorbières an Gassendi vom 18.April 1644, in: Opera Omnia, vol. VI, p.469. Zu Descartes' Auffassung cf. auch Stones, "Atomic View of Matter," 452sq. Zur antiken Anschauung cf. Sambursky, "Raumvorstellungen der Antike." Cf. auch PHYS, p.17, wo Charleton die aristotelische und die cartesische Meinung zusammenfaßt.

[34]Cf. Kargon, Atomism, p.54; Brockdorff, Des Sir Charles Cavendish Bericht für Joachim Jungius, p.8sq.

[35]Diese Ansicht vertrat More in Democritus Platonissans (1646).

[36]Cf. IM, p.182.

[37]DA, p.114sq. An anderer Stelle lehnte Charleton die anima mundi allerdings strikt ab: cf. DA, p.201sq., PHYS, p.382, wo sie als "Romantique Anima Mundi of the Fraternity of the Rosy-Cross", als "fantastique Hobgoblin" und "absolute Chimaera" bezeichnet wird.

[38]Cf. PHYS, p.40: "Naturam abhorrere vacuum." Cf. hierzu Krafft, "Horror vacui," in: Historisches Wörterbuch der Philosophie, vol.III, s.v; E. Grant, Much Ado About Nothing, pp.67-100. Der Ursprung des Konzepts ist unbekannt, es gewann jedoch im dreizehnten und vierzehnten Jahrhundert an Bedeutung.

[39]PHYS, p.18.

[40]Ibid., p.40; cf., Charleton folgend, Evelyn, Essay on De Rerum Natura, p.138. Cf. Gassendi, Animadversiones, vol.II, p.431: "Nam imprimis quidem, pervulgatum illud, Naturam abhorrere vacuum, Metaphorica est loquutio."

[41]PHYS, p.21. Gassendi hatte neben den genannten Formen noch ein vacuum separatum unterschieden, das mit dem extrakosmischen, unendlichen Raum identisch ist. Cf. Opera Omnia, vol.I, p.185.

[42]PHYS, p.21. Cf. Gassendi, Opera Omnia, vol.I, pp.192,196: "Dari Inane Disseminatum, seu Inania spatiola Mundi corporibus interspersa." - "Dari in Mundo posse spatium Inane grandiusculum, seu Coacervatum." Die im folgenden erläuterten Argumente Charletons und Gassendis gegen das Plenum werden von Newton wieder aufgegriffen (cf. McGuire, "Body and Void," 225).

[43]Cf. E. Grant, Much Ado About Nothing, p.207sq.

[44]PHYS, p.24. Cf. Gassendi, Animadversiones, vol.II, p.169. Dieser Kernsatz der epikureischen Atomistik war aber für den "neuen Wissenschaftler" Brouncker nicht einsichtig: "If no Vacuum, no motion is no necessary consequence; for any wheele or Globe, Right-Cone, or Right-Cylinder may moue (Circularly) upon their Axis in a Plenum. But if no Vacuum, no Liberty of motion euery way, (I think) doth necessarily follow" (PHYS, S.M. Adv.a.27. 7, C.U.L., p.19).

[45]Cf. Gassendi, Opera Omnia, vol.I, p.193. Dieses Standardargument der Atomistik gegen das Plenum benutzten auch Isaac Barrow und sein Schüler Newton (cf. Kargon, Atomism, p.78sq.; Westfall, "Foundation of Newton's Philosophy," 174). Cf. auch die unter Charletons Einfluß geschriebenen Lives of the Ancient Philosophers (1702), p.441. Hier zeigt sich, daß diese These um die Jahrhundertwende offensichtlich als akzeptiert galt.

[46]Observations, p.369sq.

[47]S.M. Adv.a.27.7, C.U.L., p.19.

[48] PHYS, p.21sq. Cf. Evelyn, Essay on De Rerum Natura, p.135, der diesen "Beweis" ausdrücklich bejahte. William Brouncker dagegen hielt Charletons Erläuterung des vacuum disseminatum insgesamt für nicht überzeugend genug, obwohl er (Brouncker) diese Form des leeren Raumes nicht grundsätzlich ablehnte (cf. PHYS, S.M. Adv.a.27.7, C.U.L., p.29).

[49] Cf. PHYS, pp.25-32; cf. ibid., p.251: "[I desume] the more and less of Rarity in Bodies, from the more and less of VACUITY intercepted among their particles."

[50] Cf. ibid., p.33; für ein Beispiel cf. p.29.

[51] PHYS, p.33, s.u.

[52] Cf. Tabelle XIII. im Anhang.

[53] "Familiar, nay useful and grateful to her," PHYS, p.40.

[54] Ibid., p.41. Cf. 1659 in NHN, p.131: "Nature doth not abhor vacuity primario or ex se, but onely ex Accidente" (mit ausdrücklichem Verweis auf PHYS). Dieses "Widerstreben" der Natur hat jedoch keine geheimnisvollen, okkulten Gründe, sondern ist mit einem ganz einfachen Naturgesetz zu erklären (PHYS, pp.34,348). In DA war Charleton sich allerdings über seine Zustimmung zu dieser epikureischen Position noch nicht ganz im klaren gewesen: "that large Tohu, Vacuum Coacervatum, or Nothing, [...] which Nature could never endure, nor had God any necessity to enforce" (p.142).

[55] "Mental Geometry", PHYS, p.64.

[56] Charleton schreibt zu diesem Vorgehen: "'Tis no Novelty, nor singularity in us, [...] to suppose Natural Impossibilities: insomuch as nothing is more usual, nor laudable amongst the noblest order of Philosophers, then to take the like course, where the abstruse condition of the subject puts them upon it" (PHYS, p.64). Cf. Gassendi, Opera Omnia, vol.I, p.182. E. Grant, Much Ado About Nothing, p.390, vermutet, daß Hobbes und Newton dieses Argument von Charleton übernahmen.

[57] "Because it hath a Being," PHYS, p.67.

[58] Philosophical Letters, p.451sq. Cavendish bezieht sich an dieser Stelle ausdrücklich auf PHYS, p.63sq. Cf. ebenso Brouncker in seinem Exemplar der PHYS (S.M. Adv.a.27.7, C.U.L.), p.67: "This imaginary vacuum I suppose to be truly & purely nothing; & how nothing can have dimensions I understand not, nor finde I any necessity to acknowledge Incorporeall, or spatial dimensions, actually & per se existing. Indeed all dimensions absolutely considered are not only incorporeal but insubstantial, being only accidents of Substances."

[59] Cf. E. Grant, Much Ado About Nothing, p.214sq. Gassendi übernahm das scholastische Vakuum sogar in sein Lehrgebäude, und zwar als vacuum separatum, also als eine "Sonderform" des vacuum coacervatum. An die scholastische Vorstellung erinnert auch Charletons Annahme eines "ungeheuren Vakuums" außerhalb der Welt. Indem er dieses Vakuum mit dem biblischen Tohu identifizierte, stellte Charleton eine Beziehung zum im Buch Geneses beschriebenen Chaos her und rechtfertigte dadurch das Vakuum aus der Bibel (PHYS, p.11sq.; DA p.145; ebenso Evelyn, Essay on De Rerum Natura, p.170.) Cf. zu diesem Rechtfertigungsversuch auch Sailor, "Moses and Atomism."

[60] Zu diesem Experiment und wie Charleton es verwendet cf. McKie, "Eng-

lische Vertreter der Atomlehre," 13; und die bildliche Darstellung bei Singer, Short History of Scientific Ideas, p.269sq. Charleton betonte, Torricelli sei derjenige, der die Versuchsanordnung erfunden habe. Später sei sie von Petit, Pascal, Mersenne, Gassendi und anderen nachgeahmt und weiterentwickelt worden (PHYS, p.35sq.). Cf. zu dieser Frage auch Middleton, "Torricelli's Part in the Invention." Besondere Erwähnung finden bei Charleton Pascals Experiences Nouvelles Touchant le Vuide von 1647 (PHYS, p. 36). Pascal bestätigte Torricelli durch die Beobachtung des Verhältnisses zwischen dem Fall des Barometers und dem größeren Luftdruck in höheren Regionen. Zu Pascal cf. Thirion, "Pascal, l'Horreur du Vide."

[61]PHYS, pp.37-60.

[62]Ibid. p.38. Cf. McKie, "Englische Vertreter der Atomlehre," 14sq.

[63]Nach eigener Aussage, cf. PHYS, p.36. Brouncker gab allerdings an, er habe Charletons Versuch mehrmals nachgemacht, sei aber nicht zu demselben Ergebnis gekommen. Cf. PHYS, S.M. Adv.a.27.7, C.U.L., p.39.

[64]Cf. etwa EXD (1677), handschriftliche Marginalie zu p.26 des Exemplars der Bodleian Library (S.M. Vet.A3.c.36). Cf. auch Webster, "The Discovery of Boyle's Law."

[65]Cf. Experimenta Nova Magdeburgica de Vacuo Spatio (1672); Krafft, Otto von Guericke.

[66]Cf. Birch, History, vol.I, pp.416sq.,427.

[67]Ibid., p.279.

[68]Hier stimmte Brouncker zu; er schloß aber anders als Charleton anscheinend grundsätzlich ein vacuum coacervatum aus. Cf. PHYS, S.M. Adv.a. 27.7, C.U.L., pp.37,45.

[69]PHYS, pp.42-4.

[70]Cf. ibid., pp.37,40sq. Neben Henry More (cf. Burtt, Metaphysical Foundations, p.153sqq.) war Charletons Freund Brouncker einer der von Charleton in PHYS, p.40, apostrophierten Vertreter der Äther-Theorie (cf. PHYS, S.M. Adv.a.27.7, C.U.L., pp.26sq.,30,33,40-43). Brouncker erkannte offenbar nicht, daß das Äther-Konzept eine vollständige Annahme sogar des vacuum disseminatum verhinderte, da selbst dieses nicht entstehen könnte, weil mögliche Zwischenräume stets durch die "verbindende" Kraft des Äther ausgefüllt würden.

[71]PHYS, p.230. Erneut experimentell bewiesen wird diese These im Zusammenhang mit dem Thema Akustik (ibid.).

ZU KAP. 3.3.2.1.

[1]PHYS, p.85.

[2]Cf. schon auf p.13 der PHYS, cf. pp.85,99. Zu p.85 cf. den Kommentar William Brounckers (S.M. Adv.a.27.7, C.U.L.): "It might be perhaps unani-

mously confessd of all, that of one Catholique materiall principle all Concrete substances may be composd. but certainly not that there must be but
one." Charleton hatte geschrieben: "That ther must be some one Catholique
Material Principle, of which all Concrete Substances are composed [...], is
unanimously confessed by all" (p.85). Interessanterweise gab Charleton zu,
daß auch die cartesischen "Insensible Particles" dieses "eine Prinzip" sein
könnten, gab dann aber doch den Atomen den Vorzug.

[3]PHYS, pp.87-9.

[4]Dieses Argument übernahm Charleton von Descartes.

[5]S.u. zur Eigenschaft "Härte".

[6]PHYS, p.101sq.

[7]Ibid., pp.100,105.

[8]"Those Qualities [are] congenial to, and inseparable from Atoms"
(ibid., p.111).

[9]Ibid., p.90.

[10]Cf. ibid., p.267.

[11]Cf. ibid., p.111sq.

[12]Ibid. p.190.

ZU KAP. 3.3.2.2.

[1]Die aristotelisch-scholastische Korpuskulartheorie kannte für die
kleinsten existierenden Partikel die Begriffe minima naturalia oder parva
naturalia. Diese unterscheiden sich in vier Aspekten von den epikureischen
Atomen: Sie haben qualitative Unterschiede untereinander; Atome haben rein
quantitative Merkmale. Minima haben dieselben Kennzeichen wie die aus ihnen
bestehenden Körper; Atome kommen ohne sekundäre Qualitäten aus. Für die minima ist die Form unwichtig; von der Form hängen physikalisches Verhalten
und Bewegung der Atome ab. Schließlich gehen minima chemische Reaktionen
und damit Substanzveränderungen ein, während Atome zur Bildung einer neuen
Substanz nur umgruppiert werden. Cf. van Melsen, Atom Gestern und Heute, p.
73sqq., pp.166-70; Dijksterhuis, Mechanisierung des Weltbildes, p.205.

[2]SP, p.27.

[3]Cf. die eben genannten Luftatome oder auch die "Terrestrial Atomes" in
TP, sig.E2v.

[4]Ibid., p.108.

[5]Ibid., sig.D4v-E1r;sig.E3r; Hervorhebung von mir.

[6]Sig.E4v.

[7]Cf. Dobbs, "Studies in Sir Kenelm Digby," 7sqq.

[8]Cf. etwa TP, sig.E3v; IM, p.180. Cf. zu Sir Kenelm als Atomist Kargon,

Atomism, pp.70-72.

[9]Cf. hierzu Kap.3.2.2. dieser Arbeit.

[10]Cf. SP, p.166.

[11]PHYS, pp.27-30. Hier berief Charleton sich bezeichnenderweise auf Helmonts Definition der Luft (p.29). Cf. Brounckers Anmerkung zu eben dieser Stelle der PHYS, ob Feueratome denn nicht alles durchdringen könnten (S.M. Adv.a.27.7, C.U.L., p.27).

[12]p.201sq. Cf. auch das folgende.

[13]P.91sqq.

[14]Ibid.

[15]Ibid., p.107.

[16]Cf. Westfall, "Foundations of Newton's Philosophy," 172-4.

ZU KAP. 3.3.2.3.

[1]PHYS, p.90sqq. Cf. Brouncker, PHYS, S.M. Adv.a.27.7, C.U.L., p.93: "Strictly or properly there is no real or physical Continuum but an Atom, nor hath it any parts being a most simple entire thing, and therefore cannot truly be resolud at all." Cf. p.94. Cf. auch den Gassendi-Schüler Bernier fast zwanzig Jahre nach Gassendis Tod: "I acknowledge, I am still of that opinion, [...] that Atoms are indivisible, because they are little portions of Matter, or little hard Bodies, resisting and impenetrable (proprieties as essential to Matter, as Extension) and because they are pure matter continued, without any parts that are only contiguous" (Letter to Chapelle, p.12).

[2]PHYS, p.91.

[3]Ibid., p.92.

[4]Cf. Kargon, Atomism, p.64.

[5]Scepsis Scientifica, p.39.

[6]Two Treatises, p.11.

[7]PHYS, p.95, cf. p.107sqq.

[8]Philosophical Letters, p.455.

[9]Observations (1668), p.264, cf. p.372.

[10]Essay on De Rerum Natura, p.133. Kargon (Atomism, p.90) glaubt hier den Einfluß von Descartes festzustellen. Cf. etwa auch den Gassendi-Schüler Saint-Romain: "Aristote tient la premiere opinion, Gassendy & les anciens Philosophes tiennent la seconde [...]. J'avoue qu'on a de la peine à s'imaginer qu'une chose corporelle soit indivisible, parce que nous ne voyons rien en ce monde qui ne soit divisible" (La Science Naturelle, p.117).

[11]Cf. English Works, ed. Molesworth, vol.I, p.446. Dies warf ihm William

Brouncker in einer Anmerkung zu PHYS, p.34, vor (S.M. Adv.a.27.7, C.U.L.).

[12] PHYS, p.97.

[13] Cf. ibid., pp.113-6.

[14] Ibid., p.111.

[15] Ibid., p.113.

[16] Cf. ibid., p.85sq.

[17] Cf. Brouncker, PHYS (S.M. Adv.a.27.7, C.U.L.), p.86, der diese Begründung Charletons mit "sehr gut" kommentierte. Margaret Cavendish dagegen glaubte, daß auch einige Atome vacuola enthielten (cf. Poems and Fancies, p.20sq.). Cf. auch E. Grant, "Principle of Impenetrability."

[18] Lieben, Vorstellungen vom Aufbau der Materie, p.150.

[19] PHYS, p.111.

[20] Ibid., p.113. Dasselbe Argument benutzten Bernier, Abrégé, p.31; Saint-Romain, La Science Naturelle, p.127.

[21] "By the mind only perceptible," PHYS, p.86.

[22] Cf. pp.44-6.

[23] Dieses Beispiel wird in PHYS, p.104sq., wieder aufgenommen.

[24] Ibid., p.114. Im Grunde erreichte Charleton sein Ergebnis durch einen Analogieschluß; dies ist schon ein lukrezisches Vorgehen. Cf. De Rerum Natura, I, 265-328.

[25] Cf. IM, p.48; PHYS, p.116; und die circa zwanzig bis fünfundzwanzig Jahre später getroffene Feststellung Charletons: "Motum [...] Materiam [..] in fragmenta sive particulas actu separatas naturaliter dividere: idque in particulas adeo exiles interdum, ut percipi à sensibus humanis neutiquam possint; quemadmodum experientia ferè quotidiana comperimus, maximè in corporum solutionibus Chymicis" (Miscellaneous Papers, Nr. 32, fol.81sq.).

[26] Cf. PHYS, pp.117-21.

[27] Cf. ibid., p.111: "Insomuch as Atoms are most minute Bodies, and stand diametrally opposed to Points Imaginary; therefore must they have dimensions real, and consequently a termination of those dimensions in their extreme or superfice, i.e. determinate Figure."

[28] Allerdings hielt schon Epikur im Gegensatz zu Demokrit die Zahl der Atomformen für begrenzt, nicht aber die Zahl der Atome jeder einzelnen Form. Cf. De Rerum Natura, II,478-521;522-68.

[29] PHYS, p.117. Lieben, Vorstellungen vom Aufbau der Materie, p.150, verweist darauf, daß Gassendi und Charleton in dieser Frage unmittelbar Epikur und nicht Demokrit folgten. Cf. auch Saint-Romain, La Science Naturelle, p. 121; Cavendish, Poems and Fancies, p.8. Bei Cavendish unterscheiden sich die Atome in Größe und Form. Es gibt vier Hauptformen: eckig, rund, lang und spitz.

[30] Arcana Microcosmi, p.266.

[31] PHYS, p.117.

[32] Cf. ibid., p.103sq. Zum Vergleich führe ich in Tabelle XIV. neben

Charletons eigener Formulierung des möglichen Einwands die tatsächlichen Einwände von William Bates (Considerations on the Existence of God, p.53 sq.) und Alexander Ross (Arcana Microcosmi, p.264) an. Bates und Ross, obwohl keineswegs naturwissenschaftliche Fachleute, werden hier bewußt ausgewählt, um die Wirkung der epikureischen Atomtheorie auf ein interessiertes Laienpublikum zu zeigen, das ja gerade das Zielpublikum von Charletons Popularisierungsversuchen war.

[33] Cf. PHYS, p.31.

[34] PHYS, S.M. Adv.a.27.7, C.U.L., p.31sq.

[35] Für Charleton sind die Attribute "weight" und "gravity" zum Teil identisch, cf. PHYS, pp.112,121. Zur Atombewegung cf. ibid., pp.121-6. Zu den antiken Vorstellungen cf. Bailey, Greek Atomists, pp.310-38.

[36] PHYS, p.450.

[37] Ibid., p.85.

[38] Cf. Tack, Philosophie- und Wissenschaftsbegriff bei Gassendi, p.143sq. Cf. Charletons eigene Beschreibung der Theorie in DA, p.99: "[Epicurus] made it his Hypothesis, that all bodies both coelestial and sublunary were at first configurated by Fortune, i.e. arose to such and such particular figures, by the casual segregation, convention and complexion of the General matter, divided into several masses; and that, by the inclination of their convenient Figures, they were adliged to such and such peculiar Motions, and accommodated to the necessary causation of determinate vicissitudes." Cf. EM, p.23.

[39] PHYS, p.126. Cf. DA, p.46: "internal tendency, or virtual impression."

[40] DA, p.46; cf. pp.47,61,307,309,315; PHYS, p.126.

[41] Poems and Fancies, p.5.

[42] PHYS, p.124. Im Spätwerk findet sich noch die gleiche Kritik an der Eigenbewegung der Atome, interessanterweise belegt durch Lukrez und Descartes. Cf. ENQ, p.377.

[43] Creech verurteilte das Prinzip eindeutig aus der christlichen Position: "This I take to be the Basis of the Epicurean Atheism" (zitiert in: Mayo, Epicurus in England, p.68). Für weitere Belege cf. Real, Lukrez-Übersetzung von Thomas Creech. Zu Newton cf. Rodney, "Ralph Cudworth," 27.

[44] PHYS, p.122.

[45] Ibid., p.121sqq. Der Unterschied zwischen den Attributen "ex plaga" und "ex concussione" liegt in der Stärke der Erschütterung.

[46] Cf. etwa Glanvill, Scepsis Scientifica, p.36sq.

[47] PHYS, p.445; cf. ebenso pp.269,296.

[48] Cf. etwa Sambursky, Physical World of the Greeks, p.113.

[49] DA, p.308; cf. p.46. Cf. auch IM, p.82: "Atomes [...] by their natural agility and contrary impulsions alwayes cause intestine commotions, and a constant civill warre in the very entrails of Concretions."

ZU KAP. 3.3.3. / 3.3.3.1.

[1]Der von Charleton benutzte Begriff für die Eigenschaften von Körpern, auch bezeichnet als "accidents" oder "properties".

[2]Cf. Miscellaneous Papers, Nr.32.

[3]PHYS, pp.105,426,430; cf. De Rerum Natura, II,1105-74; V,91-109,235-415. "Konkretionen" sind sowohl Moleküle als auch Körper. Moleküle sind definiert als "first collections of Atoms concurring to determinate the Figures of Concretions" (IM, p.48).

[4]DA, p.307. Cf. noch Miscellaneous Papers, Nr. 32, fol.82.

[5]DA, p.122.

[6]PHYS, p.131.

[7]Cf. De Rerum Natura, II,381-477.

[8]Quelle: PHYS, p.85. "Simple" bedeutet "nicht mehr teilbar", "compound" dagegen "aus Teilen zusammengesetzt". Das Attribut "originary" verweist auf den materia prima-Charakter der Atome. "Secondary" heißt, daß Körper nie selbst materia prima sein können.

[9]Cf. PHYS, pp.415-34. Wie der Bewegung ist auch diesen Vorgängen ein eigenes Großkapitel gewidmet.

[10]Cf. ibid., p.415sq.

[11]Cf. ibid., pp.435,446.

[12]Ibid., p.416.

[13]Ibid., p.425.

[14]Ibid. pp.417sq.,424-7. Cf. im gleichen Sinne Miscellaneous Papers, Nr. 32, fol.84,85.

[15]Charleton gebraucht hier den Begriff "transmutation".

[16]PHYS, p.422sq.

[17]Ibid., p.418.

[18]Ibid., p.416. Cf. ähnlich p.428: "the Dissolution of the Forme, i.e. the determinate Modification of the matter of a thing, so that it is thereby totally devested of the right of its former Denomination."

[19]Ibid., p.425.

[20]Ibid., p.428; cf. Kap. 3.3.1.3., p.133 dieser Arbeit.

[21]PHYS, p.431sq. und s.o.

[22]Ibid., p.82, cf.p.269; IM, p.82sq.

[23]PHYS, p.281.

[24]Ibid., p.432sq. Zu den verschiedenen Arten von generatio und corruptio cf. auch Miscellaneous Papers, Nr. 32, fol.83.

[25]PHYS, p.434.

[26]Cf. DA, p.313.

[27]Cf. Kap. 3.2.2. und 3.4.4. dieser Arbeit.

[28]NHP, p.12sq. Das Thema der generatio war eines der wichtigsten für die zeitgenössischen Wissenschaftler. Charleton verweist etwa in IM immer wieder auf Harveys entsprechende Untersuchungen (cf. pp.156,183sq.).

ZU KAP. 3.3.3.2.

[1]PHYS, p.190.

[2]Cf. noch circa 1675/80 in Miscellaneous Papers, Nr. 32, fol.81,83. Auch für Margaret Cavendish waren alle Veränderungen in der Natur - und Qualitäten sind nichts anderes als verschiedene, veränderbare Zustände natürlicher Körper - das Resultat durch Bewegung zustandegekommener Atomkonstellationen. Cf. Poems and Fancies, p.10: "If Atomes all are of the selfe same Matter;[...]/Then must their severall Figures make all Change/By Motions helpe, which orders as they range." Cf. zu diesem Punkt auch die "Kritik" von Alexander Ross in Arcana Microcosmi, p.264: "If compounded bodies are made up of Atoms, then the qualities which are in these bodies were first in the Atomes, or were not; if not, whence have compounded bodies their qualities, being they are not in their principles?"

[3]Cf. Tabelle XV. im Anhang. Zu den Vorstellungen von Aristoteles und der antiken Atomisten cf. Sambursky, Physical World of the Greeks, Chapters IV, V; Bailey, Greek Atomists, pp.339-51. Boas, "Establishment of the Mechanical Philosophy," 415sqq.,459, gibt einen Überblick über den Umgang der Mechanisten des siebzehnten Jahrhunderts mit den traditionellen Qualitäten. Zu Gassendi in diesem Zusammenhang cf. Detel, "Einführung atomistischer Grundsätze," 176.

[4]Im alchimistischen TP leitete Charleton die Qualitäten noch von der paracelsischen Trias sal, sulphur und mercurius ab, die ihm als Urmaterie galt; allerdings betrachete er die Qualitäten nicht mehr als rein formale Kategorie, sondern hielt sie schon für "very Corporeal" (TP, p.81).

[5]Dieselbe Unterscheidung machte, Gassendi folgend, auch Boyle. Cf. J. Meier, Robert Boyles Naturphilosophie, pp.18-20; O'Toole, "Qualities and Powers."

[6]DA, p.221. Cf. auch Tabelle, XVI.2b). Bezeichnend für Charletons Sichtweise ist, daß er in diesem Zitat sowohl Epikur als auch Descartes zum Beleg anführt.

[7]Cf. etwa PHYS, p.134.

[8]Ibid., p.129sq.

[9]Ibid., p.130sq. Cf. noch in Miscellaneous Papers, Nr. 32, fol.82sq.

[10]PHYS, p.323. Zu den Qualitäten "rarity" und "density" s.u. Zur Kohäsionskraft cf. Millington, "Theories of Cohesion."

[11]"No subject can be changed from the Extreme of one Quality inhaerent,

to the extreme of a contrary, without the total alteration of that Contexture of its particles, upon which the inhaerent quality depended; which done, it remains no longer the same" (PHYS, p.312, cf. pp.131-4).

[12] Ibid., p.132.

[13] Ibid., p.133.

[14] Cf. ibid., p.127sqq., und Tabelle XV.

[15] PHYS, p.250.

[16] Cf. Tabelle XVI. im Anhang.

[17] PHYS, p.128. Cf. für die Qualität "Ton" ("sound") Gassendis Aussage: "Non esse sonum proprie nisi in ipsa aure" (Opera Omnia, vol.I, p.422).

[18] Cf. PHYS, p.204.

[19] Ibid., pp.132-5. Allerdings ist das Schema nicht so rigide wie es auf den ersten Blick scheint; einige Qualitäten sind mit mehr als einem Sinn wahrnehmbar (cf. ibid., p.249).

[20] Ibid., p.127; cf. p.136sqq.

[21] Ibid., p.136; für Gassendi in diesem Punkt cf. etwa Animadversiones, vol.I, pp.347-62. Cf. für Charleton noch 1675/80 Miscellaneous Papers, Nr. 32, fol.83. Cf. auch Chalmers, "Effluvia," 1031sqq. Cf. auch die satirische Verwendung des Begriffs bei Swift, Tale of a Tub, Sect. IX.

[22] Charleton nennt sie auch "Aporrhaea's" oder "Images" (PHYS, pp.385, 127).

[23] Cf. ibid., p.344: "Most, if not All Bodies [...] continually emit insensible Effluvia's." Cf. pp.139,143.

[24] Cf. bei Lukrez etwa De Rerum Natura, IV,26-521,722-822,877-906,962-1036.

[25] Cf. für die effluvia beim Sehvorgang PHYS, p.143: "They conserve the Delineations both of the Depressed and Eminent parts in the superfice of the Antitype, or Object, after their Efflux therefrom. Therefore do the Images deceding from it become Configurate of Atoms cohaerently exhaling in the same Order and Position that they held among themselves, during their Contiguity, or Adhaesion."

[26] PHYS, p.119.

[27] Ibid., p.151sq. Charleton verwies im übrigen darauf, daß auch Kenelm Digby Descartes in diesem Punkt schon in Two Treatises widerlegt habe.

[28] Im Spätwerk aber nahm Charleton seine Kritik an Descartes zum Teil wieder zurück. In den Miscellaneous Papers, Nr. 32, fol.83, erkennt er die cartesische These, Wahrnehmung entstehe durch das Einwirken von Bewegung auf die Sinnesorgane, als gleichberechtigt neben der epikureischen Deutung der Wahrnehmung mithilfe der effluvia an. Wichtig sei allein, daß die Qualitäten mechanistisch erklärt werden.

[29] PHYS, pp.136-48.

[30] Ibid., p.136.

[31] Ibid., p.139.

[32] Ibid. pp.138-48.

[33]"Direptum", lat., "auseinandergerissen, entrissen".

[34]PHYS, p.141. Für die Extremitäten ("Extremes") von Körpern wird an anderer Stelle der Fachbegriff "Cortex" eingeführt (p.143).

[35]Ibid., p.142sq.

[36]Ibid., p.144sq.

[37]Ibid., p.156.

[38]Ibid., p.146.

[39]Ibid., pp.149-207.

[40]Ibid., pp.208-32.

[41]Ibid., pp.233-40,241-7,248-340.

[42]Cf. etwa ibid., pp.216,234,263.

[43]Ibid., p.236.

[44]Ibid., p.136.

[45]"The Demonstration of the most Scientifick of our Senses," ibid., p. 140. Zur Optik im siebzehnten Jahrhundert cf. Mason, History of the Sciences, pp.208-13; K. Meyer, Optische Lehre und Forschung.

[46]"Epicurus, tacitely subverting all these, foundeth the Reason of Vision [...] in the Derivation of a substantial Efflux from the Object to the Eye" (PHYS, pp.150-52). Zur von Charleton zurückgewiesenen cartesischen Erklärung des Sehvorgangs cf. den ersten Teil dieses Kapitels. Zu mechanistischen Erklärungsmodellen des Sehvorgangs cf. Crombie, "The Mechanistic Hypothesis."

[47]PHYS, p.136. Auf den folgenden Seiten werden die Vorgänge im Auge auf das Genaueste beschrieben.

[48]Ibid., pp.169sq.,173,178sq.

[49]Ibid., p.178,Art.5; und die Zeichnung auf p.179. Cf. Tabelle XVII.

[50]Die Bezeichnung "Mikroskop" für das von Galilei erfundene Instrument stammte aus dem Kreis der accademia dei lyncei. Das Teleskop war eine holländische Erfindung, die von Galilei verfeinert wurde. Cf. Crombie, " The Mechanistic Hypothesis;" Nicolson, "The Microscope and English Imagination;" id., "The Telescope;" van Helden, "The Telescope."

[51]Cf. Kap. 3.3.2.3. und DA, p.65. Ungefähr dreißig Jahre später hatte sich diese Hoffnung zwar nicht bestätigt, aber immerhin gelang es Charleton mittlerweile, unter dem Mikroskop den Blutkreislauf nachzuweisen: "In pediculo per microscopium contemplanti observare licet sanguinis è corde circuitionem" (EXD (1686), handschriftliche Marginalie zu p.52, S.M. Vet.A3.c. 36, Bodleian Library).

[52]"This is neither Praecarious, nor Conjectural: but warranted by Reason, and autoptical Demonstration" (PHYS, p.153sq.).

[53]Ibid., p.198. Cf. zu diesem Thema pp.198-207 und Sabra, Theories of Light.

[54]PHYS, p.171.

[55]"Light is a Body," PHYS, p.42.

[56]"Locomotion", "resilition", "refraction", "coition", "disgregation" und "igniety" (ibid., p.204sq.).

[57]Ibid., p.198. Die Lichtatome ähneln in Charletons Modell den Feueratomen. Diese These beeinflußte unter anderem Herman Boerhaves Beschreibung des Feuers. S.u. zur Analyse der Qualität "Wärme". Die cartesische Definition des Lichtes wies Charleton als unzureichend zurück- ein weiteres Beispiel für die Bevorzugung Gassendis: "[Descartes'] grand Hypothesis, that Light is nothing but an Appulse or Motion of the AEther; or most subtile, and so most agile matter in the Universe; [...] is meerly praecarious, and never to be conceded by any, who fears to ensnare himself in many inextricable Difficulties, Incongruities, and Contradictions, in the deducement of it through all the Phaenomena of Light, Colours, and Vision" (PHYS, p.197).

[58]Ibid., p.203. Cf. schon DA, p.112.

[59]PHYS, p.199. Zur Rezeption der gassendistisch-epikureischen Licht- und Farbentheorie, wie sie Charleton propagierte, durch Isaac Newton in dessen Quaestiones cf. Westfall, "Foundations of Newton's Philosophy," 174sq.

[60]PHYS, pp.182-97.

[61]Er benutzte aber auch Argumente "moderner" Naturwissenschaftler wie Mersenne oder Kircher. Cf. etwa PHYS, pp.182,194. Zu den gängigen Farben-lehren cf. Blay, "Un Exemple d'Explication mécaniste," über Hookes Farben-Lehre als Beispiel mechanistischer Erklärungsmodelle im siebzehnten Jahrhundert und Westfall, "Foundations of Newton's Philosophy," 174sq., über Newtons Vorstellungen im Vergleich zu Charleton.

[62]Cf. Gassendi, Opera Omnia, vol.I, p.422.

[63]PHYS, p.185.

[64]Für ein deutliches Beispiel cf. ibid., p.186sq.

[65]Ibid., p.191. Cf. EXD, handschriftliche Marginalie Charletons zu p.66 (S.M. Vet.A3.c.36, Bodleian Library): "Corpus album, quoniam (ut rectè Gassendus statuit) ex bullulis construitur, radios circumquaque aequaliter reverberat, eorundemque unita vi oculum acriter perstringit: dum objectum nigrum, ob variam illorum huc illuc intra cavernulas reflexionem, pauciores radios remittit: abque turbatam partium texturam, nullum corpus pellucidum in venias, quod nigrum sit."

[66]PHYS, pp.182,196.

[67]Vol.II, pp.93,107. Noch in den 1677 publizierten EXD behandelte Charleton die Farben in einem eigenen Kapitel: "Appendicula de Colorum Differentiis & Nominibus" (pp.61-78). Hier nahm er die epikureische Definition wieder auf (pp.63,66).

[68]PHYS, p.208. Schall und Hören werden auf pp.208-32 behandelt. Zur epikureischen Akustik cf. Hunt, Origins in Acoustics.

[69]PHYS, p.209.

[70]Ibid., p.212. Hier wird die zentrale Rolle der Bewegung bei der Entstehung von Qualitäten besonders deutlich: ohne Bewegung kein Schall. Cf. p.219.

[71]Cf. ibid. p.213.

[72] Ibid., pp.209-13.

[73] Ibid., p.210.

[74] Weitere Beispiele, die hier zu erläutern zu weit führen würde, beschäftigen sich etwa mit der Frage, ob auch in einem Vakuum ein Schall entstehen könne, oder mit der gleichen Geschwindigkeit unterschiedlicher Töne.

[75] Cf. Birch, History, vol.I, pp.105,110sq.

[76] Nr. 13, fol.24-34.

[77] Vol.I, pp.461,465,474. Gunther, Early Science in Oxford, vol.I, p.259, hält diese Experimente für äußerst wichtig.

[78] Cf. p.212sqq.

[79] PHYS, pp.214-6. Ein "zusammenfallendes" Echo liege vor, wenn der Hörer sich in der Nähe sowohl des reflektierenden Körpers als auch der Schallquelle befinde, so daß zwar eigentlich ein Echo entstehe, dieses aber nicht wahrgenommen werde, weil der ursprüngliche und der reflektierte Ton fast gleichzeitig in das Ohr eindringen, also "zusammenfallen". Ein monophones Echo wiederhole denselben Schall nur einmal, ein polyphones Echo mehrmals. Das polyphone Echo komme durch mehrere Reflektoren zustande.

[80] Fol.24.

[81] Ibid., fol.33. Als Beispiele nannte er:
"1. What is the velocity of a Direct or original sound, weak or strong, from the voice of a man, to the report of a Canon, caeteris paribus.
2. What is the velocity of Reflex sounds, after single, double, treble, or more multiplied repercussions.
3. What determinate intervalls are requisite to produce Echo's Concurrent, & Iterant, Monophon, & Polyphon &c."
In Charletons "Enquiries Concerning Echos" fällt besonders Charletons Vorschlag ins Gewicht, zur Lösung die "mechanistische Methode" anzuwenden (fol.31).

[82] Charleton nannte die Mathematik "the ravishing, though silent Musick of Numbers" (PHYS, p.226). Zu den musikalischen Interessen und Aktivitäten der Oxford Group cf. Shapiro, Wilkins, p.121.

[83] Renatus Des-cartes Excellent Compendium of Musick: with Necessary and Judicious Animadversions thereupon (1653).

[84] Cf. etwa PHYS, pp.225-9,334, und Tabelle XVIII. im Anhang.

[85] Zum Geruch cf. PHYS, pp.233-40; zum Geschmack pp.241-7.

[86] Cf. ibid., p.234sqq.

[87] Ibid., p.346.

[88] Ibid., p.238.

[89] Ibid., p.249.

[90] Pp.248-340.

[91] Für den genauen Zusammenhang zwischen Form der Atome, Qualitäten und den entsprechenden untergeordneten Qualitäten ("consequents") cf. Tabelle XVI. im Anhang. Die folgenden Erläuterungen beziehen sich auf diese Zusam-

menstellung.

[92]PHYS, pp.248-60.

[93]Ibid., p.251.

[94]Ibid., p.252.

[95]Beispiel ist kochendes Wasser, ibid. p.299.

[96]Ibid., pp.25-7,299.

[97]Wie es zum Beispiel Digby in Two Treatises behauptete; cf. Kargon, Atomism, p.71.

[98]PHYS, pp.252-6. Brouncker bestritt in seinen Anmerkungen zu PHYS diese Konsequenz: "It is not always necessary that there be a mutation of figure; for if the parts separate or approach proportionally, the figure is still the same. But the Body Rarefied [...] truly suffers no more than an alteration in the distance of its parts; which if proportionally done the figure is still the same, if not 'tis chang'd." - "And thus I thinke with Reason I do admit an aether, for I do not yet apprehend how Rarefaction and Condensation canbe solud; by the Authors Disseminate Vacuitues, or any other Way (satisfactorily) without it" (S.M. Adv.a.27.7, C.U.L., pp.17,34). Aus diesen und ähnlichen Bemerkungen Brounckers (cf. etwa zu p.30) geht hervor, daß er Charletons Konzept offensichtlich mißverstanden hat.

[99]Cf. PHYS, p.252. Diesen "Beweis" hatte schon Mersenne angeführt.

[100]Ibid., p.258sqq.

[101]Ibid., p.259.

[102]Cf. Kap. 3.2.2. Zusammen mit der Kälte wird die Wärme in PHYS, pp.293 -315 behandelt, cf. auch p .34,43,133,306-15.

[103]Ibid., pp.306,315.

[104]Cf. Cavendish, Philosophical Letters, p.63: "Light, Heat and Colour, are not bare and bodiless qualities, but such figures made by corporeal self-motions, and are as well real and corporeal objects as other figures are." Gerade die Wärme wurde im Newcastle Circle häufig diskutiert; cf. etwa die Korrespondenz zwischen William Cavendish und Descartes über dieses Thema (cf. Hardacre, "Royalists in Exile," 365). Ebenso sei die Kälte "keine bloße Abwesenheit ("privation") von Wärme, sondern eine wirkliche und positive Qualität" (PHYS, p.306sq.).

[105]Ibid., p.294. Cf. parallel dazu die Definition der Eigenschaft "Kälte": "certain particles of Matter, or Atoms whose determinate Magnitude and Figure adapt or empower them to congregate and compinge bodies, or to produce all those Effects observed to arise immediately from Cold" (ibid., p. 307).

[106]Beziehungsweise durch die Einschaltung der Zwischenstufe der "Spirits", cf. Kap.3.2. dieser Arbeit.

[107]PHYS, p.294-6. Zum Vergleich Margaret Cavendishs Beschreibung der Feuer-Atome: Sie sind scharf oder spitz ("sharp"), beweglich und sehr leicht und rufen durch ihre spitzen Kanten eine Wärmeempfindung hervor. Cf. Poems and Fancies, p.6.

[108]PHYS, p.307sq. Brouncker bezweifelte in seinen Anmerkungen die Exi-

stenz von Kälteatomen. Cf. PHYS, S.M. Adv.a.27.7, C.U.L., pp.29,43.

[109] PHYS, p.293; cf. p.305: "The immediate and genuine Effect of Heat, is Disgregation, or Separation [of all bodies]."

[110] Ibid., p.133.

[111] Ibid., p.402.

[112] Ibid., p.314. Cf. zu diesem Thema auch den Vortrag Charletons in der Royal Society über seine Experimente mit dem Einfrieren verschiedener Substanzen, gehalten am 13. Januar 1664. Cf. Birch, History, vol.I, p.371.

[113] PHYS, p.211, cf. p.106.

[114] ENQ, p.401.

[115] PHYS, p.211. Das Licht ist sowohl Gegenstand ("Subject") als auch Medium ("Vehicle") der Wärme (ibid., p.205).

[116] NHP, p.9sq. Diese atomistische Definition stammt aus einer zwanzig Jahre nach PHYS publizierten Schrift.

[117] Cf. Love, "Some Sources of Herman Boerhaave's Concept," 186-9,173; und PHYS, p.205.

[118] Miscellaneous Papers, Nr. 14. Der Vortrag wurde ungefähr 1666/67 gehalten.

[119] PHYS, pp.325-40. Auch Hobbes benutzte "Atome", um die Qualität "Härte" zu erklären. Cf. English Works, ed. Molesworth, vol.I, pp.475-7,511.

[120] PHYS, p.331sqq. "Flexility"=Biegsamkeit; "tractility"=Fähigkeit zu Schwingen; "ductility"=Dehnbarkeit; "sectility"=Fähigkeit zum Zurückweichen, etwa bei Holz, das gegen die Maserung geschnitten wird; "fissility"= Spaltbarkeit, etwa bei entlang der Maserung geschnittenem Holz; "rigidity"= Starrheit, Festigkeit; "fractility"=Brechbarkeit; "friability"=Mürbheit, Bröckeligkeit; "ruptility"=Reißfähigkeit.

[121] PHYS, p.331.

[122] Ibid., p.320.

[123] Ibid., p.318; Boyle, Works, ed. Birch, vol.I, p.378. Den Hinweis verdanke ich Kargon, Atomism, p.97sq.

[124] Andere Qualitäten wie etwa "humidity", "smoothness", "asperity" etc., die in Tabelle XVI. im Anhang angeführt sind, "funktionieren" nach einem ähnlichen Muster wie die hier erläuterten. Auf eine ausführliche Beschreibung wird deshalb verzichtet.

[125] PHYS, p.233. Aus Gassendis Logik (Syntagmatis Philosophici Pars Prima, Liber II, pp.80-82) ist zu entnehmen, daß Erkenntnis für Gassendi durch Zeichen (signa) zustande kommt, die von den Sinnen wahrgenommen ("Omnis ratiocinatio ortum habet a sensibus") und von der Erfahrung in Verbindung zu anderen Faktoren gesetzt werden. Diese Faktoren assoziieren wir mit den Zeichen entweder durch einen vernünftigen Schluß (signa indicativa) oder durch ständige Verbindung (signa commune factiva). Gassendis Empirismus ist aber in seinem eigenen Werk nicht konsequent durchgehalten. Cf. Carré, "Pierre Gassendi," 113-9; und Coirault, "Gassendi Créateur de la Doctrine Sensualiste."

[126] PHYS, pp.18-20, cf. p.13.

[127]Die Evidenz der Sinne ist nämlich nach Epikur ein doppeltes Kriterium: Es kann erstens ein Argument positiv und unmittelbar, zweitens aber auch indirekt und durch Schlußfolgerung bestätigen. Cf. PHYS, p.19sq.

[128]PHYS, S.M. Adv.a.27.7, C.U.L., p.19. Charleton hatte die beiden epikureischen Sätze des logischen Urteils zitiert: "Opinio illa vera est, cui vel suffragatur, vel non refragatur sensus evidentia;" "Opinio falsa est, cui vel refragatur vel non suffragatur sensus evidentia".

[129]Cf. etwa sig.b3v,sig.b4r,p.107; und besonders Kap.I, 2-4.

[130]P.300.

[131]Cf. PHYS, p.197: "We are not ignorant, that the aspiring Wit of Des Cartes hath made a towring flight at all these sublime Abstrusities, and boldly fastned the hooks of his Mechanick Principles upon them, thinking to stoop them down to the familiar view of our reason. [This] is merely praecarious, and never to be conceded by any, who fears to ensnare himself in many inextricable Difficulties..."

[132]Ibid., p.23.; cf. auch pp.127,241.

[133]Ibid., p.92.

[134]IM, p.5sq.

[135]PHYS, p.92.

[136]Cf. ibid., p.113: "We shall [...] learn there to set on our Reason to hunt, where our sense is at a loss."

[137]DA, p.192. Allerdings war Charleton schon in DA in dieser Hinsicht nicht ganz konsequent. Wenn es ihm nämlich angebracht schien, benutzte er die Evidenz der Sinne auch schon einmal als "Argument" für eine religiöse Wahrheit, so etwa für die Allmacht des Schöpfergottes: "Do we not observe (that I may extract an Argument from the evidence of sense) how, in the twinckling of a lovers eye, that comely Arch of Colours, the Rain-bow, is painted on the clouds; and yet without either hand, compass, or pencil? doe we not behold whole mountains of ponderous Clouds piled one upon another; and yet neither vessels to lave up, nor engines to sustain that sea of water? And cannot these familiar observations instruct us with more knowledge, then to doubt the fabrication of the world without corporeal organs?" (DA, p.71).

[138]Cf. PHYS, p.18sq.

[139]Ibid., p.117. Cf. auch p.118: "Thus, if he credit the single information of his eye, who doth not judge a Handworm to be exactly round? and yet let him but behold it through an Engyscope, and he shall at first inspection discern the several divarications of its Members, Leggs, Feet, Tail, and other parts ..."

[140]Cf. ibid., p.116. Deshalb auch das von Charleton häufig wiederholte Lob der Instrumentenbauer und Erfinder neuer Technologien; cf. etwa ibid., pp.161,337,429,431.

[141]Ibid. p.116.

[142]Sogar für den wissenschaftlichen Amateur und den Virtuoso im schlechten Sinne. Hier lag dann auch die Gefahr des Dilettantismus nahe - und damit auch der Grund, warum gerade die mikroskopierenden Virtuosi zur Ziel-

scheibe satirischen Spotts, zum Beispiel in der Restaurationskomödie, wurden.

[143]Cf. zu der gleichen Geringschätzung theoretischer Forschung bei Gassendi Carré, "Pierre Gassendi," 119.

[144]PHYS, p.13.

[145]Anmerkung zu PHYS, p.13 (S.M. Adv.a.27.7, C.U.L.).

[146]Viele Dinge, so Charleton, übersteigen einfach die Wahrnehmungsmöglichkeiten der Sinne, können aber durchaus mit der Vernunft erklärt werden: "though imperceptible to the eye of the body, [...] yet obvious to that of the mind" (PHYS, pp.342,113). Alleiniges Vertrauen in die Sinne führe häufig zu falschen Eindrücken; Charleton spricht von "misinformation of our sense" (ibid., p.297). So habe etwa die Sonne für den irdischen Betrachter die Größe einer kleinen Scheibe, während man durch vernünftige Überlegung schnell auf ihre wahre Größe schließen oder diese zumindest annähernd errechnen könne (IM, p.88sq.).

[147]TD, p.101. Cf. zu Gassendi in dieser Frage: Rochot, "Gassendi et l'Expérience;" Gregory, Scetticismo ed Empirismo. Zur Rolle der Empirie im siebzehnten Jahrhundert cf. Righini et al. eds., Reason, Experiment and Mysticism; McMullin, "Empiricism and the Scientific Revolution."

[148]PHYS, p.297.

[149]Cf. ibid., p.451: "He meerly usurped the concession of this also, without, nay contrary to the suffrage of Experiment."

[150]Cf. sig.c1r.

[151]P.97.

[152]So zitierte etwa Charleton Jakob und Esau als hervorragendes Beispiel (DA, p.324sq.). Zur hermetischen Konzeption von "Erfahrung" am Beispiel der More-Vaughan-Kontroverse cf. Burnham, "More-Vaughan Controversy," 34,43.

[153]P.257.

[154]IM, p.5.

[155]In seinen Anmerkungen zur PHYS betonte auch William Brouncker den Vorrang "von Experimenten und Beobachtungen" vor einem rein theoretischen "Korpus der Naturphilosophie", oder umgekehrt gedacht: "Truths only are demonstrable" (S.M. Adv.a.27.7, C.U.L.; Hervorhebung von mir).

[156]Cf. noch in ENQ, sig.B1v: "A genuine Physician ought [...] to evince whatsoever he delivers as doctrine (if it be possible) by demonstration." Charletons eigene Bemühungen auf diesem Feld fanden übrigens die Anerkennung des dänischen Naturwissenschaftlers Borrich: "His knowledge comes not so much by reasoning as by experiments" (zitiert bei: Seaton, Literary Relations, p.178).

[157]Cf. DA, p.131.

[158]PHYS, p.38. Cf. p.27sq. für ein praktisches Beispiel.

[159]Cf. schon DA, p.58: "it being experimentally true and therefore advanced to the dignity of an Axiome ..." Cf. PHYS, p.310: "This is a difficult argument (the decision whereof doth chiefly depend upon Experiments of vast labour & cost)." Cf. ibid., p.42.

[160] Cf. DA, p.272; PHYS, p.42.

[161] Ibid., p.4. Cf. auch Miscellaneous Papers, Nr. 13, fol.33: "There remains but one way [...] by wch we may hope to attain any certain & demonstrative science of the nature of Echo's: & that's by making new Experiments, less fallible, & consequently more apt to give light."

[162] PHYS, p.28.

[163] Ibid., pp.154,178.

[164] Cf. etwa in New Atlantis, ed. Johnston, p.243. Cf. auch Kargon, Atomism, p.93sq. Zu Bacon cf. Schäfer, "Der atheoretische Erfahrungsentwurf von Francis Bacon;" Fulton, "Rise of the Experimental Method."

[165] Cf. Morhof, Polyhistor, p.28; und PHYS, passim.

[166] TD, p.90.

ZU KAP. 3.3.3.3.

[1] Cf. PHYS, pp.341-81; Gassendi, Animadversiones, Nr. 28, 29 (meine Zählung, cf. Tabelle VIII. im Anhang), pp.338-62; Gassendi, Opera Omnia, vol. I, pp.449-57. Charletons Auseinandersetzung mit den okkulten Qualitäten gleicht in vielen Passagen der Gassendis, jedoch geht Charleton meist ausführlicher auf einzelne Punkte ein. Zu Übereinstimmungen zwischen Charleton und Gassendi cf. die Anmerkungen zu Tabelle XIX. im Anhang und Thorndike, History of Magic, vol.VII, pp.460-64. Ich behalte den von Charleton verwendeten Begriff "occult qualities" im Deutschen bei, weil er der Terminologie der Zeit entspricht. Charleton wiederum verwendete hier die aristotelische Unterscheidung in manifeste und "immanifeste", das heißt okkulte Qualitäten (cf. Tabelle XV.). Das Kapitel über die okkulten Qualitäten enthält besonders viele Originalzitate, die ganz konkret zeigen sollen, wie Charleton die verschiedensten und entlegensten Naturphänomene seinem Atommodell "anzupassen" versuchte.

[2] PHYS, p.342.

[3] Ibid., p.362.

[4] Ibid., p.341.

[5] "This obscurity doth not imply a Nullity, i.e. it is high temerity to conclude that there is no External Cause [...] because that External Cause is not equally manifest" (ibid., p.277).Cf. auch ibid., p.344: "Albeit those Her [Nature's] Instruments be invisible and imperceptible; yet are we not therefore to conclude, that there are none such at all."

[6] Ibid., p.342.

[7] "Sanctuary of Ignorance," ibid.

[8] Ibid., p.341.

[9] Ibid., p.342.

[10]Cf. ibid., p.358sq.: "Men are mistaken not only in the Cause, but Denomination of this Effect." Auf p.366 gibt Charleton als Grund für den Glauben an okkulte Qualitäten entweder Aberglauben ("vain and Romantique Phansy") oder die falsche Zuordnung von Ursachen und Wirkungen an.

[11]Ibid., p.250.

[12]Cf. ibid., p.348, und Kap. 3.3.1.3. dieser Arbeit.

[13]"[Such] as the Ascention of Heavy, Descent of Light Bodies, the Sejunction of Congenerous and Sociable Natures, the Conjunction and Union of Discordant and Unsociable, and the like Irregular and Praeposterous Effects" (ibid.).

[14]Ibid.

[15]Cf. ibid., p.353.

[16]Cf. etwa ibid., p.351: "What need is there that we should have recourse to such a far-fetcht (and never brought home) Cause, as that of a Secret Commerce and peculiar Sympathy [...]; when we have a more probable and manifest one, nearer hand?"

[17]Ibid., p.343.

[18]Ibid.

[19]Ibid.

[20]Ibid., p.344.

[21]Cf. ibid., pp.383-413, und Chalmers, "The Loadstone."

[22]PHYS, p.344.

[23]Cf. ibid., pp.389, 387,403-05, u.ö. Charleton ergänzte in seiner ausführlichen Diskussion des Magnetismus die von ihm favorisierte epikureische Deutung durch Erkenntnisse moderner Wissenschaftler: Mersenne, Gassendi und Kircher werden dabei Gilbert, Descartes und Digby vorgezogen (ibid., p. 412).

[24]Cf. ibid., pp.39,44,398,401,407. Auch bei Margaret Cavendish zieht die Erde andere Körper durch den Ausstoß spitzer Atome an: "The reason Earth attracts much like the Sun/Is, Atomes sharpe out from the Earth do come/And as they wander meet with duller Formes,/Wherein they sticke their point & then back returnes" (Poems and Fancies, p.21). Cf. hierzu D. Grant, Margaret the First, p.117. - In diesen Zusammenhang gehört auch die unter den Zeitgenossen heftig diskutierte Schwerkraft ("gravity"), auf deren ausführliche Erläuterung hier verzichtet wird. Cf. PHYS, pp.275-92.

[25]Ibid., p.344. Cf. dort für weitere Beispiele.

[26]"Miraculous" (ibid., p.346).

[27]Ibid., p.345sq.

[28]P.346.

[29]Cf. ibid., p.348sqq. Charleton lehnte sich hier an Fracastoro an. Geronimo Fracastoro (1483 - 1553) hatte eine Schrift De Sympathia et Antipathia verfaßt.

[30]Cf. Tabelle XIX. im Anhang.

[31]PHYS, p.350. Cf. auch p.349: "our Modern Advancers of the Vanities of Natural Magick."

[32]Cf. TP, "Prolegomena."

[33]PHYS, p.351.

[34]Ibid., p.380sqq. Helmonts Theorie des Magnetismus war auch zur Zeit der Abfassung von TP zumindest schon unter Charletons Freunden diskutiert worden. Cf. etwa TP, sig.c2r,p.97.

[35]Cf. Thomas Browne, Pseudodoxia Epidemica, p.77: "As for Unguentum Armarium, called also Magneticum, [...] perhaps the cures it doth, are not worth so mighty principles; it commonly healing but simple wounds, and such as mundified and kept cleane, doe need no other hand than that of Nature, and the Balsam of the proper part. Unto which effect, there being fields of Medicines sufficient, it may bee a hazardous curiositie to relie on this; and because men say the effect doth generally follow, it might be worth the experiment to try, if the same will not ensue upon the same method of cure, by ordinary Balsams, or common vulnerary plasters."

[36]PHYS, p.382.

[37]Ich beziehe mich hier wegen der ähnliche Motive und des ähnlichen Ansatzes bewußt auf die 1687 und 1724 (posthum) publizierten Titel Fontenelles (1657 - 1683), die in der französischen Frühaufklärung eine große Rolle spielten. Cf. Fontenelle, Textes Choisis, ed. Roelens. Charleton nahm mit seinem Angriff auf den Okkultismus in PHYS außerdem bereits das Bemühen der späteren Royal Society um die Klärung und Beseitigung okkulter Kräfte mittels experimenteller Methoden vorweg. Cf. Carré, "Formation of Royal Society," 570.

[38]Browne wiederum war durch Bacons Forderung nach einem "Kalendar of popular Errors" motiviert, wie Howell, "Sir Thomas Browne," 62-8, nachweist. Cf. auch Huntley, Sir Thomas Browne, pp.147-72. Bacons "Idols of the Tribe", also jene Vorurteile, die aus einer "Inadäquanz der Sinne sowohl wie des Geistes der Gattung der Mensch für die Erkenntnis des 'Weltalls'" stammen (Gniffke, Problemgeschichtliche Studien, Kap. IV), sind die Kategorie, unter der Browne wie Charletons "Irrtümer", sprich okkulte Phänomene, fallen. Auch Charleton bezog sich an einigen Stellen auf Bacon als Quelle. Als weiterer Bezugspunkt sowohl für Browne als auch für Charleton kann Descartes' Philosophie gelten (cf. Howell, "Sir Thomas Browne," 62sqq.). Zu Bacon, Descartes und Browne als Quelle für Charleton cf. meine Angaben in Tabelle XIX. im Anhang.

[39]Cf. etwa TP, sig.B3r, und Huntley, Sir Thomas Browne, pp.117-20.

[40]Cf. etwa die Erläuterungen zum Basilisk (PHYS, p.365sq.; Pseudodoxia Epidemica, pp.180sqq., 174-9. Man vergleiche auch DA, p.137sqq., mit Pseudodoxia Epidemica, p.361sq.

[41]"Obstructive to the advance of Natural Science," PHYS, p.343. Charleton fährt fort: "No sooner doe we betake ourselves to Either, but we openly confess, that, all our Learning is at a stand, and our Reason wholly vanquisht, and beaten out of the field by the Difficulty proposed."

[42]Cf. p.153: "True it is, indeed, nor will any thing but ignorance deny that Physiology, or the speculation of Natural Causes hath a power to raise

the mind of man to a generous height, from whence it may securely, and
without that [...] giddiness, which usually turnes the brains of the multitude, behold the most prodigious meteors; and look in the threatning face
of Lightning without growing pale, while those that stand below become con-
vulst with needless horror, and are ready to be shook to dust with superstitious fear."

[43]Cf. DA, p.296.

[44]"The Vulgar (whose rank and muddy brains are ever more fertile in the
production, and more favourable to the conservation of Monsters, then Nilus
and all Affrica" (ibid., p.289). Cf. PHYS, pp.354,358,394.

[45]Cf. etwa ibid., p.377: "So unlimited is the Credulity of man, that
some have gone farther yet from the bounds of Reason, and imagined ..."

[46]Ibid., p.358.

[47]Cf. hierzu Shapiro, "History and Natural History," p.29sq.

[48]Cf. PHYS, p.365sq.

[49]Ibid., p.366. Charleton berief sich hier auf Aldrovand und Thomas
Browne. Cf. Ulisse Aldrovandi, Monstrorum Historia Cum Paralipomenis Histo-
riae Omnium Animalium (1642); id. Serpentum et Draconum Historiae Libri
Duo (1640); Browne, Pseudodoxia Epidemica. Zu zeitgenössischen und früheren
Beschreibungen des Basilisk cf. Read, Prelude to Chemistry, pp.58,216.

[50]Cf. PHYS, p.377.

[51]Ibid., p.395. Cf. p.399: "as highly Romantique, as the Enchanted
Castles of our Knights Errant, or the most absurd of Sir John Mandevils
Fables."

[52]Cf. IM, p.130.

[53]Cf. hierzu Browne, Pseudodoxia, Buch VI, p.12: "Of the cessation of
Oracles" (pp.514-6). Charleton bezieht sich hierauf in DA, p.139.

[54]Cf. ibid., pp.137-40,146-9. An die in DA und PHYS kritisierten aber-
gläubischen Vorstellungen knüpfte Charleton übrigens sehr viel später in
HAR (1682) noch einmal an. Hier ging es ihm vorwiegend um den falschen Göt-
zendienst ("idolatry") der antiken Völker. Hier findet sich die eigentliche
"Histoire des Oracles": Charleton beschrieb detailliert die verschiedenen
Formen von Idolatrie und Orakeln und belegte sie aus antiken und biblischen
Quellen. Cf. besonders pp.97-122.

[55]Cf. Tabelle XIX.

[56]Cf. Nicolson, "English Almanacs;" Hetherington, "Almanacs and the Extent of Knowledge of the New Astronomy."

[57]Cf. DA, p.321sqq. Charleton kritisierte hier auch die Unsitte des Ho-
roskops - obwohl Lord Brouncker ihm selbst ein Horoskop gestellt hatte. Cf.
Charletons Kommentar dazu in einem Brief an Aubrey vom 4. Februar 1671:
"not yt I am so vain as either to put any ye least confidence in judiciary
Astrology, whose very fundaments seem to be precarious & fraudulent" (MS.
Aubrey 12, fol.166, Bodleian Library).

[58]Cf. pp.349-53.

[59]Cf. ibid., p.349. Cf. das im gleichen Jahr wie PHYS erschienene Vindi-

ciae Academiarum Seth Wards (p.30): "We are not given to Astrology, [...]
nay call it that ridiculous cheat, made up of nonsense and contradictions,
founded only upon the dishonesty of Imposters, and the frivolous curiosity
of silly people."

[60]Cf. etwa den deutschen Hexenhammer (1494) von Jakob Sprenger und Heinrich Institoris und Friedrich von Sprees Gegenschrift Cautio Criminalis
(1631), oder auch Glanvills Saducismus Triumphatus (1681). Cf. in diesem
Zusammenhang auch Prior, "Joseph Glanvill," und Jobe, "The Devil in Restoration Science."

[61]"Mysterious Nothings, meer Fables, execrable Romances" (PHYS, p.373).

[62]Ibid., p.373sq. Weitere Beispiele dort. Allerdings war Charleton
selbst nicht frei von Glauben an Hexen. Die Berichte über den "bösen Blick"
alter Frauen, die kleine Kinder verzaubern, hielt er zwar für nicht in jedem Falle zutreffend, konnte sich aber doch vorstellen, daß der "böse
Blick" seine Wirkung bestimmten "bösen Strahlen oder Geistern" verdanke,
die aus den Augen der alten Frau in den Körper des Kindes eindringen, das
dadurch erkrankt: "That she [the old woman] may, in some measure, contri-
bute to the indisposition of an Infant, at whom she shoots her maligne Eye-
beams, neer at hand; may receive much of credit form the Pollution of a
Lookingglass by the adspect of a Menstruous woman; and from the Contagion
of Blear Eyes, Coughing, Oscitation of Gaping, Pissing and the like: all
which are observed to be somewhat infectious to the standers by" (PHYS, p.
375).

[63]EM, sig.d4v.

[64]Cf. ibid., sig.d4r-d4v,p.73.

[65]Cf. etwa PHYS, pp.364sq.;367, Art.8;350,Art.7.

ZU KAP. 3.3.4.

[1]Zur Mechanistik im siebzehnten Jahrhundert cf. Boas-Hall, "Establishment of the Mechanical Philosophy;" Dijksterhuis, Mechanisierung des Weltbildes; Hooykaas, Verhältnis von Physik und Mechanik; A. Maier, "Die Mechanisierung des Weltbilds;" Schofield, Mechanism and Materialism; Westfall,
Construction of Modern Science.

[2]Cf. hierzu Kap. 3.1.

[3]Bei Charleton sind "mechanische Operationen" in der Natur gleichzeitig
immer "sensible", also wahrnehmbar, w e i l körperlich. Cf. PHYS, p.343, und
Kap. 3.3.3.2. dieser Arbeit.

[4]PHYS, p.151sq.

[5]Ibid., p.152.

[6]Charleton selbst bezeichnete seine "Physiologie", also seine Naturphilosophie, ausdrücklich als Atomismus (PHYS, p.90). Als Urväter dieser Lehre
galten ihm Demokrit und Epikur (ibid., p.294). Unter die Bezeichnung "Ato-

misten" fallen sowohl antike als auch moderne Anhänger der Lehre (cf. PHYS,
p.419, oder den Dialog zwischen "Atomist" und "Anti-Atomist", ibid., pp.103
-106).

[7] Ibid., p.435. Zum Phänomen der Bewegung in der wissenschaftlichen Revo-
lution des siebzehnten Jahrhunderts cf. als Einführung Abers und Kennel,
Matter in Motion; daneben Molland, "The Atomisation of Motion;" und Debus,
"Motion in Chemical Texts," der im Schlußteil auch auf Charleton eingeht.

[8] Cf. PHYS, p.23.

[9] In der antiken Atomistik war Bewegung ein der Materie seit jeher eigenes Attribut und die Notwendigkeit eines Gottes als "prime mover" daher
nicht vorhanden. Charleton hielt dagegen: "A confest Verity it is, that all
Natural Motion must proceed from one First Motor, which can be no other but
God, untill we can find out something coequal to him in Eternity" (DA, p.
202). Hierin stimmte er mit Descartes und den meisten anderen mechanistischen Philosophen des siebzehnten Jahrhunderts überein.

[10] Cf. etwa PHYS, pp.445,466; ebenso M. Cavendish, Observations, p.48.

[11] PHYS, p.435. Cf. p.436: "First Thread in this rawe and loosely contex-
ted Web of our Philosophy." Cf. ebenso M. Cavendish, Poems and Fancies, p.
400sq.; und Hobbes, English Works, ed. Molesworth, vol.I (De Corpore), p.
VII: "[Motion is] the gate of natural philosophy universal." Charleton begründete seine Feststellung im übrigen auch mit dem cartesischen Satz, daß
Bewegung und Ruhe die wesentlichen Zustände ("modes") von Körpern seien
(PHYS, p.435).

[12] Zu Galilei cf. Naylor, "Galilei's Theory of Motion," wo auch andere
Literatur besprochen wird.

[13] PHYS, p.435. Zum vitalistischen Gehalt dieser Formel cf. Kap. 3.2.

[14] Cf. PHYS, p.23 bzw. p.442: "That there is Motion, is manifest from
sense." - "Experience doth so clearly Demonstrate, that there is motion; as
that no man can deny it, but he must, at the same instant, manifestly re-
fute himself with the motion of his tongue."

[15] Ibid., p.436; cf. p.269.

[16] DA, p.315.

[17] Ibid.; PHYS, p.270.

[18] Ibid., p.437.

[19] Ibid., p.438, cf. p.421 und ENQ, p.493. Cf. auch Hobbes, English
Works, vol.I, p.109: "MOTION is a continual relinquishing of one place, and
acquiring of another."

[20] Auf die einzelnen Formen von Bewegung (etwa "natural motion", "violent
motion", "motion voluntary", "spontaneous motion") sowie Charletons Auseinandersetzung mit dem aristotelischen Bewegungsbegriff und die von Charleton
ausführlich besprochenen Experimente zur Geschwindigkeit der Bewegung (Gassendi, Mersenne) gehe ich nicht näher ein. Ebenso entfällt eine Darstellung
des Begriffs der "inertia", der in der zeitgenössischen Physik eine große
Rolle spielte. Verwiesen sei an dieser Stelle auch auf Charletons spätere
Diskussion der "motion voluntary" in ENQ, pp.493-544, und auf den Kommentar
von Russell, "Action and Reaction before Newton," 33sq., zu Charletons Be-

wegungsbegriff.

[21] PHYS, p.436.

[22] TAL, p.37.

[23] Cf. PHYS, p.96. Cf. auch Strong, Procedures and Metaphysics; und zur großen Bedeutung der Mathematik als Schlüssel zur Erkenntnis und der geometrischen Konzeption des physikalischen Universums bei Descartes, die Charleton als Vorbild gedient haben könnte, Burtt, Metaphysical Foundations, pp.106-15. Bei Charleton allerdings kann "die Physiologie nicht allein auf einem mathematischen Fundament errichtet werden" (PHYS, p.59, cf.pp.85,95 sqq.). Das Atom beispielsweise ist nach Charleton kein mathematischer Punkt, sondern eine physikalische, körperliche Einheit.

[24] Cf. etwa DA, p.354; PHYS, pp.114,344.

[25] Ibid., p.344.

[26] Cf. ibid. und p.431; DA, pp.4,135; NHP, p.35; TAL, p.71.

[27] Die Belege sind hier äußerst zahlreich. Cf. zum Beispiel DA, pp.4,65, 71,11,135,216; PHYS, pp.30,67,284,344; TAL, p.37.

[28] NHP, p.35.

[29] DA, p.135. Die oben zitierte Stelle aus NHP, wird im übrigen ähnlich kommentiert; hier hat Charleton also keineswegs eine andere Position als in DA.

[30] TAL, p.38.

[31] Ibid., p.37.

[32] Ibid., p.38.

[33] DA, pp.4,37,111,71,216.

[34] Cf. hierzu L.D. Cohen, "Descartes and Henry More on the Beast-Machine;" Rosenfield, From Beast-machine to Man-machine.

[35] ENQ, p.380; DA, p.135. Cf. auch NHP, p.34, wo Tiere ausdrücklich mit "Mechanic Engines" gleichgesetzt werden.

[36] "Why then may not we, who are Christians as well as Natural Philosophers, take those parts of an Animal to be Machines or Engines, which evident reason, and chiefly sense shew to be such? or who hath prohibited us to investigate the formal reason and manner of their operations?" (TAL, p. 37).

[37] Cf. etwa die mechanischen Vögel in DA, p.135.

[38] NHP, p.36. Cf. ganz ähnlich DA, p.317sq., wo Charleton unter Berufung auf Lukrez die Maschinenmetapher sogar im Rahmen der Fakultätenpsychologie anwendete: "The Mind, when it electeth or willeth any object, is as it were the principal Machine, or main spring, by whose motions all the Faculties, and the members destinate to execution are excited, and carried thither, wither the Mind tendeth."

[39] NHP, p.43.

[40] Charleton sprach von "simple acts" und "compound actions" und führte das Beispiel der Paarung und Aufzucht der Brut bei Vögeln an (ibid.).

[41]Cf. NHP, p.31. Cf. die Definition der "sinnlichen" Seele in ENQ, p. 382: "a meer Body, yet a most subtile and extremely thin one, as being context of most minute and most subtile corpuscles or Particles."

[42]Ibid., p.388.

[43]Ibid., sig.B1r. Cf. zahlreiche andere Belege, etwa DA, pp.5,55,135,317 sq.; PHYS, p.176; IM, p.37; NHP, p.34sqq.; ENQ,sig.c3v,sig.D3r,p.380. Cf. auch Sawday, "The Mint at Segovia," 28sqq.

[44]TAL, p.97. Cf. ibid, p.4: "the n a t u r a l   n e c e s s i t y   o r   M e c h a n i c a l   r e a s o n s   of the Motions of the Bloud." Cf. auch ENQ, p. 414; NHN, p.116. Zum Herzen als Maschine cf. ibid., pp.38,47,71. Der mechanistische Ansatz wurde nicht nur für die Herzbewegung, sondern auch für andere Phänomene in der Medizin in Anspruch genommen. So schrieb Charleton 1657 über die Aktivitäten und entsprechende Untersuchungsergebnisse im College of Physicians: "They have gone far toward the explication of the reasons and manner of the Motions of the Muscles, by the principles of Mechanicks" (IM, p.37). Cf. den Exkurs im Anschluß an dieses Kapitel.

[45]TAL, p.69.

[46]Cf. ibid.

[47]Ibid., p.71. Wie die hydraulische Münze besteht auch das Herz aus "verschiedenen kleineren Maschinen" (p.72); es ist aber eine "sehr viel feinere ('subtle') und geheimnisvollere Maschine" (p.73): "Das Herz eines Lebewesens ist eine Maschine, die menschliche Kunst niemals nachahmen könnte."

[48]Cf. Kap. 2.2.3. und 3.4.3. dieser Arbeit.

[49]NHP, p.37; cf. ENQ, p.389.

[50]Charleton war freilich gleichzeitig bemüht, der kalten Mechanik das Abschreckende zu nehmen. Er wertete nämlich in dem Orgel-Beispiel die Rolle des Orgelspielers auf und suchte das E r g e b n i s des mechanistischen Zusammenspiels von dem Vorgang selbst zu trennen: "Do you not then observe the Effect of this so artificial instrument highly to excell both the Materials of it, and the hand of the Organist that plaies upon it?" (NHP, p.37)

[51]TAL, p.92.

[52]Cf. Kap.3.3.3. Der Vorteil der Überprüfbarkeit, das Bewußtsein, die Natur "unter Kontrolle" zu haben, zu dominieren, ist ein wichtiges Element der männlich bestimmten mechanistischen Werteskala Cf. hierzu Easlea, Witch Hunting, p.241sqq. Auch bei Charleton finden sich zahlreiche Beispiele für diese Tendenz, die hier im einzelnen zu nennen zu weit führen würde. Grundsätzlich war für Charleton wie für andere mechanistische Autoren auch die Natur ein weibliches Prinzip, das es zu zähmen, zu beherrschen, zu ordnen galt. Keineswegs zufällig sprach Charleton von dem mechanistischen Schöpfergott als dem "Grand-father Principle" (s.o.).

[53]Cf. DA, p.44; PHYS, pp.126,326.

[54]Cf. Kap. 3.3.3.3. und PHYS, p.342: "This [i.e. the explanation of occult qualities] we must enterprize, by continuing our progress in the allmost obliterated Tract, that Epicurus and Democritus so long since chalk'd forth."

[55]Ibid., p.343. Nach Kargon, Atomism, p.88, sind diese Prinzipien deutlich von Hobbes beeinflußt.

[56]Auch William Brouncker forderte in seinen Anmerkungen zur PHYS von einer brauchbaren naturwissenschaftlichen Theorie, daß sie umfassend sei: "I cannot thinke that Philosophie the best, which hath the fermest Principles: but that whose principles are the most intelligible; & solues all appearances the best" (S.M. Adv.a.27.7, C.U.L., p.40). Nur war für Brouncker eben nicht unbedingt das Atom der Orientierungspunkt, sondern vielmehr sein Konzept des Äther.

[57]DA, p.46.

[58]PHYS, p.432, cf. p.430,p.463: "Lest we trifle away our praecarious moments, in confuting each of these weak opinions, against which the Reason of every man is ready to object many great absurdities, [...] let us praesently recur to the more solid speculations of our master Gassendus in his Epistles."

[59]Ibid., p.87. Cf. ganz genauso DA, p.44: "The Atoms of Epicurus have more of probability, and hold rational through most of those operations, which occurr to the curiosity of the Philosopher, with more familiarity to our conceptions, and less variation or apostasie from the first Hypothesis, then [...] any other imaginable Praeexistent in the immense space." Cf. ebenso pp.43,Art.4;46. Damit dürfte wohl endgültig die Behauptung widerlegt sein, die PHYS sei das erste atomistische Werk Charletons.

[60]Miscellaneous Papers, Nr. 32, fol.81. Cf. ganz im Sinne Charletons François Bernier, Letter to Chapelle, p.15sq.: "I shall very willingly agree, that the Sect of Democritus and Epicurus [...] hath very great advantages above the rest, in that it can give a more probable reason of a great number of considerable effects of Nature, where others come short."

ZUM EXKURS ZU KAP. 3.3.4.

[1]Darauf weist schon das Fehlen des Wortes "mechanisch" im Untertitel hin. Cf. Webster, Great Instauration, p.272, und mündliche Auskunft von Charles Webster vom April 1981. NHN ist also keine bloße Übersetzung.

[2]Cf. T.M. Brown, "Physiology and the Mechanical Philosophy."

[3]Cf. de Folter, "A Newly Discovered Oeconomia Animalis."

[4]Hogelande ist wohl der "moderne Schriftsteller ersten Ranges unter unseren Nachbarn", der in der Biographia Britannica als Vorbild für Charleton genannt wird (vol.III, p.445).

[5]Cf. Frank, "The Physician as Virtuoso," p.60; Webster, Great Instauration, p.319.

[6]ENQ, sig.c4r-c4v.

[7]Bis ins sechzehnte Jahrhundert war die Anatomie ein Teilbereich der Physiologie. Da - im Rahmen des Streites über den Wert von Antike und Mo-

derne - im sechzehnten und siebzehnten Jahrhundert nicht mehr (nur) das Alte, sondern (auch) das Neue als Wert galt, wurde der neuen Disziplin Anatomie ein so hoher Rang eingeräumt. Die Anatomie war die medizinische Disziplin, mit der sich der wissenschaftlich interessierte Arzt beschäftigte;
für die praktische Medizin hatte die Anatomie noch so gut wie keine Bedeutung.

[8]Cf. Frank, "The Physician as Virtuoso," p.97.

[9]TD, p.42.

[10]Cf. DA, p.295: "We have it from the pen of that oraculous Secretary of
Nature, Dr Harvey, that he never dissected any Animal, but he always discovered somthing or other more than he expected, nay then ever he thought
on before."

[11]TD, p.45.

[12]Birch, History, vol.I, pp.286,288,383,426; vol.II, p.17. Cf. Webster,
"The Helmontian George Thomson," besonders 162.

[13]Birch, History, vol.I, pp.373,385,390. Aus dem Kontext geht nicht hervor, ob Charleton "nur" eine neue Methode gefunden hatte, die Muskeln bloß-
zulegen, oder ob es ihm gelungen war, die feinen Hohlräume in den Muskeln
zu finden. Die Muskeln waren nach herrschender Meinung Hohlorgane.

[14]Ibid., vol.I, p.244; vol.II, p.39.

[15]Cf. TAL, p.82.

[16]Diesen Fall hatte er der Royal Society am 13. August 1662 vorgetragen.
Cf. Birch, History, vol.I, p.104.

[17]Cf. Portal, Histoire de l'Anatomie, vol.III, p.86.

[18]Cf. Birch, History, vol.I, pp.436,444.

[19]Genaueres in Kap. 3.4.4. dieser Arbeit.

[20]In ENQ, sig.D1v-D2r, zählt Charleton Titel auf, die seiner Meinung
nach zur anatomischen Pflichtlektüre gehören. Unter den neueren Autoren
verweist er vor allem auf Harvey.

[21]Ibid., sig.D2r.

[22]Ibid., sig.D3vsqq.

[23]Cf. Cole, History of Comparative Anatomy, p.16. Cf. ENQ, sig.D4v-E1r.

[24]"An exact account as well of the Analogy, as Dissimilitude that is betwixt them [i.e. the organs of Beasts, Birds, Fishes, and Insects] and
others of consimilar uses in Man [...]. Which is a method, certainly, of
inestimable use towards the complement of Natural History, and the only way
to perfect that Comparative Anatomy, whose defect the Lord St Alban so much
complained of, in our Art" (IM, p.35).
Charleton verwendete den Begriff also schon 1657 zum ersten Mal und nicht
erst 1668, wie Cole annimmt (History of Comparative Anatomy, p.13). Cf.
auch Schmitt and Webster, "Harvey and M.A. Severino," 57.

[25]NHP, p.18sq.

[26]Im einzelnen auf Charletons anatomische Kriterien und Klassifikations-
merkmale einzugehen, würde an dieser Stelle zu weit führen. Charletons Aus-

führungen beruhten auf praktischen Beobachtungen (zum Beispiel an den Tieren der Menagerie Karls II. in St. James Park) und eigenen Sektionen. So hatte er die Fische, die er im Anhang beschrieb, selbst seziert. Cf. auch Birch, History, vol.I, p.118.

[27]Cf. Michaud, Biographie Universelle, vol.VII, p.657: "Cet ouvrage est, à notre avis, le plus important qu'ait publié Charleton."

[28]P.500sq. Cf. E. Clarke, "The Neural Circulation."

[29]Cf. Frank, Harvey, p.1sqq.; Pagel, William Harvey's Biological Ideas, besonders pp.51-88,127-208; Toellner, "Logical and Psychological Aspects."

[30]NHN, p.66.

[31]Zur zum Teil umstrittenen Rezeption Harveys cf. Bayon, "William Harvey;" Keele, William Harvey; Whitteridge, William Harvey.

[32]Cf. hierzu und zur folgenden Diskussion der Nachfolger Harveys, insbesondere Charletons: Davis, Circulation Physiology, bes. pp.65-73,90-92; Weil, "The Echo of Harvey's De Motu Cordis."

[33]Das Exemplar befindet sich heute im Besitz der British Library. Charleton zitiert Harvey,De Generatione,sehr häufig (cf. etwa ENQ, pp.389,417; EXD, sig.d1r,p.33; TD, p.53). Zum Thema von Zeugung und Embryonalentwicklung im allgemeinen cf. Bodemer, "Embryological Thought in Seventeenth Century England." Zur generatio cf. auch Kap. 3.3.3.1. dieser Arbeit.

[34]TAL, p.38. Cf. Frank, Harvey, p.18. Reste von Harveys vitalistischem Konzept zeigen sich allerdings bei Charleton zum Beispiel in der enormen Bedeutung, die dem Blut als Sitz des Lebens und der Seele der Lebewesen beigemessen wird. Cf. NHP, p.9; ENQ, p.391sqq.

[35]In TAL folgte er Ents Argumentation in dessen Apologia pro Circuitione Sanguinis (1641) und erkannte den Anspruch dem P.P. Sarpi (1552 - 1623) ab. Der Ursprung der Blutkreislauftheorie war vor allem nach Harveys Tod sehr umstritten. Neben Sarpi wurden auch Servetus, Colombo, Cesalpino genannt. Cf. TAL, pp.9,23.

[36]IM, p.36sq., cf. p.35.

[37]Borelli, ein Mathematikprofessor aus Pisa, hatte den Pulsschlag des Herzens mit der Reaktion von salzigen und sauren Stoffen im Herzen zu erklären versucht. Cf. zu Charletons Gegenposition TAL, p.104sq.

[38]In einer Sitzung der Royal Society half er, entsprechende Experimente Boyles auszuwerten. Cf. Birch, History, vol.II, p.83. Den Blutkreislauf einer Laus beobachtete Charleton durchs Mikroskop. Cf. EXD, p.52 (handschriftliche Marginalie Charletons im Exemplar der Bodleian Library, S.M. Vet.A3.c.36).

[39]Etwa in NHN, p.40.

[40]Letztere behandelten Charleton wie Francis Glisson besonders ausführlich, so etwa in ENQ, p.405sqq. Cf. Davis, Circulation Physiology, p.90: "Mication was a rising and falling of the blood (panting) or a type of an internal motion within the blood that tended to separate spirit from the blood." Die Schwingung verursacht eine ständige Veränderung des Blutes in seiner Substanz.

[41]Cf. pp.123sq.,365.

[42]Cf. Davis, Circulation Physiology, p.91.

[43]Cf. Borrich, Deusingius Heautontimorumenos (1661). Dieses Buch ist im übrigen nicht, wie Kargon annimmt, von Charleton herausgegeben (cf. Kargon, ed., PHYS, "Introduction," p.XXIII).

[44]Cf. O'Malley, "John Evelyn," 228sq.

[45]Dictionnaire des Sciences Médicales, vol.III, 222. Cf. Dezeimeris, Dictionnaire Historique, vol.I, 671; Portal, Histoire de l'Anatomie, vol. III, 82.

[46]"Pathologists are Writers on the Diseases and Symptoms incident to the body of man" (DC, sig.a1r). Beispielhaft für die beschriebene Zielvorstellung ist der Untertitel von EXP: "in quibus morborum penè omnium natura, generatio & caussae, ex novis anatomicorum inventis sedulo inquiruntur."

[47]Dabei stellte sich für ihn heraus, daß das Prinzip der Gärung im Blut für eine Erklärung benutzt werden konnte, die das Zustandekommen von Krankheiten schlüssig darstellte. Genaueres cf. Davis, Circulation Physiology, p.91. 1680 nahm Charleton in den sechs anatomischen Vorlesungen von ENQ dies Thema wieder auf und versuchte, das Entstehen von Fieberkrankheiten auf der Grundlage seiner Blutanalyse darzustellen (Kap.V).

[48]Es wurde Charleton denn auch in der späteren medizinischen Literatur vorgeworfen, daß einige seiner Arbeiten vorwiegend hypothetischer Art seien, so zum Beispiel von Haller, Bibliotheca Anatomica, vol.I, p.434; Eloy, Dictionnaire Historique, vol.I, 597; Moore, Study of Medicine, pp.115,117. In INQ PH beispielsweise stellte Charleton völlig unhaltbare Vermutungen über die Ursachen der Menstruation an. Auf die kleineren medizinischen Werke - neben der INQ PH auch SCO und CHY - gehe ich nicht näher ein.

[49]DA, p.178.

[50]Charleton nennt in PHYS, p.236, eine ganze Liste von Autoren.

[51]Cf. Kap. 2.2.1.

[52]Birch, History, vol.II, p.69. Cf. PHYS, p.364.

[53]Ibid., p.381, cf. p.379.

ZU KAP. 3.4.1.

[1]Cf. Kap. 2.2.3.

[2]Cf. hierzu Mintz, Hunting of Leviathan, p.39; D.C. Allen, "Rehabilitation of Epicurus," passim. Zum Atheismus im siebzehnten Jahrhundert und seinen antiken Quellen cf. Strathmann, "Elizabethan Meanings of 'Atheism'," in: Sir Walter Raleigh; Bergmann, "Das Schicksal eines Namens;" Brie,"Deismus und Atheismus;" Buckley, Atheism in the English Renaissance; Redwood, Reason, Ridicule and Religion, Chapters I-IV; Aylmer, "Unbelief in Seventeenth-Century England."

[3]DA, sig.a1v-a2r; cf. p.4.

[4]Ibid., p.180.

[5]Ibid., sig.b1v,p.74.

[6]HAR, p.216.

[7]DA, p.4, cf. pp.78,82.

[8]Ibid., sig.a1r, und D.C. Allen, "Rehabilitation of Epicurus," 4,7,8,12, 14,17,19,114,129.

[9]Sig.a1r; für weitere Beispiele cf. pp.36sq.,40,68,73,78,101,103,158,175 sq.

[10]ENQ, sig.C3v-C4r. Mit "Theatre" ist der Saal des College of Physicians gemeint, in dem Sektionen vorgenommen wurden.

[11]John Smith, Select Discourses, p.41. Im Grunde mußte jede Naturphilosophie sich vor dem christlichen Weltbild legitimieren, da traditionell die christlich-scholastische Theologie mit der aristotelischen Naturphilosophie assoziiert war. Cf. Rattansi, "Social Interpretation of Science," p.3. Schon Cicero und Laktanz hatten auf diese Möglichkeiten hingewiesen. Cf. S. Brandt, "Lactantius und Lucretius." Zur Epikur- und Lukrez-Rezeption cf. auch Real, Lukrez-Übersetzung von Thomas Creech, Kap.I und Anhang; Guerlac, Newton et Epicure, pp.13-20; Mayo, Epicurus in England; Popkin, "Epicureanism and Scepticism."

[12]Brief Evelyns an Jeremy Taylor vom 27. April 1656; zitiert in: Diary and Correspondence of John Evelyn, ed. Wheatley, vol.II, p.215. Daß Evelyn diese Vorsichtsmaßnahme nicht zu Unrecht traf, belegt ein Brief Taylors an ihn vom 16. April 1656 (ibid., p.212sq.).

[13]IM, p.9.

[14]Äußerungen Lady Margarets wie etwa die folgenden trugen sicherlich nicht dazu bei, diesem Eindruck zu widersprechen: "Neither do I think it Atheistical (as your Author [i.e. Henry More] deems) to maintain this opinion of self-motion, as long as I do not deny the Omnipotency of God." - "I perceive their [i.e. some Natural Philosophers] supposition is built upon a false ground; for they are of opinion, That the Exploding of Immaterial substances; and the unbounded Prerogative of Matter, must needs infer Atheism" (Philosophical Letters, p.164; Observations, p.299).

[15]Henry More, The Immortality of the Soul, p.39. Zu Hobbes als Atheist cf. Mintz, Hunting of Leviathan, p.39sqq.; Woodfield, "Hobbes on the Laws of Nature."

[16]Cf. Biographia Britannica, vol.III, p.445.

[17]PHYS, p.4.

[18]Ibid., pp.305,109. Charleton folgte dabei ausdrücklich, wie er selbst sagte, dem Vorbild Sennerts und Magnens.

[19]DA, p.96sq. Epikur wird auch immer wieder mit eindeutig negativen Epitheta belegt, wie etwa "Secretary of Hell" (ibid., p.158).

[20]Ibid., sig.a2r. Cf. ibid., p.5: "When we had determined with our selves to erect a building of Physicall science [...], we conceived it necessary to begin as high as the First Cause, God; and endeavour the demonstra-

tion first of his Existence and consequently [...] of his Wisdome, Power and Goodness." Dieses Verfahren, den Gottesbeweis den Prinzipien der allgemeinen Naturerkenntnis voranzustellen, war unter den zeitgenössischen Philosophen nicht ungewöhnlich. Descartes, der für Charleton gerade in DA in vielem Vorbild war, benutzte es ebenfalls in seinen Meditationes von 1641, deren dritter Teil die Existenz Gottes behandelte (cf. DA, p.5). Der Grundsatz daß, wer die Natur verstehen wolle, zuerst ihren Schöpfer (an-)erkennen müsse, galt im übrigen seit der Scholastik (cf. DA, sig.a2v).

[21] Cf. Tack, Philosophie- und Wissenschaftsbegriff bei Gassendi, Kap.II, 9; Rochot, Travaux de Gassendi, pp.30sqq.,39sqq.,131sqq. Cf. auch Gassendis "De Vita et Moribus Epicuri," Opera Omnia, vol.V, besonders Liber III-VIII, und die "Epistola Dedicatoria ad Franciscum Luillerium," pp.169-72.

[22] DA, p.329.

[23] P.125sq.

[24] Ibid.

[25] Ibid., p.126. Zum Vergleich die Parallelstelle in DA, p.43 bzw.46: "The Positions we are to reject, are these; (1.) that the Chaos of Atoms was non-principiate, or as antient as Eternity: (2.) that they were not created ex nihilo, ab aliqua beata simul ac immortali Causa, by God: (3.) that they were not becalmed, separated, ranged, and disposed into their proper stations, in that serene order and figure, which they are now of inevitable necessity bound to observe, [...] by the artifice of any other Cause, but the blind ordination, or improvident disposure of Fortune.[...] (4.) That Atoms had, from all eternity, a faculty of Motion, or impetuous tendency, inherent in them, and received not the same from any forreign principle."

[26] PHYS, p.126.

[27] Cf. hierzu auch die schon in Kap. 3.3. besprochenen Restriktionen in Charletons Atomismus.

[28] DA, p.43. Dasselbe Vorgehen läßt sich bei Gassendi feststellen, wie Bernier richtig erkannte: "Il a sceu faire le choix de ce qu'ils [les anciens] avoient de meilleur, & l'accommoder à son Système" (Abrégé, sig. a5r). Cf. auch das Vorwort des Verlegers zu Robert Boyles Origine of Formes and Qualities, sig.a2v: "The most noble Author hath herein, for the main, espoused the Atomical Philosophy (corrected and purged from the wild fancies and extravagancies of the first Inventors of it, as to the Origine of the Universe [...]."

[29] PHYS, p.126.

[30] Essay on De Rerum Natura, sig.A8v.

[31] PHYS, p.126, cf. p.140. Die von Charleton hier benutzte Formel "Antidotes against our Ignorance" erinnert an Henry Mores Antidote against Atheism, mit der Maßgabe, daß More atheistische Implikationen atomistischer Thesen angreifen wollte, während Charleton den Atomismus selbst als Mittel gegen Unwissen und sogar Unglauben vorstellte.

[32] Beispiele für größere Einschränkungen Charletons in den Kapiteln 3.3.1. und 3.3.2. dieser Arbeit.

[33] Denselben Versuch unternahm noch 1678 Ralph Cudworth in The True In-

tellectual System of the Universe. Cf. Harrison, "The Ancient Atomists and English Literature," 45; Rodney, "Ralph Cudworth."

[34]Cf. PHYS, p.99.

[35]Cf. Dezeimeris, Dictionnaire Historique, vol.I, 671: "Son attachement à la philosophie atomistique, rendit un peu suspects ses sentimens religieux malgré le soin qu'il avait pris d'établir une dinstinction entre les opinions philosophiques et religieuses d'Epicure." Cf. auch Kargon, Atomism, p.84.

[36]IM, p.10. Wie aus dem Kontext hervorgeht, begründeten Charletons Gegner ihre Kritik unter anderem damit, daß es ihm als Arzt doch schlecht anstehe, sich mit einem derartigen Thema zu befassen. Dieser Vorwurf ruft das alte Vorurteil in Erinnerung, daß unter den Ärzten besonders viele Atheisten zu finden seien: ubi tres medici duo athei. Cf. Mersenne, L'Impiété des Déistes, fol.121-43; und Kocher, Science and Religion, Chapter 12.

[37]Cf. zu den Motiven dieser Selbstverteidigung auch Westfall, Science and Religion, p.113. Westfall stellt übrigens bei Joseph Glanvill und Edmond Halley ähnliches fest.

[38]DA, p.60, cf. p.63: "so unpardonable a dotage in a grave Philosopher." Cf. TAL, sig.P1r-P1v: "O ridiculum subtilissimi caeteroquin Philosophi stuporem!"

[39]Cf. etwa PHYS, pp.22,24.

[40]Cf. EM, p.8: "That pleasure (without which there is no Notion of Felicity) is a Good, of its own Nature." Charletons Darstellung der epikureischen Ansicht nimmt sich schematisiert so aus (ibid., pp.1,4sqq.):

Supreme Good = Felicity = Pleasure

consists in

1. Indolency of Body ⟶ 2. Tranquillity of Mind

attained by

Right Reason
Freewill } in exercise of virtues

[41]Charleton selbst schien in EPH diesem Prinzip zu huldigen, wenner etwa das Verhalten der hier geschilderten Frau folgendermaßen kommentierte: "I should take her to be of old Epicurus's Faith, following the simple dictates of mother-Nature, and living by the plain rule of her own Inclinations" (sig.A3r).

[42]Cf. vor allem die von Real, Lukrez-Übersetzung von Thomas Creech, p.11 sq., Anmerkung 3, genannten Beispiele aus der Primärliteratur und die hier verzeichnete Sekundärliteratur, vor allem D.C. Allen, "Rehabilitation of Epicurus;" Surtz, "Defence of Pleasure;" Timmermans, "Valla et Erasme."

[43]Cf. hierzu Tack, Philosophie- und Wissenschaftsbegriff bei Gassendi, p.124.

[44]Deshalb ist die folgende Wertung Kargons unrichtig: "The Morals of 1656, while of literary interest, added little or nothing to the acceptance of atomism" (Atomism, p.89). Charleton selbst bezeugt diese Intention in der EM vorangestellten "Apologie for Epicurus."

[45]Ibid. Cf. auch Harrison, "The Ancient Atomists and English Literature," 9. Dasselbe Argument findet sich auch bei Thomas Browne; cf. D.C.

Allen, "Rehabilitation of Epicurus." Cf. auch Charletons handschriftlichen
Widmungsbrief an Fauconberg in EM, S.M. 4°Rawl.49, Bodleian Library: "The
good, pious, & temperate EPICURUS, is now at length [...] revived, & by
my means brought into England. [...] You will find him a perfect Virtuoso."
Die Kennzeichnung als "Virtuoso" macht Epikur nicht nur zum moralischen,
sondern auch zum naturwissenschaftlichen Vorbild.

[46]EM, p.9.

[47]Ibid., pp.15,18. In DA, p.97, verurteilte Charleton Epikurs Philosophie des Glücks noch sehr viel stärker.

[48]Cf. DA, sig.c2r. Cf. Epikurs eigene, von Charleton paraphrasierte Worte in EM, p.15: "When we say; that Pleasure in the General is the end of a
happy life, or the Chiefest Good; we are very far from understanding those
Pleasures, which are [...] pursued by men wallowing in Luxury, or any other
pleasures that are placed in the meer motion or action of Fruition, wherby
the sense is pleasantly tickled; as some, either out of Ignorance of the
right, or dissent of opinion, or prejudice and Evil will against us, have
wrongfully expounded our words." Charleton hatte also den Vorteil, den Vorwurf gegen Epikur mit dessen eigenen Worten zu widerlegen.

[49]Cf. PHYS, pp.94-6, cf. p.99sq.,103.

[50]Arcana Microcosmi, p.256.

[51]Cf. EM, sig.c2r. Dieses Argument wurde schon von Lambin im Vorwort zu
seiner Lukrez-Ausgabe sowie hundert Jahre später dann von John Evelyn benutzt. Cf. den Hinweis von Real, Lukrez-Übersetzung von Thomas Creech, pp.
78,84sq.; sowie Lambinus,ed., De Rerum Natura, sig.a3r-e2r; Evelyn, Essay
on De Rerum Natura, sig.A7v.

[52]Cf. EM, sig.c2r,sig.d6r.

[53]P.189.

[54]DA, pp.186-9. Von hier ist es nur noch ein Schritt zu Charletons im
Spätwerk auftauchender Feststellung, irdisches Glück sei immer nur leerer
Schein, das wahre Glück liege im Himmel (Miscellaneous Papers, Nr. 49, "Of
Human Felicity and Infelicity").

[55]Cf. DA, p.185. Dennoch blieb Charletons Versuch der Vereinigung des
hedonistischen Glücksprinzips mit christlichen Moralvorstellungen zweifel-
haft. Denn der epikureische Hedonismus war von seinem Wesen her egozen-
trisch, die christliche Liebe dagegen immer auch "altruistisch", auf Gott
oder die Menschen ausgerichtet; zur Glückserfüllung bedarf der Mensch der
Hilfe Gottes. Charletons christianisierter Epikureismus ist eine "rationa-
lisierte Moral, die göttliche Gnade eigentlich überflüssig macht" (cf.
Westfall, Science and Religion, p.120).

[56]Pp.192,196. Cf. dagegen noch in EPH, p.51sq.: "the senses are the
observers of the marks of good and Evil."

[57]Cf. EM, sig.c1rsqq. Auf das Problem des Freitods gehe ich hier nicht
näher ein; Charleton scheint ihn - in auswegloser Situation - zu rechtfertigen, verweist aber auch darauf, daß er von Gott, Kirche und Staat ver-
dammt werde. Cf. EM, sig.d6v.

[58]Ibid., sig.d1r,sig.d6v. Ähnlich rechtfertigte Charleton in PHYS Epikurs Konstrukt der Eigenbewegung der Atome damit, daß auch viele andere

philosophische Schulen Ähnliches postuliert hätten. Cf. PHYS, p.122sq. Aus-
serdem habe, so hielt er den Anti-Epikureern noch 1669 vor, zur Zeit der
griechischen und römischen Antike die epikureische Philosophie sehr viel
mehr in Blüte und Ansehen gestanden als die aristotelische (Miscellaneous
Papers, Nr. 15, fol.42).

[59] EM, sig.d4v. Cf. auch schon in DA, p.70: "That boldness is the daugh-
ter of ignorance, is herein plainly verified; for had these unhappy Pagans
understood any thing of the majestick essence of divinity, or but apprehended the vast disparity between the efficiency of the Highest, and that of
all other Subordinate causes; tis more then probable, they had not been so
sawcy with his imperial Attribute, Omnipotence, nor run into that common
mistake of flesh and bloud, of measuring the ways of God by the ways of
man." Cf. ibid., p.117. Warum sollte Epikur eher als andere Denker der Antike das "richtige" Gottesbild gehabt haben, fragte Charleton, da dieses
von Gott selbst doch allein den Hebräern vorbehalten gewesen sei? (EM, sig.
d5r).

[60] Ibid. Eine ähnliche Erklärung bot schon DA, p.303. Aus MS. Sloane 3413
(British Library) geht hervor, daß Charleton Epikurs Schrift De Pietate für
viel zu wenig beachtet hielt. Zur Theologie Epikurs cf. Lemke, Die Theologie Epikurs.

[61] EM, sig.d4v. Cf. auch pp.71,73.

[62] Ibid., sig.d5v.

[63] P.128.

ZU KAP. 3.4.2.

[1] So etwa bei der Ablehnung der Pluralität der Welten; cf. Kap. 3.3.1.1.

[2] DA, p.333.

[3] Ibid., sig.q4v.

[4] Cf. PHYS, p.78.

[5] Cf. EM, sig.d5r.

[6] Cf. etwa DA, sig.b2r: "Lest this our charitable Design, to subvert the
chief Citadel of Atheisme, by a Countermine of Arguments purely physicall,
[...] should want any one of the inducements of perswasion, [...] we may
superadd also the Authority of no lesse then the Lateran Councell, held under Pope Leo the tenth." Cf. ebenso IM, p.59sq.

[7] Cf. NHP, sig.bb4v; ENQ, p.404.

[8] Cf. PHYS, p.80. Cf. Gassendi, Opera Omnia, vol.I, p.227. Charleton ist
an dieser Stelle strenger als Gassendi.

[9] DA, p.127.

[10] Cf. p.68sq. und s.u. in diesem Kapitel.

378

[11] DA, sig.a1v.

[12] Cf. etwa EM, sig.c2v: "[The opinion of the soul's mortality is] manifestly repugnant to Christianism, and indeed to the fundamental Reason of all Religions beside (if I may be admitted to use that improper phrase of the vulgar, while I well know that there can be but one Religion truly so called, and that all the rest are more properly called Superstitions)."

[13] Cf. HAR, p.207.

[14] Cf. etwa DA, p.140, und die nicht zu verkennende Neigung Charletons, die übrigens nicht nur für ihn typisch ist, sich vorzugsweise mit dem Alten Testament oder der hebräischen Kultur überhaupt zu beschäftigen; eine Neigung, die vor allem in HAR zum Ausdruck kommt. Cf. auch DA, p.3, und Fisch, Jerusalem and Albion.

[15] Zu diesem Begriff und der damit verbundenen theologischen Gruppe cf. Philipp, "Physicotheology in the Age of Enlightenment;" Harth, Swift and Anglican Rationalism, passim; Brugger, ed., Philosophisches Wörterbuch, Artikel "Gottesbeweise".

[16] Sig.*1r,sig.*4r.

[17] Sig.c4r. Cf. auch den nur in Charletons Schriftenverzeichnis enthaltenen Untertitel von DA: "or a Natural Theology" ("Gualteri Charletoni Scripta jam in Lucem Emissa," Anhang zu TAL).

[18] Cf. auch Richard Bentley (The Folly and Unreasonableness of Atheism, Demonstrated from ... the Origin and Frame of the World, 1692), aber auch andere, spätere Autoren wie William Derham (Physico-Theology, or a Demonstration of the Being and Attributes of God from His Works of Creation, 1713) oder William Paley,der als letzter Vertreter der physiko-theologischen Bewegung gelten kann (View of the Evidences of Christianity, 1749; Natural Theology, or Evidences of the Existence and Attributes of the Deity Collected from the Appearances of Nature, 1802). Das "Genre" der physiko-theologischen Literatur war lange Zeit, bis ins neunzehnte Jahrhundert hinein, sehr erfolgreich, gerade auch bei theologischen Laien. Allein Rays Wisdom of God erlebte vier Auflagen auf seinen Lebzeiten und siebzehn weitere bis 1850. Cf. hierzu Peacocke, Creation and the World of Science, p.6. In James Darlings Cyclopaedia Bibliographica, col.636sq., wird bezeichnenderweise DA als einziger Titel Charletons genannt.

[19] Dies vermutet schon Guerlac, Newton et Epicure, p.15.

[20] DA, p.115.

[21] Zum Begriff "design" cf. etwa ibid., p.126.

[22] Cf. Hauck und Schwinge, Theologisches Fachwörterbuch, Artikel "Gottesbeweise"; Brugger, ed., Philosophisches Wörterbuch, Artikel "Gottesbeweise"; Lexikon für Theologie und Kirche, Artikel "Gottesbeweise".

[23] DA, sig.a2r.

[24] Cf. hierzu M.D. Bush, "Rational Proof of a Deity."

[25] "The admirable fabric of our Body demonstrates the Power, Wisdom and Goodness of the Maker" (ENQ, sig.C3v; Hervorhebung von mir). ·

[26] Ibid., sig.c3r-c3v. Interessant hier die Sprache Charletons: der Mensch wird als Tempel Gottes bezeichnet, das Gehirn als sein Allerheilig-

stes - beinahe so, als ob man nicht Gott, sondern den Menschen selbst bewundern und verehren sollte.

[27]Während sie Descartes' Metaphysik durchaus anerkannten - was sich an Charletons Übernahme cartesischer Thesen in DA verfolgen läßt - griffen die Physiko-Theologen gleich den anglikanischen Rationalisten die cartesische Kosmologie an, weil sie ihrer Meinung nach den Glauben an ein Schicksal und nicht an Gott bewirkte. Cf. Harth, Swift and Anglican Rationalism, p.92.

[28]Cf. etwa PHYS, p.233; IM, p.92.

[29]Cf. Harth, Swift and Anglican Rationalism, p.145; Philipp, "Physico-theology in the Age of Enlightenment," 1236.

[30]Cf. hierzu und zum folgenden Hooykaas, Religion and the Rise of Modern Science, Chapter V,B: "Science and Biblical Exegesis." Zu ähnlichen Bemühungen John Wilkins' cf. Mason, "Science and Religion," p.212sqq.; Mc Colley, "Ross-Wilkins Controversy." Charles Webster stellt fest, daß der "Biblizismus" auch ein hervorstechendes Merkmal des englischen Puritanismus gewesen sei (Great Instauration, p.509).

[31]DA, p.223.

[32]Cf. Advancement of Learning, ed. Johnston, p.9sq.

[33]Cf. Kap. 3.3.1.1.

[34]Cf. DA, p.144.

[35]HAR, p.9. Charleton nannte seinen "Meister" Thomas Hobbes als Vorbild für seine Absichten: "Consider what our Master Hobbs hath with singular judgment written in the 4th. Chapter of his Book de Cive: where he confirms all the Laws of Nature by comparing them singly with Divine Precepts given in the Old and New Testament" (ibid.).

[36]Cf. IM, p.59.

[37]Cf. DA, p.223: "The Testimonies of the Oracle of Truth, the Book of God." Cf. Ibid., p.160: "the Scriptures [are] the only Loadstone that never deflects from the point of unity of truth."

[38]EM, sig.d1r.

[39]DA, p.141.

[40]"The greatest Naturalist," DA, p.145.

[41]ENQ, p.371.

[42]DA, p.144sq.

[43]Cf. Kap. 3.3.4. Cf. den ähnlichen Versuch William Pettys, den Atomismus mit dem biblischen Schöpfungsbericht zu vereinbaren. Cf. Kargon, "William Petty's Mechanical Philosophy," 65.

[44]ENQ, pp.371-3.

[45]DA, p.223.

[46]Cf. DA, p.227; HAR, p.150.

[47]Cf. DA, p.231.

[48]Ibid., p.228; HAR, pp.70,190.

[49]Cf. ibid., p.182.

[50]Cf. ibid., p.70; DA, pp.228sq.,231sq.

[51]Cf. ibid., p.238.

[52]Ibid., pp.229,239.

[53]Ibid., p.235.

[54]Ibid., p.239.

[55]Cf. zur folgenden Darstellung Dillenberger, Protestant Thought, p.66 sq.

[56]Cf. zu diesem Problem zum Beispiel die folgenden Formulierungen in DA, p.220: "The great obscurity, & small validity of some Texts of holy writ;" "now this place hath much of obscurity, and little of strength for the supportation of their opinion, more then ours. (1) Much of obscurity, since, though racked to the highest extension of its importance, no Logique can extort any other Conclusion from it, but this ..."

[57]Cf. Dillenberger, Protestant Thought, p.67. Dillenberger macht auch auf den bei Charleton häufigen Vergleich zwischen der Unverständlichkeit des Buchs der Natur und der Heiligen Schrift aufmerksam.

[58]P.77. Im Extremfall führt dieser Umgang mit der Bibel dazu, daß naturwissenschaftliche Aussagen unterbleiben, weil es keinen entsprechenden biblischen Beleg gibt. So konnte Charleton etwa keine Auskunft über die Himmelsfarbe geben, weil sich im Bericht des heiligen Paulus über den Himmel keine entsprechende Angabe findet (PHYS, p.194).

[59]Nach DA, p.129, folgen alle "natural agents" den ihrer Spezies entsprechenden Naturgesetzen. Diese werden nicht durch das Schicksal ("fortune"), sondern durch Gott eingesetzt. Gott behält sich das Recht vor, sie jederzeit zu ändern. Cf. pp.130-37 und PHYS, p.63. Dies widerspricht der andernorts von Charleton geäußerten Überzeugung, daß die Naturgesetze unveränderlich seien. Cf. PHYS, p.343; IM, p.81sq.

[60]Cf. DA, p.137; cf. auch Westfall, Science and Religion, p.82.

[61]DA, pp.137-52. Zu den Orakeln cf. Kap. 3.3.3.3.

[62]Cf. DA, pp.141-5. Im Falle der Sintflut etwa läuft die Diskussion möglicher natürlicher Gründe so ab: Die in den Weltmeeren vorhandenen Wassermassen hätten für eine so große Flut nicht ausgereicht. Als Beleg zitierte Charleton genaue Berechnungen von Zeitgenossen zur Tiefe der Meere und Höhe der Berge - dies sind wohl seine "physikalischen Betrachtungen". Auch die Kapazität der Wolken wäre nicht groß genug gewesen. Außerdem widerspräche es dem Prinzip der Schwerkraft, wenn Meere und Flüsse sich plötzlich aus ihrem Bett erhöben; dies könne auch nicht durch den Einfluß der Sterne bewirkt werden. Die Vermutung, es müsse über dem Firmament noch einen "Abgrund aus Wasser" geben, hielt Charleton für möglich, aber nicht für beweisbar.

[63]So im Falle des absoluten Charakters von Raum und Zeit: "Though we concede them to be improduct by, and independent upon God; yet cannot our Adversaries therefore impeach us of impiety [...]: since we consider these Spaces, and their Dimensions to be Nihil Positivum. [...] Besides, this sounds much less harsh in the ears of the Church, then that which not a few

of her Chair-men have adventured to patronize; viz. that the Essences of Things are Non-principiate, Improduct, and Independent: insomuch as the Essence being the noblest [...] part of any Thing [...]; to hold it uncreate and independent, is obliquely to infer God to be no more then an Adopted Father to Nature, a Titular Creator, and Author of only the material, grosser and unactive part of the World" (PHYS, p.68sq.).

[64]Cf. DA, p.144sq.

[65]Ibid., p.146.

[66]Charleton verwendet hier den Topos der Sympathie der Natur. Cf. DA, p. 151.

[67]Cf. ibid., p.143; ENQ, p.373.

[68]Cf. etwa DA, p.165: "Here also is a convenient place for their opinion, who affirme the Book of Job to have bin intended as no history (though they conced him to have bin no faigned person [...]) but a grave Treatise concerning this subject, viz. the prosperity of the impious, and constant adversity of the pious, [...] which is grounded upon strong probability."

[69]DA, p.154. Cf. zu diesem Komplex auch Westfall, Science and Religion, Chapter II.

[70]Sig.b2r.

[71]ENQ, sig.a2v. Zu Mersenne cf. Hine, "Mersenne and Vanini," 65.

[72]Cf. TAL, p.38: "The more we are able to discover of his Wisdom, power, and goodness discernible in the mirrour of his Creatures, the more we shall find our selves obliged to admire, love, and adore him."

[73]Cf. etwa DA, pp.167,168; ENQ, sig.a2v,sig.c3v.

[74]Cf. Advancement of Learning, ed. Johnston, pp.5-10.

[75]DA, p.168.

[76]ENQ, sig.c2v.

[77]Ibid., sig.a2v.

[78]Ibid., sig.c1v. Nach ST, p.249, ist Aufgabe der Naturphilosophie die Betrachtung ("contemplate") der Vollkommenheiten Gottes. Zum Verhältnis von Religion und Naturwissenschaft im siebzehnten Jahrhundert cf. Burtt, Metaphysical Foundations; D. Bush, "Two Roads to Truth;" Carré, "Theology in Classical Physics;" Centore, "Mechanism, Teleology;" Dillenberger, Protestant Thought; Hooykaas, Religion and the Rise of Modern Science; McAdoo, Spirit of Anglicanism; Peacocke, Creation and the World of Science; Russell, ed., Science and Religious Belief; Westfall, Science and Religion.

[79]Cf. auch Boyle, Works, ed. Birch, p.253: "tis possible to be a naturalist without being an Atheist." Cf. schon bei Bacon, Advancement of Learning, ed. Johnston, pp.5-10,86sq. Cf. die ähnlichen Aussagen zahlreicher anderer Naturphilosophen, zum Beispiel Joseph Glanvills, der in seinen Essays die "usefulness of Philosophy to Theology" demonstrieren wollte (cf. Essays on Several Important Subjects, IV).

[80]ST, p.283sq.

[81]TAL, p.37; cf. HAR, sig.A6v. Cf. zum Bund zwischen "Physiologen" und

Theologen auch PHYS, p.11; DA, pp.333sq.,341.

[82] Philosophical and Physical Opinions, sig.b2v.

[83] Während Charletons Haltung in der Helmont-Trilogie noch streng antirationalistisch war, übernahm er mit der Neuen Wissenschaft auch deren Nutzung der ratio als hervorragendem Erkenntnismittel. "Vernunft" und "Experiment" zusammen waren für ihn von nun an die zentralen Kriterien der Wahrheitsfindung (PHYS, pp.4,28). Die gottgegebene Naturordnung funktioniert vernünftig und kann daher mithilfe menschlicher Vernunft erkannt werden: "All the laws of nature therefore are the laws of God; [...] reason, which is the very law of nature, is given by God to every man for a rule of his actions" (HAR, p.8sq.). Die Vernunft, "die Magna Charta allen irdischen Wissens", "das Naturgesetz an sich", galt ihm als göttliches Vorrecht des Menschen vor allen anderen Lebewesen; den Menschen definierte Charleton als "Animal Rationale" (cf. DA, p.40; HAR, p.8; DA, pp.86-8; EXD, p.1; ENQ, p. 1). Der Betonung der Vernunft in der Neuen Wissenschaft entsprach es, daß Charleton Epikur häufig aufgrund von dessen Rationalität empfahl (cf. etwa PHYS, pp.136,153; EM, p.22). Charletons rationalistisches Konzept steht gleichermaßen in der Tradition des Descartes und Gassendis (cf. Rochot, Travaux de Gassendi, p.151). Zum Rationalismus in der englischen Neuen Wissenschaft cf. Burnham, "More-Vaughan Controversy;" Holmes, "Science, Reason and Religion;" Hooykaas, Religion and the Rise of Modern Science, Chapter II; Nussbaum, Triumph of Science and Reason; Redwood, Reason, Ridicule and Religion.

[84] Cf. zu diesen Zusammenhängen Harth, Swift and Anglican Rationalism, p. 22sq. Zu den "anglikanischen Rationalisten" cf. weiterhin Baker, Wars of Truth, Chapter V,5.

[85] IM, p.57sq. Cf. in fast derselben Formulierung in DA, sig.a4v. Cf. auch Charletons Bezeichnung "übernatürliches Licht" für die göttliche Gnade (DA, p.276). Man könnte Charletons liberale, moderate Position auch als latitudinarisch bezeichnen, da er ebenso wie die latitudinarische Bewegung in der anglikanischen Theologie, die bei John Wilkins und den Cambridge Platonists ihren Ursprung hatte, folgende Punkte betonte: Er pries die Bedeutung der ratio, wies die calvinistische Prädestination zurück, hob stattdessen den freien Willen hervor und führte den Gedanken der planvollen harmonischen göttlichen Ordnung aus. Cf. hierzu Burnham, "More-Vaughan Controversy," 36sq.; Harth, Dryden's Thought, Chapter 5: "Latitudinarian vs. Calvinist;" Mulligan, "Anglicanism, Latitudinarianism and Science;" Shapiro, "Latitudinarianism and Science." Ein Vergleich zwischen Henry Mores Veröffentlichungen der fünfziger Jahre und Charletons Schriften aus derselben Zeit wäre unter diesem Aspekt sicherlich lohnend. Cf. P.R. Anderson, Science in Defense of Liberal Religion.

[86] Zur Naturtheologie im siebzehnten Jahrhundert cf. die schon angeführten Titel und Baker, Wars of Truth, Chapter III,4: "Natural Theology;" Cragg, From Puritanism to the Age of Reason; Raven, Natural Religion; Westfall, Science and Religion, Chapter V.

[87] Der Begriff "Naturtheologie" oder "Naturreligion" ist ja keine Schöpfung des siebzehnten Jahrhunderts; er wird nur mit neuem Inhalt gefüllt. Auch Charleton verwendete "Naturreligion" zum Teil für die Religion früherer, heidnischer Völker (cf. etwa DA, p.102; Miscellaneous Papers, Nr. 70). In diesem Sinne interessiert der Begriff hier aber nicht.

[88] ENQ, sig.a3r.

[89] Cf. DA, sig.a3v; IM, sig.A4r,p.58; und die beiden Untertitel von DA ("Dispelled by the Light of Nature") und IM ("Demonstrated by the Light of Nature"). In HAR, sig.a6r, heißt es, Charleton habe das Buch zu "keinem anderen Zweck verfaßt, als seinen Glauben zu bekräftigen, indem er die Vernünftigkeit und Reinheit dieses Glaubens untersuchte." Zu ganz ähnlichen Formulierungen bei den anglikanischen Rationalisten, etwa bei Stillingfleet, cf. Harth, Swift and Anglican Rationalism, pp.43-50, Chapter II. Cf. auch die Zusammenfassung in Miscellaneous Papers, Nr. 35 ("Fundaments of Religion Natural"), fol.90: "To live conformably to the dignity of a Rational Soul [...] is to know & love God."

[90] Charleton gab sich insgesamt damit zufrieden, durch seine Physiko-Theologie die Grundwahrheiten des Christentums zu demonstrieren; an Einzelheiten, die etwa nur für die anglikanische Hochkirche typisch gewesen wären, lag ihm weniger.

[91] IM, p.58; cf. DA, sig.a3v; HAR, sig.A6r.

[92] Cf. DA, sig.a3v, cf. sig.b1r.

[93] Ibid., sig.b2v-b3r. Cf. ähnlich IM, p.57sq. Bemerkenswert ist, daß Charleton es überhaupt zu diesem Zeitpunkt (noch) für nötig hielt, die theologische Beweiskraft der Vernunft zu rechtfertigen. Dies geschah nämlich nur in den Werken der fünfziger Jahre; später hingegen, etwa in ENQ oder TAL, setzte er diese Beweiskraft als selbstverständlich voraus. Zu dieser Zeit (um 1680) hatte sich die Naturtheologie schon lange etabliert.

[94] IM, p.60. Charleton zitiert also wiederum eine eigentlich katholische Autorität.

[95] DA, sig.a4r-a4v.

[96] Ibid., pp.44,47,52,101,115,137,203. Cf. ibid., p.160: "[They were] unhappy Ethnicks, that wanted the Compass of true Religion, and so were forced to steer by the imperfect Chart of their own natural judgment." Cf. auch Miscellaneous Papers, Nr. 15, fol.51. Auch erreicht man mit der Anwendung der Vernunft nicht "mathematische Sicherheit", die in theologischen und metaphysischen Fragen ja auch gar nicht erst angestrebt wird. Cf. IM, pp.63-5.

[97] DA, sig.a4v.

[98] P.56sq.

[99] TAL, p.38. Diese Formulierung hat Charleton offensichtlich von Thomas Sprat übernommen. Cf. Sprat, History of Royal Society (1667), p.349: "To admire the wonderful contrivance of the Creation, and so to apply and direct his praises aright, which no doubt, when they are offered up to heaven from the mouth of one who has well studied what he commends, will be more suitable to the Divine Nature, than the blind Applause of the Ignorant." Daß Charleton hier die Äußerung des offiziellen Apologeten der Royal Society zitierte, zeugt davon, wie sehr ihm daran gelegen war, sich mit der Gesellschaft zu verbünden, die die Stützung der Religion zu ihrem Anliegen gemacht hatte. Cf. ähnlich auch Glanvill, Essays on Several Important Subjects, IV, p.1. Für Charleton cf. auch HAR, "The Publisher to the Reader," sig.A6r: "It [the Book] was Written by the Author [...] That he might offer to the Divine Majesty, not the Sacrifice of Fools, but [...] Worship con-

sentaneous to right Reason." Charletons Beweisführung ist jedoch nur in sich schlüssig, falls man die Prämisse akzeptiert. Wenn man fragt, ob denn nicht die Verehrung der "Unwissenden", naturwissenschaftlich nicht Gebildeten Gott ebenso gefällig sei, da er doch alle Menschen liebe, wird sichtbar, wie fragwürdig das Argument ist.

[100] Cf. PHYS, p.126, und Kap. 3.3.4. dieser Arbeit. Cf. Cudworth, True Intellectual System, p.89. Vierzig Jahre vor Charleton hatte schon Bacon diesen Gedanken angeregt. Cf. Kargon, Atomism, p.85.

[101] DA, sig.a3v.

[102] TP, p.6sq.

[103] Charleton ist sich dieser Tatsache wohl bewußt. Dies verraten Formulierungen wie "I hope I shall not be thought to u s u r p   t h e   P r o - v i n c e   o f   T h e o l o g u e s , if I take the innocent liberty of belie- ving ..." (ENQ, p.372; Hervorhebung von mir).

[104] Ibid., sig.C1v.

[105] P.103.

[106] EM, sig.d6r.

[107] P.185. Cf. zu dieser Trennung auch den Eintrag "Doppelte Wahrheit," in: Historisches Wörterbuch der Philosophie, vol.II.

[108] TP, sig.F1r. Dabei ist zu beachten, daß dieses Zitat aus Charletons eigenen "Prolegomena" zu TP stammt, während im von Helmont übernommenen Textteil schon die Trennung zwischen Naturphilosoph und Theologe angelegt ist (cf. etwa p.6sq.).

[109] Diese Trennung war bereits bei Francis Bacon angelegt: cf. Advance- ment of Learning, ed. Johnston, pp.200-212 ("Of Theology"). Cf. auch Fisch, Jerusalem and Albion, pp.78-92.

[110] Cf. Westfall, Science and Religion, p.118.

[111] Jacob and Jacob, "Anglican Origins of Modern Science," 257.

[112] Cf. Westfall, Science and Religion, p.113.

[113] DA, sig.a2v. Zur Verteidigung naturtheologischer Ideen durch die Royal Society, cf. auch Bredvold, "Dryden, Hobbes and the Royal Society," besonders 425sqq.

ZU KAP. 3.4.3.

[1] Cf. DA, sig.a3v: "We are not singular in our persuasion, that these two Positions, That there is a God, and that the Soul of man is a substance perfectly distinct from the body, and endowed with Immortality, [...] are the Principall among those Verities." Cf. IM, p.58.

[2] Auf Charletons sehr ausführlichen Gottesbeweis (DA, Chapters I-III) und seine Widerlegung möglicher Einwände gehe ich an dieser Stelle nicht ein,

da er im wesentlichen die üblichen Argumente bemüht. Es sei nur darauf verwiesen, daß Charleton unter ausdrücklicher Berufung auf Descartes große Teile des Gottesbeweises aus der cartesischen Metaphysik übernimmt (cf. DA, sig.b3r-b3v). Cf. auch Miscellaneous Papers, Nr. 35.

[3]Cf. EM, p.73, und Merlan, "Aristoteles' und Epikurs müssige Götter."

[4]Cf. DA, p.60.

[5]Cf. ibid., pp.97-9,108,118,116-24. Allerdings brachte Charleton für den gleichen "Fehler" durchaus Verständnis auf, als es darum ging, den Kirchenvater Hieronimus gegen den Vorwurf der Gottlosigkeit in Schutz zu nehmen. Ebenfalls in DA (p.96) schreibt Charleton: "It may be naturally collected from the syntax and scope of his discourse, that it was a noble esteem which he had of the majesty of the Divine Nature, whom he thought too fully taken up with the blisfull contemplation of his own perfections (in truth, the only Felicity God can be capable of) to be concerned in ordering the trifling occurrences of the world; and not any conceit of the insufficiency of omnipotence, that cast him upon this rock." Thomas Browne verteidigte Epikur mit demselben Argument: "That doctrine of Epicurus that denied the Providence of God was no atheism, but a magnificent and high strained conceit of his majesty, which he deemed too sublime to mind the trivial actions of those inferior creatures" (Religio Medici, in: Works, ed.Keynes, vol.I, p.30).

[6]DA, pp.107,329. Solange man die Allmacht und Allgegenwart anerkenne, behauptete auch Margaret Cavendish, könne man alle übrigen physikalischen Thesen Epikurs übernehmen. Cf. Philosophical Letters, p.164.

[7]Gott ist "Author of Nature" (ENQ, sig.a2v; IM, p.157) und "Rector General or Supervisor" (DA, p.113).

[8]Charleton begnügte sich etwa in DA mit der Aufzählung der folgenden absoluten, wesensmäßigen und auf den Menschen bezogenen Attribute, die das Laterankonzil unter Leo X. festgeschrieben habe (sig.b2r-b2v): "Eternity, Immensity, Simplicity, Immutability, Independence; Omnipresence, Omniscience, Justice, Mercy, Goodnesse, Verity, Liberality." An anderer Stelle (DA, pp.13,19) gab er seine "Definition" des göttlichen Wesens folgendermaßen:

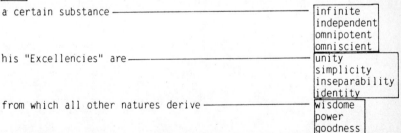

GOD

a certain substance —————————————— infinite
independent
omnipotent
omniscient

his "Excellencies" are————————————— unity
simplicity
inseparability
identity

from which all other natures derive ———————— wisdome
power
goodness

Zu dem Begriff "substance" ist anzumerken, daß auch Hobbes Gott als "Substanz" bezeichnete (cf. Kargon, Atomism, p.61); Charleton hätte aber die implizite Konsequenz, Gott müsse körperlich sein, nicht mitvollzogen. Cf. auch HAR, pp.108-10, wo die göttlichen Attribute "One", "Eternal", "Infinite", "Omnipotent" mithilfe des "Lichtes der Natur" erklärt und belegt werden.

[9]DA, pp.2,3,117. Cf. Hobbes, Of Human Nature, in: English Works, ed. Molesworth, vol.IV, p.35: "So that it is impossible to make any profound inquiry into natural causes, without being inclined thereby to believe there is one God eternal, though they cannot have any idea of him in their mind, answerable to his nature."

[10]DA, p.208.

[11]HAR, I, Chapter II.

[12]DA, pp.129,136,100.

[13]Wenn Charleton Bibelstellen als Beleg heranzog, zitierte er mit Vorliebe aus dem Alten Testament, insbesondere (wie andere Physiko-Theologen) aus dem Buch Job und aus den mosaischen Gesetzen (cf. etwa TP, sig.B4v; DA, pp.165,224; PHYS, p.14; HAR, pp.81-7). Cf. zu dieser Bevorzugung des Alten Testaments Philipp, "Physicotheology in the Age of Enlightenment," 124sq. Obwohl Charleton die "humanere und mildere Lehre des Neuen Testaments" anerkannte (HAR, p.53), benutzte er das Neue Testament abgesehen von den Paulusbriefen kaum.

[14]Cf. hierzu Westfall, Science and Religion, p.118.

[15]DA, sig.a4r.

[16]Cf. ibid., p.190. Dieser Gedanke ist theologisch "orthodox".

[17]Der Originalbeleg findet sich bei Statius, Thebaid, 3, 661: "Primus in orbe deos fecit timor." Charleton geht an dieser Stelle auch auf einen Vorwurf ein, der später bei Mandeville (Fable of the Bees) wider auftaucht: Die Mächtigen hätten die Götter erfunden, um das Volk in Angst und Ehrfurcht zu halten. Cf. IM, p.132.

[18]Cf. Kap. 3.4.1.

[19]DA, p.103.

[20]Ibid., p.116.

[21]Cudworth, True Intellectual System, sig.a4v. Cf. Burtt, Metaphysical Foundations, pp.135-43; Greene, "Henry More and Robert Boyle;" Hunter, Jr., "Seventeenth Century Doctrine of Plastic Nature;" Nicolson, "Spirit World of Milton and More."

[22]DA, p.53, cf. pp.63,122,323; ENQ, pp.2,381,384. Das im Zitat benutzte Wort "Archeus" verweist auf den helmontischen Anteil in Charletons Konzept der plastic nature. Cf. Miller Guinsberg, "Henry More, Thomas Vaughan."

[23]Cf. auch die folgende Äußerung Charletons in DA, p.55: "Our debate is about the original of Nature it self, and of that precise Virtue radically implanted in the seeds of things; or more emphatically, what hand inoculated that procreative power in each seminality, and endowed it with a capacity requisite to the conformation of bodies so admirable in their structure: if there were not some principle in the nonage of the Universe, who infused that Prolifical or fertile Tincture, ordained that scheme of members, and gave it rules to act by; from which it never swerves."

[24]Cf. hierzu Osler, "Descartes and Charleton."

[25]Gassendis Werk enthält zwar auch die Idee einer über die Schöpfung hinausgehenden Providenz, doch hat Gassendi sie nicht weiter ausgearbeitet. Cf. Tack, Philosophie- und Wissenschaftsbegriff bei Gassendi, pp.150-55. Bei Charleton dagegen ist die Vorstellung einer ständig wirksamen Vorsehung zentral.

[26]Zu Digby cf. Westfall, Science and Religion, p.81.

[27]DA, p.115. Auch Robert Boyle hielt eine fortgesetzte Einflußnahme Gottes auf das Weltgeschehen für nötig, damit die gottgegebenen Naturgesetze erfüllt würden. Cf. Westfall, Science and Religion, p.92; Kargon, "Walter Charleton," 191. Zum Providenzgedanken im siebzehnten Jahrhundert allgemein cf. Westfall, pp.70-105; Baker, Wars of Truth, Chapter I,4.

[28]Cf. DA, p.169.

[29]Ibid., p.95.

[30]Ibid., und Chapters IV-VI.

[31]Cf. DA, p.4.

[32]Ibid., p.113.

[33]Cf. ibid., pp.102-06. Charleton führt zahlreiche Belege von verschiedenen Philosophen verschiedener Zeiten an. Weitere Belege finden sich, so Charleton, etwa in der Reiseliteratur über die Bräuche fremder Völker (cf. ibid., p.172). Das gleiche Argument verwendete Charleton beim "Beweis" der Unsterblichkeit (cf. IM, pp.127,135). Es war ein Standardargument der Naturtheologen (cf. Harth, Swift and Anglican Rationalism, p.130, und Cudworth, True Intellectual System, sig.b2r).

[34]DA, p.173.

[35]Ibid., p.107sqq.

[36]Cf. ibid., p.111sqq.

[37]Ibid., p.95.

[38]Ibid., p.166; cf. IM, p.146.

[39]Cf. DA, p.86.

[40]Cf. Opera Omnia, vol.I, p.329: "Specialis quaedam inter Deum, hominesque communio."

[41]DA, p.170sqq.

[42]Cf. ibid., pp.20,170-72,sig.b1r; ENQ, sig.a2v. Cf. auch Miscellaneous Papers, Nr. 35, fol.89: "That Religion is essential, & proper to Human nature."

[43]Cf. DA, pp.176sq.,178,189,278sqq.

[44]Cf. ibid., p.120sq.

[45]Cf. ibid., p.162.

[46]Ibid., p.161sq.

[47]Cf. zum folgenden ibid., pp.180-198.

[48]Ibid., p.184.

[49] Ibid., p.186.

[50] Dieselbe Idee taucht bei Pope auf: cf. Essay on Man, ed. Mach, vol. III,I, pp.XXXII-XL.

[51] Cf. DA, p.92sq.: "All these are the regular effects of Gods Generall Providence, and have their causes, times, and finalities preordained, and inscribed in the diary of Fate, to whose prescience nothing is contingent."

[52] Cf. ibid., p.176sq., Chapter VI.

[53] Ibid., p.121sqq.

[54] Cf. Lovejoy, Great Chain of Being, p.207sqq.

[55] DA, p.99sq.

[56] NHP, p.177. Cf. DA, pp.55,85,289.

[57] Ibid., p.124sqq.

[58] Ibid., p.126.

[59] Cf. ibid., pp.205,213. Charleton lehnte den für das fatum verwendeten Begriff der "necessity" in seiner theologischen Argumentation zwar entschieden ab, gebrauchte ihn aber ohne weiteres zur Begründung seiner physikalischen, mechanistischen Position. Cf. Kap. 3.3.4.

[60] Cf. DA, p.219: "As for Theological Fate, or Predestination; if accepted in the legitimate sense of the Primitive Church, and not in that rigorous and inflexible notion of the German Calvinist: I conceive it fully concordant not only to many Texts of Sacred writ, but even conciliable to mans Free will." Cf. ibid., p.215.

[61] Cf. hierzu Westfall, Science and Religion, p.81sqq.

[62] DA, p.330.

[63] Cf. ibid., p.129. Cf. auch HAR, p.9: "All the Laws of Nature therefore are the Laws of God." Nach DA, pp.130-35, ist zum Beispiel ein Wechsel zwischen den verschiedenen Seinsstufen auf der Stufenleiter des Seins unmöglich.

[64] Cf. DA, pp.126,129,136, und Kap. 3.4.2. dieser Arbeit, wo die biblischen Berichte über Wunder als Bestätigung dieser These dargestellt werden.

[65] Cf. DA, p.329.

[66] Ibid., p.217.

[67] Westfall, Science and Religion, p.82.

[68] P.81. Cf. schon in PHYS, p.89: "Nature is perpetually Constant in all her specifical Operations." Cf. ibid., p.343, und ENQ, sig.B2v. Eine ähnliche Lösung für dieses Problem fand Charletons Freund John Wilkins. Cf. Shapiro, Wilkins, p.238.

[69] Cf. hierzu Kap. 3.3.1.3. und 3.4.2.

[70] Cf. DA, Chapters VII,X, besonders pp.213,215sqq.,195; und im allgemeinen W.H. Davis, Freewill Question. Zu dieser Frage bei Gassendi cf. Tack, Philosophie- und Wissenschaftsbegriff bei Gassendi, Teil II, Kap.9.

[71] DA, p.341.

[72]Ibid., p.259.

[73]Auch Epikur gestand dem Menschen einen freien Willen zu und begründete ihn mit der Atomdeklination. Cf. EM, p.23; DA, pp.314-20. Diese Begründung reichte Charleton jedoch nicht aus.

[74]Hier stimmte Charleton noch mit Epikur überein. Cf. EM, p.22: "This Arbitraty Freedom of our Will, is the congenial praerogative of our Nature." Die freie Willensentscheidung ist nach Charleton ein Attribut des Verstandes ("intellect"); dieser leitet seinerseits den Willen an (DA, p. 263sqq.). In DA, p.270, findet Charleton ein schönes Bild für dieses Verhältnis: "The Will is but the Needle, and the Intellect the Magnet [...]; the Will is the Mariner, and the Intellect the Compass by which he steeres." Zu Descartes als Quelle für diese Idee cf. ibid., p.329. Williamson, "Milton and the Mortalist Heresy," 572sq., weist darauf hin, daß auch Milton in den Areopagitica denselben Gedanken verwendet hat: "Many there be that complain of divine Providence in suffering Adam to transgress. Foolish tongues! When God gave him Reason, he gave him freedom to choose, for Reason is but choosing ..." Voraussetzung für den freien Willen ist bei Charleton die "Indifferenz des Intellekts" (DA, pp.267,270). PHYS, p.42, betont die Gültigkeit dieser Regel auch für die naturwissenschaftliche Urteilsfindung. "Indifferenz" meint die Unparteilichkeit, die Möglichkeit, zwischen mehreren Alternativen wählen zu können.

[75]Cf. DA, pp.258,282sq.,274,315,326; NHP, pp.92,170. Besonders für die Beherrschung der Leidenschaften bezieht sich Charleton auf Descartes.

[76]DA, p.343. Charleton setzt hier natürlich eine göttliche Sinnstiftung des Weltgeschehens voraus. Die Möglichkeit, daß die Weltgeschichte keine Heilsgeschichte, also sinnlos ist, war für ihn ausgeschlossen.

[77]DA, p.345.

[78]Ibid., p.269sqq.

[79]Ibid., p.270sqq.; PHYS, p.7.

[80]DA, p.276. Der freie Wille läßt sich Descartes zufolge ganz einfach beweisen, referiert Charleton in IM, p.86sq. Schließlich habe jeder Mensch die Möglichkeit, seine Zustimmung zu oder Ablehnung einer Behauptung aufzuschieben.

[81]DA, p.276.

[82]Cf. hierzu Westfall, Science and Religion, p.119sq.

[83]DA, p.352.

[84]Cf. ibid., p.337sqq.; NHP, p.179sq. Cf. DA, p.346: "So that the actual Determination of the Will of man to the constant prosecution of Good, is the Basis, or first Degree in this mysterious Climax of Praedestination; the Praevision thereof by God, the second; the respective Decree of God, the third; and his indeceptible Praescience, the fourth and last."

[85]DA, p.347.

[86]Ein anschauliches Beispiel für Charletons Versuch, Vorherbestimmung, Zufall und freien Willen mit der göttlichen Vorsehung auf einen Nenner zu bringen, ist seine Diskussion des unter den Zeitgenossen offenbar umstrittenen Problems der Dauer des menschlichen Lebens (DA, Chapter VI). Charle-

ton sprach sich eindeutig für eine Beweglichkeit des Todesdatums aus. Der freie Wille könne eine Lebensverlängerung etwa durch Reue erreichen. Kürze oder Länge des Lebens scheint bei Charleton sogar wesentlich auf das Postulat des freien Willens, also die Entscheidungsfreiheit zwischen Gut und Böse, gegründet zu sein. Immer aber galt Charleton der Aufschub oder die Abkürzung des Lebens letztlich als Akt der göttlichen Gnade. Damit blieb er seinem Konzept der dauernd wirkenden Vorsehung treu.

[87] Cf. hierzu Westfall, Science and Religion, p.83, und für ein Beispiel Guerlac and Jacob, "Bentley, Newton, and Providence."

[88] HAR, p.8. Zum Begriff "Ordnung" cf. Harris, All Coherence Gone; Kuntz, Concept of Order.

[89] Cf. DA, p.121.

[90] PHYS, p.415.

[91] Ibid., p.209.

[92] "In tune and order", IM, p.124. Cf. ibid., p.163; NHP, pp.27,69.

[93] ENQ, sig.c3v. Cf. hierzu Sawday, "The Mint at Segovia," 28.

[94] Cf. hierzu das Zitat in Kap. 3.3.4., p.201 dieser Arbeit, mit dem folgenden Zusatz: "Now, to the first of these Organs you may compare a Man; [...] and to the Other, or Hydraulic Organ you may compare a Brute" (NHP, p.37sq.; cf. ENQ, p.389).

[95] Cf. etwa DA, pp.54,55; IM, p.37.

[96] TAL, p.38.

[97] Cf. DA, pp.64,107, und Westfall, Science and Religion, p.54sqq.

[98] Cf. Kap. 3.3.1.3.

[99] Cf. Mayo, Epicurus in England, p.69.

[100] Cf. PHYS, p.224sqq., besonders p.225.

[101] Auf der Basis dieser Vorstellung erklärte Charleton die Wirkung von Musik auf am "Tarantismus" erkrankte Menschen mit dem wohltuenden, ordnenden Einfluß harmonischer Musik auf die Lebensgeister des Körpers. Cf. PHYS, p.368, und Kap. 3.2.2. dieser Arbeit. Gott erschien in dieser Metaphorik gleichsam als göttlicher Musiker oder Komponist, dessen Aufgabe es war, "die Natur selbst ordentlich und wohlgestimmt zu erhalten und so Dissonanzen zu vermeiden" (DA, p.107; cf. IM, p.124).

[102] Cf. DA, p.176sq.; IM, p.36.

[103] DA, p.126sq.

[104] Ibid., p.89sq. Cf. schon TP, p.139sq.

[105] Dieses Argument erinnert an Charletons schon erwähnte Überzeugung, daß das Lob der Wissenden Gott wohlgefälliger sei als "der blinde Applaus der unwissenden Menge" (TAL, p.37sq.). Es zeugt von einer herablassenden, vielleicht sogar verächtlichen Einschätzung der Schwächeren und berücksichtigt keinesfalls das Gebot der christlichen Nächstenliebe.

[106] Cf. DA, pp.159,184sqq.

[107] Cf. etwa PHYS, pp.5,50sq.

[108] DA, p.128.

[109] Die Faszination,die diese "Monster" auf die Zeitgenossen ausübten, ist auch in den Sitzungen der Royal Society dokumentiert. Charleton etwa berichtete hier von einem mißgestalteten Neugeborenen. Cf. Birch, History, vol.I, p.393,395,404; und für weitere Beispiel ibid., pp.53,251sq.,271.

[110] DA, pp.53sq.,127sq.

[111] Wenn dem nicht so wäre, wäre die Vorsehung nur für das "Gute" zuständig und damit "unvollkommen"\, nämlich einem vollkommenen Gott nicht angemessen. Gott habe sicherlich seine Gründe gehabt, so Charleton, wenn er sie dem Menschen auch nicht immer explizit mitteile (DA, p.128).

[112] Ibid.

[113] Diese Idee taucht schon in TP, p.143sq., auf. Konsequent weitergeführt bedeutet diese Überlegung, daß der mangelnde "Glaube" an den Teufel, also an das Böse, auch eine Art von Atheismus ist. Cf. DA, p.146.

[114] Ibid., p.121.

[115] TAL, p.105. Die Begründung für die Zweckgebundenheit der Natur lieferte die schon häufiger erwähnte Maxime natura nihil agit frustra. Zweck und Mittel sind stets aufeinander bezogen: so pflanze die Natur dem Menschen zum Beispiel nur solche Begierden ein, die auch befriedigt werden können. Cf. IM, pp.6,139,144; CH, p.2. Dabei wähle sie immer den direkten und kürzesten Weg zum Ziel. Cf. TAL, p.6.

[116] PHYS, p.412sq. Hervorhebungen von mir.

[117] Cf. DA, pp.57-60, und Westfall, Science and Religion, p.54sq.

[118] Cf. TAL, pp.72,88; ENQ, sig.B1r.

[119] NHP, p.18, cf. pp.34,36; ENQ, p.387.

[120] "Here very pretty discours of Dr. Charleton's, concerning Nature's fashioning every creature's teeth according to the food she intends them; and that men's, it is plain, was not for flesh, but for fruit, and that he can at any time tell the food of a beast unknown by his teeth. My Lord Brouncker made one or two objections to it, that creatures find their food proper for their teeth rather than that the teeth were fitted for the food, but the Doctor, I think, did well observe that creatures do naturally and from the first, before they have had experience to try, love such a food rather than another" (Diary, ed. Latham and Mathews, vol.VII, p.223sq). Gassendi dagegen nahm eine Art natürlicher Auslese an: "natura electionis capax" (zitiert bei: Mayo, Epicurus in England, p.2).

[121] NHP, p.23.

[122] ENQ, p.31, cf. p.493.

[123] DA, p.55. Für weitere Beispiele cf. ibid., pp.53sq.,168; PHYS, pp. 311,405,460; IM, p.4.

[124] DA, p.115. Cf. für ähnliche Äußerungen Cavendish, Philosophical and Physical Opinions, sig.a3r; Wilkins, Principles of Natural Religion, p.78.

[125] Cf. DA, p.65; PHYS, p.219.

[126] DA, p.126. Cf. ENQ, p.108.

ZU KAP. 3.4.4.

[1]Er hat sich mehrmals zu diesem Thema geäußert. Cf. vor allem IM; EM, sig.c2r-d4r; ST, pp.279-85 (Digression: "How far the Souls Immortality may be proved by human Reason"). Zum Thema allgemein cf. Burns, Christian Mortalism; Kerferd, "Epicurus' Doctrine of the Soul;" W. Osler, Science and Immortality.

[2]IM, p.85.

[3]Ibid., p.58; DA, p.97.

[4]EM, sig.c8v.

[5]IM, sig.A3v.

[6]Eben diese Folgerung war es, die von späteren Kritikern der Naturtheologie Charleton'scher Prägung angegriffen wurde. So schrieb etwa Henry Layton um 1697: "[He] is proceeding principally upon a grand Mistake, viz. That he who denies the Immortality of the Soul, denies effectually the Being and Providence of God" (Observations upon a Treatise by Timothy Manlove, p.7). Layton kritisierte hier eine Position Manloves, die auch von Charleton vertreten wurde. Der theologische Schriftsteller Henry Layton (1622 - 1705) ist nur durch seine Publikationen zum Thema Unsterblichkeit hervorgetreten. Außer einem eigenen Beitrag (A Search after Souls) publizierte er verschiedene Observations zu den entsprechenden Thesen von Autoren wie Timothy Manlove, Richard Bentley und Thomas Wadworth, Thomas Willis, Henry More, René Descartes und Richard Baxter. Darunter sind auch Observations upon Dr. Charlton's Treatise (ca. 1692). Cf. DNB, vol.XI, s.v.

[7]ENQ, sig.C1v.

[8]"[The Soul is] the Off-spring of God, in a peculiar manner participant of the Divine Nature" (ST, p.250,3).

[9]ENQ, sig.B1v.

[10]PHYS, p.6. Im übrigen gelingt es dem Menschen allein durch die ihm von Gott mitgegebene Seele, sich (im Auftrag Gottes) zum Herrn über die Natur zu machen. Cf. DA, p.184.

[11]Ibid., p.122; PHYS, sig.P3r.

[12]Cf. DA, p.90: "The soul of man is constituted immortal [...] by the Charter of its Essence, and not ex gratia only." Letzteres habe nämlich Hobbes vertreten und sich damit in alle möglichen Schwierigkeiten verstrickt.

[13]EM, sig.d3r.

[14]Cf. ibid., sig.d3v.

[15]Ibid., sig.d3v-d4r,p.75; cf. DA, pp.309,314-7; IM, p.8; NHP, sig.bb7r. Cf. EPH, p.23: "Why should not men believe, with his Master Epicurus, that the Soul is nothing else but a certain composition or contexture of subtle Atoms, in such manner figured and disposed, and natively endowed with such activity, as to animate the body, and actuate all the members and organs of it ..." Nach Epikur sollte es außer dem Raum und dem Nichts ("Inanity") nichts Unkörperliches geben (IM, p.83).

[16]IM, p.78sq. Cf. Gassendi, Opera Omnia, vol.II, p.628: "Anima Rationalis immaterialis est; igitur est immortalis."

[17]Henry Laytons Kritik an eben dieser Bedingung bei Richard Bentley konnte sich ebenso gut gegen Charleton richten: "He says he will prove, That there is an Immaterial Substance in Man, which we call Soul and Spirit, essentially distinct from our Bodies. [...] But this I do utterly deny, and think the contrary more evident, viz. That the humane Soul is a material Spirit generated, growing, and falling with the Body, and rising again with it at the voice of the Archangel, and the trump of God" (Observations upon a Sermon [of Dr Bentley's], p.1). Wenn man also Charletons Voraussetzung nicht akzeptierte, führte dies zu einer völlig anderen, "materialistischen" Interpretation von Auferstehung und Leben nach dem Tode. Hiervon wird im folgenden noch die Rede sein.

[18]Hobbes beispielsweise definierte Gott als körperliche Substanz und konnte daher auch keine immaterielle Seele annehmen. Cf. Kargon, Atomism, p.60sq.; und Bredvold, "Dryden, Hobbes and the Royal Society," 421.

[19]Cf. hierzu Harth, Dryden's Thought, p.35.

[20]Cf. den Untertitel von IM, "Demonstrated by the Light of Nature," und ibid., sig.A4r. Auch in ST sollte die Unsterblichkeit mit "der einfachen Vernunft oder auch allein mit dem Licht der Natur" bewiesen werden, "ohne die Erleuchtung durch die Heilige Schrift oder die göttliche Offenbarung" (ST, p.280). - Charleton nahm sich außerdem die Beweisführung Kenelm Digbys in dessen Two Treatises zum Vorbild. Cf. IM, p.180.

[21]Cf. ibid., sig.b4v. Zu den "Operationen" und "Objekten" der Seele cf. dieselbe Beweisstruktur in NHP, p.47.

[22]IM, p.78.

[23]Wie an anderer Stelle nachgewiesen, hatte Charleton Descartes' Meditationes de Prima Philosophia in quibus Dei Existentia et Animae Immortalitas Demonstratur sorgfältig studiert.

[24]Cf. hierzu und zum Einfluß Descartes' auf Charleton Pagel, "Reaction to Aristotle," 508.

[25]NHP, sig.bb7r. Cf. ibid., pp.10,12, und die ganze Sektion 2, die zum Teil auf Thomas Willis' De Anima Brutorum beruht; aber auch schon PHYS, p. 389; schließlich ENQ, pp.380-91.

[26]Charleton wies ausdrücklich darauf hin, daß er diese Vorstellung von Descartes übernommen habe: "Some, and chiefly that most rigid of Physico-Mathematicians, Des Cartes [...] have gone so far, as fairly to convince any man of competent understanding, that the Soul [...] is [...] a thing or substance distinct from the body" (ST, p.281sq.; ebenso EM, sig.c8v).

[27]Ibid.

[28]ENQ, sig.B1r-B1v.

[29]ST, p.281. Cf. die ähnliche Formulierung in NHP, p.60: "created by God [...] infused in the body of an Embryon."

[30]IM, p.124.

[31]P.25. Zu den Gründen cf. p.26sqq., und DA bzw. IM, passim.

[32]Dies gilt zumindest für das atomistische Frühwerk; zur späteren Entwicklung s.u.

[33]Cf. Tack, Philosophie- und Wissenschaftsbegriff bei Gassendi, pp.196-205.

[34]Cf. ST, pp.281,283.

[35]In der gassendistisch-epikureischen EPH hatte Charleton eben dies behauptet: "Every individual man hath two distinct souls, the one Rational, or Intellectual, and Incorruptible, as being of divine Original [...]: The other only Sensitive, produced from the womb of Elements, common also to brute Animals, and therefore capable of dissolution" (pp.24-7).

[36]IM, p.70sq.

[37]Ibid., p.183. Charleton "belegte" seine Annahme durch die Entdeckungen William Harveys.

[38]Cf. NHP, sig.A5v-A6r,sig.bb1v-bb5r,pp.51sq.,63sq.; ENQ, pp.382sq.,404. Die Diskussion um den Sitz der Seele wurde unter den Zeitgenossen ausführlich geführt. Charleton nannte in IM, p.71, drei Möglichkeiten: Die Ärzte gäben allgemein den Plexus Choroides im Gehirn als Sitz der Seele an, in der Bibel sei es das Herz, und bei Descartes schließlich die Glandula Pinealis (die Epiphyse) in der Mitte zwischen den Hirnhälften. Cf. auch PHYS, p.151, und TD, pp.42,46. Die allgemeine Meinung ging dahin, die Seele zwischen den beiden Hirnhälften zu lokalisieren. In IM (p.184sqq.) entschied sich Charleton für das Blut als Sitz der Seele, wogegen dies in NHP nur noch für die Tierseele galt (p.9).

[39]IM, p.84.

[40]Ibid. Natürlich ist eine solche Erwiderung ein Scheinargument; Charleton selbst betonte ja des öfteren, man dürfe sich nicht durch die bloße Autorität einer Meinung verführen lassen.

[41]IM, p.8. Cf. ibid., p.85; EPH, p.28; ST, p.269. Cf. auch Bernier, Letter to Chapelle, p.31: "Methinks the most that might be allow'd, would be, that the Atoms, and Spirits [...] are indeed necessary as conditions or dispositions, or the like, and not as the first and absolute Principles, and as the Total cause of the Operations [i.e. Thoughts, Reasonings, Reflections]; but that there is requisite some other thing than all that, something nobler, higher, and more perfect."

[42]Observations upon Dr. Charlton's Treatise, p.202.

[43]IM, pp.87-115.

[44]Cf. ibid., p.108sqq. Cf. Gassendi, Opera Omnia, vol.II, p.440sq.

[45]Observations upon Dr. Charlton's Treatise, p.203.

[46]Natures Pictures, p.178. Ebenso definierte Cavendish die Erinnerung ("memory") als "Atomes in the Brain set on fire" (ibid., p.130).

[47]IM, p.102.

[48]Observations upon Dr. Charlton's Treatise, p.203.

[49]IM, p.86.

[50]Ibid., p.118. Cf. Gassendi, Opera Omnia, vol.II, p.441 (zitiert nach

Tack, Philosophie- und Wissenschaftsbegriff bei Gassendi, p.204): "Denn vor allem ist der Objektbereich des Intellekts unbegrenzt: er umfaßt alles Wahre und - wie man sagt - alles Seiende als Seiendes (omne Ens ut Ens)."

[51] IM, pp.115,118sq.; cf. NHP, p.47sqq.

[52] Layton, Observations upon Dr. Charlton's Treatise, p.204; Cavendish, Orations, p.304.

[53] IM, p.82sq.

[54] Ibid., p.81.

[55] Ibid., p.80; cf. ENQ, p.379.

[56] ST, pp.269-78; IM, p.131sqq.

[57] Ibid., p.126. Cf. Gassendi, Opera Omnia, vol.II, p.629: "Huius modi ergo Rationum prima peti ex generali populorum omnium consensione potest." Laytons Gegenargument lautet: "A Conception so proving, must be as Universal in Time, as in Places or Persons; but we do not Read, or find that the Opinion of the Souls Immortality had a Being in the World, or was known amongst Men before the Writings of Solomon. [...] It is possible (and Experience shews it frequent) that an Opinion may be Universal, possessing the Minds of all Men, for many Ages together, without Dispute, which yet at length may be Discovered to be False and Absurd, as hath been Experienc'd in the Opinion of the Antipodes, and the Circumvolution of the Earth; both which till of late Years were held Unreasonable and Phantastical; and perhaps this of the Souls Eternity may have the same fate" (Observations upon Dr. Charlton's Treatise, p.205sq.). Layton kehrte also sowohl die Bibel, Charletons eigenen Beweisfundus, gegen ihn, als auch Einsichten der Naturphilosophie gegen Charletons "natürliche" Gründe.

[58] IM, pp.138,143. Cf. Gassendi, Opera Omnia, vol.II, p.630: "Altera potest ex appetitu homini innato deduci." Henry Layton wandte ein: "To this I answer, That they desire that which they cannot attain, as all Men may, and do desire a Perpetual Youth, Health, and Prosperity."

[59] Cf. IM, p.138sq.; TP, sig.A3r; CH, p.1; ST, p.269. Dieses Argument war offensichtlich unter den Befürwortern des Unsterblichkeitsglaubens sehr beliebt. Auch John Wilkins brachte es vor (cf. Westfall, Science and Religion, p.58sq.); und Henry Layton kritisierte es bei Timothy Manlove: "Mr. M. farther saies, That all Men, and Epicurus himself, desire an Immortality. Whereas the Instance which he there gives, proves no more; but that they desire to be remembred after this Death [...]: As if he could not distinguish between such a Remembrance, and Immortality" (Observations upon a Treatise by Timothy Manlove, p.46).

[60] Cf. DA, p.133.

[61] IM, p.141; cf. NHP, p.22.

[62] ST, p.251,6. Cf. IM, p.145: "As certain as God is, so certain is it, that He is just: and since it doth evidently consist with the method of Gods justice, that it should be well with Good men, and ill with evil men; and we do not observe Good and Evil to be accordingly distributed in this life, but rather the contrary [...]: It follows, that there must be another life, wherein Virtue is to receive its reward, and Vice its punishment." Cf. Gassendi, Opera Omnia, vol.II, p.632sq.

[63] DA, sig.a4r; ST, p.253.

[64] IM, p.58. Cf. den Kommentar Laytons zu demselben Ansatz bei Henry More, Richard Baxter und anderen: "They are all eagerly bent to establish the Immateriality, and Immortality of Human Souls, for fear, that otherwise there would not be a sufficient ground or foundation for the expectation of Rewards and Punishments future to this Life" (Observations upon a Sermon [of Dr Bentley's] , p.6.

[65] Cf. IM, p.145.

[66] Observations upon Dr. Charlton's Treatise, p.208.

[67] IM, pp.147-9.

[68] Ibid., p.188.

[69] ST, p.281.

[70] Cf. ENQ, sig.C1v.

[71] Cf. EPH, p.28.

[72] EM, sig.c8v.

[73] ST, p.282. Cf. Robert Boyle, Excellency of Theology, p.12: "By natural philosophy alone, the immortality of the soul may be proved against its usual enemies, Atheists and Epicureans."

[74] IM, p.61.

[75] Ähnliche Aussagen zeitgenössischer Christen belegen, daß meine Interpretation dieser Textstelle zulässig ist. Cf. etwa Thomas Browne's Wunsch, nicht nur der Glauben, sondern auch die Philosophie möge einen nicht mehr zu widerlegenden Beweis der Unsterblichkeit liefern (zitiert bei: Williamson, "Milton and the Mortalist Heresy," 577).

[76] ST, p.280.

[77] ST, p.283; cf. p.280, und ebenso EPH, p.27sq., EM, sig.d1r. Cf. auch Gassendi, Opera Omnia, vol.II, p.650: "Gewiß sind alle Gründe, die für die Absicherung der Unsterblichkeit angeführt worden sind, nicht von mathematischer Evidenz; sie sind indessen doch von solcher Art, daß sie einen jeden recht Eingestellten überzeugen; [...] wenn schließlich die Autorität des Glaubens hinzukommt, so erlangen sie unerschütterliche Gewichtigkeit und Kraft" (übersetzt von Tack, Philosophie- und Wissenschaftsbegriff bei Gassendi, p.281sq.).

[78] Observations upon Dr. Charlton's Treatise, p.211sq.

ZU KAP. 4.

[1] Daß dies Gassendi in den Augen der Zeitgenossen nicht gelungen war, bezeugen zahlreiche Äußerungen (cf. Tack, Philosophie- und Wissenschaftsbegriff bei Gassendi, p.5sq.). So äußerte sich etwa Alexander Ross: "Gassendus indeed hath taken much needlesse pains to vindicate Epicurus from his

errors and impiety; but in this he wasteth a Brick, or Blackmore: his chiefe supporter is Diogenes Laertius, an obscure Author in former Times [...]; and he cites more Philosophers then (it's thought) he ever read" (Arcana Microcosmi, p.255sq.).

[2] S.M. 4°Rawl.49, Bodleian Library, 2. Vorsatzblatt.

[3] Diese Tatsache ist ihm jedoch nicht zum Vorwurf zu machen, wie es in der Literatur zum Teil geschehen ist. Cf. etwa Kargon, ed.,PHYS, "Introduction," p.XV; Sharp, "Early Life," 313.

[4] TAL, p.205.

[5] Cf. pp.451-6 und Kap. 2.3. dieser Arbeit.

[6] Cf. Kap. 2.3. und 3.4.1. dieser Arbeit und Kargon, Atomism, p.90sq.

[7] Chapter 10, pp.132-7.

[8] Cf. Luyendijk-Elshout, "Rise and Fall of the School of Theodoor Craanen," p.303.

[9] CH, sig.b2r.

[10] DA, sig.c4v.

[11] Cf. Aberdeen Univ. Library, MS. The 669; zitiert bei: Kearney, Scholars and Gentlemen, p.154.

[12] Cf. Kap. 3.3.3.2. dieser Arbeit, und Kargon, Atomism, p.97sqq.; id., "Walter Charleton," 188sq.

[13] Cf. O.R. Bloch, Philosophie de Gassendi, p.274.

[14] Cf. ibid., p.198; Jammer, Concepts of Space, p.32.

[15] Cf. I.B. Cohen, "Newton's Concept of Inertia," 143.

[16] Cf. etwa PHYS, p.7. Den Hinweis verdanke ich Westfall, "Foundations of Newton's Philosophy," 172sq. Cf. auch Pancheri, "Pierre Gassendi," 457sqq.

[17] Cf. Bloch, Philosophie de Gassendi, p.199. Zum Verhältnis Newtons zu Gassendi cf. Capek, "Gassendi a Predecessor of Newton?;" zu Charleton und Newton auch McGuire, "Existence, Actuality and Necessity," 469.

[18] DA, sig.c4r.

[19] Cf. Guerlac, Newton et Epicure, p.15sq.

[20] Cf. Miscellaneous Papers, Nr. 2.

[21] Cf. etwa C.V. Schneider in De Catarrhis, passim; und die Äußerungen Johnsons über Charleton, cf. Kap. 2.2.3. dieser Arbeit.

[22] NHN, "The Stationer to the Reader," sig.A6r.

[23] Cf. Frank, "The Physician as Virtuoso," p.60.

[24] Zitiert in: Adelmann, Correspondence of Malpighi, vol.I, p.123. Zu weiteren Äußerungen Borellis und Malpighis, etwa über Charletons Anschauung zu den Muskeln, der Embryologie oder des Blutes cf. ibid., vol.I, pp.120, 122sq.; vol.III, pp.1225-7. Cf. auch Adelmann, Marcello Malpighi, pp.158, 204. Cf. auch die Rezeption von Charletons medizinischem Werk durch Thomas Bartholin und andere Ärzte in der Bartholin-Korrespondenz: Epistolarum Centuria III,IV, pp.45,63,105,400,411,541. Zu OEC cf. auch Hearne, Remarks and

<u>Collections</u>, vol.II, p.6.

[25]Cf. H. Brown, <u>Scientific Organisations</u>, p.132sq.

[26]Sig.a2r. Cf. die positive Beurteilung durch Merrett in: Thomas Browne, <u>Works</u>, ed. Keynes, vol.IV, p.360sq. - Es gab allerdings auch negative Stimmen. Das Buch sei nicht sehr reichhaltig illustriert, und John Ray etwa kritisierte, daß Charleton "weder Tiere verstanden noch ein umfassendes Wissen über sie besessen habe" (Brief Rays an T. Robinson, zitiert in: Raven, <u>John Ray</u>, p.310).

[27]Cf. <u>CH</u>, sig.b1r,sig.b2r; Howell, <u>Poems</u>, p.124.

[28]Cf. <u>Biographia Britannica</u>, vol.II, p.447; und den Exkurs zu Kap.3.1.

[29]Cf. Ravenhill, <u>Rollright Stones</u>, pp.4-10.

[30]Cf. <u>Satires</u>, ed. Lamar, pp.341-3. Dieser satirische Prosatext ahmte in übertriebener Weise eben jenen elaborierten Prosastil nach, wie ihn auch Charleton pflegte. Zudem belächelte Butler die selbstgerechte Haltung der <u>Royal Society</u>, die ihren Sitzungen und Untersuchungen die Bedeutung von "Staatsaktionen" zu geben geneigt sei. Charletons Interesse richtet sich in Butlers "Reflection" auf den Puls eines Hundes - ein Gegenstand, der, wie Butler deutlich zu erkennen gab, ihm völlig inadäquat und irrelevant erschien. Butler zielte hier auf die Neigung der "neuen Wissenschaftler", die bei Charleton besonders ausgeprägt war, sich mit den disparatesten Dingen zu beschäftigen und alles gleich wichtig zu nehmen. Auch die Selbstrechtfertigungsversuche der <u>Royal Society</u>, sie handle nur zum öffentlichen Nutzen und für den Fortschritt, fallen dem satirischen Angriff zum Opfer. - In seinen Manuskripten scheint Butler des öfteren aus Charletons Werken zitiert und exzerpiert zu haben; cf. <u>Prose Observations</u>, ed. de Quehen, pp. 88,92,135,160,245, mit IM, p.171sq., <u>PHYS</u>, pp.351,265,4. Auf p.160 heißt es: "There is no one originall Author of anyone Science among the Antients known to the world. [...] Nor did they so much as improve what they found, which the modernes have don to admiration, Charlton excepted who has only drawn bad Copies of Excellent originals."

[31]Cf. Gilde, "Shadwell and the Royal Society," 476.

[32]Cf. Birch, <u>History</u>, vol.I, p.27, und Kap.2.2.1. dieser Arbeit; Relation, p.28. Allerdings wird Charleton in späteren Publikationen wie Bayles <u>Dictionnaire</u> oder Diderots <u>Encyclopédie</u> nicht im Zusammenhang mit dem epikureischen Atomismus erwähnt, so daß er im französischen Raum nicht allzu bekannt gewesen sein dürfte.

[33]Cf. "Epistola Petri Alvares, De Charletoni, & Deusingii Controversia," in: Borrich, <u>Deusingius Heautontimorumenos</u>, pp.1-8.

[34]Zu den Preisen für Charletons Bücher Mitte des achtzehnten Jahrhunderts in Deutschland cf. Georgi, <u>Allgemeines Europäisches Bücherlexikon</u>, p. 276sq. So kostete etwa OEC sechs Groschen, OZ einen Thaler, sechzehn Groschen, und SP acht Groschen.

[35]Es handelt sich um die englische Bearbeitung eines ursprünglich von J. C. Magnen lateinisch verfaßten Buches, das Madame Dacier gewidmet war. Ausser Charleton werden in der Hauptsache Diogenes Laertius, Casaubon, Magnen, Stanley und Gassendi als Quellen herangezogen.

[36]<u>Lives of the Ancient Philosophers</u>, sig.A3rsq.

[37] Cf. Mayo, _Epicurus in England_, p.186. Auch William Temple soll sich an Charletons epikureischer Ethik orientiert haben. Cf. Baugh, ed., _Literary History of England_, vol.III, p.809.

[38] Hearne, _Peter Longtoft_, p.LXXXVI.

[39] 1747 etwa stellt die _Biographia Britannica_ fest, daß Charleton zu Unrecht vergessen sei (vol.III, pp.445,449).

[40] Cf. Tabelle XX. im Anhang.

[41] Cf. etwa Eloy, _Dictionnaire Historique_, vol.I, 597,398; Portal, _Histoire de l'Anatomie_, pp.84,86.

[42] Rochot, "La vraie Philosophie de Gassendi," in: _Actes du Congrès de Gassendi_, p.244.

[43] _CH_, sig.b1v.

ANHANG: TABELLEN

TABELLE I: BEKANNTE UND FREUNDE CHARLETONS

Erläuterungen: Genannt sind jeweils nur die Mitglieder wissenschaftlicher Gruppen, die Charleton kannte. Zusammengehörigkeit einzelner Mitglieder ist durch geschweifte Klammern gekennzeichnet.

TABELLE I.A:
Frühe Oxforder Gruppe 1635-42

Virtuosi
- John Wilkins
- John Evelyn
- William Brouncker
- John Prideaux
- C. und F. Barksdale

Ärzte
- Jonathan Goddard
- Christopher Merrett
- George Joyliffe
- Edward Greaves
- Francis Potter
- William Quatremaine

TABELLE I.B:
Harveian Circle (Oxford 1642-49)

William Harvey
(John Aubrey)
George Bathurst ⎤
Ralph Bathurst ⎬ Trinity
Nathaniel Highmore ⎪
Francis Potter ⎦
Edward Greaves ⎤
John Greaves ⎬ Merton
Daniel Whistler ⎪
Charles Scarburgh ⎦
Thomas Sydenham
Christopher Merrett ⎤
George Joyliffe ⎪
William How ⎬
Thomas Johnson ⎪
Timothy Clarke ⎦
Mayerne ⎤
Thomas Clayton ⎬
Thomas Willis ⎦

TABELLE I.C:
Virtuosi (Oxford 1642-49)

John Aubrey
Henry Pierrepoint
Kenelm Digby
(Abraham Cowley)
Alexander Ross ⎤
Thomas Philipot ⎬
Pierre de Cardonnel ⎦

TABELLE I.D:
1645 Group

John Wilkins
Jonathan Goddard
Christopher Merrett
Charles Scarburgh

TABELLE I.E: Oxford Group

John Wilkins
Ralph Bathurst
Thomas Willis
Jonathan Goddard
George Joyliffe
Edmund Dickinson
Richard Lower
Robert Wood
Seth Ward
William Petty

401

TABELLE I.F: College of Physicians 1640-60

Erläuterungen: Eingeschlossen sind einige Ärzte und Apotheker, die nicht Mitglied des College waren.
C = "Candidate"; H = "Honorary Fellow".
F.R.C.P. = "Fellow of the Royal College of Physicians".

Name	F.R.C.P.	Bekanntschaft vor 1648	erwähnt in IM (Seite)
F. Barksdale	C 1656	X	
Barwick	1655		35
Bennett	1649		41
Brooke	1674 (C 1660)		
T. Browne	H 1664		34,41
Burwell	C 1653		
T. Clarke	1664 (C 1654)	X	
S. Collins	1668 (C 1656)		34
Ent	1639		34,35,42
Glisson	1635		35,38-40
Goddard	1646	X	
E. Greaves	1657	X	
Hamey	1633		42
Harvey	1607	X	34
(How)		X	41
Joyliffe	1658	X	41
Mayerne	1616	X	41
Merrett	1651	X	41
Micklethwait	C 1642		
Pierrepoint	H 1658	X	
Prujean	1626		
Scarburgh	1650	X	37
Wharton	1650		38
Whistler	1649	X	35
M. Williams	C 1629		42
C. Wren	Assistent bei Scarburgh		37
Yerbury	C 1659		

TABELLE I.G: London 1649-60 (Virtuosi)

Brouncker
Villiers
Fauconberg
Pierrepoint
Evelyn
Digby
(Dryden)

TABELLE I.H: Newcastle Circle

Margaret Cavendish
Charles Cavendish
William Cavendish
Pell
Petty
Hobbes

TABELLE I.K: Gründungsmitglieder der Royal Society (28.11.1660)

Ball	Bruce	A. Hill	Petty	C. Wren
Boyle	Croone	Moray	Rooke	
Brouncker	Goddard	P. Neile	Wilkins	

TABELLE I.M: Mitglieder der Royal Society

Erläuterungen: Die frühen Mitglieder der Society (bis ca. 1667) hat Charleton wohl alle gekannt, sofern sie aktiv waren; deshalb führe ich hier nur diejenigen an, für die eine Beziehung mit Sicherheit belegt ist (etwa durch eine Äußerung Charletons). Zu den frühen Mitgliedern cf. Record of the Royal Society, 4th. ed., 1940 (vollständige Liste aller Mitglieder seit 1663); und de Beer, "Earliest Fellows." - Das Datum der Mitgliedschaft in der Royal Society ist als ungefährer Zeitpunkt des Beginns der Bekanntschaft mit Charleton anzusetzen, sofern dieser nicht schon früher mit den entsprechenden Wissenschaftlern befreundet war.
Abkürzungen: F.R.S. = "Fellow of the Royal Society"
CH = Bekanntschaft durch eine Äußerung Charletons belegt

Name	F.R.S.	CH	Name	F.R.S.	CH
Earl of Anglesey	1668	X	Oldenburg	1660	X
(Arthur Annesley)			Pell	1662	
Aubrey	1663	X	Petty	1660	X
Barrow	1662		Pierrepoint	1663	X
R. Bathurst	1663		R. Plot	1677	X
Earl of Berkeley	1660	X	Potter	1663	X
Boyle	1660	X	Povey	1661	X
Brouncker	1660	X	H. Power	1663	X
Earl of Carlisle	1665	X	Quatremaine	1661	
(Charles Howard)			Scarburgh	1661	X
W. Cavendish	1663	X	Sorbière	1663	X
T. Clarke	1660		R. Southwell	1662	
Cowley	1661		Col. Tuke	1661	
D. Cox	1665		Vaux	1665	X
T. Coxe	1663		I. Vossius	1664	X
Croone	1660	X	Wallis	1661	X
Cutler	1664	X	Ward	1661	X
E. Dickinson	1667	X	Whistler	1661	X
Digby	1660	X	Wilkins	1660	X
Dryden	1662	X	Willis	1663	X
Ent	1663	X	R. Wood	1681	
Evelyn	1661	X	C. Wren	1660	X
Glanvill	1664		Wyche	1661?	X
Glisson	1661	X	Wylde	1661	X
Goddard	1660	X			
Godolphin	?	X			
Haak	1661	X			
Lord Hatton	1663	X			
Hooke	1663	X			
Locke	1668				
Col. Long	1661?	X			
Lower	1667	X			
Mayow	1678	X			
Merrett	1660	X			
T. Millington	?	X			
Moray	1660	X			
More	1664				
W. Needham	1667	X			

TABELLE I.N: Aktive Mitglieder der Royal Society 1660-63

Erläuterungen: Die Tabelle ist entnommen aus Webster, Great Instauration, p.92.

	Names	Divisions of the period December 1660–June 1663					
		1	2	3	4	5	TOTAL
A	William Balle	3	3	9	3	20	38
A	Robert Boyle	23	16	31	20	26	116
A	Lord William Brouncker	18	12	11	15	26	82
C	Walter Charleton	5	7	2	25	12	51
B	Timothy Clarke	5	8	2	1	18	34
C	Daniel Colwall	7	—	4	5	3	19
B	William Croune	4	21	10	21	24	80
B	Sir Kenelm Digby	6	6	—	1	4	17
B	George Ent	2	4	3	6	7	22
B	John Evelyn	15	7	6	12	18	58
A	Jonathan Goddard	15	23	15	39	47	139
C	John Graunt	—	—	3	5	8	16
B	Thomas Henshaw	4	6	3	6	16	35
C	Robert Hooke	1	—	—	15	79	95
C	John Hoskins	—	—	—	5	10	15
B	Christopher Merrett	8	2	—	23	16	49
A	Sir Robert Moray	17	19	19	59	58	172
A	Sir Paul Neile	7	5	—	1	7	20
B	Henry Oldenburg	3	7	5	11	24	50
C	Dudley Palmer	2	2	3	3	14	24
A	William Petty	15	7	13	11	16	62
C	Walter Pope	2	6	2	5	11	26
C	Henry Power	2	2	5	8	6	23
A	Laurence Rooke	8	9	12	7	2	38
C	Samuel Tuke	6	8	—	3	7	24
B	John Wallis	5	—	2	6	6	19
B	Daniel Whistler	4	4	4	4	4	20
A	John Wilkins	7	20	20	19	27	93
C	John Winthrop	—	1	6	9	9	25
A	Christopher Wren	10	7	13	11	13	54
	Period	5 Dec. 1660– 28 May 1661	5 June 1661– 18 Dec. 1661	1 Jan. 1662– 2 July 1662	9 July 1662– 31 Dec. 1662	3 Jan. 1663– 24 June 1663	Number of references in Birch (26)

A = Attendance at Meeting on 28 November 1660: Birch, i, p. 3.
B = Inclusion on tentative list of members, 5 December 1660: Birch, i, p.4.
C = Active membership, but not on list A or B.

TABELLE I.P: Charletons Anwesenheit bei Sitzungen der Royal Society

Erläuterungen: Als Quelle benutze ich Birch, History of the Royal Society, vols. I-IV. Die Nennungen in vol.III und IV bedeuten keine persönliche Anwesenheit Charletons: dieser hat der Gesellschaft jeweils durch einen Dritten Material für Experimente zukommen lassen. Die Daten der letzten vier Vermerke sind: 14.10.1677, 12.2.1680, 29.6.1687, 13.7.1687. Das letzte Datum, das eine aktive Mitarbeit Charletons belegt, ist der 17.2.1668. Cf. auch Scala, "Index of Proper Names."

Birch	Zeitraum	Anzahl der Nennungen
vol.I	28.11.60 - 28.4.64	82
vol.II	4.1.65 - 21.12.71	24
vol.III	11.1.72 - 17.12.79	1
vol.IV	8.1.80 - 14.12.87	3

TABELLE I.Q: Mitarbeiter Charletons in der Royal Society

Erläuterungen: Quelle ist Birch, History, vols. I,II. In der Tabelle wird ein Mitarbeiter nur einmal aufgeführt (selbst wenn er mehrmals erwähnt ist), solange es sich um ein- und dasselbe Projekt handelt, an dem er mit Charleton arbeitete. Zum Inhalt der einzelnen Projekte cf. Tabelle IV.C.

Name	Anzahl der Projekte
Hooke	7
Merrett	6
Clarke	4
Goddard	4
Ent	3
Croone, Glisson, Oldenburg, Quatremaine, Vaux, Wilkins, Wylde	je 2
Aubrey, Bathurst, Berkeley, Boyle, Brouncker, Capt. Cock, D. Cox, Le Fevre, Haak, Col.Long, Lower, Moray, Neile, Povey, Scarburgh, Whistler, Willis, Wyche	je 1

TABELLE I.R: <u>Sonstige Freunde und Bekannte Charletons</u>

Erläuterungen: Belege werden nicht im einzelnen angeführt, sind aber nachgewiesen. In Zweifelsfällen ist der entsprechende Name mit einem Fragezeichen versehen.

Lord Abergavenny	William Dawes	J.L. Luca
Dr. Matthew Bacon	Mr. Faucet?	Thomas Mainwaring
Thomas Barlow	John Fell	Samuel Morris
Thomas Bartholin	Samuel Garth	William Musgrave
Francis Bayle	Thomas Gill	William Oughtred
Francois Bernier	Henry Glover	Samuel Pepys
John Bidgood	Charles Goodall	William Pemble
G.A. Borelli?	J. Gordon	Robert Pitt
Ole Borrich	Thomas Gravius	John Selden?
Robert Bullman	Bartholomew Harris?	Robert Sibbald
Samuel Butler?	Robert Howard	Thomas Smith
Meric Casaubon	James Howell?	Joh. Standisius
Mr. Cawdrey	Dr. Hudson	Thomas Witherley
Francis Cholmondeley	Christian Huygens?	Mr. Vernon
Mr. Colwall	Thomas Hyde	Dr. Wedderbourne
Johannes Cosino	William Johnson	Abigail Williams
Nathaniel Crew	Elizabeth Knepp	Ole Worm?
Joshua Crosse	Thomas Bishop of Lincoln	Richard Wynne

TABELLE I.S: <u>Charletons Korrespondenten</u>

Erläuterungen: Die Liste enthält nur diejenigen Korrespondenten, bei denen schriftliche Belege vorliegen. Die Zahl der Briefpartner war wahrscheinlich ungleich höher.

Earl of Anglesey und seine Schwester Anne	John Fell
John Aubrey	Henry Glover
Thomas Barlow	Thomas Hyde
Thomas Bartholin	Richard Lower
Giovanni Alfonso Borelli	Sir Jonn Lowther
Ole Borrich	Thomas Mainwaring
Margaret Cavendish	Thomas Millington
Francis Cholmondeley	Samuel Morris
Mr. Colwall	Robert Sibbald
Nathaniel Crewe	Johannes Standisius
George Ent	

TABELLE II.: Naturwissenschaftliche Disziplinen

Erläuterungen: Ich verwende folgende Quellen: Bacon, New Atlantis, ed. Johnston, pp.239-45; Cowley, Proposition for the Advancement; Charleton, PHYS, IM und NHP, p.50. Die Künste und Wissenschaften, die Charleton circa zwanzig Jahre später in NHP als "die zeitgenössischen" beschreibt, führe ich zum Vergleich an. Cowley habe ich als Beispiel stellvertretend für andere zeitgenössische Pläne ausgewählt. Die hier verwendeten Bezeichnungen der Fachgebiete sind in den meisten Fällen die heute üblichen; auf diese Weise wurde eine Vereinheitlichung der oft unterschiedlichen Originalbezeichnungen erreicht und Vergleichbarkeit ermöglicht. Begriffe wie etwa "Geometrie" bei Bacon und Charleton sind natürlich eigentlich nicht vergleichbar; bei Bacon, der die Mathematik insgesamt etwas vernachlässigte, ist der Begriff fast gleichbedeutend mit "Mathematik". Den modernen Begriff "Lebensmittelchemie" gab es natürlich noch nicht; gemeint sind Experimente mit Kochen, Backen, Brauen, Weinherstellung u.ä.
Abkürzungen: + = vom jeweiligen Autor als besonders wichtig hervorgehoben

II.A: Pläne

Bacon 1626	Cowley 1661
Mathematik	Mathematik
Geometrie	
(Physik)	
(Mechanik)	Mechanik
+Optik	
+Akustik	
+Astronomie	
(Chemie)	Chemie
+'Lebensmittelchemie'	
Mineralogie	Mineralogie
(Botanik)	Botanik
+Landwirtschaft	Landwirtschaft
Gartenbau	Gartenbau
Medizin	Medizin
+Anatomie	Anatomie
medizinische Chemie	
mechanische Efindungen	Kriegskunst
(Flugapparate u.ä.)	Navigation

II.B: Existierende Gruppen

Charleton ca. 1655	Charleton 1674
+Geometrie	"Sciences":
	Mathematik
	Geometrie
	Algebra
Mechanik	Mechanik
+Optik	
+geometrische Astronomie	Astronomie
'Lebensmittelchemie'	
Mineralogie	
Botanik	
Medizin	Medizin
+Anatomie, Physiologie,	
Pathologie	
+medizinische Chemie	("Arts": Theologie
Navigation	Metaphysik
Hydrographie	Logik)

TABELLE III.: Naturwissenschaftliche Disziplinen (Oxford Group und College of Physicians)

Erläuterungen: Als Quellen verwende ich IM, pp.43-8,34-43; Ward, Vindiciae Academiarum; und die Korrespondenz zwischen John Aubrey und John Lydall über die wissenschaftliche Arbeit im Oxford der Commonwealth-Periode (cf. Frank, "John Aubrey"). Außerdem werden für Tabelle III.B zeitgenössische Belege verwandt, zusammengestellt nach Frank, Harvey, p.24sq.; id. "The Physician as Virtuoso," pp.84-92.

III.A: Oxford Group

Charleton 1657	Seth Ward 1654	Aubrey/Lydall 1649-55
+Mathematik	+Arithmetik	angewandte Mathematik
Geometrie	Geometrie, analytische Algebra	
+Optik (optische Experimente, Licht-effekte, optische Instrumente wie Teleskop, Mikroskop)	+Optik	Mechanik (Instrumente, Maschinen)
Universal-und Symbolsprache	atomistische Philosophie	mechanistische Philosophie
geometrische Astronomie	Magnetismus	Katalogisierung der Bodleian Library
	Musiktheorie	Astronomie
	Astronomie	Chemie, Physiologie, Navigation

III.B: College of Physicians

Charleton 1657	Andere Belege
Anatomie (Blutkreislauf, Muskelbewegung, Drüsen)	Anatomie (Blutkreislauf, Splenectomie, Muskelbewe-gung, Leber, Lymphgefäße, Drüsen, Nerven)
Pathologie (Rachitis)	Pathologie/Physiologie (Rachitis)
medizinische Chemie (Heilkräuter, Drogen, chemi-sche Arzneien)	medizinische Chemie
'Lebensmittelchemie' (Wein, Kochen)	Embryologie
Mineralogie (Fossilia, Metalle)	

TABELLE IV.: Charletons Tätigkeit in der Royal Society 1660-80

Erläuterungen: Die Angaben beziehen sich nur auf naturwissenschaftliche Themen. Quelle ist Birch, History, vols.I,II. Mehrmals durchgeführte Experimente werden nur einmal aufgeführt.

IV.A: Experimente

13.6.61	mit Gift an Vögeln
25.9.61	Frieren von Salzwasser
20.8.62	Echos
22.10.62	chemische Reaktionen verschiedener Substanzen
4.2.63	Frieren von Tieraugen
18.6.63	Fische sterben durch Ersticken
20.5.63	Verbindung zwischen Blase und Kiemen eines Fisches
16.7.63	Sezieren von Karpfen
20.7.63	Splenectomie bei einem Hund
29.7.63	Entfernung von Steinen aus der Niere eines Hundes
28.10.63	Verpflanzung eines Hahnensporns auf den Hahnenkamm
2.11.63	Hautverpflanzung bei Hunden
20.1.64	Autopsie einer Leiche
4.5.64	Sezieren von Kaulquappen
10.8.64	Präparieren eines Gewehrs gegen Rost
5.10.64	Sezieren eines Bussards

IV.B: Beobachtungen und Thesen

22.10.62	Vorgang des Schluckens
3.6.63	Steine im plexus choroides
10.6.63	"Wachsen" von Steinen unter Wasser
13.1.64	zum Brauen geeignete Wassersorten; Transportmöglichkeiten für Fisch
9.3.64	Entbindung eines mißgebildeten Kindes
16.3.64	Eigenschaften von Kaulquappen, Fröschen, Kröten
6.4.64	Sehvorgang (Struktur des Auges)
8.3.65	chemische Reaktionen (Gärung)
29.3.65	eine bestimmte Spinnenart ist nicht tödlich für Kühe
21.3.66	Ursachen der Pest; Erhärtung von Stahl
18.4.66	Eigenschaften des Blutes; Abführ- und Brechmittel

IV.C: Zusammenarbeit mit anderen Mitgliedern

5.6.61	Charleton wird gebeten, Lord Hatton nach einem Buch über Insekten zu fragen
20.8.62	Charleton, Goddard und Croone experimentieren mit Echos; Charleton soll sich bei Scarburgh über dessen Darlegungen zur Akustik erkundigen
22.10.62	Charleton, Merrett und Glisson beobachten die chemische Reaktion verschiedener Stoffe; Charleton und Merrett teilen Fische in Klassen ein
19.11.62	Charleton und Merrett über den Wein
10.12.62	Brouncker bringt Charleton einen toten Papagei, den dieser einbalsamieren lassen soll
29.7.63	Hooke hilft Charleton bei der anatomischen Zeichnung eines Karpfens

(IV.C)

13.1.64	LeFevre soll von Charleton vorgeschlagene Experimente mit Wasser, Eis und Schnee machen
2.3.64	Charleton, Goddard und Clarke sezieren eine Leiche
9.3.64	Charleton und Merrett stellen eine Liste der anzuschaffenden Tiere für ein entsprechendes Museum der Royal Society auf
16.3.64	Hooke fertigt nach Anweisungen Charletons eine Zeichnung eines mißgebildeten Kindes an
20.4.64	Charleton verhandelt für die Gesellschaft mit Mr. Wylde wegen dessen Verfahren der Stahlhärtung
8.6.64	Austausch zwischen Willis und Charleton über ihre Ergebnisse in der Gehirnforschung
29.6.64	Wilkins und Charleton führen Hautverpflanzungen an Hunden durch
24.8.64	Hooke und Charleton experimentieren mit der Schallgeschwindigkeit
12.10.64	Treffen mehrerer Ärzte in Ents Haus, um das Vorgehen bei Sektionen zu besprechen
22.2.65	Clarke und Charleton sollen eine Splenectomie bei einem Hund durchführen
21.3.66	Charleton soll Kontakt zu Dr. Bacon wegen der Pestbekämpfung aufnehmen
14.4.66	Charleton, Ent und Vaux sprechen mit Glisson über die Pest
18.4.66	Lower soll auf Vorschlag Charletons und Boyles ein Experiment zur "Gärung" im Blut durchführen
8.8.66	Experimente zu verschiedenen Farben (Charleton und andere)

IV.D: Vorträge vor der Royal Society (Manuskripte)

13.6.61	Bericht über Gifte; "Exercitationes Pathologicae"
6.8.62	Bericht über einen vom Blitz getöteten Jungen
3.9.62	Essay über die Schallgeschwindigkeit; "Apparatus Phonocampticus"
22.10.62	Klassifizierung von Vögeln
19.11.62	Darstellung der Zähne des Hechts und anderer Fische; Rezept zur Herstellung von Balsam für die Präparation von Vögeln; Beobachtung über den Wein
3.6.63	Fischtötung durch Ersticken und die Verbindung zwischen Blase und Kiemen der Fische
16.7.63	Sezieren von Karpfen
13.1.64	Experimente mit Frieren und Schnee
17.2.64	Vortrag über die Muskeln
9.3.64	Bericht über die Geburt eines mißgebildeten Kindes
1.6.64	Unterschiede zwischen tierischem und menschlichem Gehirn
2.11.64	Vortrag über die Sektion
15.2.65	Darstellung der Anatomie von Vögeln und Fischen

TABELLE V.: Belege für Charletons Anwesenheit in London 1648-50

Erläuterungen: Die im folgenden aufgeführten Daten wurden zum Teil schon in Kap. 2.2.1. und 2.2.3. angegeben. Cf. dort für die Quellen. Für die übrigen Belege cf. die der Tabelle beigefügten Anmerkungen.

19.9.1648	Brief Mayernes, der Charleton in London getroffen hat
Januar 1649	Autopsie der Leiche Karls I. unter Anwesenheit Charletons (1)
6.6.1649	Anmeldung beim College of Physicians
August 1649	Gespräch mit Kenelm Digby in London
5.9.1649	Widmungsgedicht de Cardonnels an Charleton (2)
14.9.1649 }	Erscheinen Charletons vor dem "Committe for the Advance
5.10.1649 }	of Money"
2.11.1649	Abfasssung der "Prolegomena" zu TP in London (3)
Ende 1649	Widmungsbrief Charletons an Brouncker, abgefaßt in London (4)
5.1.1650	Beschlagnahme von Charletons Besitz aufgehoben
März 1650	Charleton zahlt eine Abfindungssumme an das "Committee for the Advance of Money"
8.4.1650	Aufnahme in das College of Physicians als Kandidat
Mitte 1650	längere Krankheit (5)
6.12.1650	Teilnahme an einer Sitzung des College of Physicians (6)

Anmerkungen: (1) Hearne, Remarks and Collections, vol.IV, p.87. Diese Information wurde bisher in der Kritik nicht berücksichtigt.
(2) TP, sig.F2v.
(3) Sig.F2r.
(4) TP, sig.B3v.
(5) Cf. Anmerkung 9 zu Kap. 2.3.
(6) Cf. ibid.

TABELLE VI.: Aufenthaltsorte der Naturwissenschaftler, bei denen eine Verbindung zu Charleton belegt oder oder zu vermuten ist (bis 1660)

Erläuterungen: Die Daten entnehme ich den jeweils im laufenden Text angegebenen Sekundärquellen zu einzelnen Personen.

Paris	Niederlande	London
1620-1648 Mersenne 1628-1647 Gassendi 1635-1649 Digby 1640-Ende 1650 Hobbes 1644-1651 Edmund Waller 1644-1646 Petty 1645-Aug. 1648 die Cavendishs 1646/47 Evelyn Aug.1649-Febr.1652 Evelyn 1648-Sept. 1656 Christopher Hatton März 1650-Anf. 1654 Digby **Ende 1650-Aug. 1651 Charleton** Mai 1653-24.10.1655 Gassendi **Mai 1653-Anf. 1654 Charleton** Sept.1655-Sommer 1656 Digby 1657-1660 Académie Montmor ca.1655-1666 **Febr.1656-Ende 1656 Charleton**	1629-11.2.1650 Descartes (Holland) 1643-1646 Pell (Amsterdam) 1646-1652 Pell (Breda) April 1645 W. und C. Cavendish (Antwerpen) 1647 Constantijn u. Christian Huygens (Breda) Aug.-Okt. 1648 die Cavendishs (Rotterdam) Okt.1648-1660 die Cavendishs (Antwerpen) 1649-1655 Constantijn Huygens (Holland) **Mai 1653-Anf. 1654 Charleton (Holland, Antwerpen?)**	1646-1652 Petty (1649 Oxford) Sept.1647-Juli 1649 Evelyn **1648/49-1650 Charleton** Aug.1649-März 1650 Digby Nov.1649-1660 Pierrepoint 1650 Evelyn (kurzer Besuch) Waller 1651ff. **Charleton** **Aug.1651-Mai 1653** M. u. C. Cavendish Nov.1651-Mai 1653 Hobbes Ende 1651ff. Evelyn Febr.1652ff. Pell 1652-1654 Digby Anf.1654-Sept.1655 **Charleton** **Juli 1654-Febr.1656** ca. 1656 Dryden **Ende 1656ff. Charleton**

TABELLE VII.A: Charletons und Evelyns Lukrez-Übersetzung (Übersicht)

Erläuterungen: Für Lukrezens De Rerum Natura benutze ich die Ausgabe der Loeb Classical Library. Die Angaben zu Evelyn beziehen sich entweder auf das unveröffentlichte Manuskript von Buch III bis VI von De Rerum Natura (cf. die demnächst erscheinende Transkription von H.J. Real und H.J. Vienken) oder auf Evelyns Essay on De Rerum Natura von 1656.

De Rerum Natura	Charleton	Evelyn
1) Buch I,47-49	DA, p.159	Essay, p.16sq.
2) Buch I,419sq.	PHYS, p.16	Essay, p.36sq.
3) Buch I,422-425	PHYS, p.20	Essay, pp.36-39
4) Buch II,1093-1104	DA, p.98sq.	-----
5) Buch V,168-173, 175sq.	DA, p.78sq.	Manuskript, Buch V,191-199
6) Buch V,422sq., 428sq.	DA, p.42	Manuskript, Buch V,468-77
7) Buch VI,1002sqq.	PHYS, p.385	Manuskript, Buch VI,1121sqq.

TABELLE VII.B: Charletons und Evelyns Lukrez-Übersetzung (Textvergleich)

Erläuterungen: Die Passage aus Buch VI,1002sq., ist nicht in diese Übersicht aufgenommen, da Charleton sie nicht in Versform übersetzt hat. Zahlen in Klammern verweisen auf Varianten der lateinischen Textgrundlage bei Evelyn oder Charleton.

De Rerum Natura	Charleton	Evelyn
1) nam privata dolore omni,	1) Th' Immortal Nature, placed	1) Gods Forever, unconcern'd
privata periclis,	above the sense	with our affairs,
ipsa suis pollens opibus,	Of sorrow, danger, and all in-	And far remote, void of or
nil(1) indiga nostri,	digence,	grief of cares,
nec bene promeritis capitur	Rich in its own Perfections;	Need not our service, swim
neque tangitur ira	neither can	in full content,
-----	Smile at the Good, nor frown	Nor our good works accept,
(1) Charleton/Evelyn: nihil	at th'Ill of Man.	nor bad resent.

(VII.B)

De Rerum Natura	Charleton	Evelyn

2) omnis ut est igitur per se
   natura duabus
   constitit in(1) rebus; nam(2)
   ___corpora sunt et inane.___
   --------------------------- 	
   (1) Charleton/Evelyn: ---
   (2) Charleton: quae
	2) The All of Nature in two Parts
	   doth lye,
	   That is, in Bodies and Inanity.
		2) Nature as of her self two things
		   implies,
		   A Voyd and solid Corporieties.

3) corpus enim per se communis
   dedicat(1) esse
   sensus; cui(2) nisi prima fi-
   des fundata valebit,
   haud erit occultis de rebus
   quo referentes
   confirmare animi quicquam(3)
   ___ratione queamus:___
   --------------------------- 	
   (1) Charleton: deliquat
   (2) Charleton/Evelyn: quo
   (3) Evelyn: quidquam
	3) That Bodies in the World exi-
	   ___stent are,___
	   Our Senses undeniably declare:
	   Whose Certitude once quae-
	   stion'd; we can find
	   No judge to solve nice
	   scruples of the ___Mind.___
		3) That there is Bodie Common sence
		   doth prove;
		   On which unles, the first opinion
		   found,
		   We shall in things occult but
		   hardly ground
		   A judgement rational; ...

4) nam pro(1) sancta deum tran-
   quilla pectora pace,
   quae placidum degunt aevom(2)
   vitamque serenam,
   quis regere immensi summam,
   quis habere profundi
   indu manu validas potis est
   moderanter habenas,
   quis pariter caelos omnis(3)
   convertere et omnis(3)
   ignibus aetheriis terras
   suffire feracis(4),
   omnibus inve(5) locis esse
   omni tempore praesto,
	4) Ah! since the happy and immor-
	   tal Powers
	   In calme content melt their
	   eternal houres,
	   Feasting on self-enjoyment;
	   who can ___keep___
	   The rains of Nature? Who
	   command the ___Deep?___
	   To wind about the ponderous
	   Sphears, what arme
	   Hath strength enough? what In-
	   fluence can warme
	   The ___fruitfull___ earth with ___Fires___
	   ___aetherial?___ who
		4) nicht übersetzt

(VII.B)

De Rerum Natura	Charleton	Evelyn
(4)nubibus ut tenebras faciat(6) caelique serena concutiat sonitu, tum fulmina mittat et aedis(7) saepe suas disturbet et in deserta(8) recedens saeviat exercens telum quod saepe nocentes(9) praeterit exanimatque indig- nos inque merentes(10)? (1) Charleton: proh! (2) Charleton: aevum (3) Charleton: omneis (4) Charleton: feraceis (5) Charleton: inque (6) Charleton: ut faciat te- nebras (7) Charleton: aedeis (8) Charleton: diversa (9) Charleton: nocenteis (10) Charleton: merenteis	(4)Can fill all places, and all actions doe? To veil the face of Light with sable clouds, And wrap the lucid sky in sulph'ry shrouds: Whose Coruscations split the fluïd aer, Convell the feet of Rocks, and with despair Affect poor Mortals into Quick- silver: then turn, And with Granadoes his own Temples burn: Then dart his flames at Inno- cence, and wound Virtue, while guilty Vice continues sound?	
5) quidve novi potuit tanto post ante quietos inlicere, ut cuperent vitam mutare priorem? nam gaudere novis rebus debe- re videtur cui(1) veteres obsunt; sed cui(1) nil accidit aegri tempore in anteacto, cum pul- chre degeret aevom(2), quid potuit novitatis amorem accendere tali?	5) After so long Content, what new delight Could th'happy Gods to this great change invite? To affect Innovation, doth con- fess The present state obnoxious to distress. He only can t'enjoy new things desire, Whom the deficience of the old doth tire.	5) Or what new thing after so long repose Should them to change their for- mer life dispose? For him to joy at new things it becomes Whom old displease: But to whom nothing comes(1) Averse, sinc once he livd with such delight, What love of novelty should him invite?

(VII.B)

De Rerum Natura	Charleton	Evelyn

(5).....
an, credo, in tenebris vita ac
  maerore iacebat,
donec diluxit rerum genitalis
  origo?
------ 	
(1) Charleton: quoi
(2) Charleton: aevum
	(5) What therefore could Divinity
	  perswade,
	To leave his antient quiet, for
	  a trade
	Of Architecture? Can I think,
	  till then
	Him cloysterd in a dark and
	  narrow Den? &c.
		(5) Believe I that in griefe and
		  darknesse lay
		Their life, 'til things begin-
		  ning did display
		This light?
		------ 	
		(1) alternativ:
		  For to affect New things it
		    does declare,
		  Whom old displease, but to
		    whom nothing are ...

6) sed(1) quia multa modis multis
  primordia rerum(2)
ex infinito iam tempore(3)
  percita plagis
.....
omne genus coetus et motus(4)
  experiundo,
tandem conveniant ea quae con-
  vecta repente(5)
magnarum rerum fiunt exordia
  saepe,
terrai maris et caeli generisque
  animantum.------
(1) Charleton: quae
(2) Charleton: vexata per omne
(3) Charleton: vexantur
(4) Charleton: motus, & coetus
(5) Charleton:
  tandem deveniunt in tales
  disposituras,
  qualibus haec rebus consistit
  summa creata, &c.
	6) The Worlds Materials having
	  first been tost,
	An infinite Time, within an in-
	  finite Roome,
	From this to that uncircum-
	  scribed coast,
	And made by their own Tendency
	  to roame
	In various Motions; did at
	  last quiesce
	In these Positions, which
	  they now possess.
		6) ... but 'twas thus indeede
		That divers Principles verious-
		  ly mixt;
		And being with eternal lashes
		  vext
		And hurried commonly by their
		  owne weight,
		Trying all closures, and what-
		  ever might
		Result from this attempt, this
		  was th'event
		That, tost in a long ages vast
		  extent,
		Having all shocks and motions
		  essaid,
		In fine they met, and being
		  join'd are made
		The Principles of greate things.

TABELLE VIII.: Die Reihenfolge der Themen in Charletons Physiologia und Gassendis Animadversiones

Erläuterungen: Die Artikel der Animadversiones sind im Original nicht numeriert; die Zählung stammt von mir. Für die PHYS sind Buch, Kapitel und Sektion angegeben; wo vorhanden, sind auch Übereinstimmungen mit anderen Werken Charletons angegeben.

Animadversiones (Pars Physica)	Physiologia
1) Praefatiuncula	
2) Ex Nihilo nihil Fieri	IV,I,1 Generation; DA, Chapter II
3) De Vniuerso, seu Natura rerum (einschließlich Materie und Vakuum)	(I,II That this World is the Vniverse)
4) Dari praeter Corpora, etiam Inane	I,III Corporiety and Inanity
5) Dari Atomos	I,IV-V Vacuum
6) Atomos esse Principia rerum	II,I Existence of Atoms
	II,III Atoms, the First and Vniversal Matter
7) Esse Vniuersum ... infinitum	II,II No Continuum infinitely Divisible
8) De Proprietatibus Atomorum	II,IV Essential Proprieties of Atoms
9) De Figura Atomorum	II,IV,3 Figures of Atoms
10) De Motu Atomorum	II,IV,4 Motions of Atoms; DA, IX,3
11) De Magnitudine Atomorum	II,IV,2 Magnitude of Atoms
12) Vnde Qualitates rerum Concretarum	III,I The Origine of Qualities
13) Abs re asseri ab Epicuro infinitos Mundos	I,II That this World is the Vniverse
14) De Simulacris	III,II Species Visible
15) Peragi Visionem ex Simulacrorum incursu	III,III Vision
16) De Colore, & Luce	III,IV Colours; III,V Light
17) De Cogitatione per Imagines	?
18) Auditio; Sonus	III,VI Sound
19) Olfactio; Odor	III,VII Odours
20) De Sapore; Gustatus	III,VIII Sapours
21) De Tactilibus	(III,IXsqq. Touching)
22) De Raritate, Densitate, Perspicuitate, Opacitate	III,IX Rarity, Density, Perspicuity, Opacity
23) De Magnitudine, Figura; Subtilitate, Hebetudine; Laeuore, & Asperitate	III,X Magnitude, Figure; Subtility, Hebetude, Smoothness, Asperity
24) De vi Motrice, Facultate, Habitu, Grauitate, & Leuitate	III,XI Motive Vertue, Habit, Gravity, and Levity
25) De Calore, & Frigore	III,XII Heat and Cold
26) De Fluiditate, Firmitate, Humiditate, Siccitate	III,XIII Fluidity, Stability, Humidity, Siccity
27) De Mollitie, Duritie, Flexilitate, Tractilitate, Ductilitate	III,XIV Softness, Hardness, Flexility, Tractility, Ductility
28) De Qualitatibus Occultis	III,XV Occult Qualities
29) De Proprietatibus Magnetis	III,XVI The Loadstone
30) De Generatione, & Corruptione	IV,I Generation and Corruption
31) Multiplicem quidem, sed inusibi-	?

417

(VIII.)

Animadversiones	Physiologia
lem tamen Atomorum magnitudinem esse	
32) Non esse Magnitudinem infinitê diuidam	II,II No Physical Continuum, infinitely Divisible
33) De Minimo in Atomo ex comparatione minima ad sensum	II,III,2 The Composition of a Continuum
34) De AEqui-velocitate motus Atomorum	?
35) De Nupero Experimento circa Inane coacervatum	I,V A Vacuum Praeternatural Torricelli
36) De AEqui-velocitate Motus Atomorum	?
37) De Motu ipsarum rerum concretarum	IV,II Of Motion
38) Natura, contexturaque Animae	NHP
39) Non esse Animam in Plantis	IM, 2. Dialog
40) De Sensu	
41) Qui fieri possit, vt res Sensilis ...	ENQ
42) De Excessu Animae ... seu Morte	
43) De Animi Sede, Passionibus Animae, & Motu spontaneo	ENQ
44) De Somno, & Insomnis	
45) De Semine	IM, 2. Dialog
46) Esse Animos Hominum Immortaleis	
47) De Coniunctis, & Euentis	?
48) De Tempore, Euentorum Euento	I,VII Of Time and Eternity
49) De Exortu Mundi	DA, II (besonders Section 3)
50) De Interitu Mundi	?
51) De Terra in medio Mundi consistente	PHYS, passim
52) De Propagatione	?
53) De Vsu partium	?
54) Sint ne Nomina natura ...	?
55) Esse Devm Authorem Mundi	DA, II,III; I,4
56) Esse Devm Rectorem Mundi	DA, IV
57) Gerere Devm Hominum curam	DA, V

TABELLE IX.: Der Aufbau des Syntagma Philosophicum, Pars Physica
(Gassendi, Opera Omnia, vols.I,II)

Vol.I,I De Rebus Naturae
    1. De Vniuerso & Mundo ... seu natura Rerum
    2. De Loco & Tempore einschließlich Vakuum
    3. De Materiali Principio, siue Materia Prima Rerum [Atome]
    4. De Principio Efficiente, seu de Causis Rerum
    5. De Motu, & Mutatione Rerum
    6. De Qualitatibus Rerum
    7. De Ortu & Interitu, seu Generatione & Corruptione Rerum
  II De Rebus Caelestibus
Vol.II,III De Rebus Terrenis Inanimis
        De Rebus Viuentibus, seu de Animalibus

TABELLE X.: Der Aufbau der Physiologia im Vergleich mit ähnlichen zeitgenössischen Werken zur Physik

Erläuterungen: Die Tabelle ist vereinfacht; sie listet nur die Reihenfolge der Oberbegriffe auf. Kleinere Kapitel entfallen, ebenso Teile in den zum Vergleich herangezogenen Werken, die in diesen zwar zur Physik gerechnet werden, aber in der Physiologia nicht erscheinen (z.B. Seelenbegriff, Kosmogonietheorien).

Physiologia	Animadversiones (Gassendi)	Opera 1658 (Sorbière)	Abrégé (Bernier)	De Corpore (Hobbes)
Orders of Philosophers			De la Philosophie en général	Of Philosophy
Infinity of Universe	Unendlichkeit des Universums	De Universo & Mundo		
Corporiety and Inanity	Materie und Vakuum			
Vacuum	Vakuum	De Loco & Tempore + Vakuum	(Vuide)	
Place			Espace/Lieu	Of Place & Time
Time and Eternity				
Atoms	Atome	De Materia Prima Atome	Matière/Atomes	Body & Accident Quantity
Qualities	Qualitäten	De Qualitatibus	Qualitez	
Occult Qualities Loadstone	Okkulte Qualitäten Magnet	(De Causis Rerum)	Qualitez Occultes	
Generation and Corruption	'Generatio' und 'Corruptio'	De Generatione & Corruptione	Génération/ Corruption	
Motion	Bewegung	De Motu	Mouvement	Motion

TABELLE XI.: Charletons Schaffensphasen

Phase I: 1650	Phase II: 1650/52-1660	Phase III: 1660-1680	Phase IV: 1680-1707
1650 Spiritus Gorgonicus	1652 Darknes of Atheism	1661 Character of Charles II.	1680 Oratio Harveiana I
1650 Ternary of Paradoxes	1654 Physiologia	1661 Consilium Hygiasticum	1680 Enquiries
1650 Deliramenta Catarrhi	1655 Ephesian Matron	1663 Chorea Gigantum	1682 Harmony
	1656 Epicurus's Morals	1665 Inquisitiones Duae Anatomico-Physicae	1683 Three Anatomic Lectures
	1657 Immortality	1666 Dissertatio Episto-lica	1684 Life of Marcellus
	1659 Oeconomia Animalis	1668 Guilielmi Vita	1685 Inquisitio Physica
	1659 Natural History of Nutrition	1668 Onomasticon Zoicon	1686 Inquisitiones Medico-physicae
	1659 Matrona Ephesia	1669 Two Discourses	(1693 Exercitationes Physico-anatomicae)
	1661 Exercitationes Pathologicae	1672 De Scorbuto	1704 Oratio Harveiana II
		1674 Natural History of the Passions	1705 Oratio Harveiana III
		1675 Socrates Triumphans	
		1677 Exercitationes de Differentiis	

TABELLE XII.A: <u>Entsprechungen zwischen Raum und Zeit</u>

Erläuterungen: Ich benutze Charletons eigene Begriffe (cf. PHYS, p.75sq.).

SPACE (PLACE)	TIME
1) illimitate; immense	1) non-principiate, interminable
2) every Moment of Time the same in all places	2) every part of Place the same in all times
3) immoveable, invariate (with or without body)	3) flows on eternally calm and equal (with or without motion)
4) uncapable of expansion, interruption, dis-continuity	4) uncapable of acceleration, retardation, suspension
5) a determinate region out of Infinite Space elected for the situation of the World	5) a determinate part of Infinite Time elected for the Duration of the World
6) every Body occupies a proportionate part of the Mundane Space	6) every Body occupies a proportionate part of the Mundane Duration
7) everywhere - somewhere (attributes of Place)	7) alwayes - sometimes (attributes of time)
8) Dimensions Permanent (Longitude, Latitude and Profundity of Bodies)	8) Dimensions successive (Motions of Bodies)

TABELLE XII.B: <u>Textvergleich zwischen Charleton, Physiologia, p.75sq., und Gassendi, Opera Omnia, p.224sq.</u>

Charleton	Gassendi
(1) As Place, or Space, in the total, is illimitate and immense: so is Time, in its totality, <u>non-principiate and interminable</u>. (2) As every Moment of Time is <u>the same in all places</u>: so is every Canton or part of Place <u>the same in all times</u>. (3) As Place, whether any, or <u>no</u> Body be collocated therein, doth still persist the same <u>immoveable</u> and <u>invariately</u>: so doth unconcerned Time flow on eternally in the same calm and equal tenor, whether any or nothing hath <u>duration</u> therein, whether any thing be	Vt Locus secundum se totum est illimitatus; sic Tempus secundum se totum nec principium; nec finem habet. Et, vt quodlibet Temporis momentum idem est in omnibus locis; ita quaelibet Loci portio omnibus temporibus subest. Vt item Locus, seu aliquid in ipso exsistat, seu nihil; immobiliter idem perseuerat: ita Tempus, seu sit aliquid, quod ipso duret, seu non sit; & seu quiescat, seu moueatur; & seu moueatur ocyùs, seu segniùs, eodem tenore semper labitur. Ac, vt Locus vi nulla interrumpi potest, sed immobiliter continuum, idemque

(XII.B)

Charleton

moved or remain quiet. (4) As Place is uncapable of expansion, interruption or discontinuity, by any Cause whatever: so is Time uncapable of accelera-tion, retardation, or suspension; it moving on no-less, when the Sun was arrested in the midst of its race in the dayes of Joshua, when the Hebrews van-quished & pursued the Amorrhites, then at any time before, or since. (5) As God was pleased, out of the Infinite Space to elect a certain determinate Region for the situation: so hath He, out of Infi-nite Time, elected a determinate part for the Du-ration of the World. (6) And therefore, as every Body, or Thing, in respect to its HERE or THERE, enjoyes a proportionate part of the Mundane Space: So likewise doth it, according to its NOW, or THEN of Existence, enjoy a proportionate part of the Mundane Duration. (7) As, in relation to Place, we say, Everywhere, and Somewhere: so, in relation to Time, we say, Alwayes, and Sometimes. Hence, as it is competent to the Creature to be only somewhere, in respect of Place, and sometimes, in respect of Time: so it is the praerogative of the Creator, to be Everywhere as to place, and Forever, as to time. And therefore those two illustrious Attributes, Immensity, whereby He is praesent in all places, and AEternity, whereby He is existent at all Times, are proper only to God. (8) As Place hath Dimen-sions Permanent, whereby it responds to the Longi-tude, Latitude, and Profundity of Bodies: so hath Time Dimensions successive, to which the Motions of Bodies may be adaequated. Hence comes it, that as by the Longitude, or any standing measure (V.G.) of an Ell, we commensurate the longitude of Place: so by the flux of an Horology do we commensurate the

Gassendi

semper permanet; ita Tempus nulla vi sisti, ac veluti suspendi potest; sed inimpedibiliter procedens, inua-riabile semper fluit. Rursûs; vt ex Loco, Spatióve im-menso, accepta est portio, in qua Mundus collocaretur; sic ex Tempore infinito delecta est pars, in qua Mun-dus exsisteret. Ad-haec, vt vnumquodque corpus (siue generaliûs vnaquaeque res) quatenus heic, vel ibi est, quandam partem Mundam spatij, seu Loci sibi vendicat; ita & vnaquaeque res, prout exsistit nunc, vel tunc, specialem sibi vendicat partem Mundanae huius duratio-nis. Praetereà, vt ratione Loci, dicimus Vbique, & Alicubi; ita ratione Temporis dicimus Semper, & Ali-quando: Qua occasione Plotinus Peripateticos reprehen-dit, quòd duas illas Categorias, quas appellant Vbi, & Quando, vt distincta quaedam à Loco, & Tempore genera habeant. Heinc; vt competit Creatori esse & ratione loci, Vbique; & ratione temporis, Semper; ac idcircò ipsi duo illa insignia attributa competunt, Immensi-tas, quâ omni loco adsit, &AEternitas, quâ omni tempo-re perseuerat. Denique, vt Locus dimensiones habet permanenteis, quibus corporum Longitudo, Latitudo, ac Profunditas congruat: Sic Tempus habet successiuas, quibus corporum motus adaequetur. Ex quo demum fit, vt quemadmodum vlnae v.c. longitudine longitudinem Loci mensuramus; sic fluxu horologij metiamur fluxum Tempo-ris. Et quia nullus est motus generalior, constantior-que, & notior, quàm Solis; ideò assumamus huiusmodi motum, quasi generale quoddam horologiûm, ad mensuran-dum Temporis fluxum. Non quòd, si Sol moueretur velo-ciûs; aut tardiûs, Tempus proptereà fluxurum esset ce-leriûs, aut segniûs; sed qualemcumque esse contigit motum Solis, illum ad metiendum Tempus vsurpauimus; qui si, v.c. fuisset duplò velocior, non Tempus idcir-cò fuisset duplò ocyus, sed solûm spatium duorum

(XII.B)

Charleton

flux of Time. And, insomuch as no motion is more General, Constant and Observed, then that of the Sun:
therefore do we assume its motion for a General Horodix, by it regulate all our computations, and confide
in it as an universal Directory, in our Mensuration
of the flux of Time. Not that the Feet of Time are
chained to the Chariot of the Sun, so as the Accele-
ration or Retardation of the motion of that should
cause an equal Velocity, or Tardity in the progress
of this: but that Custom hath so praevailed, as we
compute the flux of Time by the diurnal and annual
revolution of the Sun. For, in case the motion of the
Sun were doubly swifter, then now it is, that of Time
would not therefore be doubly swifter also; but only
the space of two dayes would then be equal to the
space of one, as now during the praesence of the Sun
to our Hemisphere: nor, on the contrary, if the motion of the Sun were doubly slower, would the pace of
Time be likewise doubly slower; but only the Space of
one day, would be equal to that of two. And, therefore, He that will defend Empedocles conceit, that in
the beginning of the World, the length of the dayes
did by six parts in seven that of our dayes: must demonstrate that the diurnal Arch of the Sun was then
by six of seven larger then now, or its motion so
much slower.

Gassendi

dierum aequiualuisset spatio vnius, cuiusmodi habe-
tur iam; vti & si fuisset duplô segnior, vnus dies
aequiualuisset duobus. Quo sensu, opinor, accipien-
dum est, quod Plutarchus refert de Empedocle, exi-
stimante initio Mundi dies fuisse longê prolixiores,
quàm nunc sint; ac illum speciatim, quo sunt homines
primùm formati, tantum fuisse, quantum iam spatium
est duorum mensium. Scilicet opinari debuit factum
esse Solarem motum ex illo vsque tempore sexagecuplô
celeriorem.

TABELLE XIII.: Vergleich zwischen 'Physiologia' und 'Lives of the Ancient Philosophers' zur Frage des Vakuums

Erläuterungen: Als Quellen cf. PHYS, p.33sq., und Lives, p.442.

Physiologia

And as for those many Experiments of Water hour-glasses, Syringes, Glass Fountains, Cuppinglasses, &c. by the inconvincible Assertors of the Peripatetick Physiology commonly objected to a Vacuity: we may expede them altogether in a word. We confess, those experiments do, indeed, demonstrate that Nature doth abhorr a Vacuum Coacervatum; as an heap of Sand abhors to admit an Empty Cavity great as a mans hand extracted from it: but not that it doth abhor that Vacuum Disseminatum, of which we have discoursed; nay, they rather demonstrate that Nature cannot well consist without these small empty Spaces interspersed among the insensible Particles of Bodies, as an heap of Sand cannot consist without those small Interstices betwixt its Granules, whose Figures prohibit their mutual contact in all points. So that our Assertion ought not to be condemned as a Kaenodox inconsistent to the laws of Nature, while it imports no more then this; that, as the Granules of a heap of Sand mutually flow together to replenish that great Cavity, which the hand of a man by intrusion had made, and by extraction left, by reason of the Confluxibility of their Nature: so also do the Granules, or Atomical Particles of Aer, Water, and other Bodies of that Rare condition, flow together, by reason of the Fluidity or Confluxibility of their Nature, to praevent the creation and remanence of any considerable, or Coacervate Vacuum betwixt them.

..... it only remains, therefore, that we endeavour to solve that Giant Difficulty, proposed in defiance of

Lives

As for Mersennus's grand Objection, viz. What should be the cause of the restitution of the Vacuities of the Air to their natural contexture, after they are enlarg'd by Rarefaction or straiten'd by Condensation. Charleton answers in short, That as all things have a natural tendency to preserve their original State, so the Air upon the cessation of the expanding or contracting Violence, naturally recovers its due Contexture without any other efficient than the Fluidity or Confluxibility of its Parts. As to the Common Objection taken from the many Experiments of Water, Hour-Glasses, Syringes, Glass Fountains, Cupping-Glasses, &c. the same Author cuts it off in one Word. Tho' these Experiments, says he, evince that Nature abhorrs a Vacuum Coacervatum ... yet they rather prove than confute a Vacuum disseminatum.

(XIII.)

Physiologia

our Vacuum Disseminatum, by the mighty Mersennus ... thus. ... How do those Vacuities minute in the aer, when enlarged by rarefaction, recover their primitive exility; and when diminished by condensation, reexpand themselves to their former dimensions: What Elaters or Springs are in the aer, which may cause its suddain restitution to its natural constitution of insensible particles? We Answer, that, as it is the most catholique Law of Nature, for every thing, so much as in it lies, to endeavour the conservation of its originary state; so, in particular, it is the essential quality of the Aer, that its minute particles conserve their natural Contexture, and when forced in Rarefaction to a more open order, or in Condensation to a more close order, immediately upon the cessation of that expanding, or contracting violence, to reflect or restore themselves to their due and natural contexture. Nor need the Aer have any Principle or Efficient of this Reflection, other then the Fluidity or Confluxibility of its Atomical Parts.

TABELLE XIV.: Charleton, Bates und Ross zur Form der Atome

Bates/Ross	Charleton	Charleton
Bates What powerful Cause made them these particles of matter rest? how are they so firmly united? have they Hooks that fasten, or Birdlime or Pitch or any glutinous matter, that by touching they cleave so fast together? They must grant something like this, otherwise they cannot unite and compound, and then the Epicurean Opinion is presently dissipated. Supposing them triangular, circular, square, or of any other regular or irregular figure, yet they can make no other compound then a mass of Sand, in which the several grains touch without firm union.	Anti-Atomist; If Atoms be smooth and sphaerical, as their Inventors suppose; it is impossible they should take mutual hold each of other, so as by reciprocal adhaesion and coalition to constitute any Concretion. For, what power can mould an heap of Milled-seed into a durable figure, when the Laevitude or politeness, and roundness of the Grains inexcusably interdict their Coition into a Mass? Anti-Atomist; If Atoms be unequal in their superfice, and have angular and hamous processes; then are they capable of having their rugosities planed by detrition, and their hooks and points taken off by amputation: contrary to their principle propriety, Indivisibility.	Atomist; ... They could not be ignorant, that the Defendants of Atoms do not suppose them to be all smooth and globular, but of all sorts of figures requisite to mutual Application,Coalition,Cohaerence. And therefore they could not but expect this solution. That, though polite and orbicular Atoms, cannot by mutual apprehension and revinction each of other, compact themselves into a Mass; yet may they be apprehended and retained by the Hooks, and accommodated to the Creeks and Angles of other Atoms, of Hamous and Angular figures, and so conspire to the Coagmentation of a Mass. Atomist; the hooks, angles, asperities, and processes of Atoms are as insecable and infrangible as the residue of their bodies, in respect an equal solidity belongs to them, by reason of their defect of Inanity interspersed, the intermixture of Inanity being the Cause of all Divisibility.
Ross If these Atoms be smooth and round as some will have them, they can no more unite to make up a mixt body, then so many small seeds or grains which onely make up a body aggregate as a heap of stones; but if they be rough cornered, or hooked, as others say, then they are divisible, and so not Atomes.		

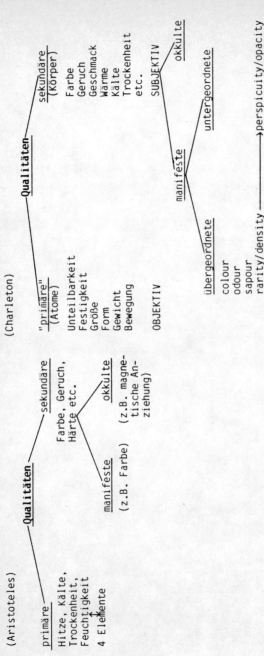

TABELLE XV.: Charletons Qualitätenlehre im Vergleich zur aristotelischen Auffassung

Erläuterung: Die englischen Begriffe stammen von Charleton selbst.

(Aristoteles)

Qualitäten

primäre
Hitze, Kälte,
Trockenheit,
Feuchtigkeit
4 Elemente

sekundäre
Farbe, Geruch,
Härte etc.

manifeste
(z.B. Farbe)

okkulte
(z.B. magne-
tische An-
ziehung)

(Charleton)

Qualitäten

"primäre"
(Atome)

Unteilbarkeit
Festigkeit
Größe
Form
Gewicht
Bewegung

OBJEKTIV

sekundäre
(Körper)

Farbe
Geruch
Geschmack
Wärme
Kälte
Trockenheit
etc.

SUBJEKTIV

manifeste

okkulte

übergeordnete

colour
odour
sapour
rarity/density ⟶ perspicuity/opacity
magnitude/figure ⟶ subtility/hebetude
smoothness/asperity
motive vertue ⟶ gravity/levity
heat/cold etc.

untergeordnete

TABELLE XVI.: Der Zusammenhang zwischen Atomform und über- und untergeordneten Qualitäten

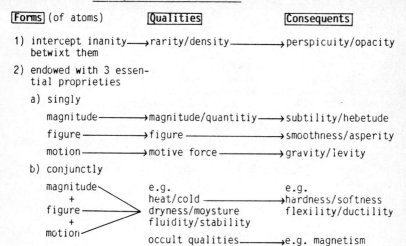

Forms (of atoms)   Qualities   Consequents

1) intercept inanity⟶rarity/density⟶perspicuity/opacity
   betwixt them

2) endowed with 3 essen-
   tial proprieties

   a) singly

      magnitude⟶magnitude/quantitiy⟶subtility/hebetude

      figure⟶figure⟶smoothness/asperity

      motion⟶motive force⟶gravity/levity

   b) conjunctly

      magnitude
        +   e.g.   e.g.
      figure   heat/cold⟶hardness/softness
        +   dryness/moysture   flexility/ductility
      motion   fluidity/stability

                          occult qualities⟶e.g. magnetism

428

And, as for that of *Autopſie*, or Ocular Experiment ; Take the Eye of an Oxe , or (if the Anatomick Theatre be open) of a man, for in that the ſpecies are repreſented more to the life, than in the Eye of any other Animal, as *Des Cartes* (*in dioptrices cap.* 5. *Sect.* 11.) and having gently ſtript off the three Coats in the bottome , in that part directly behind the Chryſtalline, ſo that the Pellucidity thereof become viſible , place it in a hole of proportionate magnitude, in the wall of your Cloſet , made obſcure by excluding all other light, ſo that the Anterior part thereof may reſpect the light. This done, admoving your Eye towards the denudated part of the Chryſtalline ; you may behold the Species of any thing obverted to the outſide of the Eye , to enter through the Chryſtalline to the bottom thereof, and there repreſented in a moſt lively figure, as if pourtrayed by the exquiſite Pencil of *Apelles* ; but wholly Everſed : as in this following *Iconiſme*.

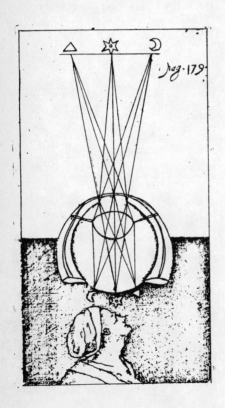

TABELLE XVIII.: 'Physiologia', p.226.

If this Genealogy of all Mufical Confonances feem either obfcure, or tædious; you may pleafe to accept it in Epitome, thus. The Vibrations of Chords are, according to moft exact obfervation reciprocally proportional

$$\text{to the}\begin{cases}\text{Length of}\\\text{Weight at}\end{cases}\text{the ftring, having the fame}\begin{cases}\text{Weight.}\\\text{Length.}\end{cases}$$

Whence many have concluded, that all Confonances in Mufick proceed from the fpeedier Union of thefe Vibrations in their Terms.

The Terms of an		are in proportion, as		therefore the fpace of		Vibrations, in the Graver Term, are juft equal to		Vibrations in the Acuter Term of an		
Eighth ——			2 to 1		1		2		Eighth.	
Fifth ——			3 — 2		2		3		Fifth.	
Fourth ——			4 — 3		3		4		Fourth.	
Sixth major--			5 — 3		3		5		Sixth major.	
Third major-			5 — 4		4		5		Third major.	
Third minor-			6 — 5		5		6		Third minor.	
Sixth minor-			8 — 5		5		8		Sixth minor.	

Hereupon our Harmonical Authors (whofe Pythagorean fouls feaft themfelves with the ravifhing, though filent Mufick of Numbers) for the moft -part account an Eighth the Firft of Confonances, becaufe an Union is made before a fecond Vibration in the Graver Term; a Fifth the fecond Confonance, becaufe an Union is made before a third Vibration in the Graver Term, &c. according to the Scheme.

But this fo univerfally celebrated Melothetical Foundation hath been very lately fhook by that no lefs Erudite, than Noble Author of the *Animadverfions on Des Cartes Mufick Compendium, the Lord Vifcount Brouncker;* (whofe conftant Friendfhip. and learned Converfation, I muft profefs to have been one of the cheifeft Confolations of my life.) who having, upon profound, and equitable examination, found this great defect therein, that according to the former Derivation of all Mufical Confonances, a Third Major muft fucceed a Fourth and Sixth Major, and the proportion of 7 to 5 makes a Confonance as well, and before a Sixth minor; which is manifeftly repugnant to Experience: hath enriched the world with a new *Hypothefis* of his own happy invention, fumciently extenfible to the full folution of all Mufical Phænomenaes.

TABELLE XIX.: <u>Okkulte Phänomene</u>

Erläuterungen: Quelle ist <u>PHYS</u>, pp.348-413 (Artikel und 'Section' jeweils in Klammern angegeben).
Abkürzungen: A = Quelle Aldrovand
             BA = Quelle Francis Bacon
             BR = Quelle Thomas Browne, <u>Pseudodoxia Epidemica</u>
              D = Quelle Descartes
              G = Quelle Gassendi
            GAL = Quelle Galilei

I. Allgemeine
   1. das Universum betreffend (II,2)
      a) Zurückscheuen der Natur vor dem Vakuum
   2. Einfluß der Sterne (II,3)
      a) Einfluß des Mondes auf die Gezeiten (II,4) **D G GAL**
      b) Öffnen und Schließen von Blumen und ihre Ausrichtung auf die Sonne (II,5)
      c) Schließen des Gartenklees bei starker Sonneneinstrahlung (II,6)
      d) Hahnenschrei nach Mitternacht und bei Morgengrauen (II,7)
      e) Gewichtszunahme und -verlust verschiedener Tiere unter dem Einfluß des zu- und abnehmenden Mondes (II,8) **G**
      f) Ähnlichkeit des Mondsteines ("Selenite") mit dem Mond (II,9)
II. Besondere
   1. unbelebte Organismen
      a) Anziehungskraft des Magneten (II,10) **BR G** (siehe auch <u>PHYS</u>, Chapter XVI)
      b) Anziehungskraft von Bernstein und anderen "elektrischen" Stoffen (II,10) **BR**
      c) "Sympathie" zwischen Gold und Quecksilber, Messing und Silber (II,11,12)
      d) Anziehungskraft einer größeren Flamme auf ein kleinere (II,13)
      e) Anziehungskraft von "Naphta" auf eine Flamme (II,14)
      f) Anziehungskraft eines Schwamms auf Wasser (II,15,16)
      g) Durchsickern von Flüssigkeit in Tüchern, die nur zum Teil in diese Flüssigkeit eingetaucht sind (II,17)
      h) Übereinstimmung oder gleiche Schwingung von zwei Lautensaiten (II,18)
      i) unterschiedliche Schwingung bei Lautensaiten aus verschiedenem Material (II,19)
      j) Antipathie zwischen Wolfs- und Schafhaut (II,19) **G**
      k) Adlerfedern, mit anderen Federn gemischt, verschlingen diese (II,20) **G**
   2. Pflanzen
      a) Sympathie und Antipathie zwischen Pflanzen, die an demselben Ort wachsen (II,21,22) **BA**
      b) Sympathie zwischen männlichen und weiblichen Palmen (II,23)
      c) Sympathie zwischen Weinstock und gekeltertem Wein: der Wein wird schlecht, wenn der Weinstock blüht (II,24)
      d) Sympathie zwischen Rosen und Rosenwasser: letzteres duftet solange nicht, wie die Rosen blühen (II,25)
   3. Lebewesen
      a) Antipathie zwischen Schaf und Wolf (III,2) **G**

(XIX.)

b) Bienen stechen bevorzugt Choleriker (III,3)
c) Mutige Menschen trotzen wilden Tieren (III,3)
d) Schweine hassen den Schlachter (III,4) **BA**
e) Ungeziefer vermeidet Fallen, in denen Artgenossen vernichtet wurden (III,4)
f) Antipathie zwischen einem Ermordeten und seinem Mörder: das Opfer beginnt in Gegenwart des Täters erneut zu bluten, obwohl es bereits lange tot ist (III,5)
g) Tod durch die bloße Gegenwart eines Basilisken (III,6) **A G BR**
h) Anblick eines Wolfes macht stumm oder heiser (III,7) **BR**
i) Antipathie zwischen Löwe und Hahn, Elefant und Schwein (III,8) **BR**
j) Heilung vom Biß der Tarantel durch die Tarantella (III,9-15) **G**
k) Schlangenbeschwörung mit einem Stab aus dem Holz der Kornelkirsche (III,16)
l) Zaubersprüche und Beschwörungsformeln, Hexen (III,17)
m) Verzauberung von Kindern durch den "bösen Blick" (III,18) **G**
n) Betäubung der Hand durch Berührung mit einem Zitterrochen (III,19) **G**
o) Schiffe werden durch den Echeneis-Fisch am Weiterfahren gehindert (III,20) **G**
p) der Echeneis-Fisch - ein böses Omen (III,21)
q) Gifte und Gegengifte (III,22-30)
   unter anderem: - "triacle" gegen Schlangengift
                   - ein gequetschter Skorpion, auf die vom Skorpion gebissene Hand aufgelegt, wirkt als Gegengift (gleiches gilt für Spinnen und tollwütige Hunde)
r) Wundheilung durch Waffensalbe oder sympathetischen Puder (III,31-32) **BR G**

TABELLE XX.: Rezeption von Charletons Werk in Philosophiegeschichten und -lexika und Wissenschafts-geschichten

Erläuterungen: Die Werke Charletons sowie die einzelnen Philosophiegeschichten sind chronologisch ange-ordnet. Die Tabelle zeigt nur auf, ob die Titel der Werke Charletons aufgeführt sind, nicht, inwieweit ein-zelne Autoren auch Auskunft über den Inhalt geben.

	SP	TP	DC	DA	PHYS	EPH	EM	IM	OEC	NHN	EXP	CHAR	CHY	CH	INQII	DE	GV	OZ	TD	SCO	NHP	ST	EXD	ENQ
Aubrey	keine Titel angeführt																							
Wood	x	x	x	x	x	x	x	x	x	x	x	x	x	x	x	x			x	x	x			x
Morhof				x												x								
Hearne			x									x							x					
Budde			x									x												
Bayle																								
Nicéron	x	x	x	x	x	x	x	x	x	x	x	x	x	x	x	x			x	x	x			x
Brucker			x	x																				
Zedler	x	x	x						x										x		x			
Stolle				x												x								
Kestner	x			x					x	x	x	x	x		x	x			x		x			
Walch				x																				
Georgi	x								x	x	x	x			x	x			x		x		x	
Biographia Brit.	x	x	x	x	x	x	x	x	x	x	x	x	x	x	x	x			x	x	x			x
Chaufepié	x	x	x	x	x	x	x	x	x	x	x	x	x	x	x	x			x	x	x			x
Birch								x			x				x				x		x			
Portal									x	x					x								x	x
Haller	x	x							x	x	x	x		x	x					x			x	x
Hennings	keine Titel angeführt																							

(XX.)

	SP	TP	DC	DA	PHYS	EPH	EM	IM	OEC	NHN	EXP	CHAR	CHY	CH	INQII	DE	GV	OZ	TD	SCO	NHP	ST	EXD	ENQ
Eloy	x								x	x	x			x		x				x			x	x
Enfield				x																				
Brüggemann							x																	
Gmelin	x										x									x				
Michaud	x		x	x		x	x		x	x	x		x	x		x	x	x	x	x	x		x	x
Watt	x	x	x	x		x	x		x	x		x	x	x		x	x	x	x	x	x		x	x
Jourdan	x		x	x		x	x		x	x	x	x		x		x	x	x	x	x	x		x	x
Krug				x																				
Dezeimeris	x	x	x	x		x	x		x	x	x	x	x	x		x	x	x	x	x	x		x	x
Munk	x	x	x	x		x	x		x	x	x		x	x		x	x	x	x	x	x		x	x
Graesse						x							x		x			x					x	
Hirsch	x	x		x					x	x	x	x	x	x		x			x	x				x
Moore					x						x					x						x		
DNB	x	x	x	x		x	x		x	x	x	x	x	x		x	x	x	x	x	x	x		x
Gunther	x	x		x		x	x		x	x	x	x	x				x	x			x		x	
Manning	x	x	x	x		x	x		x	x	x	x	x	x		x	x	x	x	x	x		x	x

(XX.)

	OHI	HAR	TAL	LM	INQPH	OHII	OHIII
Aubrey	x						
Wood	x	x	x		x		
Morhof		x					
Hearne		x					
Budde							
Bayle	x				x		
Nicéron	x	x	x		x		
Brucker							
Zedler							
Stolle							
Kestner							
Walch						x	
Georgi						x	
Biographia Brit.	x	x	x	x		x	
Chaufepié	x	x	x	x		x	
Birch							
Portal						x	
Haller	x	x				x	x
Hennings							

	OHI	HAR	TAL	LM	INQPH	OHII	OHIII
Eloy		x		x			
Enfield							
Brüggemann			x				
Gmelin							
Michaud	x	x		x		x	
Watt	x	x	x	x		x	
Jourdan	x	x		x		x	
Krug							
Dezeimeris	x	x		x		x	
Munk	x	x		x		x	
Graesse							
Hirsch	x	x		x		x?	x?
Moore							
DNB	x	x		x		x	x
Gunther		x		x			
Manning	x	x		x		x	x

TABELLE XXI.: Auflagen und Nachdrucke der Werke Charletons
(in der Reihenfolge des Erscheinens)

1650		Spiritus Gorgonicus
1650	^{2}1650	Ternary of Paradoxes (die zweite Auflage zusammen mit Deliramenta Catarrhi)
1650		Deliramenta Catarrhi
1652		Darknes of Atheism
1654	^{2}1966	Physiologia (die zweite Auflage ed. R.H. Kargon; mit Einleitung und Index)
1655	^{2}1659	Ephesian Matron
	^{3}1665	(lateinisch als Matrona Ephesia, übersetzt von Bartholomew Harris)
	^{4}1668	(zusammen mit Cimmerian Matron von "P.M.")
	^{5}1694	(in Three Choice Novels)
1656	^{2}1670	Epicurus's Morals
	^{3}1926	(ed. F. Manning; mit Einleitung)
1657	^{2}1699	Immortality
1659(58?)		Oeconomia Animalis (1659 Amsterdam ist fiktiver Druckort)
	^{2}1661	(La Haye)
	^{3}1666	(zusammen mit Dissertatio Epistolica und Consilium Hygiasticum)
	^{4}1669	
	^{5}1678	
	^{6}1681	(unter dem Titel Exercitationes Physico-anatomicae; ab 1681 zusammen mit William Cole, De Secretione)
	^{7}1688	(Amsterdam?)
	^{8}1693	(als Exercitationes Physico-anatomicae)
1659		Natural History of Nutrition (die verschiedenen Auflagen sind nicht genau zu rekonstruiren, da NHN zum Teil mit OEC verwechselt wurde und die Angaben in Bibliographien, Medizin- und Philosophielexika nicht verläßlich sind)
1661		Exercitationes Pathologicae
1661	^{2}1661	Imperfect Pourtraicture of His Sacred Majesty Charles the II. (zweite Auflage als Character of Charles II.)

436

(XXI.)

1661 ^{2}1666   Consilium Hygiasticum
(zweite Auflage als Anhang zu Oeconomia Animalis; evtl.
auch erst 1669 erschienen)

1663 ^{2}1725   Chorea Gigantum
(zweite Auflage mit Porträt Charletons und zusammen mit
John Webbs The Most Noble Antiquity of Great Britain und A
Vindication of Stone-henge Restored)

1665   Inquisitiones Duae Anatomico-physicae

1666   Dissertatio Epistolica (geschrieben 1659)

1668   Guilielmi Vita
(Original von Margaret Cavendish: Life of William Cavendishe, 1667)

1668 ^{2}1671   Onomasticon Zoicon (London)
     ^{3}1677   (Oxford, als Exercitationes de Differentiis; zusammen mit
dem Anhang "Mantissa Anatomica")

1669 ^{2}1675   Two Discourses
     ^{3}1692   (mit The Art and Mystery of Vintners)

1672   De Scorbuto

1674 ^{2}1701   Natural History of the Passions
(die Angabe "enlarged" auf dem Titelblatt der zweiten Auflage ist unrichtig)

1675   Socrates Triumphans

1680   Oratio Harveiana

1680   Enquiries (gehalten als Vorlesung 1679)

1682   Harmony (geschrieben 1681)

1683   Three Anatomic Lectures

1684 ^{2}1688   Life of Marcellus (Übersetzung Charletons, als Teil von
Drydens Neuausgabe der Vitae Parallelae des Plutarch; weitere Neuauflagen, zum Teil mit Ergänzungen und Verbesserun-
gen: 1693, 1700, 1703, 1710, 1714, 1716, 1726, 1727, 1749,
1758 u.ö.)

1685 ^{2}1686   Inquisitio Physica (London)
(die zweite Auflage Lugduni Batavorum, als Inquisitiones
Medico-physicae)

1704   Oratio Harveiana

1705   Oratio Harveiana

437

LITERATURVERZEICHNIS

A. PRIMÄRLITERATUR

I. Charleton

1. Vollständige Werke

Charleton, Walter.   Character of His Most Sacred Majesty Charles II. King
of Great Britain, France, and Ireland. London, 1661.

----------.   Chorea Gigantum; Or the Most Famous Antiquity of Great-Bri-
tain, Vulgarly Called Stone-Heng, Standing on Salisbury Plain, Restored to the Danes. London, 1663.

----------.   Consilium Hygiasticum pro Johanne Luca Marchione Durazzo.
London, 1661.

----------.   The Darknes of Atheism Dispelled by the Light of Nature: A
Physico-Theological Treatise. London, 1652.

----------.   Deliramenta Catarrhi: Or the Incongruities, Impossibilities
and Absurdities Couched under the Vulgar Opinion of Defluxions. London, 1650.

----------.   Dissertatio Epistolica de Ortu Animae Humanae. Lugduni Batavorum, 1666.

----------.   Enquiries into Human Nature in Six Anatomic Prelections in
the New Theatre of the Royal College of Physicians in London. London,
1680.

----------.   The Ephesian Matron. London, 1655.

----------.   The Ephesian Matron. Introd. Achsah Guibbory. Augustan Reprint Society, 172-173. Los Angeles, 1975.

----------, and P.M.   The Ephesian and Cimmerian Matrons, Two Notable
Examples of the Power of Love and Wit. London, 1668.

----------.   Epicurus's Morals: Collected, And Faithfully Englished. London, 1656.

----------.   Epicurus's Morals. Ed. Frederic Manning. London, rpt. 1926.

----------.   Exercitationes de Differentiis et Nominibus Animalium.
Oxford, 1677.

----------.   Exercitationes Pathologicae, in quibus Morborum penè Omnium
Natura, Generatio et Caussae Inquiruntur. London, 1661.

----------.   Exercitationes Physico-anatomicae, De Oeconomia Animali.
Lugduni Batavorum, 1693.

----------.   Guilielmi Ducis Novocastrensis Vita. London, 1668.

----------.   The Harmony of Natural and Positive Divine Laws. London,
1682.

----------.   The Immortality of the Human Soul, Demonstrated by the Light
of Nature. London, 1657.

438

----------. An Imperfect Pourtraicture of His Sacred Majesty Charles II. London, 1661.

----------. Inquisitio Physica de Causis Catameniorum et Uteri Rheumatismo. London, 1685.

----------. Inquisitiones Duae Anatomico-physicae: Prior de Fulmine, Altera de Proprietatibus Cerebri Humani. London, 1665.

----------. Inquisitiones Medico-physicae de Causis Catameniorum sive Fluxus Mensui; nec non Uteri Rheumatismo, sive Fluore Albo. Lugduni Batavorum, 1686.

----------, transl. The Life of Marcellus. In: Plutarch's Lives. Ed. John Dryden. Vol.II. London, 1684, pp.401-68.

----------. Natural History of Nutrition, Life, and Voluntary Motion. London, 1659.

----------. Natural History of the Passions. London, 1674.

----------. Oeconomia Animalis Novis in Medicina Hypothesibus Superstructa et Mechanice Explicata. London, 1659.

----------. Onomasticon Zoicon, Plerorumque Animalium Differentias et Nomina Propria Pluribus Linguis Exponens. London, 1668.

----------. Oratio Anniversaria in Commemorationem Beneficiorum à Doctore HARVEO, Aliisque Munificis Viris eidem Collegio Praestitorum ... London, 1680.

----------. Oratio Harveiana. London, 1704.

----------. Oratio Harveiana. London, 1705.

----------. Physiologia Epicuro-Gassendo-Charletoniana: Or a Fabrick of Science Natural, Upon the Hypothesis of Atoms. London, 1654.

----------. Physiologia Epicuro-Gassendo-Charletoniana. Ed. Robert Hugh Kargon. The Sources of Science, No. 31. New York and London, 1966.

----------. De Scorbuto Liber Singularis. London, 1672.

----------. Socrates Triumphans: Plato His Apology of Socrates, and Phaedo, Or Dialogue Concerning the Immortality of Mans Soul. London, 1675.

----------. Spiritus Gorgonicus ... Sive de Causis, Signis, et Sanatione Litheaseos Diatriba. Leyden, 1650.

----------. A Ternary of Paradoxes: The Magnetick Cure of Wounds, The Nativity of Tartar in Wine, The Image of God in Man. London, 1650.

----------. Three Anatomic Lectures, Concerning the Motion of the Bloud through the Veins and Arteries, the Organic Structure of the Heart, the Efficient Causes of the Hearts Pulsation. London, 1683.

----------. Two Discourses; Concerning the Different Wits of Men; Of the Mysterie of Vintners. London, 1669.

2. Miscellania

Charleton, Walter. Gualteri Charletoni Scripta jam in Lucem Emissa. London, 1683.

----------. "Preface". In: Mayerne, Theodore Turquet de. Praxeos Mayernianae in Morbis Internis Syntagma. London, 1690, sig.A4r-sig.A6v. Nachgedruckt in: Mayerne, Theodore Turquet de. Praxis Medica. Genf, 1692.

----------. "Three Letters to Margaret Cavendish." In: Letters and Poems in Honour of the Incomparable Princess Margaret, Duchess of Newcastle. London, 1676, pp.91-3,108-19,142-49.

II. Manuskripte

Die nicht gedruckten Schriften Charletons sind sehr umfangreich. Manuskripte sind sowohl aus der frühen als auch aus den späteren Schaffensphasen vorhanden. Allerdings stammt die Mehrzahl der (erhaltenen) Manuskripte, vor allem die nicht-medizinischen, aus den letzten dreißig bis vierzig Lebensjahren. Es gibt im wesentlichen drei große Manuskript-Sammlungen (unterschiedlicher Provenienz), die heute im Besitz der Bodleian Library, der British Library und der Royal Society sind.

Die Bodleian Library besitzt Handschriften aus den Sammlungen Thomas Hearnes und John Aubreys. Thomas Hearnes Charleton-Manuskripte gingen nach seinem Tod (1735) in den Besitz der Bodleian Library über. Hearne selbst hatte sie als Vermächtnis des Reverend Thomas Smith (1638 - 1710) erhalten. Dieser war Testamentsvollstrecker Charletons; ihm hatte Charleton auch ausdrücklich seine Miscellaneous Papers vermacht. John Aubrey (gest. 1697) besaß einen Brief Charletons von 1671 und dessen von Brouncker gestelltes Horoskop, daneben einige Auszüge aus Chorea Gigantum. Aubrey überließ diese Manuskripte dem Ashmolean Museum. Von dort gelangten sie in die Bodleian Library.

Die Manuskripte Charletons in der British Library stammen größtenteils aus dem Besitz Sir Hans Sloanes. Sloane hatte sie über einen längeren Zeitraum hinweg erstanden. Wie sie in seinen Besitz kamen, ist unbekannt. Es darf allerdings vermutet werden, daß es sich um die "Millington Manuskripte" handelt. Die Biographia Britannica spricht davon, daß sich kurz vor der Zeit ihrer Abfassung (also vor 1747) mehrere Bände mit Manuskripten Charletons im Besitz der Familie Millington befunden hätten (Biographia Britannica, 1747, vol.III, p.450). Dabei handelt es sich mit großer Wahrscheinlichkeit um die Familie des Sir Thomas Millington (1628 - 1704), eines Freundes von Charleton. Da die Manuskripte Charletons in der British Library zu einem großen Teil medizinischer Art sind, ist es wahrscheinlich, daß sie identisch sind mit den Manuskripten, die Charleton offenbar seinem ärztlichen Kollegen Millington überlassen hatte. Die anderen Manuskripte Charletons in der British Library stammen offensichtlich aus Aubreys Bibliothek; die Herkunft der "Verses" ist ungeklärt.

In der Bibliothek der Royal Society befinden sich bis auf eine Ausnahme alle Manuskripte Charletons von Vorträgen, die er in Sitzungen der Royal Society gehalten hat, und die zum Teil später gedruckt wurden oder als Vorlage für gedruckte Werke dienten. Diese Sammlung ist deshalb so vollständig, weil die Royal Society von Anfang an darauf bedacht war, Schriften ihrer Mitglieder zu registrieren und zur archivieren.

440

Bodleian Library

MS Aubrey 9	"The Life of Mr. Thomas Hobbes"
MS Aubrey 11	Charleton, Walter. "Letter to John Aubrey." (eine Kopie dieses Briefes findet sich in der British Library, Egerton MS fol.166)
MS Aubrey 23	"Nativity set by Ld. Brouncker" (fol.54; in Brounckers Handschrift, ca. 1655/60)
MS Smith 13	Charleton, Walter. Miscellaneous Papers. (ca. 1665 - 1705; cf. die Übersicht im Anschluß an die Liste der Manuskripte)
MS Eng.Ch.e.22	Charleton, Walter. "Ad Authorem." In: Elys, Edmund. Summum Bonum. London, 1681.
S.M. 4°Rawl.49	Charleton, Walter. "Letter Dedicatory to Viscount Fauconberg." In: Epicurus's Morals, 1656.
S.M. 4°Rawl.324	Charleton, Walter. "Praefatiuncula." In: An Imperfect Pourtraicture of His Majesty Charles II. London, 1661.

British Library

MS Sloane 53	"Adversaria Medicinalia" (ca. 1680)
MS Sloane 698	"Differences Observable between the Brain of a Man and the Brains of all other animals" (ff.74-87) (Vortrag in der Royal Society, 8.6.1664; Original in der Bibliothek der Royal Society; gedruckt als zweiter Teil der Inquisitiones Duae Anatomico-physicae)
MS Sloane 1059	"Praelections IV-VI" (zweiter Teil der anatomischen Vorlesungen von Anfang 1679 im College of Physicians; gedruckt als Enquiries)
MS Sloane 1532	Entgegen bisheriger Auffassung stammt nur der erste Teil von Charleton selbst (ff.1-38v). Der Rest des Manuskriptes besteht aus einer Zusammenfassung von Charletons De Scorbuto (ff.41-61) und einer fragmentarischen Inhaltsangabe einer medizinischen Publikation, wahrscheinlich H. Whitmores Febris Anomala (London, 1659; ff.67b-62). Beide Texte sind nicht in Charletons Handschrift abgefaßt. Der in Charletons Handschrift verfaßte erste Teil enthält Kopien von "in Scholis Publicis" in Cambridge gehaltenen Vorlesungen aus der Zeit vom 1. Mai 1642 bis 1644. Die Hauptthemen dieser Vorlesungen sind: 1. f.10r-12r "Substantiae Separatae sunt Cognoscibiles ab Intellectu in Statu Conjuncto" 2. ff.17v-20r "On the Civil War" 3. ff.22r-23r "Jupiter magis Gloriosus imbre Aureo quam Fulmine"

4. ff.23v-26v   "Democritus quam Heraclitus esse
mallem"
5. ff.25v-26v   "Antonius Ciceroni indignatus prae-
scripsit Ciceronem vel scripta combu-
rere vel vitam amittere. Cicero vitam
amittit. Male fecit."
6. ff.26r-28v   "Plus debuit Ciceroni, quam Caesari
Populus Romanus"
7. ff.29r-31v   "Lex est Reipublicae laesae sit
Actio"

MS Sloane 1828	"Receptae Variae" (ff.96b-115b; ohne Datum)
MS Sloane 1833	"Oratio Harveiana" (ff.155-159,1871,A; 1680)
MS Sloane 2082	"De Omnibus Symptomatibus cujuscunque Facultatis" (ff.1-73b; 1642/43) "Tables of Materia Medica" (ff.74-81; 1642) "Medicamenta Varia" (ff.72-86; ohne Datum)
MS Sloane 3412	"Methodus Febrium Curandarum" (ff.2-102; 1643) "De Morbis" (ff.103-128; ohne Datum)
MS Sloane 3413	"Loci Communes"/"Commonplace Book" (ohne Datum)

Das sogenannte "Commonplace Book" ist nicht in Charletons Handschrift verfaßt. Die interne Evidenz
spricht nicht unbedingt für eine Autorschaft Charletons. Daß das "Commonplace Book" dennoch Charleton
zugeschrieben wurde, erklärt sich aus einem Eintrag
Sloanes in seinem eigenen Katalog seiner Bibliothek,
in dem es heißt: "Sententiae Celsi &.co per eundem
[i.e. Charleton]."
Die wesentlichen Themen sind:

1. ff.2r-8r   Auszüge aus Schriften klassischer
Autoren (Tacitus, Palladius, Hippocrates, Sallust u.a.) zu philosophischen und medizinischen Themen
2. ff.9v-12r   "Summarium eorum, quae tanquam nova a
se ipso inventa στοχχστικῶς tradi-
dit..."
"Regnerus de Graaf M.Dr. Anatomicus
Delphensis, in libro suo de virorum
organis Generationi inservientibus"
3. ff.13v-21v   "Απχνθιομχτ̇χ̇ ex Bernhardi Swalve
libro de Pancreate, ejusque cum Suc-
co tum Morbis"
4. ff.22r-26r   "Librorum Catalogus ê Musaeo Clauso
Cl.D. Tho Brown desumptus"
5. ff.23sqq.   "Librorum quorundam hactenus inviso-
rum quidem, sed ab Eruditis impensê
desideratorum"
6. ff.27r-28v   "Colorum differentiae & Nomina"
7. f.29v   "Marvelli carmen In audacissime quidem, Sed impresperê à Bloodio tenta-
tum regii Diadematis furtum"
8. ff.30r-52r   "De arborum natura" (Katalog latei-

nischer Baumnamen mit ihren englischen Äquivalenten, einschließlich
einer wissenschaftlichen Beschreibung)

9. ff.52v-53v	"Formulae Laudatoriae"
10. f.54	Miscellania (u.a. "Libri, qui extant, a Jul. Caesare Vanino scripti")

MS Sloane 3962	"Papers" (ohne Datum) (vol.II, f.282: "John Evelyn to W. Charleton," 1695)
MS Ashm. 243	"Biographical Note" (f.193)
MS Egerton	Kopie eines Briefes an John Aubrey (f.166; Original in der <u>Bodleian</u> <u>Library</u>)
MS Add. 4465	"Verses" (f.62; lateinisches Exemplar, 18. Jahrhun- dert)
MS Sloane 2084	"General Notes on Diseases" (wurde fälschlich Charleton zugeschrieben; der Autor ist Turquet de Mayerne)

<u>Library</u> of the <u>Royal Society</u>
(in chronologischer Reihenfolge entsprechend dem Zeitpunkt des Vortrags
in der <u>Royal</u> <u>Society</u>)

19.6.1661	"A Paper on Poison"
13.8.1662	"Account of the Boy Killed by Lightning" (gedruckt als erster Teil von <u>Inquisitiones</u> <u>Duae</u> <u>Anatomico-physicae</u>)
3.9.1662	"An Essay on the Velocity of Sounds" "Apparatus Phonocampticus: Or, what Inquiries are Principally to be Made by Such, who Would Attain to the Certain Knowledge of the Nature of Echos"
22.10.1662	"Papers in which Birds are reduced into Certain Families"
19.11.1662	"Account on the Teeth of Pikes"
26.11.1662	"Mysterie of the Vintners: Or, a Discourse Concerning the Se- veral Sicknesses of Wines, and their Respective Remedies now Commonly Used"
3.6.1663	"An Account of Killing Fishes by Gagging them, and of the Ductus from the Bladders of Fishes to the Gills"
13.1.1664	"Paper Proposing Experiments on Freezing and Snow"
17.2.1664	"Lectures on the Muscles"
20.4.1664	"An Account of an Anatomical Administration to Examine Dr. Willis' Observations on the Brain"
8.6.1664	"Observations on the Differences between the Brains of a Man and Brutes" (gedruckt als zweiter Teil von <u>Inquisitiones</u> <u>Duae</u> <u>Anatomico-physicae</u>)
2.11.1664	"An Account of a Dissection of the Heart"

Die Royal Society besitzt außerdem neun Originalbriefe bzw. -manuskripte
Charletons.

Royal College of Physicians

Brief Charletons an Dr. Burwell, Schatzmeister des College, betreffend
ein Porträt des Marquis of Dorchester (11.11.1691; gedruckt in Munks
Roll of the Royal College of Physicians)

Unterschrift Charletons als Präsident des College (5.6.1691)

zwei einzelne Unterschriften Charletons

Christ Church Library

Evelyn MS 20^a "Catalogus Evelynianus 1687"

Übersicht über den Inhalt von Charletons 'Miscellaneous Papers'
(MS Smith 13, Bodleian Library)

   Charletons Miscellaneous Papers sind von ihm selbst zusammengestellt
worden. Sie entstanden ungefähr in den Jahren 1665 bis 1705 und umfassen
183 Seiten (die Paginierung stammt von Charleton selbst). Zum Teil sind es
Abschriften, die Charleton von früheren eigenen Texten angefertigt hat.
Der Inhalt dieser Papers ist bisher wenig bekannt, obwohl er sowohl über
biographische Details als auch über das Spätwerk, insbesondere die Rolle
der Naturphilosophie und Mechanistik sowie der Naturreligion, Aufschluß
gibt. Aus diesem Grunde ist hier eine genaue Inhaltsangabe beigefügt. Die
Numerierung der einzelnen Teile stammt von mir.

Nr. 1   Stellungnahme zur Wahl zum Präsidenten des College of Physicians
         (ca. 1689)

Nr. 2   "Medicorum, aliorumque nonnullorum ex eruditione Clarissimorum
         Virorum de Gualtero Charletono judicia et testimonia" (nach 1676)

Nr. 3   Brief an Francis Cholmondeley, Vale-Royal, Cheshire (2.9.1672)

Nr. 4   "De CHRISTI nomine olim ab Ethnicorum nonnullis in CHRESTUM immu-
         tato" (1672)

Nr. 5   Brief an den Earl of Anglesey (22.10.1672)

Nr. 6   Brief an Anglesey (2.11.1672)

Nr. 7   Brief an Anglesey (25.10.1672)

Nr. 8   Brief an Mrs. Anne ? (wahrscheinlich die Schwester Angleseys;
         3.10.1672)

Nr. 9   "A civil Valediction to a Mistress, writen at the request of a
         Friend" (2.11.1672)

Nr. 10   Brief an Thomas Mainwaring, Baronet (24.1.1669)

Nr. 11   Brief an Mr. Cawdrey (24.1.1669)

Nr. 12   "A short Harangue designed to be made to the President of the
         Royal Society, at their entertainment of the Duchess of Newcastle

with a sight of some select Experiments" (Mai 1667)

Nr. 13   "Enquiries concerning the nature of ECHOS" (Vortrag vor der Royal Society, 1667)

Nr. 14   "Concerning the Difference of Heat & Cold, in Summer and Winter" (Vortrag vor der Royal Society, ca. 1667)

Nr. 15   "A succinct account, how & when the Philosophy of Aristotle came to be publickly taught, & defended in the Uropean Universities" (24.3.1660)

Nr. 16   "Postscript" zu Nr. 15

Nr. 17   "Seneca in Thyeste, act.2.scen.ultima" (lateinischer Text mit englischer Übersetzung; ca. 1670)

Nr. 18   "Idem in Hippolyti act.4.scen.ultima" (lateinisch und englisch, ca. 1670)

Nr. 19   "Letter Gratulatory to the Duchess of Newcastle" (7.5.1669; gedruckt in Letters and Poems in Honour of the Duchess of Newcastle, pp.108-19)

Nr. 20   "The Original of the Talmud, collected out of Josephus's Antiquities, Philo Judaeus, Bp. Waltons Prolegomena ad Biblia Polyglotta, & Sr John Marsham's Chronicus Canon" (1682; gedruckt als "Appendix" zu Harmony)

Nr. 21   Antwort auf einen Brief Thomas Barlows (14.5.1674)

Nr. 22   Antwort auf einen Brief Thomas Hydes (14.5.1674)

Nr. 23   Epigraph auf Hugo Grotius (1674)

Nr. 24   Epigraph auf Nathaniel Crewe (1674)

Nr. 25   Brief an Samuel Morris (ca. 1674)

Nr. 26   "De TRANSUBSTANTIONIS Papalis Historia" (8.10.1674; nach einem Text von Johannes Cosinus)

Nr. 27   Brief an Johannes Standisius (10.10.1674)

Nr. 28   Brief an Karl II. (26.11.1674)

Nr. 29   "Dissuasives from writing Medical Counsels to be executed by Apothecaries in the Country" (15.11.1674; ein Brief an "T.M. Baronett,"wahrscheinlich Thomas Millington)

Nr. 30   Brief an George Ent (23.12.1674)

Nr. 31   "Gualteri Charletoni de JOHANNIS MARSHAMI CANONE CHRONICO judicium" (ca. 1680; cf. Nr. 20)

Nr. 32   "Fundamentum Physicorum ab iis qui omnia Corpora Naturalia ex Unius Materiae particulis constitui docent, positorum Synopsis" (ca. 1675-80)

Nr. 33   Brief an Daniel Elzevir über einen Nachdruck von Onomasticon Zoicon (27.8.1675)

Nr. 34   Antwort Elzevirs (6.8.1676)

Nr. 35   "Fundaments of Religion Natural" (ca. 1676)

Nr. 36   Epitaph auf Thomas Gravius (ca.1676)

Nr. 37   Brief an Richard Lower (24.7.1676)

Nr. 38   Hexastichon auf Milton (Mitte der siebziger Jahre)

Nr. 39   "Charletoni Postulata" (1678)
(Bedingungen Charletons für die Annahme des Rufes an die Universität von Padua)

Nr. 40   Brief an Paulus Sarotti (24.8.1678)

Nr. 41   Brief an Paulus Sarotti (10.11.1678)

Nr. 42   Brief an Paulus Sarotti (27.12.1678)
(alle drei Briefe beziehen sich auf den Ruf nach Padua)

Nr. 43   Brief an Baptista Nanius (15.12.1678)

Nr. 44   "Oratio Inauguralis, in Gymnasii Patavini sede Primaria solemniter habenda" (1678; Entwurf)

Nr. 45   "Appendicula" zu Nr. 44

Nr. 46   Brief an einen Theologen (4.9.1680)

Nr. 47   Brief an denselben Theologen (ca. 1680)

Nr. 48   Epitaph auf einen König (7.10.1680)

Nr. 49   "Apologue of human Felicity & Infelicity" (14.11.1681)
(dieses Manuskript wird in der Biographia Britannica erwähnt; allerdings besteht dort Unsicherheit über Charletons Autorschaft)

Nr. 50   Festrede für das College of Physicians (1682)

Nr. 51   Eröffnungsrede im Anatomischen Saal des College of Physicians anläßlich der Wahl zum Präsidenten (30.9.1689)

Nr. 52   eine weitere Rede aus diesem Anlaß

Nr. 53   Brief an Robert Sibbald, den Präsidenten des College of Physicians in Edinburgh (23.12.1690)

Nr. 54   Brief an Sir John Lowther (unvollständig; ca. 1690)

Nr. 55   "To a Noble Gentleman" (Brief; 23.4.1695)

Nr. 56   "De Saturno, ejusque tribus filiis, Jove nimirum, Neptuno, & Plutone" (neunziger Jahre)

Nr. 57   "Gualteri Charletoni Scripta jam in Lucem emissa" (nach 1704)

Nr. 58   Rezept zur Herstellung von Schokolade

Nr. 59   "De Vitae rerumque humanarum fragilitate" (1680/90)
(einschließlich einiger Zitate von Aristoteles, Pindar, Sophokles, Menander, Homer)

Nr. 60   "Aristotelis operum Interpretes optimae" (ca. 1680/90)

Nr. 61   "On the true state of my affairs" (ca. 1690)

Nr. 62   englische Übersetzung einer Passage aus Philemon (ca. 1690)

Nr. 63   englische Übersetzung eines Abschnitts aus Menander (ca. 1690)

Nr. 64   "Libertas et Necessitas consistere simul possunt" (nach 1690) (Zitat aus Hobbes, De Cive)

Nr. 65   Notiz über die Gefangennahme des Duke of Monmouth (6.7.1685)

Nr. 66   "Epigramma in Adulteros" (nach 1685?)

Nr. 67   Zitat aus Machiavellis "The Art of Warre" (nach 1685?)

Nr. 68   Zitat aus F. Bayles Problemata (nach 1685?)

Nr. 69   Zitat aus Hugo Grotius' De Veritate Religionis Christianae (nach 1685?)

Nr. 70   Gedicht zur Naturreligion (nach 1685?)

Nr. 71   Grabinschrift für George Ent (1689)

Nr. 72   "The vicissitudes of prosperity & adversity" (nach 1690?) (englisches Gedicht)

Nr. 73   lateinische Zitate zu demselben Thema (nach 1690?) (Cunaeus, Plinius, Apuleius, Seneca, Diodorus Siculus)

Nr. 74   "Love refined" (nach 1690?)

Nr. 75   lateinisches Gedicht auf die Quellen von Bath (nach 1690?)

Nr. 76   englische Fassung von Nr. 75

Nr. 77   lateinisches Gedicht über die Liebe (nach 1690?)

Nr. 78   "On Love Declining" (nach 1690?)

Nr. 79   verschiedene lateinische Epigramme (nach 1690?) (Euripides u.a.)

Nr. 80   kurze lateinische Sprüche (nach 1690?)

Nr. 81   "De Pontificum Romanorum sexu, olim per tactum in perforata sella explorato, Tetrasticon" (1680/90?)

Nr. 82   Notiz über den Tod Karls II. am 6.2. 1685

Nr. 83   Epigramm aus Menander (nach 1690?)

Nr. 84   lateinisches Zitat (nach 1690) (Autor unbekannt)

Nr. 85   Zitat aus Marcus Antoninus (nach 1690?)

Nr. 86   Notiz über die endgültige Aufnahme ins College of Physicians (23.1.1676)

Nr. 87   Notiz über den Tod Henry Glovers am 24.11.1683

Nr. 88   Notiz über den Pariser Arzt Ludovicus Le Vasseur und Charleton (ca. 1676)

Nr. 89   griechische und lateinische Zitate (nach 1680?) (Lucian, Plato, Pindar, Puteanus, Palladius, Cicero, Thucydides, Diodorus, Strabo, Euripides, Demosthenes, Erasmus, Baudius, Zvinger, Plinius, Seneca, Aristoteles, Grotius u.a.)

III. Charletons "Bibliothek"

Es werden nur Titel aufgeführt, für die belegt ist, daß sie sich in Charletons Besitz befanden.

Citois, Francois. Opuscula Medica. Paris, 1639.

Croon, William. De Ratione Motus Musculorum. London, 1664.

Diemerbroeck, Isbrandus van. Opera Omnia Anatomica et Medica. 2 vols. Ultrajecti, 1685.

Gassendi, Pierre. Animadversiones in Decimum Librum Diogenis Laertii. Lyons, 1649.

Hippocrates. Opera Omnia. 2 vols. Lugduni Batavorum, 1665.

Lower, Richard. Tractatus de Corde. London, 1669.

Needham, Walter. Disquisitio Anatomica. London, 1667.

Pharmocopoeia Collegii Regalis Londini. London, 1677.

Plot, Robert. The Natural History of Oxfordshire. Oxford, 1677.

Scott, Robert. Catalogus Librorum es Variis Partibus Advectorum. London, 1674.

Wood, Anthony. Historia et Antiquitates Universitatis Oxoniensis. 2 vols. Oxford, 1674.

Charleton besaß außerdem ein nicht näher bezeichnetes Manuskript Francis Bacons (cf. Aubrey, Brief Lives, ed. Clarke, vol.I, p.67).

B. SEKUNDÄRLITERATUR

Abers, Ernest S., and Charles F. Kennel. Matter in Motion: The Spirit and Evolution of Physics. Boston, 1977.

Actes du Congrès du Tricentenaire de Pierre Gassendi (4 - 7 Auout 1955). Digne, 1957.

Adam, Antoine. "L'Influence Posthume." In: Pierre Gassendi 1592 -1655: Sa Vie et son Oeuvre. Centre International de Synthèse. Paris, 1955, pp.157-70.

Adams, R.P. "The Social Responsibilities of Science in Utopia, New Atlantis and after." JHI, 10 (1949), 374-98.

Adelmann, Howard B., ed. The Correspondence of Marcello Malpighi. 5 vols. Ithaca and London, 1975.

----------. Marcello Malpighi and the Evolution of Embryology. 5 vols. Ithaca and New York, 1966.

Allen, Don Cameron. "The Rehabilitation of Epicurus and His Theory of Pleasure in the Early Renaissance." SP, 41 (1944), 1-15.

Allen, Phyllis. "Medical Education in Seventeenth Century England." Journal of the History of Medicine and Allied Sciences, 1 (1946), 115-43.

----------. "Scientific Studies in the English Universities of the Seventeenth Century." JHI, 10 (1949), 219-53.

Anderson, Paul Russell. "Descartes' Influence in Seventeenth Century England." In: Travaux du IXe Congrès International de Philosophie, III: Etudes Cartésiennes. Paris, 1937, pp.113-21.

----------. Science in Defense of Liberal Religion: A Study of Henry More's Attempt to Link Seventeenth Century Religion with Science. Diss. New York, 1933.

Anon. A Catalogue of the Most Vendible Books in England. London, 1658.

----------. The Lives of the Ancient Philosophers ... Extracted from Diogenes Laertius. London, 1702.

Arber, Edward, ed. The Term Catalogues 1668 - 1709 A.D. 3 vols. London, 1959.

Ariotti, Pierro E. "Toward Absolute Time: The Undermining and Refutation of the Aristotelian Conception of Time in the Sixteenth and Seventeenth Centuries." Ann. Sci., 30 (1933), 31-50.

Aster, E. von. Raum und Zeit in der Geschichte der Philosophie und Physik. München, 1922.

Aubrey, John. 'Brief Lives', Chiefly of Contemporaries, Set Down by John Aubrey, between the Years 1669 & 1696. Ed. Andrew Clark. 2 vols. Oxford, 1898.

----------. Aubrey's Brief Lives. Ed. Oliver Lawson Dick. London, 1949.

Aylmer, G.E. "Unbelief in Seventeenth-Century England." In: Puritans and Revolutionaries: Essays in Seventeenth-Century History Presented to

Christopher Hill. Eds. Donald Pennington and Keith Thomas. Oxford, 1978, pp.22-46.

Bacon, Francis. The Works of Francis Bacon. Ed. James Spedding. Vol. IV: The Great Instauration. London, 1860.

----------. Advancement of Learning and New Atlantis. Ed. Arthur Johnston. Oxford, 1974.

Bailey, Cyril. The Greek Atomists and Epicurus. Oxford, 1928.

Baker, Herschel. The Wars of Truth: Studies in the Decay of Christian Humanism in the Earlier Seventeenth Century. London and New York, 1952.

Barbatus, Hieronimus. Dissertatio Elegantissima de Sanguine et eius Sero, in qua ... Warthoni & Charletonis Lactis Expositio ... & Alia Exponuntur. Frankfurt am Main, 1667.

Barclay, John. Argenis: Or, The Loves of Poliarchus and Argenis. Transl. Kingsvill Long. London, 1625.

Barksdale, Clement, transl. Hugo Grotius Of the Authority of the Highest Powers about Sacred Things: Or, The Right of the State in the Church. London, 1651.

----------. "Memorials of the Author's Life and Death." In: Barksdale, transl. Hugo Grotius Of the Law of War and Peace. London, 1654, "Appendix".

----------. Nympha Libethris: Or the Cotswold Muse. London, 1651.

----------. An Oxford-conference of Philomathes and Poloymathes. London, 1660.

Bartholin, Thomas. Thomae Bartholini Epistolarum Medicinalium Centuria III, IV. Hafniae, 1667.

Bates, William. Considerations on the Existence of God, and the Immortality of the Soul. London, 1676.

Baugh, Albert C., ed. A Literary History of England. 4 vols. London, rpt. 1977.

Baxter, Richard. The Nature and Immortality of the Soul. London, 1682.

Bayle, Pierre. Dictionnaire Historique et Critique. 2 vols. Rotterdam, 1697.

----------. Oeuvres Diverses. 4 vols. La Haye, 1727-31.

Bayon, H.P. "William Harvey, Physician and Biologist." Ann. Sci., 3 (1938), 59-118; 4 (1939/40), 65-106, 329-89.

Beer, E.S. de. "The Earliest Fellows of the Royal Society." Bull. Inst. Hist. Res., 15 (1929), 79-93.

----------. "John Evelyn, F.R.S. (1620 - 1706)." NRRS, 15 (1960), 231-8.

Bell, A.E. Christian Huygens and the Development of Science in the Seventeenth Century. London, 1947.

Bentley, Richard. The Folly and Unreasonableness of Atheism, Demonstrated from the Advantage and Pleasure of a Religious Life, the Faculties of Human Souls ... and the Origin and Frame of the World. London, 1692.

Bergmann, D.   "Das Schicksal eines Namens." Monatsschrift für Geschichte und Wissenschaft des Judentums, 45 (1937), 210-18.

Bernier, Francois.   Abrégé de la Philosophie de Mr Gassendi. Paris, 1674 (2., vollständige Auflage Lyon, 1678).

----------.   A Letter, Written by the Author to M. Chapelle, Touching His Design to ... Discourse of the Doctrine of Atoms. In: A Continuation of the Memoirs of Monsieur Bernier. Vols.III,IV. Englished out of French by H.O. London, 1672.

Bibliotheca Anglesiana, Sive Catalogus Variorum Librorum ... London, 1686.

Bieder, Theodor.   Geschichte der Germanenforschung. Vol.I. Leipzig, 1939.

Biedermann, Hans.   Handlexikon der magischen Künste von der Spätantike bis ins 19. Jahrhundert. Graz, 1973.

Biermann, Judah.   "The New Atlantis, Bacon's Utopia of Science." PLL, 3 (1967), 99-110.

----------.   "New Atlantis Revisited." SLIm, 4 (1971), 121-41.

----------.   "Science and Society in the New Atlantis and Other Renaissance Utopias." PMLA, 78 (1963), 492-500.

Biographia Britannica. Ed. Andrew Kippis. 2nd ed. London, 1778 - 1793.

Biographie Nouvelle Générale. 23 vols. Paris, 1852 - 1866.

Birch, Thomas.   History of the Royal Society of London. 4 vols. London, 1756-57.

Blay, Michel.   "Un Exemple d'Explication Mécaniste au XVIIe Siècle: l'Unité des Théories Hookiennes de la Couleur." Revue d'Histoire des Sciences, 34 (1981), 97-121.

Bloch, Olivier René.   "Gassendi and the Transition from the Middle Ages to the Classical Era." Yale French Studies, 49 (1973), 43-55.

----------.   La Philosophie de Gassendi: Nominalisme, Matérialisme et Métaphysique. Archives Internationales d'Histoire des Idées, 38. La Haye, 1971.

Blottesandaeus, Benedictus (Pseud.).   Siehe Borrich, Ole.

Blumenberg, Hans.   "Der kopernikanische Umsturz und die Weltstellung des Menschen: eine Studie zum Zusammenhang von Naturwissenschaft und Geistesgeschichte." Studium Generale, 8 (1955), 637-48.

----------.   Die Legitimität der Neuzeit. Frankfurt, 1966.

----------.   Der Prozeß der theoretischen Neugierde. Frankfurt, 1973.

Boas-Hall, Marie.   "An Early Version of Boyle's Sceptical Chymist." Isis, 45 (1954), 153-68.

----------.   "The Establishment of the Mechanical Philosophy." Osiris, 10 (1952), 412-541.

----------.   "The Royal Society's Role in the Diffusion of Information in the Seventeenth Century (1)." NRRS, 29 (1975), 173-92.

----------. "Sources for the History of the Royal Society in the Seventeenth Century." Hist. Sci., 5 (1966), 62-76.

Bodemer, Charles W. "Embryological Thought in Seventeenth Century England." In: Bodemer, Charles W., and Lester S. King. Medical Investigation in Seventeenth Century England. Papers of the Clark Library Seminar, Oct.14, 1967. Los Angeles, 1968.

Böhme, G. "Unendlichkeit und Kontinuität." Philosophia Naturalis, 2 (1969), 304-17.

Borrich, Ole = Benedictus Blottesandaeus . Deusingius Heautontimorumenos: Sive Epistolae Selectae Eruditorum, quae Immaturis Antonii Deusingii ... Scriptis Larvam ... Detrahunt, et Clarissimi Nominis Viros, Dn. GVALTHERUM CHARLETONEM, ... a Supercilio, & Censura ejusdem ... Vindicant, etc. Hamburg, 1661.

Boyle, Robert. The Works. Ed. Thomas Birch. 6 vols. London, 1772.

----------. The Exceliency of Theology Compared with Natural Philosophy. London, 1665.

----------. The Origine of Formes and Qualities. Oxford, 1966.

Brandt, Frithiof. Thomas Hobbes' Mechanical Conception of Nature. Transl. V. Maxwell and A. Fansbell. Copenhagen and London, 1928.

Brandt, Samuel. "Lactantius and Lucretius." Jahrbücher für classische Philologie, 37 (1891), 225-59.

Bredvold, L.I. "Dryden, Hobbes and the Royal Society." MP, 25 (1928), 417-38.

Brie, Friedrich. "Deismus und Atheismus in der englischen Renaissance." Anglia, 48 (1924), 54-98, 105-68.

Brockdorff, Cay von. Gelehrte Gesellschaften im XVII. Jahrhundert. Veröffentlichungen der Hobbes-Gesellschaft, No. 11. Kiel, 1940.

----------. Des Sir Charles Cavendish Bericht für Joachim Jungius über die Grundzüge der Hobbes'schen Naturphilosophie. Kiel, 1934.

Brockway, Fenner. Britain's First Socialists: The Levellers, Agitators and Diggers of the English Revolution. London, 1980.

Brouncker, William. Renatus Des-cartes Excellent Compendium of Musick: with Necessary and Judicious Animadversions thereupon. London, 1653.

Brown, Harcourt. Scientific Organisations in Seventeenth Century France, 1620 - 1680. Baltimore, 1934.

Brown, Terence. "Toward a Scientific Ethic: Man and Nature in John Dryden's 'To ... Dr. Charleton'." Re: Artes Liberales, 4 (1977), 13-22.

Brown, Theodore M. "The College of Physicians and the Acceptance of Iatromechanism in England, 1665 - 1695." Bull. Hist. Med., 44 (1970), 12-30.

----------. "Physiology and the Mechanical Philosophy in Mid-Seventeenth Century England." Bull. Hist. Med., 51 (1977), 25-54.

Browne, Alice. "J.B. van Helmont's Attack on Aristotle." Ann. Sci., 36 (1979), 575-91.

Browne, Thomas. The Works of Sir Thomas Browne. Ed. Geoffrey Keynes. 4 vols. London, 1928, rpt. 1964.

----------. Pseudodoxia Epidemica, Or Enquiries into very Many Received Tenents Commonly Presumed Truths. London, 1646.

Brucker, Jacob. Historia Critica Philosophiae. 6 vols. Lipsiae, 1743.

----------. Kurtze Fragen aus der Philosophischen Historie, von Anfang der Welt, Biß auf die Geburt Christi. 7 vols. Ulm, 1731.

Brüggemann, Lewis William. A View of the English Editions, Translations and Illustrations of the Ancient Greek and Latin Authors, with Remarks. Stettin, 1797.

Buckley, George T. Atheism in the English Renaissance. Unversity of Chicago Press, 1932.

Budde, Johann Franz. Compendium Historiae Philosophiae. Halae Saxonum, 1731.

----------. Isagoge Historico-theologica. Lipsiae, 1727.

Burnham, Frederic B. "The More-Vaughan Controversy: The Revolt against Philosophical Enthusiasm." JHI, 35 (1974), 33-49.

Burns, N.T. Christian Mortalism from Tyndale to Milton. Harvard U.P., 1972.

Burton, Robert. The Anatomy of Melancholy. Ed. Holbrook Jackson. London, 1932, rpt. 1972.

Burtt, Edwin Arthur. The Metaphysical Foundations of Modern Physical Science. Rev. ed. New York, 1951, rpt. 1972.

Bury, J.B. The Idea of Progress: An Inquiry into its Origin and Growth. New York, 1955.

Bush, Douglas. English Literature in the Earlier Seventeenth Century. Oxford, 1945.

----------. "Two Roads to Truth: Science and Religion in the Early Seventeenth Century." ELH, 8 (1941), 81-102.

Bush, Mary Dulaney. "Rational Proof of a Deity from the Order of Nature." ELH, 9 (1942), 288-319.

Butler, Samuel. Prose Observations. Ed. Hugh de Quehen. Oxford, 1979.

----------. Satires. Ed. René Lamar. Cambridge, 1928.

Butterfield, Herbert. The Origins of Modern Science, 1300 - 1800. London, 1949, rpt. 1973.

Bylebyl, Jerome J., ed. William Harvey and His Age: The Professional and Social Context of the Discovery of the Circulation. Henry E. Sigerist Supplement to the Bulletin of the History of Medicine, New Series, II. Baltimore, 1979.

Calendar of State Papers: Domestic Series. Addenda 1625 - 1649. Ed. W.D. Hamilton. London, 1897.

Callus, D.A. "Introduction of Aristotelian Learning to Oxford." Proceedings of the British Academy, 29 (1943), 229-81.

Campanella, Tommaso.   The Defense of Galileo. Transl. and ed. Grant Mc
    Colley. Smith College Studies in History, vol. 22. Northampton,
    Mass., 1938.

Čapek, Milic.   "Was Gassendi a Predecessor of Newton?" In: Proceedings of
    the Tenth International Congress of the History of Science. Vol.II.
    Paris, 1964, pp.705-09.

Carré, Meyrick H.   "The Formation of the Royal Society." History Today,
    10 (1960), 564-71.

----------.   "Pierre Gassendi and the New Philosophy." Philosophy, 33
    (1958), 112-20.

----------.   "Theology in Classical Physics." London Quarterly and Hol-
    born Review, 188 (1963), 68-71.

Cavendish, Margaret (Duchess of Newcastle).   The Life of the Thrice
    Noble, High and Puissant Prince William Cavendishe. London, 1667.

----------.   Natures Pictures Drawn by Fancies Pencil to the Life. Lon-
    don, 1656.

----------.   Observations upon Experimental Philosophy. London, 1668.

----------.   Orations of Divers Sorts. London, 1662.

----------.   Philosophical Letters: Or, Modest Reflections upon Some
    Opinions in Natural Philosophy, Maintained by Several Famous and
    Learned Authors of this Age. London, 1664.

----------.   The Philosophical and Physical Opinions. London, 1655.

----------.   Poems and Fancies. London, 1653.

----------.   World's Olio. London, 1655.

(--------).   Letters and Poems in Honour of the Incomparable Princess
    Margaret, Duchess of Newcastle. London, 1676.

Centore, F.F.   "Mechanism, Teleology, and Seventeenth Century English
    Science." International Philosophical Quarterly, 12 (1972), 553-71.

Centre International de Synthèse.   Siehe Pierre Gassendi.

Chalmers, Gordon Keith.   "Effluvia, the History of a Metaphor." PMLA, 52
    (1937), 1031-50.

----------.   "The Loadstone and the Understanding of Matter in Seven-
    teenth Century England." Philosophy of Science, 4 (1937), 75-95.

Chaufepié, Jacques George de.   Nouveau Dictionnaire Historique et Cri-
    tique. 4 vols. Amsterdam and Den Haag, 1750-56.

Christensen, Francis.   "John Wilkins and the Royal Society's Reform of
    Prose Style." MLQ, 7 (1946), 179-87, 279-90.

Clarendon, Edward Earl of.   The History of the Rebellion and Civil Wars
    in England, also His Life Written by Himself. Oxford, 1843.

Clark, George.   A History of the Royal College of Physicians of London.
    2 vols. Oxford, 1964-66.

Clarke, Edwin.   "The Neural Circulation: The Use of Analogy in Medicine."
    Medical History, 22 (1978), 291-307.

454

Clarke, M.L.   Classical Education in Britain 1500 - 1900. Cambridge, 1959.

Clippingdale, S.D.   "A Medical Roll of Honour: Physicians and Surgeons who Remained in London during the Great Plague." British Medical Journal, 6 Febr. 1909, 351-3.

Cohen, I. Bernard.   "'Quantum in se est': Newton's Concept of Inertia in Relation to Descartes and Lucretius." NRRS, 19 (1964), 131-67.

Cohen, L.D.   Siehe Rosenfield, Leonora Cohen.

Coirault, Gaston.   "Gassendi et non Locke Créateur de la Doctrine Sensualiste Moderne sur la Génération des Idées." In: Actes du Congrès du Tricentenaire de Pierre Gassendi (4-7 Aout 1955). Digne, 1957, pp.71-94.

Cokayne, George Edward.   The Complete Peerage of England, Scotland, Ireland, Great Britain and the United Kingdom. 6 vols. Rev. ed. Gloucester, rpt. 1982.

Cole, Francis Joseph.   A History of Comparative Anatomy. London, 1944.

Comenius, Johann Amos.   Naturall Philosophie Reformed by Divine Light. London, 1651.

A Compleat History of Europe ... for the Year 1707. London, 1708.

Cope, Jackson I.   "Evelyn, Boyle, and Dr. Wilkinson's 'Mathematico-Chymico-Mechanical School'." Isis, 50 (1959), 30-2.

Copleston, F.C.   A History of Medieval Philosophy. London, 1972.

Costello, William T., S.J.   The Scholastic Curriculum at Early Seventeenth-Century Cambridge. Cambridge, Mass., 1958.

Coulter, J.A.   The Literary Microcosm: Theories of Interpretation of the Later Neoplatonists. Leiden, 1976.

Cowley, Abraham.   A Proposition for the Advancement of Experimental Philosophy. In: Works. London, 1680, pp.43-51.

Cragg, George R.   From Puritanism to the Age of Reason: A Study of Changes in Religious Thought within the Church of England, 1660 to 1700. Cambridge, 1966.

Crombie, Alistair C.   "The Mechanistic Hypothesis and the Scientific Study of Vision: Some Optical Ideas as a Background to the Invention of the Microscope." In: Bradbury, S., and G.L.E. Turner, eds. Historical Aspects of Microscopy. Cambridge, 1967.

----------.   Medieval and Early Modern Science. 2 vols. 2nd. ed. New York, 1959.

----------.   "Some Attitudes to Scientific Progress: Ancient, Medieval, and Early Modern." Hist. Sci., 13 (1975), 213-30.

Crosland, Maurice P.   "Gold and the Atomic Theories of the Seventeenth Century." Gold Bulletin, 6 (1973), 82-6.

Cudworth, Ralph.   The True Intellectual System of the Universe, Wherein All the Reason and Philosophy of Atheism is Confuted and its Impossibility Demonstrated. London, 1678.

Curtis, Mark.   Oxford and Cambridge in Transition: 1588 - 1642. Oxford, 1959.

Darling, James.   Cyclopaedia Bibliographica: A Library Manual of Theological and General Literature. London, 1859.

Davidson, Dennis.   Dryden. London, 1968.

Davies, Godfrey.   The Early Stuarts 1603 - 1660. Oxford, 1945.

Davies, Audrey B.   Circulation Physiology and Medical Chemistry in England 1650 - 1680. Lawrence, Kansas, 1973.

Davis, William H.   The Freewill Question. The Hague, 1971.

Debus, Allen G.   "The Chemical Debates of the Seventeenth Century: The Reaction to Robert Fludd and Jean Baptiste van Helmont." In: Righini, M.L., et al., eds. Reason, Experiment, and Mysticism in the Scientific Revolution. London, 1975, pp.19-47.

----------.   The Chemical Philosophy: Paracelsian Science and Medicine in the Sixteenth and Seventeenth Centuries. 2 vols. New York, 1977.

----------.   The English Paracelsians. London, 1965.

----------.   "Motion in the Chemical Texts of the Renaissance." Isis, 64 (1973), 5-17.

----------.   "Renaissance Chemistry and the Work of Robert Fludd." In: Debus, Allen G., and Robert P. Multhauf, eds. Alchemy and Chemistry in the Seventeenth Century. Los Angeles, 1966, pp.3-29.

Descartes, René.   Meditationes de Prima Philosophia, in qua Dei Existentia, et Animae Immortalitas Demonstratur. Paris, 1641.

Detel, Wolfgang.   "Die Einführung atomistischer Grundsätze bei Gassendi und Epikur." Philosophia Naturalis, 16 (1976-77), 167-90.

----------.   Scientia Rerum Natura Occultarum: Methodologische Studien zur Physik Pierre Gassendis. Quellen und Studien zur Philosophie, vol.XIV. Berlin und New York, 1978.

Dewhurst, Kenneth.   Dr. Thomas Sydenham (1624 - 1689): His Life and Original Writings. London, 1966.

Dezeimeris, Jean Eugène, et al.   Dictionnaire Historique de la Médecine Ancienne et Moderne. 4 vols. Paris, 1828-37.

Dick, Steven J.   Plurality of Worlds: The Extraterrestrial Life Debate from Democritus to Kant. Cambridge U.P., 1982.

Dictionary of the History of Ideas. Ed. Philip P. Wiener. New York, 1973.

Digby, John.   Epicurus's Morals: Translated from the Greek ... with Comments and Reflections. London, 1712.

Digby, Kenelm.   Two Treatises: in the One of Which, the Nature of Bodies; in the Other, the Nature of Mans Soule, is Looked Into: In Way of Discovery, of the Immortality of Reasonable Soules. Paris, 1644.

Dijksterhuis, E.J.   Die Mechanisierung des Weltbildes. Berlin, 1956.

Dillenberger, John. Protestant Thought and Natural Science. New York, 1960.

Diogenes Laertius. The Lives of Eminent Philosophers. Ed.,transl. R.D. Hicks. 2 vols. London, 1958.

Dobbs, Betty Jo. "Studies in the Natural Philosophy of Sir Kenelm Digby." Ambix, 18 (1971), 1-25; 20 (1973), 143-63; 21 (1974), 1-28.

Doren, Mark van. The Poetry of John Dryden. New York, 1969.

Driscoll, Edward A. "The Influence of Gassendi on Locke's Hedonism." International Philosophical Quarterly, 12 (1972), 87-110.

Dryden, John. The Works of John Dryden. Ed. E.N. Hooker and H.T. Swedenberg, Jr. California U.P., 1956.

Dunton, John. The Young Students Library ... To which is Added, A New Essay upon all Sorts of Learning. London, 1692.

Eales, Nellie B. The Cole Library of Early Medicine and Zoology: Catalogue of Books and Pamphlets. Part I: 1472 to 1800. Reading U.P., 1969.

Easlea, Brian. Witch Hunting, Magic and the New Philosophy: an Introduction to Debates of the Scientific Revolution, 1450 - 1750. Brighton, 1980.

Eloy, N.F.J. Dictionnaire Historique de la Médecine Ancienne et Moderne. 4 vols. Mons, 1778.

The Encyclopedia of Philosophy. Ed. Paul Edwards. New York, 1967.

Enfield, William. The History of Philosophy from the Earliest Times to the Beginning of the Present Century. 2 vols. London, 1791.

Enzyklopädie Philosophie und Wissenschaft. Ed. Jürgen Mittelstraß. Mannheim, 1980.

Esdaile, Arundell. A List of English Tales and Prose Romances Printed before 1740. 2 parts. London, 1912.

Eurich, Nell. Science in Utopia: A Mighty Design. Cambridge, Mass., 1967.

Evelyn, John. The Diary of John Evelyn. Ed. E.S. de Beer. 6 vols. Oxford, 1955.

----------. Diary and Correspondence of John Evelyn. Ed. William Bray. 5 vols. London, 1852.

----------. The Diary and Correspondence of John Evelyn. Ed. Henry B. Wheatley. 4 vols. London, 1906.

----------. Essay on the First Book of T. Lucretius Carus, De Rerum Natura: Interpreted and Made English Verse by John Evelyn, Esq. London, 1656.

----------. Pomona, Or An Appendix Concerning Fruit-Trees, in Relation to Cider. London, 1664.

Fabian, Bernhard. "Der Naturwissenschaftler als Originalgenie." In: Europäische Aufklärung: Festschrift für Herbert Dieckmann. Ed. H.

Friedrich und Fritz Schalk. München, 1966, pp.47-68.

Fabricius, Johann Andreas. Abriß einer allgemeinen Historie der Gelehr-samkeit. 3 vols. Leipzig, 1752-54.

Feller, Francois Xavier de. Biographie Universelle ou Dictionnaire Historique des Hommes qui se sont fait un Nom. Rev.ed. Paris, 1847.

Fierz, Markus. "Über den Ursprung und die Bedeutung der Lehre Isaac New-tons vom absoluten Raum." Gesnerus, 11 (1954), 62-120.

Fisch, Harold. Jerusalem and Albion: The Hebraic Factor in Seventeenth Century Literature. New York, 1964.

Foerster, Winfried. Thomas Hobbes und der Puritanismus: Grundlagen und Grundfragen seiner Staatslehre. Berlin, 1969.

Folter, R.J. de. "A Newly Discovered Oeconomia Animalis, By Pieter Muis of Rotterdam (c. 1645 -1721)." Janus, 65 (1978), 183-204.

Fontenelle, Bernard le Bovier de. Textes Choisis. Ed. Maurice Roelens. Paris, 1967.

Foster, Joseph. Alumni Oxonienses: The Members of the University of Ox-ford, 1500 - 1714. Vol.I, Early Series. Oxford, 1891.

Frank, Robert G., Jr. Harvey and the Oxford Physiologists. California U.P., 1980.

----------. "John Aubrey, F.R.S., John Lydall, and Science at Common-wealth Oxford." NRRS, 27 (1972), 193-218.

----------. "The Physician as Virtuoso in Seventeenth-Century England." In: Shapiro, Barbara J., and Robert G. Frank. English Scientific Vir-tuosi in the Sixteenth and Seventeenth Centuries. Los Angeles, 1979, pp.57-113.

Fujimura, H. The Restoration Comedy of Wit. Princeton U.P., 1952.

Fulton, John F. "A Bibliography of two Oxford Physiologists: Richard Lower (1631 - 1691), John Mayow (1643 - 1679)." Oxford Bibliographi-cal Society: Proceedings and Papers, 4 (1934-35), 1-62.

----------. "A Note on the Origin of the term 'Physiology'." Yale Jour-nal of Biology and Medicine, 3 (1930), 59-62.

----------. "The Rise of the Experimental Method: Bacon and the Royal Society of London." Yale Journal of Biology and Medicine, 4 (1931), 299-320.

Furley, David J. "Aristotle and the Atomists on Infinity." In: Düring, Ingemar, ed. Naturforschung bei Aristoteles und Theophrast. Heidel-berg, 1969, pp.85-96.

Gassendi, Pierre. Petri Gassendi Diniensis ... Opera Omnia. Ed. Samuel de Sorbière. 6 vols. Lyon, 1658.

----------. Opera Omnia. 6 vols. Faksimile-Neudruck der Ausgabe von Lyon 1658 mit einer Einleitung von Tullio Gregory. Stuttgart, 1964.

----------. The Selected Works of Pierre Gassendi. Ed., transl. Craig B. Bush. New York, 1972.

----------. Animadversiones in Decimum Librum Diogenis Laertii qui est de Vita, Moribus, Placitisque Epicuri. 3 vols. Lyon, 1949.

----------. Epistolae IV de Apparente Magnitudine Solis. Paris, 1642.

----------. Epistolae III de Motu Impresso à Motore Translato. Paris, 1642.

----------. Epistolae III de Proportione. Paris, 1646.

----------. Exercitationes Paradoxicae adversus Aristoteleos. Paris, 1624.

----------. Nicolai Claudii Fabricii de Peiresc Senatoris Aquisextiensis Vita. Paris, 1641.

----------. The Mirrour of True Nobility and Gentility: Being the Life of the Renown'd Nicolaus Claudius Fabricius Lord of Peiresk, Senator of the Parliament at Aix. Trans. William Rand. London, 1657.

----------. De Vita et Moribus Epicuri Libri Octo. Lyons, 1647.

Geiseler, D. "Chemie und Alchemie: Über die Bedeutung der Alchemie für das moderne naturwissenschaftliche Denken." Philosophia Naturalis, 17 (1978), 221-41.

Gelbart, Nina Rattner. "The Intellectual Development of Walter Charleton." Ambix, 18 (1971), 149-68.

Georgi, Theophilus. Allgemeines Europäisches Bücherlexikon. Leipzig, 1742; rpt. Graz, 1966.

Gibson, William Carleton. "The Bio-Medical Pursuits of Christopher Wren." Medical History, 14 (1970), 331-41.

Gilbert, Neal. "Renaissance Aristotelianism and its Fate: Some Observations and Problems." In: Naturalism and Historical Understanding: Essays on the Philosophy of John Herman Randall, Jr. Buffalo, 1967, pp.42-52.

Gilde, Joseph M. "Shadwell and the Royal Society: Satire in The Virtuoso." SEL 1500 - 1900, 10 (1970), 469-90.

Gillispie, Charles C. "Physick and Philosophy: A Study of the Influence of the College of Physicians of London upon the Foundation of the Royal Society." The Journal of Modern History, 19 (1947), 210-25.

Glanvill, Joseph. Essays on Several Important Subjects in Philosophy and Religion. Introd. Richard H. Popkin. New York and London, 1970.

----------. Plus Ultra: Or, The Progress and Advancement of Knowledge since the Days of Aristotle. London, 1668.

----------. Plus Ultra. Ed. Stephen Medcalf. Hove, 1970.

----------. Saducismus Triumphatus: Or, Full and Plain Evidence Concerning Witches and Apparitions. London, 1666.

----------. Scepsis Scientifica. Ed. J. Owen. London, 1885.

Gmelin, Johann Friedrich. Geschichte der Chemie. 3 vols. Göttingen, 1798.

Gniffke, Franz. Problemgeschichtliche Studien zur neuen Methode Bacons. Diss. Würzburg, 1968.

Golden, S.A. "Dryden's Praise of Dr. Charleton." Hermathena, 103 (1966), 59-65.

Goodall, Charles. An Historical Account of the College's Proceedings against Empiricks and Unlicensed Practisers. London, 1684.

Grabmann, Martin. Mittelalterliches Geistesleben: Abhandlungen zur Geschichte der Scholastik und Mystik. 2 vols. München, 1926-36.

Graesse, Jean George Théodore. Trésor de Livres Rares et Précieux au Nouveau Dictionnaire Bibliographique. 4 vols. Paris, 1863.

Granger, James. A Biographical History of England from Egbert the Great to the Revolution. 4 vols. 2nd. ed. London, 1775.

Grant, Douglas. Margaret the First: A Biography of Margaret Cavendish, Duchess of Newcastle, 1623 - 1673. London, 1957.

Grant, Edward. "Medieval and Seventeenth-Century Conceptions of an Infinite Void Space beyond the Cosmos." Isis, 60 (1969), 39-60.

----------. Much Ado about Nothing: Theories of Space and Vacuum from the Middle Ages to the Scientific Revolution. Cambridge U.P., 1981.

----------. "The Principle of the Impenetrability of Bodies in the History of Concepts of Separate Space from the Middle Ages to the Seventeenth Century." Isis, 69 (1978), 551-72.

Greaves, Richard L. "Puritanism and Science: The Anatomy of a Controversy." JHI, 30 (1969), 345-68.

Greenberg, Sidney. The Infinite in Giordano Bruno: With a Translation of His Dialogue Concerning the Cause, Principle, and One. New York, 1950.

Greene, Robert A. "Henry More and Robert Boyle on the Spirit of Nature." JHI, 23 (1962), 451-74.

Greg, Walter Wilson. A Bibliography of the English Printed Drama to the Restoration. 4 vols. London, 1939-59.

Gregory, Tullio. Scetticismo ed Empirismo: Studio su Gassendi. Bari, 1961.

Guericke, Otto von. Experimenta Nova Magdeburgica de Vacuo Spatio. Amsterdam, 1672.

Guerlac, Henry. Newton et Epicure. Paris, 1963.

----------, and Margaret C. Jacob. "Bentley, Newton, and Providence." JHI, 30 (1969), 307-18.

Guibbory, Achsah. "Francis Bacon's View of History: the Cycles of Error and the Progress of Truth." JEGP, 74 (1975), 336-50.

Guilloton, Vincent. "Autour de la Relation du Voyage de Samuel Sorbière en Angleterre, 1663 - 1664." Smith College Studies in Modern Languages, 11 (1930), 3-29.

Gunther, Robert W. Early Science in Oxford. 10 vols. Oxford, 1920-25.

Haas, Albert. Ueber den Einfluß der epikureischen Staats- und Rechtsphilosophie auf die Philosophie des sechzehnten und siebzehnten Jahrhunderts. Diss. Berlin, 1896.

Hall, A. Rupert.   "English Medicine in the Royal Society's Correspondence: 1660 - 1677." Medical History, 15 (1971), 111-25.

----------.   The Scientific Revolution 1500 - 1800: The Formation of the
Modern Scientific Attitude. London, rpt. 1962.

----------, and Marie Boas-Hall.   "Anglo-French Scientific Communication
in the Mid-Seventeenth Century." In: Actes du XIIe Congrès International. Vol.XII. Paris, 1968, pp.65-70.

----------, and Marie Boas-Hall, eds. The Correspondence of Henry Oldenburg. London, 1965-

----------, and Marie Boas-Hall.   "The Intellectual Origins of the Royal
Society - London and Oxford." NRRS, 23 (1968), 157-68.

Haller, Albrecht von.   Bibliotheca Anatomica. 2 vols. Tiguri, 1774-76.

----------.   Bibliotheca Medicinae Practicae. 4 vols. Bernae, 1779.

Halliwell, James Orchard, ed.   A Collection of Letters Illustrative of
the Progress of Science in England from the Reign of Queen Elizabeth
to that of Charles the Second. London, 1841.

Hardacre, P.H.   "The Royalists in Exile during the Puritan Revolution,
1642 - 1660." HLQ, 16 (1953), 353-70.

Harris, Victor.   All Coherence Gone: A Study of the Seventeenth Century
Controversy over Disorder and Decay in the Universe. London, rpt.
1966.

Harrison, Charles Trawick.   "The Ancient Atomists and English Literature
of the Seventeenth Century." Harvard Studies in Classical Philology,
45 (1934), 1-80.

Harrison, John, and P. Laslett.   The Library of John Locke. Oxford
Bibliographical Society Publications, New Series, vol.XIII. Oxford,
1965.

Harth, Phillip.   Context of Dryden's Thought. Chicago U.P., 1968.

----------.   Swift and Anglican Rationalism: The Religious Background of
'A Tale of a Tub'. Chicago, 1961.

Hearne, Thomas, ed.   Peter Longtoft's Chronicle (as Illustrated and Im-
prov'd by Robert of Brunne): Transcrib'd, and now first Publish'd ...
by Thomas Hearne. 2 vols. Oxford, 1725.

----------.   The Remains of Thomas Hearne (Reliquiae Hearnianae). Ed.
John Buchanan-Brown. London, 1966.

----------.   Remarks and Collections. Ed. C.E. Double. 11 vols. Oxford,
1844 - 1918.

Helden, Albert van.   "The Telescope in the Seventeenth Century." Isis, 65
(1974), 38-58.

Hellman, C. Doris.   "The Gradual Abandonment of the Aristotelian Universe: A Preliminary Note on Some Sidelights." In: L'Aventure de la
Science: Mêlanges Alexandre Koyrê. Vol.I. Paris, 1964, pp.283-93.

Helmont, Johann Baptist van. Ortus Medicinae, id est Initia Physicae In-audita. Coloniae Agripppinae, 1648.

----------. De Lithiasi. Paris, 1644.

----------. De Magnetica et Vulnerum Naturali et Legitima Curatione. Paris, 1621.

Heninger, Simeon Kahn. Touches of Sweet Harmony: Pythagorean Cosmology and Renaissance Poetics. San Marino, Calif., 1974.

Hennings, Justus Christian. Philosophisches Lexikon. Leipzig, 1775.

Hermelink, Heiner. "Marin Mersenne und seine Naturphilosophie." Philoso-phia Naturalis, 1 (1950-52), 223-42.

Hervey, Helen. "Hobbes and Descartes in the Light of Some Unpublished Letters of the Correspondence between Sir Charles Cavendish and Dr. John Pell." Osiris, 10 (1952), 67-90.

Hetherington, Norris S. "Almanacs and the Extent of Knowledge of the New Astronomy in Seventeenth Century England." Proceedings of the Ameri-can Philosophical Society, 119 (1975), 275-9.

Hill, Christopher. The Century of Revolution: 1603 - 1714. Walton-on-Thames, 2nd.ed. 1980.

----------. The Intellectual Origins of the English Revolution. Oxford, 1980.

----------. "The Intellectual Origins of the Royal Society, London, or Oxford?" NRRS, 23 (1968), 144-56.

----------. Milton and the English Revolution. London, 1977.

Hill, Nicholas. Philosophia Epicurea, Democritiana, Theophrastica Propo-sita Simpliciter, non Edocta. Coloniae Allobrogum, 1619.

Hine, William L. "Mersenne and Vanini." RQ, 29 (1976), 52-65.

Hirsch, August. Biographisches Lexikon der hervorragenden Ärzte aller Zeiten und Völker. 6 vols. Wien und Leipzig, 1885-87.

Historisches Wörterbuch der Philosophie. Ed. Joachim Ritter. Darmstadt, 1972.

Hobbes, Thomas. The English Works. Ed. Sir William Molesworth. Aalen, rpt. 1962.

----------. Leviathan. Rpt. from the edition of 1651. Oxford U.P., 1929.

----------. Leviathan oder Stoff, Form und Gewalt eines bürgerlichen und kirchlichen Staates. Ed. Iring Fetscher. Frankfurt a.M., 1976.

----------. Thomae Hobbes Angli Malmesburiensis Philosophi Vita. London, 1681.

Holmes, Geoffrey. "Science, Reason, and Religion in the Age of Newton." BJHS, 11 (1978), 164-71.

Hooke, Robert. The Diary 1672 - 1680. Ed. Henry W. Robinson and W. Adams. London, 1935.

Hooykaas, R. "The Experimental Origin of Chemical Atomic and Molecular Theory before Boyle." Chymia, 2 (1949), 65-80.

462

----------. Religion and the Rise of Modern Science. Edinburgh, 1972.

----------. Das Verhältnis von Physik und Mechanik in historischer Hinsicht. Wiesbaden, 1963.

Hoppen, K. Theodore. The Common Scientist in the Seventeenth Century: A Study of the Dublin Philosophical Society, 1683 -1708. London, 1970.

----------. "The Nature of the Early Royal Society." BJHS, 9 (1976), 1-24, 243-73.

Houghton, Walter E. "The English Virtuoso in the Seventeenth Century." JHI, 1 (1942), 51-73; 2 (1942), 190-219.

Howell, Almonte C. "Sir Thomas Browne and Seventeenth-Century Scientific Thought." SP, 22 (1925), 61-80.

Howell, James. Poems. London, 1664.

Hunt, Frederick Vinton. Origins in Acoustics: The Science of Sound from Antiquity to the Age of Newton. Yale U.P., 1978.

Hunter, Michael. John Aubrey and the Realm of Learning. London, 1975.

----------. Science and Society in Restoration England. Cambridge U.P., 1981.

----------. "The Social Basis and Changing Fortunes of an Early Scientific Institution: An Analysis of the Membership of the Royal Society, 1660 - 1683." NRRS, 31 (1976/77), 9-114.

Hunter, Richard A., and Emily Cuttler. "Walter Charleton's Natural History of the Passions (1674) and J.F. Senault's The Use of Passions (1649), A Case of Mistaken Identity." Journal for the History of Medicine and Allied Sciences, 13 (1958), 87-92.

Hunter, William B., Jr. "The Seventeenth Century Doctrine of Plastic Nature." Harvard Theological Review, 43 (1950), 197-213.

Huntley, Frank Livingstone. Sir Thomas Browne: A Biographical and Critical Study. Ann Arbor, 1962.

Huston, K. Garth. "The Physician as Bibliographer and Bibliophile." In: Blake, John B., ed. Centenary of Index Medicus, 1879 - 1979. Bethesda, Md., 1980.

Jacob, James R. "Restoration Ideologies and the Royal Society." Hist. Sci., 18 (1980), 25-38.

----------. Robert Boyle and the English Revolution: A Study in Social and Intellectual Change. New York, 1977.

----------, and Margaret C. Jacob. "The Anglican Origins of Modern Science: The Metaphysical Foundations of the Whig Constitution." Isis, 71 (1980), 251-67.

Jacquot, Jean. "Sir Charles Cavendish and His Learned Friends." Ann. Sci., 8 (1952), 13-27, 175-91.

James, D.G. The Dream of Learning: An Essay on 'The Advancement of Learning', 'Hamlet' and 'King Lear'. Oxford, 1951.

Jammer, Max. Concepts of Space: The History of Theories of Space in Phy-

sics. Cambridge, Mass., 1954.

Jardine, Liza. Francis Bacon: Discovery and the Art of Discourse. London, 1974.

Jauss, Hans Robert. "Ästhetische Normen und geschichtliche Reflexion in der 'Querelle des Anciens et des Modernes'." In: Perrault, Charles. Parallèle des Anciens et des Modernes en ce qui Regarde les Arts et les Sciences. Ed. H.J. Jauss. Theorie und Geschichte der Literatur und der schönen Künste: Texte und Abhandlungen, vol.II. München, 1964, pp.8-64.

Jobe, Thomas Harmon. "The Devil in Restoration Science: The Glanvill-Webster Witchcraft Debate." Isis, 72, (1981), 343-56.

Johnson, Francis R., and Sanford V. Larkey. "Thomas Digges, the Copernican System, and the Idea of the Infinity of the Universe in 1576." Huntington Library Bulletin, 5 (1934), 69-117.

Johnson, Harold J. "Three Ancient Meanings of Matter: Demoncritus, Plato, and Aristotle." JHI, 28 (1967), 3-16.

Johnson, William. "Short Animadversions upon Noah Biggs." In: Three Exact Pieces. London, 1652.

Jones, Richard Foster. Ancients and Moderns: A Study of the Rise of the Scientific Movement in Seventeenth Century England. 2nd. ed. St. Louis, 1961.

Jourdan, Antoine Jacques Louis. Dictionnaire des Sciences Médicales. 7 vols. Paris, 1820-25.

Jung, C.G. Psychologie und Alchimie. Gesammelte Werke, vol.XII. Zürich, 1944.

Kargon, Robert Hugh. Atomism in England from Hariot to Newton. Oxford, 1966.

----------. "Thomas Hariot, the Northumberland Circle and Early Atomism in England." JHI, 27 (1966), 428-36.

----------. "Walter Charleton, Robert Boyle, and the Acceptance of Epicurean Atomism in England." Isis, 55 (1964), 184-92.

----------. "William Petty's Mechanical Philosophy." Isis, 56 (1965), 63-6.

Katchen, Gretl. "Comus Once More." Milton Newsletter, 2 (1968), 46-50.

Kearney, Hugh. Scholars and Gentlemen: Universities and Society in Pre-Industrial Britain, 1500 - 1700. London, 1970.

Keele, K.D. William Harvey. London, 1965.

Keevil, J.J. Medicine and the Navy, 1200 - 1900. 2 vols. Edinburgh, 1958.

----------. "Sir Charles Scarburgh." Ann. Sci., 8 (1952), 113-21.

Kemsley, Douglas S. "Religious Influences in the Rise of Modern Science: a Review and Criticism, Particularly of the 'Protestant-Puritan Ethic' Theory." Ann. Sci., 24 (1968), 199-226.

Kennet, White. A Register and Chronicle Ecclesiastical and Civil. Vol.I. London, 1728.

Kerferd, G.B. "Epicurus's Doctrine of the Soul." Phronesis, 16 (1971), 80-96.

Kestner, Christian Wilhelm. Medicinisches Gelehrten-Lexicon. Jena, 1740.

Keynes, Geoffrey. John Evelyn: A Study in Bibliophily with a Bibliography of His Writings. Oxford, 1937, rpt. 1968.

----------. The Life of William Harvey. Oxford, 1966.

Kluxen, Kurt. Geschichte Englands: Von den Anfängen bis zur Gegenwart. 2nd. ed. Stuttgart, 1976.

Knight, David M. "The Vital Flame." Ambix, 23 (1976), 5-15.

Kocher, Paul H. "The Physician as Atheist in Elizabethan England." HLQ, 10 (1947), 229-49.

----------. Science and Religion in Elizabethan England. San Marino, Calif., 1953.

Koyré, Alexandre. From the Closed World to the Infinite Universe. Baltimore and London, 1957.

Krafft, Fritz. Otto von Guericke. Darmstadt, 1978.

Kristeller, Paul Oskar. "Renaissance Aristotelianism." Greek, Roman, and Byzantine Studies, 6 (1965), 157-74.

Krug, Wilhelm Traugott. Allgemeines Handwörterbuch der philosophischen Wissenschaften. Vol.I. Leipzig, 1827.

Kuhn, Thomas S. The Structure of Scientific Revolutions. London and Chicago, 1964.

Kuntz, Paul G., ed. The Concept of Order. Seattle and London, 1968.

Lambinus, Dionysius, ed. Titi Lucretii Cari de Rerum Natura Libri Sex. Paris, 1563.

Larson, Robert E. "The Aristotelianism of Bacon's Novum Organum." JHI, 23 (1962), 435-50.

Lasswitz, Kurd. Geschichte der Atomistik vom Mittelalter bis Newton. 2 vols. Hamburg und Leipzig, 1890.

Layton, Henry. Observations upon Dr. Charlton's Treatise; Intituled, The Immortality of the Humane Soul, Demonstrated by the Light of Nature. O.O., o.J.

----------. Observations upon Mr. Wadsworth's Book of the Soul's Immortality. O.O., o.J.

----------. Observations upon a Sermon [of Dr. Bentley's] Intituled, A Confutation of Atheism from the Faculties of the Soul ... Preached April 4. 1692. O.O., o.J.

----------. Observations upon a Short Treatise, Written by Mr. Timothy Manlove: Intituled, The Immortality of the Soul. O.O., o.J.

----------. A Search after Souls and Spiritual Observations in Man. O.O., o.J.

Legrand, Jean Francois. Dissertationes Philosophicae et Criticae: In Epicuream Philosophiam Gassendi. Paris, 1658.

Lemke, Dietrich. Die Theologie Epikurs: Versuch einer Rekonstruktion. Zetemata, No. 57. München, 1973.

Lenoble, Robert. Mersenne ou la Naissance du Mécanisme. Paris, 1943.

Levine, Joseph M. Dr. Woodward's Shield: History, Science, and Satire in Augustan England. Berkeley, 1977.

Lexikon für Theologie und Kirche. 2nd. ed. Freiburg, 1960.

Leyden, W. van. "Antiquity and Authority: A Paradox in the Renaissance Theory of History." JHI, 19 (1958), 473-92.

Lieben, Fritz. Vorstellungen vom Aufbau der Materie im Wandel der Zeiten. Wien, 1953.

Lives of the Ancient Philosophers. Siehe anon.

Love, Rosaleen. "Some Sources of Herman Boerhaave's Concept of Fire." Ambix, 19 (1972), 157-74.

Lovejoy, Arthur Oncken. The Great Chain of Being: A Study of the History of an Idea. Harvard U.P., 1936.

Lucretius. De Rerum Natura. Transl. W.H.D. Rouse and M.F. Smith. Loeb Classical Library, No. 181. Cambridge, Mass., and London, 1975.

Luyendijk-Elshout, A.M. "The Rise and Fall of the Mechanical Philosophical School of Theodoor Craanen (1621 - 1690)." In: Leiden University in the Seventeenth Century, an Exchange of Learning. Leiden, 1975, pp.295-307.

Maddison, R.E.W. "The Accompt of William Balle from 28 November 1660 to 11 September 1663." NRRS, 14 (1959), 174-83.

Magalhaès-Vilhena, V. de. "Bacon et l'Antiquité." Revue Philosophique de la France et de l'Etranger, 150 (1960), 181-4; 151 (1961), 25-38; 152 (1962), 21-35; 153 (1963), 245-54; 155 (1965), 465-502.

Maier, Anneliese. "Die Mechanisierung des Weltbildes im siebzehnten Jahrhundert." In: Zwei Untersuchungen zur nachscholastischen Philosophie. Storia e Letteratura, No. 112. 2nd.ed. Rom, 1968, pp.13-67.

Mallet, Charles Edward. A History of the University of Oxford. 3 vols. London, 1924.

Mandeville, Bernard. The Fable of the Bees: Or Private Vices, Public Benefits. Ed. Frederick Benjamin Kaye. 2 vols. Oxford, 1957.

Manning, Frederic. Siehe Charleton, Walter. Epicurus's Morals.

Manten, A.A. "The Growth of European Scientific Journal Publishing before 1850." In: Meadows, Arthur Jack, ed. Development of Science Publishing in Europe. Amsterdam, 1980, pp.1-22.

Mason, Stephen F. A History of the Sciences. Rev. ed. New York, 1962.

----------. "Science and Religion in Seventeenth-Century England." In: Webster, Charles, ed. The Intellectual Revolution of the Seventeenth Century. London, 1974, Chapter XVI.

Mathias, Peter, ed. Science and Society, 1600 - 1900. Cambridge U.P., 1972.

Mayo, Thomas Franklin. Epicurus in England (1650 - 1725). Diss. Columbia, Dallas, 1934.

Mazzeo, Joseph Antony. Renaissance and Revolution: The Remaking of European Thought. New York, 1965.

McAdoo, H.R. The Spirit of Anglicanism: A Survey of Anglican Theological Method in the Seventeenth Century. London, 1965.

McColley, Grant. "Nicholas Hill and the Philosophia Epicurea." Ann. Sci., 4 (1939), 390-405.

----------. "The Ross-Wilkins Controversy." Ann. Sci., 3 (1938), 153-89.

----------. "The Seventeenth-Century Doctrine of a Plurality of Worlds." Ann. Sci., 1 (1936), 385-430.

McCue, Daniel L., Jr. "Science and Literature: The Virtuoso in English Belles Lettres." Albion, 3 (1971), 138-56.

McGuire, J.E. "Body and Void and Newton's De Mundi Systemate: Some New Sources." Archive for History of Exact Sciences, 3 (1966/67), 206-48.

----------. "Existence, Actuality and Necessity: Newton on Space and Time." Ann. Sci., 35 (1978), 463-508.

----------. "Force, Active Principles, and Newton's Invisible Realm." Ambix, 15 (1968), 154-208.

McKie, Douglas. "Englische Vertreter der Atomlehre vor Dalton." Endeavour, 25 (1966), 13-5.

----------. "The Origins and Foundation of the Royal Society of London." In: Hartley, Sir Harold, ed. The Royal Society: Its Origins and Founders. London, 1960, pp.1-37.

McMullin, Ernan. "Empiricism and the Scientific Revolution." In: Singleton, Charles S., ed. Art, Science, and History in the Renaissance. Baltimore, 1967, pp.331-69.

Meier, Johann. Robert Boyles Naturphilosophie: Mit besonderer Berücksichtigung seiner Abhängigkeit von Gassendi und seiner Polemik gegen die Scholastik. Diss. Fulda, 1907.

Melsen, A.G.M. van. Atom Gestern und Heute: Die Geschichte des Atombegriffs von der Antike bis zur Gegenwart. Orbis Academicus: Problemgeschichten der Wissenschaft in Dokumenten und Darstelllungen, II, 10. Freiburg und München, 1957.

Merchant, Carolyn. The Death of Nature: Women, Ecology and the Scientific Revolution. San Francisco, 1980.

Merlan, Philip. "Aristoteles' und Epikurs müssige Götter." Zeitschrift für philosophische Forschung, 21 (1967), 485-98.

Mersenne, Marin. L'Impiété des Déistes, Athées et Libertins de ce Temps. Paris, 1624.

----------. Quaestiones Celeberrimae in Genesim. Paris, 1623.

Merton, Robert K. "Science, Technology and Society in Seventeenth Century England." Osiris, 4 (1938), 360-632.

----------. On the Shoulders of Giants: A Shandean Postscript. London, 1965.

Meyer, Alfred, and Raymond Hierons. "On Thomas Willis's Concepts of Neurophysiology." Medical History, 9 (1965), 1-15, 142-55.

Meyer, K. Optische Lehre und Forschung im frühen siebzehnten Jahrhundert, dargestellt vornehmlich an den Arbeiten des Joachim Jungius. Diss. Hamburg, 1974.

Michaud, Joseph Francois. Biographie Universelle Ancienne et Moderne. Vol.VII. Paris, 1854.

Micraelius, Johannes. Lexicon Philosophicum Terminorum Philosophis Usitatum. Introd. Lutz Geldsetzer. Instrumenta Philosophica, Series Lexica, I. Düsseldorf, 1966 (1662).

Middleton, W.E. Knowles. "Torricelli's Part in the Invention of the Barometer." In: Proceedings of the Tenth International Congress of the History of Science. Vol.I. Paris, 1964, pp.393-5.

Miller Guinsberg, Arlene. "Henry More, Thomas Vaughan and the Late Renaissance Magical Tradition." Ambix, 27 (1980), 36-58.

Millington, E.C. "Theories of Cohesion in the Seventeenth Century." Ann. Sci., 5 (1941), 253-69.

Miner, Earl. The Cavalier Mode from Jonson to Cotton. Princeton, N.J., 1971.

Mintz, Samuel L. "The Duchess of Newcastle's Visit to the Royal Society." JEGP, 51 (1952), 168-76.

----------. The Hunting of Leviathan: Seventeenth-Century Reactions to the Materialism and Moral Philosophy of Thomas Hobbes. Cambridge, 1952.

Mish, C.C., ed. Restoration Prose Fiction 1660 - 1700. Lincoln, Nebraska, 1970.

Molland, A.G. "The Atomisation of Motion: A Facet of the Scientific Revolution." SHPS, 13 (1982), 31-54.

Mongrédien, Georges. "L'Influence sur le Milieu Contemporain." In: Pierre Gassendi (1592 - 1655). Centre International de Synthèse. Paris, 1955, pp.117-140.

Moore, Norman. The History of the Study of Medicine in the British Isles. The Fitz-Patrick Lectures for 1905-06. Oxford, 1908.

Mora, George. "An Historical and Sociopsychiatric Appraisal of Tarantism and its Importance in the Tradition of Psychotherapy of Mental Disorders." Bull. Hist. Med., 37 (1963), 417-30.

More, Henry. An Antidote against Atheism. London, 1653.

----------. Democritus Platonissans or an Essay upon the Infinity of Worlds out of Platonick Principles. Cambridge, 1646.

----------. The Immortality of the Soul, so farre forth as it is Demonstrable from the Knowledge of Nature and the Light of Reason. London, 1659.

Morgan, John. "Puritanism and Science: A Reinterpretation." Historical Journal, 22 (1979), 535-560.

Morhof, Daniel Georg. Polyhistor, Literarius, Philosophicus et Practicus. Vols.II,III. Lubecae, 1747 (1688).

Morize, M. "Samuel Sorbière (1610 - 1670) et son Voyage en Angleterre 1664." Revue d'Histoire Littéraire, 14 (1907), 231-75.

Morse, L.T. "Boyle as Alchemist." JHI, 11 (1941), 61-76.

Mullens, W.H. "Walter Charleton and His 'Onomasticon Zoicon'." British Birds, 5 (1911), 63-71.

Mulligan, Lotte. "Anglicanism, Latitudinarianism and Science in Seventeenth Century England." Ann. Sci., 30 (1973), 213-19.

----------. "Civil War Politics, Religion and the Royal Society." In: Webster, Charles, ed. The Intellectual Revolution of the Seventeenth Century. London, 1974, pp.317-46.

----------. "Puritans and English Science: A Critique of Webster." Isis, 71 (1980), 456-69.

Multhauf, Robert P. "Some Nonexistent Chemists of the Seventeenth Century: Remarks on the Use of the Dialogue in Scientific Writing." In: Alchemy and Chemistry in the Seventeenth Century. Ed. A.G. Debus and R.P. Multhauf. Los Angeles, 1966, p.39sqq.

Munitz, Milton K. "One Universe or Many?" JHI, 12 (1951), 231-55.

Munk, William. The Roll of the Royal College of Physicians of London. Vol.I: 1518 to 1700. Rev. ed. London, 1878 (1861).

Naylor, R.H. "Galileo's Theory of Motion: Processes of Conceptual Change in the Period 1604 - 1610." Ann. Sci., 34 (1977), 365-92.

Nicéron, Jean-Pierre. Mémoires pour Servir à l'Histoire des Hommes Illustres dans la République des Lettres. Vol.XVIII. Paris, 1732.

Nicolson, Marjorie. "English Almanacs and the 'New Astronomy'." Ann. Sci., 4 (1939/40), 1-33.

----------. "The Microscope and English Imagination." In: Science and Imagination. Ithaca, 1956, pp.155-234.

----------. Pepys' Diary and the New Science. Virginia U.P., 1965.

----------. "The Spirit World of Milton and More." SP, 22 (1925), 433-52.

----------. "The Telescope and Imagination." MP, 32 (1934/35), 233-60.

Norford, Don Parry. "Microcosm and Macrocosm in Seventeenth-Century Literature." JHI, 38 (1977), 409-28.

Nussbaum, Frederick L. The Triumph of Science and Reason, 1660 - 1685. New York, rpt. 1962 (1953).

Öhler, Klaus. "Der Consensus omnium als Kriterium der Wahrheit in der antiken Philosophie und der Patristik." Antike und Abendland, 10 (1961), 103-29.

Oldroyd, D.R. "Some Neo-Platonic and Stoic Influences on Mineralogy in the Sixteenth and Seventeenth Centuries." Ambix, 21 (1974), 128-78.

O'Malley, C.D. "John Evelyn and Medicine." Medical History, 12 (1968), 219-31.

Osborn, James M. John Dryden: Some Biographical Facts and Problems. Rev. ed. Florida U.P., 1965.

Osler, Margaret J. "Descartes and Charleton on Nature and God." JHI, 40 (1979), 445-56.

Osler, Sir William. Bibliotheca Osleriana: A Catalogue of Books Illustrating the History of Medicine and Science. Montreal, 1969 (1929).

----------. Science and Immortality. New York, rpt. 1977 (1904).

O'Toole, Frederick J. "Qualities and Powers in the Corpuscular Philosophy of Robert Boyle." Journal of the History of Philosophy, 12 (1974), 295-315.

Pagel, Walter. J.B. van Helmont: Einführung in die philosophische Medizin des Barock. Berlin, 1930.

----------. "Johann Baptist van Helmont: Seine Lehre und seine Stellung in der heutigen Wissenschaftsgeschichte." Nachwort zu: Knorr von Rosenroth, Christian, transl. Aufgang der Arztneykunst. Deutsche Barockliteratur. Ed. M.Bircher und F. Kemp. 2 vols. München, 1971.

----------. Das medizinische Weltbild des Paracelsus: Seine Zusammenhänge mit Neuplatonismus und Gnosis. Wiesbaden, 1962.

----------. New Light on William Harvey. Basel, 1976.

----------. Paracelsus: An Introduction to Philosophical Medicine in the Era of the Renaissance. Basel and New York, 1958.

----------. "The Philosophy of Circles - Cesalpino-Harvey." Journal for the History of Medicine and Allied Sciences, 12 (1957), "The William Harvey Issue," 140-57.

----------. "The Reaction to Aristotle in Seventeenth-Century Biological Thought: Campanella, van Helmont, Glanvill, Charleton, Harvey, Glisson, Descartes." In: Science, Medicine, and History: Essays on the Evolution of Scientific Thought and Medical Practice Written in Honour of Charles Singer. Ed. E. Ashworth Underwood. Vol.I. Oxford U.P., 1953, 489-509.

----------. "The Religious and Philosophical Aspects of van Helmont's Science and Medicine." Bull. Hist. Med., Suppl. 2 (1944), 8-36.

----------. William Harvey's Biological Ideas: Selected Aspects and Historical Background. Basel and New York, 1967.

Pancheri, Lillian U. "Pierre Gassendi, a Forgotten but Important Man in the History of Physics." AJP, 46 (1978), 455-63.

Panofsky, Erwin. Studies in Iconology: Humanistic Themes in the Art of the Renaissance. New York, 1967 (1939).

Parkinson, Ethel M., and Audrey E. Lumb, eds. Catalogue of Medical Books in Manchester University Library, 1480 - 1700. Manchester, 1972.

Partington, J.R.   History of Chemistry. Vol.II. London, 1961.

----------.   "Joan Baptista van Helmont." Ann. Sci., 1 (1936), 359-84.

Pascal, Blaise.   Experiences Nouvelles Touchant le Vuide. Paris, 1647.

Pav, Peter A.   "Gassendi's Statement of the Principle of Inertia." Isis, 57 (1966), 24-34.

Peacocke, A.R.   Creation and the World of Science. The Bampton Lectures, 1978. Oxford, 1978.

Pecquet, Jean.   Experimenta Nova Anatomica quibus Incognitum hactenus Chyli Receptaculum ... Ejusdem Dissertatio Anatomica de Circulatione Sanguinis et Chyli Motu. Paris, 1651.

Pepys, Samuel.   The Diary of Samuel Pepys. Ed. Robert Latham and William Mathews. 11 vols. London, 1972.

Peterrson, R.T.   Sir Kenelm Digby: The Ornament of England, 1603 - 1665. London, 1956.

Petit, Pierre.   Observation Touchant le Vuide. Paris, 1647.

Philipp, Wolfgang.   "Physicotheology in the Age of Enlightenment: Appearance and History." SVEC, 57 (1967), 1233-67.

Philosophisches Wörterbuch.   Ed. Walter Brugger. 16th. ed. Freiburg, 1981.

Pierer, H.A., ed.   Encyclopädisches Wörterbuch der Wissenschaften, Künste und Gewerbe. Vol.V. Altenburg, 1825.

Pierre Gassendi (1592 - 1655): Sa Vie et son Oeuvre. Centre International de Synthèse. Paris, 1955.

Pintard, René.   Le Libertinage Erudit dans la Première Moitié du XVIIe Siècle. Paris, 1943.

Pope, Alexander.   An Essay on Man. Ed. Maynard Mach. The Twickenham Edition of the Poems of Alexander Pope. Vol.III. London and New York, 1982 (1950).

Popkin, Richard H.   "Epicureanism and Scepticism in the Early Seventeenth Century." In: Philomathes: Studies ... in Memory of Philip Merlan. Eds. Robert B. Palmer and Robert Hamerton-Kelly. The Hague, 1971, pp. 346-57.

Portal, Antoine.   Histoire de l'Anatomie et de la Chirurgie. 6 vols. Paris, 1770-73.

Powell, Anthony.   John Aubrey and His Friends. London, 1948.

Power, Henry.   New Mercurial Experiments. London, 1663.

Prior, Moody E.   "Joseph Glanvill, Witchcraft, and Seventeenth-Century Science." MP, 30 (1932/33), 167-93.

Pritchard, Alan.   Alchemy: A Bibliography of English-language Writings. London, 1980.

Purver, Margery.   The Royal Society: Concept and Creation. Introd. H.R. Trevor-Roper. London, 1967.

Rabb, Theodore K.   "Science, Religion and Society in the Sixteenth and Seventeenth Centuries." Past and Present, 33 (1966), 148sqq.

Rahner, Karl, ed. Herders Theologisches Taschenlexikon. 8 vols. Freiburg, 1972.

Rattansi, P.M. "The Helmontian-Galenist Controversy in Restoration England." Ambix, 12 (1964), 1-23.

----------. "The Intellectual Origins of the Royal Society." NRRS, 23
(1968), 129-43.

----------. "Paracelsus and the Puritan Revolution." Ambix, 11 (1963),
24-32.

----------. "The Social Interpretation of Science in the Seventeenth
Century." In: Mathias, Peter, ed. Science and Society, 1600 - 1900.
Cambridge U.P., 1972, pp.1-32.

Raven, Charles E. English Naturalists from Neckham to Ray: A Study of
the Making of the Modern World. New York, rpt. 1968 (1947).

----------. John Ray. Cambridge, 1950.

----------. Natural Religion and Christian Theology. 2 vols. Cambridge,
1953.

Ravenhill, T.H. The Rollright Stones. London, 1926.

Ray, John. The Wisdom of God Manifested in the Works of the Creation.
London, 1691.

Read, John. Prelude to Chemistry: An Outline of Alchemy, its Literature
and Relationships. London, 1936.

----------. Through Alchemy to Chemistry: A Procession of Ideas and
Personalities. London, 1961.

Real, Hermann Josef. Untersuchungen zur Lukrez-Übersetzung von Thomas
Creech. Diss. Münster, 1968.

Record of the Royal Society. 4th.ed. 1940.

Redwood, John. Reason, Ridicule and Religion: The Age of Enlightenment
in England, 1660 - 1750. London, 1976.

Reti, Ladislao, and William C. Gibson. Some Aspects of Seventeenth-
Century Medicine and Science. Papers Read at a Clark Library Seminar
October 12, 1968. Los Angeles, 1968.

Righini, Maria Luisa, et al., eds. Reason, Experiment and Mysticism in
the Scientific Revolution. London, 1975.

Robb-Smith, A. "Harvey at Oxford." Oxford Medical School Gazette, 12
(1957), 70-6.

Rochot, Bernard. "Gassendi et l'Expérience." In: L'Aventure de l'Esprit:
Mélanges Alexandre Koyré. Vol.II. Paris, 1964, pp.411-22.

----------. "Sur les Notions de Temps et d'Espace chez quelques Auteurs
du XVIIe Siècle, notamment Gassendi et Barrow." Revue d'Histoire des
Sciences, 9 (1950), 97-104.

----------. Les Travaux de Gassendi sur Epicure et sur l'Atomisme,
1619 - 1658. Paris, 1944.

----------. "La Vraie Philosophie de Gassendi." In: Actes du Congrès du Tricentenaire de Pierre Gassendi. Digne, 1957, pp.229-47.

Rodney, Joel M. "Ralph Cudworth: The Legitimization of the Atomic Theory of Matter." Research Studies, 32 (1964), 21-7.

Rolleston, Humphrey. "Walter Charleton, D.M., F.R.C.P., F.R.S." Bull. Hist. Med., 8 (1940), 403-16.

Roper, Alan. Dryden's Poetic Kingdoms. London, 1965.

Rosenfield, Leonora Cohen. From Beast-Machine to Man-Machine: The Theme of Animal Soul in French Letters from Descartes to La Mettrie. Preface by Paul Hazard. Oxford U.P., 1941.

----------. "Descartes and Henry More on the Beast-Machine: A Translation of their Correspondence Pertaining to Animal Automatism." Ann. Sci., 1 (1936), 48-61.

Ross, Alexander. Arcana Microcosmi: Or, The Hid Secrets of Mans Body Disclosed. London, 1651.

----------. The Philosophicall Touch-Stone: Or Observations upon Sir Kenelm Digbie's Discourses of the Nature of Bodies, and of the Reasonable Soule. London, 1645.

Rossi, Paolo. "Nobility of Man and Plurality of Worlds." In: Debus, A.G., ed. The Chemical Philosophy: Paracelsian Science and Medicine in the Sixteenth and Seventeenth Centuries. Vol.II. New York, 1977, pp.131-62.

Røstvig, Maren-Sofie. The Happy Man: Studies in the Metamorphoses of a Classical Ideal, 1600 - 1700. Oslo Studies in English, No. 2. Oslo, 1954.

Rothschuh, Karl Eduard. Iatromagie: Begriff, Merkmale, Motive, Systematik. Wiesbaden, 1980.

----------. "Technomorphes Lebensmodell contra Virtus-Modell (Descartes gegen Fernel)." Sudhoffs Archiv, 54 (1970), 337-54.

----------. "Zur Terminologie in der Medizingeschichtsschreibung insbesondere bei den Iatrowissenschaften." Sudhoffs Archiv, 61 (1977), 1-18.

Russell, C.A., ed. Science and Religious Belief: A Selection of Recent Historical Studies. London, 1973.

Russell, John L. "Action and Reaction before Newton." BJHS, 9 (1976), 25-38.

Russell, K.F. British Anatomy, 1525 - 1800: A Bibliography. Melbourne U.P., 1963.

Sabra, A.J. Theories of Light from Descartes to Newton. London, 1967.

Sailor, Danton B. "Moses and Atomism." JHI, 25 (1964), 3-16.

Saint-Romain, G.B. de. La Science Naturelle Dégagée des Chicanes de l'Ecole. Paris, 1679.

Salmon, Vivian. "Language-Planning in Seventeenth-Century England." In:

In Memory of J.R. Firth. Ed. C.E. Bazell et al. London, 1966, pp. 370-97.

----------. The Study of Language in Seventeenth Century England. Amsterdam, 1979.

Sambursky, Schmuel. The Physical World of the Greeks. London, rpt. 1963.

----------. "Die Raumvorstellungen der Antike: Von der unendlichen Leere zur Allgegenwart Gottes." Eranos, 44 (1975), 167-98.

Sander, Dr. "Boyle's Raumanschauung." Philosophisches Jahrbuch der Görresgesellschaft, 51 (1938), 367-84, 414-34.

Sawday, Jonathan. "The Mint at Segovia: Digby, Hobbes, Charleton, and the Body as a Machine in the Seventeenth Century." Prose Studies, 6 (1983), 21-36.

Saxl, Fritz. "Veritas Filia Temporis." In: Philosophy and History: Essays Presented to Ernst Cassirer. Eds. Raymond Klibansky and H.J. Paton. New York, Evanston and London, 1963 (Oxford, 1936), pp.197-222.

Scala, Gail Ewald. "An Index of Proper Names in Thomas Birch's History of the Royal Society." NRRS, 28 (1973), 263-330.

Schäfer, Lothar. Erfahrung und Konvention: Zum Theoriebegriff der empirischen Wissenschaften. Problemata, 34. Stuttgart, 1974.

Schmaus, Michael. Die psychologische Trinitätslehre des heiligen Augustinus. Münsterische Beiträge zur Theologie, Heft 11. Münster, rpt. 1967 (1927).

Schmitt, Charles B. "Changing Conceptions of Vacuum (1500 - 1650)." In: Actes du XIe Congrès International d'Histoire des Sciences. Vol.III. Wrockaw, Varsavie, Cracovie, 1968, pp.340-3.

----------, and Charles Webster. "Harvey and M.A. Severino: A Neglected Medical Relationship." Bull. Hist. Med., 45 (1971), 49-75.

Schneider, Conrad Victor. Libri IV de Catarrhis. Wittebergae, 1660.

Schofield, Robert E. "Atomism from Newton to Dalton." AJP, 49 (1981), 211-16.

----------. Mechanism and Materialism: British Natural Philosophy in an Age of Reason. Princeton, 1970.

Seaton, Ethel. Literary Relations of England and Scandinavia in the Seventeenth Century. Oxford, 1935.

Shapiro, Barbara J. "History and Natural History in Sixteenth- and Seventeenth-Century England: An Essay on the Relationship between Humanism and Science." In: Shapiro, B.J., and Robert G. Frank. English Scientific Virtuosi in the Sixteenth and Seventeenth Centuries. Los Angeles, 1979, pp.1-55.

----------. John Wilkins 1614 - 1672: An Intellectual Biography. Berkeley and Los Angeles, 1969.

----------. "Latitudinarianism and Science in Seventeenth-Century England." Past and Present, 40 (1968), 16-41.

Sharp, Lindsay. "The Royal College of Physicians and Interregnum Politics." Medical History, 19 (1975), 107-28.

----------. "Walter Charleton's Early Life, 1620 - 1659, and Relationship to Natural Philosophy in Mid-Seventeenth Century England." Ann. Sci., 30 (1973), 311-40.

Silberer, Herbert. Probleme der Mystik und ihrer Symbolik. Wien, 1914.

Singer, Charles. A Short History of Science. Oxford, 1943.

----------. A Short History of Scientific Ideas to 1900. Oxford, rpt. 1964 (1959).

Skinner, Quentin. "Thomas Hobbes and the Nature of the Early Royal Society." The Historical Journal, 12 (1969), 217-39.

Smith, F. Seymor. The Classics in Translation: An Annotated Guide to the Best Translations of the Greek and Latin Classics into English. London and New York, 1930.

Solmsen, Friedrich. "Epicurus on Void, Matter and Genesis." Phronesis, 22 (1977), 263-81.

Sorbière, Samuel de. Relation d'un Voyage en Angleterre, où sont Touchées Plusieurs Choses, qui Regardent l'Estat des Sciences, et de la Religion. Paris, 1664.

----------. Syntagma Philosophiae Epicuri cum Refutationibus Dogmatum quae contra Fidum Christianam ab eo Asserta sunt, Opositis per Petrum Gassendum. Amsterdam, 1684.

Sortais, Gaston. "Pierre Gassendi." In: La Philosophie Moderne depuis Bacon jusqu'à Leibniz: Etudes Historiques. Vol.II. Paris, 1922, pp.1-269.

Spink, J.S. French Free-Thought from Gassendi to Voltaire. London, 1960.

Sprat, Thomas. History of the Royal Society. Eds. Jackson I. Cope and Harold Whitmore Jones. Washington Studies. St. Louis, 1959 (1667).

Sp(r)ee, Friedrich von. Cautio Criminalis oder Rechtliches Bedenken wegen der Hexenprozesse. Rinthelii, 1631.

Sprengel, Kurt. Versuch einer pragmatischen Geschichte der Arzneykunde. Vol.IV. 3rd. ed. Halle, 1827.

Sprenger, Jakob, und Heinrich Institoris. Hexenhammer (Malleus Maleficarum). Nürnberg, 1494.

Stanley, Thomas. The History of Philosophy. 13 vols. London, 1655-62.

Statius, Publius Papinius. Thebaid. Transl. John Henry Mozley. Loeb Classical Library, 206, 207. 2 vols. Harvard U.P., 1961.

Steadman, John M. "Beyond Hercules: Bacon and the Scientist as Hero." SlIm, 4 (1971), 3-47.

Stephens, James W. Francis Bacon and the Style of Science. Chicago, 1975.

Stimson, Dorothy. "Dr. Wilkins and the Royal Society." Journal of Modern History, 3 (1931), 539-63.

----------. The Gradual Acceptance of the Copernican Theory of the Universe. Hanover, New Hampshire, 1917.

----------. Scientists and Amateurs: A History of the Royal Society. London, 1949.

Stolle, Gottlieb. Anleitung zur Historie der Gelahrtheit. Jena, 1736.

Stones, G.B. "The Atomic View of Matter in the Fifteenth, Sixteenth, and Seventeenth Centuries." Isis, 10 (1928), 445-65.

Strathmann, Ernest A. Sir Walter Raleigh: A Study in Elizabethan Skepticism. New York, 1951.

Strong, Edward W. Procedures and Metaphysics: A Study in the Philosophy of Mathematical-Physical Science in the Sixteenth and Seventeenth Centuries. Hildesheim, rpt. 1966 (1936).

Surtz, Edward. "The Defence of Pleasure in More's Utopia." SP, 46 (1949), 99-112.

Swift, Jonathan. A Tale of a Tub. In: Gulliver's Travels and Other Writings. Ed. Louis A Landa. Oxford U.P., 1976.

Syfret, R.H. "The Origins of the Royal Society." NRRS, 5 (1948), 75-137.

Tack, Reiner. Untersuchungen zum Philosophie- und Wissenschaftsbegriff bei Pierre Gassendi (1592 - 1655). Monographien zur Philosophischen Forschung, No. 124. Meisenheim am Glan, 1974.

Taylor, F. Sherwood. "The Chemical Studies of John Evelyn." Ann. Sci., 8 (1952), 285-92.

Temple, William. Essay upon Ancient and Modern Learning. In: Spingarn, Joel Elias, ed. Critical Essays of the Seventeenth Century. Vol.III. Indiana U.P., reiss. 1968.

Theologisches Fach- und Fremdwörterbuch. Ed. F. Hauck und G. Schwinge. 5th. ed. Göttingen, 1982.

Thirion, J. "Pascal, l'Horreur du Vide et la Pression Atmosphérique." RQS, 12 (1907), 383-450; 13 (1908), 149-251.

Thompson, James. "Wilkins, Locke, and Restoration Concepts of Language." Interpretations, 12 (1980), 76-87.

Thorndike, L. A History of Magic and Experimental Science. 8 vols. London, 1923-58.

Thornton, John L., and J.I.J. Tully. Scientific Books, Libraries and Collectors: A Study of Bibliography and the Book Trade in Relation to Science. 3rd., rev. ed. London, 1971.

Thorpe, Clarence DeWitt. Aesthetic Theory of Thomas Hobbes. University of Michigan Press, 1940.

Timmermans, B.J.H.M. "Valla et Erasme, Défenseurs d'Epicure." Neophilologus, 23 (1938), 414-9.

Toellner, Richard. "Logical and Psychological Aspects of the Discovery of the Circulation of the Blood." In: Grmek, Mirko Drazen, R.S. Cohen and G. Cimino, eds. On Scientific Discovery. Boston Studies in the Philosophy of Science, 34. Dordrecht, 1981, pp.239-59.

Tönnies, Ferdinand. Thomas Hobbes: Leben und Lehre. 3rd. ed. Stuttgart, 1925.

Venn, John, ed. Alumni Cantabrigienses: A Biographical List of all Known Students, Graduates and Holders of Office at the University of Cambridge. Part I. Cambridge, 1922.

Walch, Johann Georg. Philosophisches Lexikon. Leipzig, 1740.

Wallis, John. Due Correction for Mr Hobbs for not Saying His Lesson Right in reference to the Mathematicks. Oxford, 1656.

Walton, Michael T. "Boyle and Newton on the Transmutation of Water and Air." Ambix, 27 (1980), 11-18.

Ward, Seth. Vindiciae Academiarum. Oxford, 1954.

Wassermann, Earl R. "Dryden's Epistle to Charleton." JEGP, 55 (1956), 201-12.

Wassermann, George R. John Dryden. New York, 1964.

Waterhouse, Gilbert. The Literary Relations of England and Germany in the Seventeenth Century. Cambridge U.P., 1914.

Watkins, J.W.N. Hobbes's System of Ideas: A Study in the Political Significance of Philosophical Theories. London, 1965.

Watt, R. Bibliotheca Britannica. 4 vols. New York, rpt. 1963 (1824).

Webster, Charles. "The College of Physitians: 'Solomon's House' in Commonwealth England." Bull. Hist. Med., 41 (1967), 393-412.

----------. "The Curriculum of the Grammar Schools and Universities 1500 - 1660: A Critical Review of the Literature." History of Education, 4 (1975), 51-68.

----------. "The Discovery of Boyle's Law, and the Concept of the Elasticity of Air in the Seventeenth Century." Archive for the History of Exact Sciences, 2 (1965), 441-502.

----------. "English Medical Reformers of the Puritan Revolution: A Background to the Society of Chemical Physitians." Ambix, 14 (1967), 16-41.

----------. The Great Instauration: Science, Medicine and Reform 1626 - 1660. London, 1975.

----------. "The Helmontian George Thomson and William Harvey: The Revival and Application of Splenectomy to Physiological Research." Medical History, 15 (1971), 154-67.

----------, ed. The Intellectual Revolution of the Seventeenth Century. Past and Present Series. London and Boston, 1974.

----------. "The Origins of the Royal Society." Hist. Sci., 6 (1967), 106-28.

Weil, E. "The Echo of Harvey's De Motu Cordis (1628) 1628 to 1957." Journal for the History of Medicine and Allied Sciences, 12 (1957), "The William Harvey Issue," 167-74.

Weller, Emil. Die falschen und fingierten Druckorte. 2 vols. Rpt. Hildesheim, 1960 (Leipzig, 1864).

West, Muriel. "Notes on the Importance of Alchemy to Modern Science in the Writings of Francis Bacon and Robert Boyle." Ambix, 9(1961), 102-14.

Westfall, Richard S. The Construction of Modern Science: Mechanisms and Mechanics. The Cambridge History of Science Series. Cambridge, 1979.

----------. Force in Newton's Physics. London, 1971.

----------. "The Foundations of Newton's Philosophy of Nature." BJHS, 1 (1962), 171-82.

----------. "The Influence of Alchemy on Newton." In: Hanen, Marsha P., M.J. Osler and R.G. Weyant, eds. Science, Pseudo-Science and Society. Waterloo, Ontario, 1980, pp.145-70.

----------. "Newton and Absolute Space." Archives Internationales d' Histoire des Sciences, 17 (1964), 121-32.

----------. Science and Religion in Seventeenth Century England. New Haven, 1958.

Whitteridge, George. William Harvey and the Circulation of the Blood. London and New York, 1971.

Wigfall Green, A. Sir Francis Bacon. TEAS, No. 40. New York, 1966.

Wilkins, John. Of the Principles and Duties of Natural Religion. 5th. ed. London, 1704.

Willems, Alphonse. Les Elzevier: Histoire et Annales Typographiques. Nieuwkoop, rpt. 1962 (1880).

Williamson, G. "The Ephesian Matron Versus the Platonic Lady." Review of English Studies, 12 (1936), 445-49.

----------. "Milton and the Mortalist Heresy." Studies in Philology, 32 (1935), 553-79.

Willis, Thomas. De Anima Brutorum. London, 1672.

Wing, H.J.R. A Bibliography of Dr. Thomas Willis, 1621 - 1675. 1962.

Wood, Anthony. Athenae Oxonienses: An Exact History of all the Writers and Bishops who have had their Education in the University of Oxford. Ed. P. Bliss. Oxford, 1813-20 (1691-92).

----------. Historia et Antiquitates Universitatis Oxoniensis. 2 vols. Oxford, 1674.

----------. The History and Antiquities of the University of Oxford. Ed. John Gutch. Oxford, 1796.

Woodfield, Richard. "Hobbes on the Laws of Nature and the Atheist." RMS, 15 (1971), 34-43.

Worm, Ole. Museum Wormianum: Seu Historia Rerum Rariorum. Lugduni Batavorum, 1655.

Wright, Herbert G. "The Theme of Solitude and Retirement in Seventeenth Century Literature." EA, 7 (1954), 22-35.

Yates, Frances A. Giordano Bruno and the Hermetic Tradition. Chicago, 1964.

478

Young, Kenneth.   John Dryden: A Critical Biography. New York, 1954.

Zedler, Johann Heinrich.   Großes vollständiges Universallexikon aller Wissenschaften und Künste. Vol.V. Halle, 1732.

Zilsel, Edgar.   "The Genesis of the Concept of Scientific Progress." JHI, 6 (1945), 325-49.

Nachwort

Mein Doktor"vater" Prof. Dr. Hermann Josef Real hat mich zur Beschäftigung mit der Wissenschaftsgeschichte des 17. Jahrhunderts und mit Walter Charleton angeregt und meine Arbeit geduldig und engagiert begleitet. Dafür möchte ich ihm an dieser Stelle herzlich danken.
Herrn Prof. Dr. Jürgen Grimm gilt mein Dank für seine wohlwollende Unterstützung.
Der Bischöflichen Studienförderung Cusanuswerk danke ich für die Unterstützung durch ein Promotionsstipendium, ohne das diese Arbeit gar nicht hätte entstehen können. Herr Prof. Dr. Jürgen Klein (Siegen) war so freundlich, meine Arbeit in seine Reihe Aspekte der Englischen Geistes- und Kulturgeschichte aufzunehmen.
Für ihre Hilfe danke ich außerdem Monika Fleitmann, Gottfried Möbius und dem Ärztehaus Dortmund, Prof. Dr. Richard Toellner, John Wing und Dr. Margarete Zimmermann.

Der englische Arzt und Naturwissenschaftler Walter Charleton (1620-1707) kann als „intellektuelles Barometer seiner Zeit" (Charles Webster) gelten. Von der Iatrochemie über die epikureische Atomistik bis hin zur Naturtheologie partizipierte er an den wichtigsten Entwicklungen in der Naturphilosophie der zweiten Hälfte des siebzehnten Jahrhunderts. Insbesondere als Popularisator der atomistischen Philosophie Pierre Gassendis wirkte er auf die englische Naturwissenschaft (Boyle, Locke, Newton). Charleton darf damit als Beispiel für die Bedeutung der sogenannten „sekundären" Figuren in der Wissenschaftsgeschichte angesehen werden.

Sabina Fleitmann wurde 1955 in Warendorf geboren; von 1974 bis 1980 Studium der Anglistik, Romanistik und Philosophie an der Westf. Wilhelms-Universität Münster. 1980 Erstes Staatsexamen für das Lehramt an Gymnasien. 1985 Promotion an der Universität Münster im Hauptfach Englische Philologie.